骨外科疾病诊断与康复治疗

柏明晓　张忠欣　曹丕健　李兰山　田　飞　赵　杰　主编

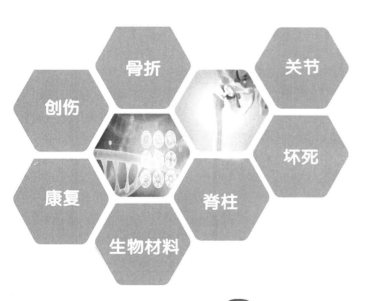

创伤　骨折　关节　坏死　康复　脊柱　生物材料

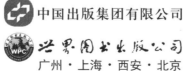

中国出版集团有限公司

世界图书出版公司

广州·上海·西安·北京

图书在版编目（CIP）数据

骨外科疾病诊断与康复治疗/柏明晓等主编. --广
州：世界图书出版广东有限公司,2023.8
ISBN 978-7-5232-0802-1

Ⅰ. ①骨… Ⅱ. ①柏… Ⅲ. ①骨疾病－诊断学②骨疾
病－康复医学 Ⅳ. ①R68

中国国家版本馆CIP数据核字(2023)第167510号

书　　名	骨外科疾病诊断与康复治疗	
	GUWAIKE JIBING ZHENDUAN YU KAGNFU ZHILIAO	
主　　编	柏明晓　　张忠欣　　曹丕健　　李兰山　　田　飞　　赵　杰	
责任编辑	钟加萍	
装帧设计	济南雅卓文化传媒有限公司	
责任技编	刘上锦	
出版发行	世界图书出版有限公司　世界图书出版广东有限公司	
地　　址	广州市海珠区新港西路大江冲25号	
邮　　编	510300	
电　　话	020-84460408	
网　　址	http://www.gdst.com.cn	
邮　　箱	wpc_gdst@163.com	
经　　销	各地新华书店	
印　　刷	深圳市福圣印刷有限公司	
开　　本	787mm×1092mm　　　1/16	
印　　张	23.25	
字　　数	576千字	
版　　次	2023年8月第1版　　2023年8月第1次印刷	
国际书号	ISBN 978-7-5232-0802-1	
定　　价	108.00 元	

编　委　会

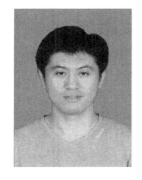

柏明晓

　　山东省日照市中医医院髋膝骨科副主任医师，山东省医学会骨科康复学组委员，山东省医师协会骨外科医师分会关节学组委员，山东省日照市中西医结合学会骨科专业委员会委员。

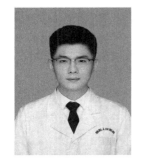

张忠欣

　　青岛市城阳区人民医院康复医学科主治医师。擅长骨折术后及外伤后关节屈伸不利等病症的治疗。

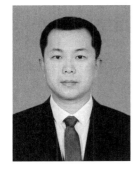

曹丕健

　　山东省菏泽市牡丹人民医院骨外科副主任医师，熟练掌握骨关节疾病及运动损伤的诊治、关节疾病的阶梯治疗。

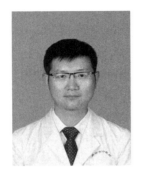

李兰山

　　山东省潍坊市中医院正骨中心主治医师。擅长治疗四肢骨与关节损伤、骨髓炎、骨不连的诊断和治疗。

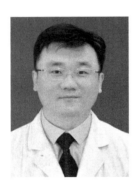

田　飞

　　山东省聊城市妇幼保健院（聊城市中心医院）骨科主治医师。擅长四肢骨折的保守及手术治疗、骨关节病的诊断及阶梯化治疗。

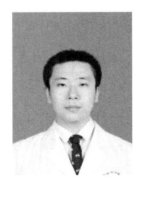

赵　杰

　　山东省潍坊市中医院骨科主治医师，擅长四肢长干骨骨折的手术治疗及髋膝骨关节炎的手术治疗。

前　言

　　近年来，随着科学技术的发展和进步，以及交通的快速发展和城市化进程的不断加快，骨外科疾病创伤患者的数量在不断增加，创伤的复杂性和严重性也在明显增加，虽然骨科医师的诊治水平普遍提高和各种手术疗法广泛运用，但手术并发症增加、手术指征扩大化及术后疗效不理想等问题依然突出。如何避免上述问题，使其尽可能少的出现，从医疗角度来说须进一步提高骨科医师的医疗技术。鉴于此，我们在总结多年临床经验的基础上编写了这本《骨外科疾病诊断与康复治疗》。

　　本书主要对常规诊断技术，脊柱疾病、骨关节疾病、创伤骨科疾病、股骨头坏死等疾病的分类、临床表现、诊断原则、处理措施，针对创伤骨科疾病方面的中西医结合诊疗等内容展开论述。尤其对临床上骨科常见疾病的康复治疗进行了详细阐述。本书内容系统全面，图文并茂，实用性强，可供骨科临床及教学研究人员阅读。

　　本书在编写过程中，编者参阅了较多文献，并结合临床经验，但由于编写经验不足，书中难免存在疏漏及不足之处，恳请广大读者及同行提出宝贵意见，以供今后修改完善。

编　者

目 录

第一章　骨外科常规诊断技术

第一节　骨与关节X线诊断

骨组织含有大量钙盐，在人体组织中密度最高，与周围软组织间有良好的自然对比，骨本身的皮质骨、松质骨和骨髓腔之间也有足够的对比度，因此X线检查可以清晰显示骨关节的病变，以及病变的范围和程度，甚至做出定性诊断。此外，X线检查方法简单、费用低廉，至今仍是骨与关节病变的首选检查方法。然而，不少骨关节疾病，如感染性和肿瘤性疾病的早期，X线改变较病理改变和临床表现晚或X线改变不明显，初次检查结果可能为阴性，需要定期复查或进一步行CT、MRI检查。X线检查是二维影像，其穿透路径上各种结构影像相互重叠，也可使某些结构的影像（如颅底、上胸椎）因遮盖抵消而难以或不能显示。X线检查对各种软组织的密度分辨力较差，对于软组织病变或骨骼疾病对周围软组织的浸润多不能准确显示。

一、X线检查方法

（一）透视、摄片

透视主要用于外伤性骨折脱位的复位治疗及金属异物术中定位的动态观察，摄片为静态观察骨与关节病变的基本方法。

（二）摄影体位

正位及侧位是骨关节系统最常用的摄影体位。四肢长骨、关节和脊柱应拍摄正侧位像，脊柱还可根据诊断的需要加摄双侧斜位、过伸过屈位像。手足短骨应该摄正斜位像，肋骨骨折应加摄斜位像，髌骨或跟骨骨折应加摄轴位像。

（三）摄片范围

四肢长骨摄片应至少包括邻近的一个关节，脊柱摄片时要包括相邻的脊椎节段。两侧对称的骨关节，若患侧X线征象不是很明确，可加摄对侧有利于对照观察。

二、正常X线表现

（一）成人管状骨

成人管状骨分为骨干和骨端（图1-1）。

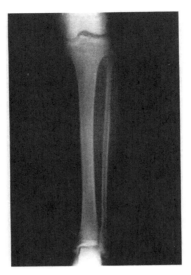

图 1-1 成人胫腓骨

1. 骨干

（1）骨皮质

为密质骨，X 线上表现为均匀致密影，在骨干中部最厚，向两端逐渐变薄。骨皮质外缘光整，仅在肌腱韧带附着处隆起或凹凸不平。

（2）骨膜

骨皮质外面（关节囊内部分除外）和内面均覆有骨膜，前者为骨外膜，后者为骨内膜。正常骨膜在 X 线上不显影，如出现骨膜则为病理现象。

（3）骨松质

由骨小梁和其间的骨髓构成，X 线上表现为致密网格影。骨小梁的粗细、数量和排列因人和部位而异。在压力作用下，一部分骨小梁排列与压力方向一致，一部分与张力方向一致。

（4）骨髓腔

常因骨皮质和骨小梁的遮盖而显示不清，在骨干中段可显示为边界不清、无结构的半透明区。

2. 骨端

横径大于骨干，骨皮质一般较菲薄且多光滑锐利，其内可见清晰的骨小梁。

（二）儿童管状骨

儿童管状骨两端有未完全骨化的骺软骨，将管状骨分为骨干、干骺端、骺板和骨骺等部分（图 1-2）。

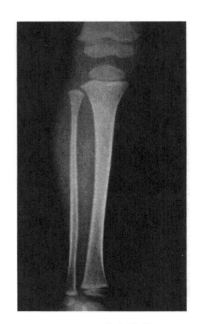

图 1-2 儿童腓骨

1. 骨干

表现与成人相似，较成人细小，随年龄增长而逐渐粗大。

2. 干骺端

为骨干两端增宽的部分，主要由松质骨组成，是骨骼生长最活跃的部位。X 线上骨小梁彼此连接和交叉形成海绵状结构影，干骺端骺侧可见一横行致密带，为先期钙化带。

3. 骨骺

为未完成发育的管状骨末端。在胎儿及幼儿期为软骨，即骺软骨，X 线上不能显示；儿童发育期，骺软骨中心开始出现二次骨化中心，表现为小点状致密影，单发或多发；随年龄增长，二次骨化中心逐渐增大，边缘由不规则逐渐变得光整，最后与干骺端融合。

4. 骺板或骺线

为干骺端与骨骺之间软骨的投影，呈横行透亮带，称为骺板；随年龄增长逐渐变窄，呈线状透亮影，称为骺线；最终骨骺与干骺端融合，骺线消失，完成骨发育，原骺线所在的部位有时可见横贯骨干的不规则线样致密影，为骺板遗迹。

（三）关节

活动关节在 X 线上可见关节间隙、骨性关节面、关节囊、韧带和关节内外脂肪层（图1-3）。

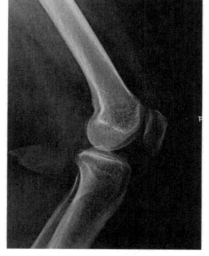

图 1-3 膝关节侧位

1. 关节间隙

X 线上两个骨端骨性关节面之间的透亮间隙，是关节软骨、关节盘和真正的关节腔的投影。

2. 骨性关节面

表现为边缘锐利光滑的线样致密影，通常凹侧关节面较厚。

3. 关节囊

一般在 X 线上不能显影，有时在关节囊外脂肪层的衬托下或关节肿胀时可见其边缘。

4. 韧带

某些大关节，如膝、髋和踝关节周围的韧带，在脂肪的衬托下可显示。其他关节的韧带，除非发生钙化，一般不能显示。

5. 关节内外脂肪

关节内脂肪在关节囊内外层之间，多见于大关节，如肘关节前后两个脂肪块及膝关节前的髌下脂肪垫。关节外脂肪位于关节囊和肌肉之间，层次清晰，可衬托出关节囊的轮廓。

（四）脊柱

1. 正位片

（1）椎体

呈长方形，从上而下依次增大。椎体主要由松质骨组成，边缘为密质骨，密度高而均匀，轮廓光滑。椎体上下缘的致密线状影为终板，彼此平行，其间的透亮间隙为椎间隙，是椎间盘的投影。

（2）椎体两侧可见横突影，其外侧端圆滑。

（3）椎弓根

横突内侧可见椭圆形环状致密影，为椎弓根的投影，称椎弓环。

（4）关节突、椎弓板和棘突

椎弓环上下方可见上下关节突的投影。椎弓板由椎弓根向后内下延续，在中线联合成棘突，投影于椎体中央偏下方，呈尖向上的类三角形致密影。上下关节突之间形成脊椎小关节，小关节间隙为匀称半透明影，腰椎在正位显示清楚，颈、胸椎在侧位显示清楚。

（5）腰大肌影

腰椎正位片上还可见腰大肌的投影，起于第 12 胸椎下缘，两侧对称，斜向外下方，外缘清晰（图 1-4）。

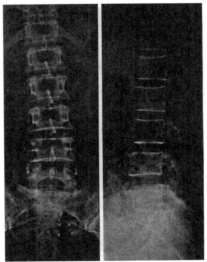

图 1-4　腰椎正侧位

2. 侧位片

（1）椎体

呈长方形，其上下缘与后缘呈直角，椎弓根紧居其后。

（2）椎管

椎体后方纵行的半透亮区。

（3）椎弓板和棘突

椎弓板位于椎弓根和棘突之间。棘突指向后下方，在胸段与肋骨重叠，不易观察。

（4）关节突

上下关节突分别位于椎弓根与椎弓板连接处的上方和下方。下关节突位于下一个椎体上关节突的后方，以保持脊柱的稳定。同一脊椎上下关节突之间为椎弓峡部。

（5）椎间孔

相邻椎弓根、椎体、关节突及椎间盘之间，呈半透明影。颈椎在斜位上显示清楚，腰椎在正位上显示清楚。

（6）椎间隙

侧位片显示更好，胸椎间隙较窄，自下胸椎起，椎间隙逐渐增宽，以腰 4～5 间隙最宽，腰 5～骶 1 间隙又变窄。椎间隙前后不等宽，随脊柱生理弯曲有一定的变化（图 1-4）。

三、常见解剖变异的 X 线表现

（一）四肢骨骼

1. 副骨与籽骨

副骨和籽骨是四肢骨骼中最常见的变异，多见于手足部。副骨是由于某一块骨的多个骨化中心在发育过程中没有愈合，或者由一个额外独立的骨化中心发育而来，以致在原骨骺区多出一块或几块小骨。籽骨是在附着于骨附近的肌腱中产生，又可因多个骨化中心不愈合而分成几块。髌骨是体内最大而且恒定的籽骨，通常为一整块，有时也可表现为多个三角形或新月形小骨，并可同时见于两侧。副骨和籽骨有完整的骨皮质，边缘光滑锐利，邻近骨的皮质完整，软组织无肿胀，局部无压痛，部位恒定，借此可与撕脱性骨折相鉴别。当鉴别困难时，可双侧加以对照，副骨和籽骨一般双侧对称出现。

2. 骨岛

X 线上表现为松质骨内直径 1～4cm 的边缘清楚的圆形或椭圆形致密影。

3. 生长障碍线

位于干骺区的一条或数条横行致密线，形成原因不明，可能为长骨纵向生长中受到暂时障碍，影响化骨而遗留下来的痕迹。

4. 软骨岛

股骨颈部偶尔可见软骨岛，X 线上表现为边界清楚的圆形透光区，边缘常围以硬化环。

（二）脊柱

1. 永存骨骺

棘突、横突和上下关节突的永存骨骺，可在上述骨突处见到分离独立的小骨块。椎体的永存骨骺，也称椎缘骨，表现为椎体边缘多余的三角形游离骨块，多见于椎体前上角，偶见于前下角和后下角。

2. 第 2 颈椎的齿状突和椎体之间可以是软骨结合，要与骨折鉴别。

3. 椎体数目的变异

常见腰椎骶化或骶椎腰化。

4.在成年以前，颈椎椎体前部可呈轻度楔形。正常时，第 12 胸椎和第 1 腰椎可有轻度楔形改变。

四、基本病变的 X 线表现

虽然骨与关节病变是多种多样的，但是不同病变的病理改变大多可概括为下列一些基本病变。这些基本病变可在一定程度上反映出病变的性质、范围、程度以及与邻近组织器官的关系。在实际工作中就是通过对这些基本病变的识别和分析，进一步推断其病理基础，从而作出疾病诊断。

（一）骨骼基本病变

1.骨质疏松

（1）概念

单位体积内正常钙化的骨组织含量减少，即骨组织的有机成分和钙盐都减少，但两者比例仍正常。组织学变化是骨皮质变薄，哈氏管扩大和骨小梁减少。

（2）病因

骨质疏松分为全身性和局限性。全身性骨质疏松主要是由于成骨减少，主要见于：①先天性疾病，如成骨不全；②内分泌紊乱，如甲状旁腺功能亢进；③医源性，如长期使用激素治疗者；④老年及绝经后骨质疏松；⑤营养性或代谢障碍性疾病，如维生素 C 缺乏症（又称坏血病）；⑥酒精中毒；⑦原因不明，如青年特发性骨质疏松等。局限性骨质疏松多见于肢体失用、炎症、血管神经障碍、肿瘤等。

（3）X 线表现

骨密度减低。在长骨内可见骨小梁变细、减少，但边缘清晰，小梁间隙增宽，骨皮质变薄和分层。在脊椎可见横行骨小梁减少或消失，纵行骨小梁相对明显，骨皮质变薄。严重时，椎体内结构消失，椎体变扁，其上下缘凹陷，椎间隙增宽呈梭形，致椎体呈鱼脊椎状。疏松的骨骼易发生骨折，椎体可压缩呈楔形。X 线上出现骨质疏松征象较迟，骨内钙盐丢失达 30% ～ 50% 时才能显现，且不能准确衡量骨量丢失的程度。

2.骨质软化

（1）概念

单位体积内骨组织有机成分正常而钙盐含量减低，骨质变软。

（2）病因

①维生素 D 缺乏，如营养不良性佝偻病；②肠道吸收功能障碍，如脂肪性腹泻；③钙磷排泄过多，如肾病综合征；④碱性磷酸酶活性减低。骨质软化是全身性骨病，发生于生长期为佝偻病，于成人为骨质软化症。

（3）X 线表现

主要为骨密度减低，以腰椎和骨盆明显，与骨质疏松不同的是骨小梁及骨皮质因含有大量未钙化的骨样组织而边缘模糊。在儿童可出现干骺端和骨骺的改变，表现为骺板增宽，先期钙化带不规则或消失，干骺端呈杯口状，边缘呈毛刷状。由于骨质变软，承重骨骼常发生各种变形，如 X 形腿、O 形腿、三叶草样骨盆等，并可出现假骨折线，表现为宽 1 ～

2mm的光滑透亮线，与骨皮质垂直，边缘稍致密，好发于耻骨支、肱骨、股骨上段和胫骨等。

3.骨质破坏

（1）概念

局部骨质为病理组织所取代而造成的骨组织缺失。

（2）病因

多见于炎症、肉芽肿、肿瘤或肿瘤样病变。

（3）X线表现

骨质局限性密度减低，骨小梁稀疏，正常骨结构消失。骨松质早期破坏可形成斑片状骨小梁缺损。骨皮质早期破坏发生在哈佛斯管，造成哈佛斯管扩大，X线上呈筛孔状，骨皮质内外表层的破坏则呈虫蚀状。骨破坏严重时往往有骨皮质和骨松质的大片缺失。骨质破坏是骨骼疾病的重要X线征象，观察破坏区的部位、数目、大小、形状、边界和邻近骨质、骨膜、软组织的反应，对病因诊断有很大帮助。

4.骨质增生硬化

（1）概念

单位体积内骨量的增多。

（2）病因

多数是局限性，见于慢性炎症，退行性变、外伤后修复和某些成骨性骨肿瘤，如骨肉瘤或成骨性转移瘤。少数是全身性，常见于代谢性骨病、金属中毒或遗传性骨发育障碍，如肾性骨硬化、氟中毒、铅中毒、石骨症等。

（3）X线表现

骨质密度增高，骨小梁增多、增粗，骨小梁间隙变窄、消失，髓腔变窄，严重时难以区分骨皮质和骨松质，可伴有骨骼的增大变形，这种现象可称为骨质硬化。在肌腱、韧带和骨间膜附着处可形成骨刺、骨桥、骨唇等形状的骨性赘生物，这种现象可称为骨质增生。

5.骨膜增生、骨膜反应

（1）概念

病理情况下骨膜内层的成骨细胞活动增加所产生的骨膜新生骨。

（2）病因

多见于炎症、肿瘤、外伤、骨膜下出血等，也可继发于其他脏器病变和生长发育异常等。

（3）X线表现

早期表现为与骨皮质平行、长短不一的细线样致密影，与骨皮质间有1～2mm的透亮间隙。随骨膜逐渐增厚，呈与骨皮质表面平行的线状、层状或花边状。

6.骨质坏死

（1）概念

骨组织局部代谢停止，坏死的骨质称为死骨。

（2）病因

常见于炎症、外伤、梗死、某些药物、放射性损伤等。

（3）X线表现

早期无阳性发现。1～2个月后骨质局限性密度增高。

7. 软骨钙化

（1）概念

软骨基质的钙化，标志着骨内或骨外有软骨组织或瘤软骨存在。

（2）病因

分为生理性（如喉软骨和肋软骨钙化）和病理性（瘤软骨钙化）。

（3）X线表现

瘤软骨钙化表现为大小不同的环形或半环形高密度影，钙化可融合成片呈蜂窝状。良性病变的软骨钙化密度较高，环影清楚完整；恶性病变的软骨钙化环影不清且多不完整。

（二）关节基本病变

1. 关节肿胀

（1）概念

由于关节积液或关节囊及其周围软组织充血、水肿、出血和炎症所致。

（2）病因

常见于炎症、外伤和出血性疾病。

（3）X线表现

关节周围软组织肿胀，密度增高，结构层次不清，脂肪间隙模糊或消失；大量关节积液可致关节间隙增宽。

2. 关节破坏

（1）概念

关节软骨及其下方骨质被病理组织侵犯、代替。

（2）病因

急慢性关节感染、肿瘤、类风湿关节炎、痛风等。

（3）X线表现

当破坏只累及关节软骨时，仅见关节间隙变窄；当累及关节面下骨质时，相应区域出现骨质破坏和缺损，严重时可引起关节半脱位和变形。

3. 关节退行性病变

（1）概念

关节软骨变性坏死，逐渐被纤维组织取代，病变可进一步累及软骨下骨质，引起关节面骨质增生硬化、关节囊肥厚、韧带骨化等改变。

（2）病因

关节退变、损伤、地方病等。

（3）X线表现

早期，骨性关节面模糊、中断和部分消失；中晚期，关节间隙狭窄，骨性关节面增厚、凹凸不平，关节面下骨质囊变，关节面边缘骨赘形成，关节囊肥厚，韧带骨化，严重时可发生关节变形。

4.关节强直

（1）概念

滑膜关节骨端之间被异常的骨连接或纤维组织连接，可分为骨性和纤维性两种。

（2）病因

骨性强直常见于化脓性关节炎、强直性关节炎；纤维性强直常见于关节结核、类风湿关节炎。

（3）X线表现

骨性强直表现为关节间隙明显狭窄或消失，骨小梁通过关节连接两侧骨端；纤维性强直表现为关节间隙变窄，但仍可见，且无骨小梁贯穿。

5.关节脱位

（1）概念

构成关节的骨端对应关系发生异常改变，不能回到正常状态。根据关节面是否完全脱离分为全脱位和半脱位。

（2）病因

分为外伤性、先天性（如先天性髋关节脱位）和病理性（如继发于化脓性、结核性和风湿性关节炎）。

（3）X线表现

X线对一般部位的关节脱位可作出诊断，可显示骨结构变化，骨端位置改变或距离增宽。

（三）软组织基本病变

1.软组织肿胀

炎症、出血、水肿或脓肿等原因引起的软组织肿大膨胀。X线表现为病变部位密度略高于邻近正常软组织，皮下脂肪层内可出现网状结构影，皮下组织与肌肉境界不清，肌间隙模糊，软组织层次不清。

2.软组织肿块

软组织的良恶性肿瘤和肿瘤样病变、恶性骨肿瘤侵入软组织或某些炎症引起的软组织包块。良性一般境界清楚，邻近软组织可受压移位，邻近骨组织可见压迹、骨吸收或反应性骨硬化。恶性一般边缘模糊，邻近骨组织可受侵蚀。

3.软组织内钙化或骨化

软组织因出血、退变、坏死、肿瘤、结核、寄生虫感染和血管病变等，在肌肉、肌腱、关节囊、血管和淋巴结等处发生的钙化或骨化。X线表现为不同形状的高密度影。软骨钙化多为环形、半环形或点状；骨化性肌炎常呈片状，可见骨小梁甚至骨皮质；成骨性肿瘤的瘤骨多为云絮状或针状。

4.软组织内气体

软组织外伤、手术或产气杆菌感染等病理情况下所致的软组织内积气。X线上软组织内出现不同形状的气体性极低密度影。

第二节 CT 和 MRI 诊断技术

电子计算机体层摄影（Computed Tomography，CT）和磁共振成像（Magnetic Resonance Imaging，MRI）是骨关节系统常用的检查方法，可以弥补 X 线摄影影像重叠、软组织分辨力不高的缺点，提高骨关节疾病的早期检出率和诊断的准确性，成为 X 线摄影的重要补充。

一、CT 检查

（一）CT 成像基本原理

CT 是用高度准直的 X 线束，环绕人体一定厚度的层面进行扫描，由探测器接收透过该层面的 X 线，经模拟 / 数字转换器转换为数字信息输入计算机，通过计算机处理得到扫描层面的各个单元组织 X 线吸收系数，并排列成数字矩阵，再将数字矩阵内的数值通过数字 / 模拟转换器，用黑白不同的灰度等级显示出来，构成 CT 图像。与传统 X 线图像相似，CT 图像也是用组织的黑白灰度反映人体组织结构的密度，但是 CT 具有更好的密度分辨力，还可以用 CT 值进行密度的量化。人体各种组织结构及病变的 CT 值范围为 –1000～+1000Hu（亨氏单位），骨皮质最高，为 1000Hu。另外，人眼能够分辨的灰度差别仅有 16 个灰阶，为了提高组织间的对比，清晰显示相关结构，在显示 CT 图像时要设定适当的窗宽和窗位。窗宽指可显示组织的 CT 值范围，窗宽越宽显示的组织层次越多，组织间的对比减少；反之，窗宽越窄显示的组织层次越少，组织间的对比增加。窗位是窗宽上下限 CT 值的平均数，一般选择欲观察组织的 CT 值作为窗位。窗位的高低可影响显示图像的亮度，提高窗位图像变黑，降低窗位图像变白。

（二）基本扫描技术和参数

扫描范围根据病变部位和范围而确定，常同时扫描双侧以利于对照观察。一般行横断面扫描，长骨、四肢或脊柱区域常规扫描层厚为 3 ～ 5mm，螺距 1.2 ～ 1.5mm；细小病变或微细解剖结构区域，如腕、踝等，一般采用 1 ～ 2mm 层厚，螺距小于或等于 1mm；需要二维或三维重建的病例，可根据实际情况采用更薄的层厚和较小的螺距进行扫描，重建间隔采用 50% ～ 60% 有效层厚。图像观察同时采用软组织窗（窗宽 400 ～ 600Hu，窗位 0 ～ 100Hu）和骨窗（窗宽 1000 ～ 2000Hu，窗位 200 ～ 250Hu）。

1. 常用扫描方式

（1）平扫

又称普通扫描或非增强扫描，指不用对比剂增强或造影的扫描。易于显示微细的松质骨和皮质骨的破坏；对解剖结构复杂或相互重叠的区域，如脊椎、胸锁关节、髋关节、腕关节等，可明确显示其解剖关系及其异常；对病变内部结构的显示，如骨破坏区的死骨、钙化、瘤骨、骨质增生、软组织病变等，优于 X 线摄影。

（2）增强扫描

指应用高压注射器经外周静脉注入含碘对比剂（一般用量 80 ～ 100mL，注射速率

2.5～3.5mL/s）后，根据需要进行动脉期、静脉期或延迟扫描，用于显示病变血供情况、确定病变范围、发现病变有无坏死等，以利于定性诊断。

2. 后处理技术

近年来，多层螺旋 CT 在临床应用广泛，其强大的图像后处理功能，可以逼真地再现骨骼系统及其周围结构的空间形态，立体、直观地显示空间解剖关系，能够对病变进行全面的判断和评价。目前螺旋 CT 常用于骨关节的三种图像重建后处理技术：多平面重建（multi-planar reconstruction，MPR）；表面遮盖显示（shaded surface display，SSD）和容积显示（volume rendering，VR）。

（1）多平面重建（MPR）

MPR 是在横断面图像基础上任意方向画线，然后沿该线将横断面上的像素重组，获得画线平面的二维重建图像，包括冠状面、矢状面、任意斜面及任意曲面的图像重建，是骨关节首选图像重建方法（图 1-5）。

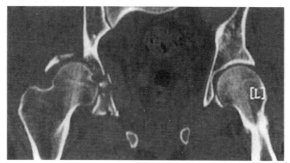

图 1-5　双侧髋关节冠状位 MPR 图像显示右侧髋臼粉碎性骨折

（2）表面遮盖显示（SSD）

通过设定 CT 阈值，将阈值以上的相邻像素连接重建成图像，阈值以下的像素不能重建显示，以三维方式展现结构的全貌，具有立体、直观、清晰、逼真的特点。但是，由于表面遮盖显示是表面成像技术，容积资料丢失较多，其细节不够丰富，无法观察骨骼内部情况（图 1-6）。

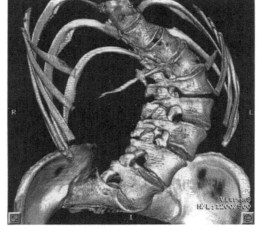

图 1-6　腰椎 SSD 重建图像显示脊柱侧弯

（3）容积显示（VR）

VR 是将每个扫描层面的像素资料加以利用获得三维显示图像，还可以赋予伪彩和透明化处理。由于其容积资料不丢失，因此，对比度好，层次清晰，细节显示效果好，但是空间立体感不如 SSD（图 1-7）。

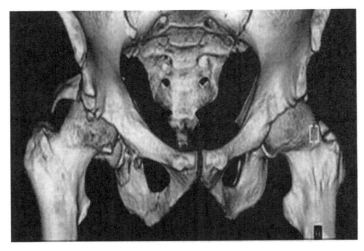

图 1-7　与图 1-5 同一患者，VR 重建图像显示右侧髋臼粉碎性骨折

虽然三维重建技术为临床诊断、制订合理的手术方案以及手术后疗效的评价提供了极大的帮助，但是对病变的观察仍然应以原始二维图像为重点和基础，以免误诊和漏诊。

（三）在骨关节中的应用

CT 检查也是基于 X 线穿透人体组织后的衰减进行成像，其空间分辨力低于 X 线摄影，对一些细微结构如早期层状骨膜反应和骨小梁的显示有时不及 X 线摄影，但是其密度分辨力优于 X 线摄影，可以显示 X 线摄影难以发现的淡薄骨化和钙化影，在一定程度上可以区分不同性质的软组织。CT 的横断面成像避免了解剖结构的重叠，在结构复杂的区域，如骨盆、髋部、脊柱、肩部等，甚至可作为这些部位的首选检查方法。增强扫描可进一步了解病变的血供情况，为病变的定性诊断提供更多的信息；有利于区别肿瘤和瘤周水肿，了解肿瘤内有无囊变、坏死；病变区强化血管的显示有助于了解病变与邻近血管的关系。图像重建技术的应用，能够帮助诊断二维平扫图像易于漏诊的细小骨折、隐匿性骨折和复杂性骨折，明确整个骨折情况及骨块的移位情况；能够清晰、立体地显示累及关节面的骨折有无骨碎片进入关节腔及其大小、位置，关节面碎裂或塌陷的程度，帮助选择合适的治疗方案和制订手术计划。

二、MRI 检查

（一）MRI 基本原理

MRI 是利用人体内一定的原子核（主要为氢质子）在外加磁场及射频脉冲的作用下受到激励而发生磁共振现象，当终止射频脉冲后，质子在弛豫过程中感应出 MR 信号，经过对 MRI 信号的接收、空间编码和图像重建等处理，产生 MR 图像。人体内的每个氢质子都是一个具有一定方向和强度的小磁体，它们排列无序，磁矩相互抵消。当人体进入一个强外磁场（静磁场）内时，各个质子在平行或反平行外磁场磁力线方向有序排列，产生与外磁场磁力线方向平行的纵向磁化矢量。当向静磁场内的人体发射特定频率的射频脉冲后，质子吸收能量，使得纵向磁化矢量减少，同时产生与静磁场磁力线方向垂直的横向磁化矢量。然后，终止射频脉冲，质子宏观磁化矢量逐渐恢复到原来的平衡状态，这个过程称为弛豫，所用时间称为弛豫时间。定义纵向磁化矢量由零恢复到原来数值的 63% 时所需时间为纵向弛豫时间（T_1），横向磁化矢量由最大衰减到原来数值的 37% 时所需时间为横向弛豫时间（T_2）。T_1 值和 T_2 值反映物质的特性，不同组织数值不同，这种差别是 MRI 的成像基础。MRI 图像上黑白灰度反映的就是组织弛豫时间的差异。T_1 加权成像（T_1 Weighted imaging，T_1WI）主要反映组织间 T_1 的差别，T_1 短则信号强度高，表现为白影；T_1 长则信号强度低，表现为黑影。T_2 加权成像（T_2 Weighted imaging，T_2WI）主要反映组织间 T_2 的差别，T_2 长则信号强度高，表现为白影；T_2 短则信号强度低，表现为黑影。骨关节系统正常组织在 T_1WI 和 T_2WI 图像上的信号强度和影像灰度见表 1–1。

表 1–2　几种正常组织在 T_1WI 和 T_2WI 图像上的信号强度和影像灰度

图像		骨皮质	骨髓	韧带	肌肉	脂肪	水	关节软骨
T_1WI	信号强度	低	高	低	中等	高	高	中等或略高
	影像灰度	黑	白	黑	灰	白	白	灰
T_2WI	信号强度	低	中等	低	中等	较高	中等	中等或略高
	影像灰度	黑	灰	黑	灰	白灰	灰	灰

（二）常用扫描方式

1. MRI 平扫

扫描范围同 CT 检查原则，扫描方位除轴位外，还可以直接进行冠状、矢状或其他任意方位扫描，常用扫描序列如下：

（1）自旋回波或快速自旋回波序列

此序列是骨关节系统 MRI 检查的基本序列。T_1WI 可显示骨关节的解剖结构，T_2WI 有利于显示病变的组织成分、病变的形态和范围。

（2）脂肪抑制序列

采用脂肪抑制技术与 T_1WI 或 T_2WI 相结合，降低脂肪组织的高信号，使非脂肪成分的病变组织与正常组织的信号差别更加明显，也可以通过脂肪的抑制检测病变组织中是否存在脂肪成分。

2. MRI 增强扫描

在自旋回波序列 T_1WI 联合预饱和脂肪抑制技术的基础上，经外周静脉快速注射顺磁性对比剂（Gd-DTPA），使组织 T_1 缩短而信号增强。增强扫描主要用于检查骨关节病变的血供情况、确定病变与水肿的界限、区分肿瘤活性成分和坏死成分，还可以用于早期发现肿瘤术后的复发。

（三）正常 MRI 表现

1. 骨骼

骨组织因缺乏氢质子，在所有序列中骨皮质及骨小梁均为极低信号，骨皮质在骨髓组织和骨外软组织的衬托下可清晰显示其形态和结构。正常骨膜在 MRI 上不能显示，如出现则为病理性改变。骨髓腔的表现取决于骨髓所含的脂肪和水的比例，红骨髓含水量较多，随年龄增长红骨髓内脂肪成分增加。老年人黄骨髓以脂肪成分为主，新生儿期以红骨髓为主，在 T_1WI 上为中等信号。儿童和成人骨髓信号在 T_1WI 上高于肌肉但低于脂肪，黄骨髓在 T_1WI 和 T_2WI 上均为类似皮下脂肪的高信号。

2. 关节

MRI 能较好地显示关节的各种结构。关节软骨在 T_1WI 和 T_2WI 上均呈弧形中等或略高信号，信号均匀，表面光滑；关节软骨下的骨性关节面为薄层清晰锐利的低信号；骨性关节面下的骨髓腔均呈高信号；韧带、关节囊和关节盘等在 T_1WI 和 T_2WI 上均呈低信号；关节腔内的滑液呈薄层 T_1WI 低信号，T_2WI 高信号影（图 1-8）。

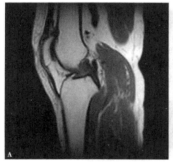
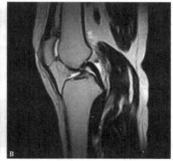
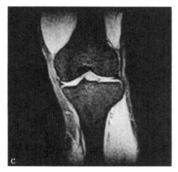

图 1-8　膝关节 MRI 图像

A. 矢状位 T_1WI；B. 矢状位 T_2WI；C. 冠状位脂肪抑制成像

3. 脊柱

脊椎各骨性结构的皮质、前后纵韧带和黄韧带在各种序列均呈低信号，不易区分。椎体骨髓在 T_1WI 呈高信号，在 T_2WI 呈中等或略高信号。椎间盘在 T_1WI 上呈较低信号，髓核和内外纤维环不能区分；在T_2WI上，髓核和纤维环内层呈高信号，纤维环外层呈低信号。MRI还能显示椎管内软组织，脊髓在T_1WI呈中等信号，在T_2WI呈低信号；周围的脑脊液在T_1WI呈低信号，在T_2WI呈高信号（图1-9）。

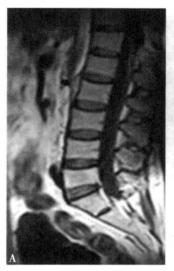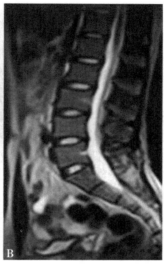

图1-9　腰椎MRI图像

A. 矢状位T_1WI；B. 矢状位T_2WI

（四）在骨关节系统中的应用

MRI具有良好的软组织分辨力，可以任意方向成像，对骨、骨髓、关节和软组织病变的显示较X线和CT更具优势。①对早期骨质破坏、骨挫伤和骨膜的显示较X线摄影和CT敏感，在骨形态和密度尚无变化之前就可出现信号强度的改变；骨皮质的破坏表现为不同程度的皮质低信号影的消失，骨松质的破坏表现为高信号的骨髓被较低或混杂信号影取代，骨破坏区周围的骨髓可因水肿而表现为模糊的T_1WI低信号、T_2WI高信号；骨挫伤后局部骨髓水肿，MRI可出现T_1WI低信号和T_2WI高信号的异常表现；MRI对骨膜增生的显示要早于X线和CT检查，在矿物质沉积前，表现为T_1WI中等信号而T_2WI高信号的连续线样影，矿物质明显沉积后，一般在各序列均呈低信号；由于MRI空间分辨力不足，所以显示骨膜增生形态的精细程度不及X线摄影。②能显示X线和CT检查不能显示或显示不佳的一些组织和结构，如软骨、韧带、肌腱，甚至关节囊和滑膜等结构，有利于一些骨关节病变的早期发现。③对脊柱解剖结构和病变的显示，了解病变与椎管内结构的关系、显示硬膜囊及脊髓等，优于CT检查。④在长骨纵切面和脊椎的矢状面图像上更易发现恶性肿瘤的跳跃病灶和骨转移瘤。⑤更容易显示软组织结构和病变，如骨肿瘤软组织浸润的范围、软组织水肿等。多参数成像可以区别病变内的组织成分，如囊性还是实性，有无出血、坏死、钙化或骨化、有无纤维或脂肪成分，病变周围有无水肿等，有利于病变的定性诊断。但是，MRI在显示骨结构的细节方面不如X线和CT，对确定骨和软组织内的钙化和骨化不敏感，难以分辨较细小或淡薄的钙化或骨化。

3D打印技术（3 dimensional printing technology）：继X线、CT、MRI发明后，3D打印

模型是在临床医学中具有第三个里程碑意义的技术。当前者提供的影像数据不能满足医师手术规划需求时，可通过 1∶1 精准的 3D 打印模型直观地观察和模拟人体目标组织，从而做出诊断和手术规划。

第三节　关节穿刺术及关节液检查

一、关节穿刺术

关节穿刺术主要应用于四肢关节，是骨科临床医师必须掌握的基本临床操作技术之一。四肢关节可能因为局部或者全身因素，出现关节腔内积液肿胀。此时，为了明确关节腔内积液性质，为临床医师的诊断治疗提供依据，就需要通过关节穿刺术，将关节腔内的积液抽出，进行必要的检查。同时，如果关节腔内积液明显，通过关节穿刺术抽出关节腔内积液，也可以达到减压止痛的目的。另外，某些关节内疾病需要向关节腔内注射药物，也需要通过关节穿刺术来完成。

（一）关节穿刺前准备

在进行关节穿刺术前，首先要向患者说明此次施行关节穿刺术的目的，简要介绍关节穿刺术的方法，消除患者的恐惧心理，使其能够在施行关节穿刺术的过程中积极配合。

施行关节穿刺术需要准备的物品包括：18 ～ 20 号穿刺针、注射器、无菌巾、无菌手套、无菌试管、1% ～ 2% 利多卡因注射液、皮肤消毒用具、口罩、帽子。

临床医师戴好口罩和帽子后，首先对拟行穿刺区域皮肤进行严格消毒，戴无菌手套，铺无菌巾，在关节穿刺点应用 1% ～ 2% 利多卡因注射液进行局部浸润麻醉，然后就可以进行关节穿刺术。

（二）肩关节穿刺术

施行肩关节穿刺术时，患者一般采用坐位。穿刺入路可以选择前侧入路和后侧入路。①前侧入路：将患者肩关节轻度外展外旋，肘关节屈曲 90°；体表定位最重要的解剖标志是喙突，在触及喙突尖端后，在外侧于肱骨小结节和喙突连线中点垂直刺入；也可从喙突尖端向下找到三角肌前缘，向后外方刺入（图 1–10）。②后侧入路：将患者上肢内旋内收，交叉过胸前，手部搭于对侧肩部，触及肩峰后外侧角，在其下方 2cm、内侧 1cm，朝向喙突尖端刺入（图 1–11）。

（三）肘关节穿刺术

施行肘关节穿刺术时，患者一般采用坐位。穿刺入路可以选择后外侧入路和鹰嘴上入路。①后外侧入路：将患者肘关节屈曲 90°，通过反复旋转前臂，确认桡骨头位置，紧贴桡骨头近侧，于肱桡关节间隙刺入；若关节肿胀导致桡骨头触摸不清，也可以从尺骨鹰嘴尖端和肱骨外上髁连线中点，向前内方刺入（图 1–12）。②鹰嘴上入路：将患者肘关节屈曲 45°，紧邻尺骨鹰嘴尖端上方，穿过肱三头肌肌腱，向前下方刺入。

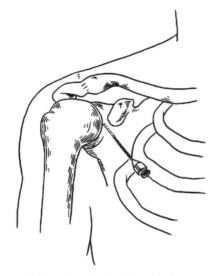

图 1-10 肩关节穿刺前侧入路

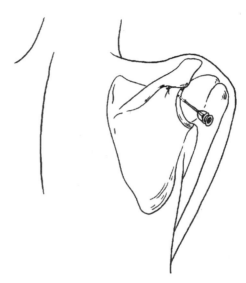

图 1-11 肩关节穿刺后侧入路

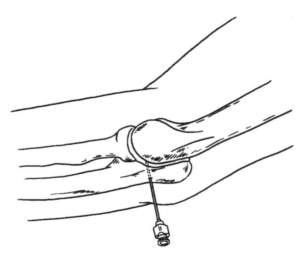

图 1-12 肘关节穿刺后外侧入路

（四）腕关节穿刺术

施行腕关节穿刺术时，患者一般采用坐位。穿刺入路可以选择外侧入路和内侧入路。①外侧入路：将患者肘关节屈曲 90°，触及桡骨茎突尖端，紧邻其远侧垂直刺入，在穿刺过程中，要注意避开行经桡骨茎突远方的桡动脉。②内侧入路：将患者肘关节屈曲 90°，触及尺骨茎突尖端，紧邻其远侧垂直刺入。

（五）髋关节穿刺术

施行髋关节穿刺术时，患者一般采用仰卧位。穿刺入路可以选择前侧入路和外侧入路。①前侧入路：将患者下肢放于中立位，触及髂前上棘和耻骨结节，在腹股沟韧带下方 2cm，股动脉的外侧垂直刺入；也可以在髂前上棘下方 2cm，股动脉搏动点外侧 3cm，将穿刺针向后内方 60° 刺入（图 1-13）。②外侧入路：将患者下肢轻度内收，从股骨大转子尖端上缘，平行于股骨颈前上方，将穿刺针刺入（图 1-14）。

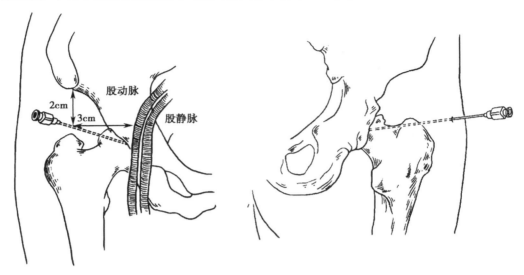

图 1-13　髋关节穿刺前侧入路　　　　　　图 1-14　髋关节穿刺外侧入路

（六）膝关节穿刺术

施行膝关节穿刺术时，患者根据穿刺入路的不同，可以采用仰卧位或者坐位。穿刺入路可以选择髌上入路和髌下入路。①髌上入路：患者采用仰卧位，将患者下肢放于中立位，触及髌骨外上角，在髌骨上极和髌骨外缘两条相切线的垂直交点进针，将穿刺针向内下后方刺入。②髌下入路：患者采用坐位，将患者膝关节屈曲 90°，小腿自由下垂，从关节线上方 1cm，髌韧带内侧或者外侧 1cm，将穿刺针向髁间窝方向刺入（图 1-15）。

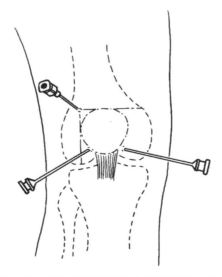

图 1-15　膝关节穿刺髌上入路及髌下入路

（七）踝关节穿刺术

施行踝关节穿刺术时，患者一般采用仰卧位。穿刺入路可以选择前内侧入路、经内踝入路和经外踝入路。①前内侧入路：将患者踝关节轻度跖屈，在胫距关节水平，胫骨前肌腱内侧，将穿刺针向外后方刺入。②经内踝入路：触及内踝尖端，在其前方 5mm，将穿刺针向外上后方刺入。③经外踝入路：触及外踝尖端，在其前方 5mm，将穿刺针向内上后方刺入（图 1-16）。

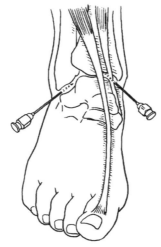

图 1-16　踝关节穿刺前内侧入路及经外踝入路

（八）关节穿刺术注意事项

（1）施行关节穿刺术时，必须严格遵守无菌操作原则，若发生化脓性关节炎，将会严重影响关节功能。

（2）在进行关节穿刺时，应该一边进针，一边抽吸注射器。若穿刺针头落入关节腔，则会有液体抽出，或注射器内负压会小于穿刺针头在软组织内。

（3）确认穿刺针头落入关节腔后，应将穿刺针再刺入少许，以免在后续操作中，穿刺针脱出关节腔。

（4）在向关节腔内注射药物时，如果感觉到阻力较大，说明穿刺针头没有在关节腔内，或者针头刺入了关节腔内的软组织。此时，应该调整针头位置，不可强行推药。

（5）施行关节穿刺时，动作不可粗暴，避免损伤关节软骨。

（6）如果关节腔内积液较多，穿刺后应该给予加压包扎，以及患肢制动。

二、关节液检查

在正常情况下，关节腔内的滑液量极少，不太容易通过关节穿刺术抽出。一旦关节腔内由于局部或者全身因素，导致肿胀积液，对关节滑液各种特性的检查，可以为临床医师在关节相关疾病的诊断提供一定的帮助。

（二）外观

一般情况下，关节滑液呈淡黄色或者澄清透明。发生骨关节炎时，关节滑液呈淡黄色或者深黄色，轻微混浊。发生化脓性关节炎时，关节滑液明显混浊，并混杂有血性液。发生关节内积血时，关节穿刺术全程均能抽出均一不凝血性液。关节内积血常见于交叉韧带损伤、髌骨支持带撕裂、关节软骨急性损伤、血友病等疾病。如果在抽出的关节滑液中，混杂有新鲜血液，那么说明在穿刺过程中，损伤了途经的小血管。若关节腔反复多次抽出红酒样血性滑液，则要考虑色素沉着绒毛结节性滑膜炎的可能。

（二）黏性和黏蛋白

正常关节滑液的黏性是由滑液中的透明质酸与蛋白结合的程度决定的。发生骨关节炎时，滑液黏性会降低，且滑液的黏性和炎症反应程度成反比。其他炎症性关节炎，滑液黏度增高。对于黏度明显增高的滑液，应考虑滑膜软骨瘤病或者甲状腺功能减退。

将 1 单位滑液与 4 单位 2% 醋酸混合，关节滑液中的蛋白 - 透明质酸复合物会出现凝结沉淀反应。在正常人、骨关节炎或者创伤性关节炎时，形成的凝块坚固，不易破碎；在类风湿关节炎和其他炎症性关节炎时，形成的凝块松散，易破碎。

（三）白细胞

一般情况下，关节滑液仅含有少量白细胞。骨关节炎时，白细胞计数小于 $2 \times 10^9/L$。如果白细胞计数超过 $2 \times 10^9/L$，则应考虑关节内感染、类风湿关节炎、系统性红斑狼疮、强直性脊柱炎、痛风等疾病。

（四）晶状体

羟基磷灰石晶状体常见于骨关节炎；胆固醇晶状体常见于类风湿关节炎和骨关节炎；单尿酸盐晶状体常见于痛风性关节炎。

（五）葡萄糖和电解质

关节滑液中的葡萄糖水平与血糖相当，当关节内感染性疾病或类风湿关节炎时，葡萄糖水平会降低。关节滑液中的钠、钾、氯、碳酸氢根等的水平一般与血浆中持平，在疾病过程中改变较少。

关于关节滑液的实验室检查还有很多贴近基础实验的指标，在临床的应用并不广泛，可以在文献中进一步了解。

（六）关节液细菌培养和药敏试验

对于怀疑存在关节化脓性感染病变的关节穿刺液，应该进行关节液涂片观察或进行实验室细菌培养加药敏检测，为诊断和治疗提供病原学及敏感抗生素应用的客观依据。

第四节　骨组织穿刺活检术

骨组织穿刺活检术是一种可靠的骨肿瘤诊断方法。它是在治疗前利用外科穿刺手段获取骨组织标本，进行病理学和细胞遗传学检查，从而明确病变性质，指导肿瘤分类、分期和制订合理的治疗方案。活检与临床、影像学资料是诊断骨组织肿瘤的重要依据。1936 年，美国首先应用经皮针吸活检对骨肿瘤进行检查，之后各种经皮活检的经验不断被报道。随着 CT、MRI 和影像学增强剂的应用，穿刺活检的准确率明显提高。骨穿刺活检由于对周围组织的污染少，成为骨组织肿瘤活检的首选，还可应用于骨组织坏死等骨病的诊断。

一、骨组织穿刺活检术操作

（一）穿刺器械

穿刺活检包括抽吸活检（fine needle aspiration biopsy）和芯针活检（core needle biopsy）两种。前者对肿瘤成分均一、细胞丰富的骨髓源性肿瘤和转移癌等具有较高的阳性率，但对实质性肿瘤取材困难，阳性率不高。芯针活检利用套管针可以获得长达 2cm 的组织（图 1-17），鉴别良恶性肿瘤的准确率高达 90%。

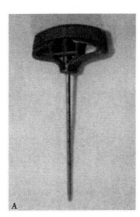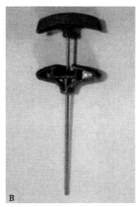

图 1-17　芯针活检套管针

（二）穿刺活检步骤

1. 体位

根据病变部位可采用仰卧位、侧卧位、俯卧位等。

2. 穿刺点定位

结合 X 线摄片、CT、MRI 等影像学资料和临床检查，选择安全、表浅、可以取得典型组织的部位，且必须考虑到以后手术能够将穿刺通路切除。选择恰当的体表标志，用标记笔标记，并根据影像学资料估测穿刺深度。

3. 常规消毒铺巾。

4. 麻醉

0.5% 普鲁卡因或 1% 的利多卡因局部麻醉。首先在局部打一皮丘，然后沿路注入麻醉药，达到骨膜后要在穿刺点周围广泛浸润麻醉，同时可以用来探查周围骨质破坏情况。

5. 钻取活检

用 15 号刀片挑开局部皮肤，连针芯一起进针，估计方向和深度，或在超声、透视、CT 引导下逐步深入，尽量远离大血管和神经。如刺到神经，患者会有明显的触电感或不自主的肌肉收缩。到达肿瘤表面后，拔出针芯，旋转套管，边转边深入；针进 2cm 后，摇动并拔出套管，用针芯将组织推出，肉眼观察是否肿瘤组织，如不可靠，可调整方向和深度再次穿刺。

6. 固定送检

将穿刺组织用 10% 的甲醛固定，及时送病理检查。穿刺物也可做涂片，用 90% 的乙醇固定做细胞学检查。

7. 伤口加压包扎，观察患者情况，必要时使用抗生素。

二、骨组织穿刺活检术的并发症及注意事项

骨穿刺活检术是一种简单、安全、有效的活检方式，在门诊即可实施。其主要并发症包括疼痛、出血、感染、神经损伤、穿刺通道肿瘤播散和病理结果阴性等。

骨穿刺活检不需要切开皮肤，活检通道小，对周围正常组织的污染较切开活检小，为保肢创造良好条件。恶性骨肿瘤如骨肉瘤、尤因肉瘤等的治疗方案，如截肢、放、化疗等均为破坏性较大的治疗，一旦误诊，后果严重，利用骨组织穿刺活检术获得病理诊断结果，为这些治疗的实施提供证据。对放疗、化疗敏感的肿瘤（如骨髓瘤、淋巴瘤等）利用穿刺活检检查确诊后可以直接开展治疗，患者可以免去手术之苦。但由于穿刺活检获得组织少，不是在直视下取材，可能取材不典型，较难做出病理诊断，这种情况下需要第二次穿刺活检，或者切开活检。

1. 首先要明白活检不是诊断捷径，它是在仔细的临床评估和影像学资料分析后执行的，临床影像学表现可以确诊的良性肿瘤不需要活检。

2. 活检必须和临床、影像紧密结合。临床医师和影像学、病理学医师须在术前仔细的研究影像学资料，确定从病变的什么部位可以取到典型的组织。通常恶性肿瘤的骨外部分和骨内部分同样具有代表性，侵犯骨皮质的肿瘤只有在没有软组织侵犯的情况下才考虑病变骨质。

3. 活检手术入路的选择

确定活检的部位，必须是肿瘤最具代表性的部分。放疗后的部位，肿瘤细胞已变性，纤维组织瘢痕形成，活检时应避开。活检部位必须是离肿瘤最近的部位，活检通道必须保证安全，避开重要的血管和神经。为尽量减少手术污染，活检通道尽可能避免穿过一个以上的解剖间室。活检通道必须位于日后的手术入路上，必须便于手术时能够将穿刺点和活检通道整块切除。

4. 活检必须遵循无菌原则，穿刺点必须是健康、无红肿感染的皮肤。

5. 患者的全身情况能忍受穿刺，血小板与凝血机制正常，无出血性疾患的病史和长期服用抗凝药物史。

6. 由于骨组织肿瘤的异质性，因此穿刺时可同时获取同一肿瘤不同部位的活检标本，以增加诊断准确性。

7. 活检前须向患者和家属交代活检意义及并发症，征得同意，签署手术同意书。

8. 部位深在的骨肿瘤（如脊柱肿瘤）若肿瘤组织周围存在重要血管神经组织，穿刺风险较大时，可采用超声、透视或 CT 引导的方式，减少穿刺并发症的发生。

第五节　腰椎穿刺术及脑脊液检查

腰椎穿刺术（lumbar puncture）是临床常用的检查方法之一，为脑脊液检查的前提，对神经系统疾病的诊断和治疗有重要价值，简便易行，亦比较安全。骨科应用主要包括脊柱椎管造影、脑脊液检查及椎管内注射药物、细胞等治疗。

一、腰椎穿刺术

（一）操作步骤

1. 嘱患者侧卧于硬板床上，背部与床面垂直，头向前胸部屈曲，两手抱膝紧贴腹部，使躯干呈弓形；或由助手在术者对面用一手抱住患者头部，另一手挽住双下肢腘窝处并用力抱紧，使脊柱尽量后凸以增宽椎间隙，便于进针。

2. 确定穿刺点，以髂后上棘连线与后正中线的交会处为穿刺点，一般取第 3～4 腰椎棘突间隙，有时也可在上一或下一腰椎间隙进行。

3. 常规消毒皮肤后戴无菌手套与铺洞巾，用 2% 利多卡因自皮肤到椎间韧带逐层作局部浸润麻醉。术者用左手固定穿刺点皮肤，右手持穿刺针以垂直背部的方向缓慢刺入，成人进针深度为 4～6 cm，儿童则为 2～4 cm。当针头穿过韧带与硬脑膜时，可感到阻力突然消失有落空感。此时可将针芯慢慢抽出（以防脑脊液迅速流出，造成脑疝），即可见脑脊液流出。

4. 在放液前先接上测压管测量压力。正常侧卧位脑脊液压力为 0.69～1.764kPa 或 40～50 滴 /min。若了解蛛网膜下腔有无阻塞，可做 Queckenstedt 试验。即在测定初压后，由助手先压迫一侧颈静脉约 10 秒，然后再压另一侧，最后同时按压双侧颈静脉；正常时压迫颈静脉后，脑脊液压力立即迅速升高 1 倍左右，解除压迫后 10～20 秒，迅速降至原来水平，称为梗阻试验阴性，示蛛网膜下腔通畅。若压迫颈静脉后，不能使脑脊液压力升高，则为梗阻试验阳性，示蛛网膜下腔完全阻塞；若施压后压力缓慢上升，放松后又缓慢下降，示有不完全阻塞。凡颅内压增高者，禁做此试验。

5. 撤去测压管，收集脑脊液 2～5mL 送检；如需作培养时，留标本。

6. 术毕，将针芯插入后一起拔出穿刺针，覆盖消毒纱布，用胶布固定。

7. 脊髓造影时，可在穿刺成功、测压、留取脑脊液后推注造影剂 5～10mL，拔出穿刺针，覆盖消毒纱布，用胶布固定后在 X 线透视下改变体位，观察椎管内情况。

8. 术后患者去枕俯卧（如有困难则平卧）4～6 小时，以免引起术后低颅内压头痛。

（二）适应证

1. 中枢神经系统炎症性疾病的诊断与鉴别诊断，包括化脓性脑膜炎、结核性脑膜炎、病毒性脑膜炎、霉菌性脑膜炎、乙型脑炎等。

2. 脑血管意外的诊断与鉴别诊断，包括脑出血、脑梗死、蛛网膜下腔出血等。

3. 肿瘤性疾病的诊断与治疗，用于诊断脑膜白血病，并通过腰椎穿刺鞘内注射化疗药物治疗脑膜白血病。

4. 测定颅内压力和了解蛛网膜下腔是否阻塞等。

5. 椎管内给药、细胞注射移植。

6. 脊柱椎管造影了解椎间盘突出或神经根压迫情况。

（三）禁忌证

1. 可疑颅高压、脑疝。

2. 可疑颅内占位病变。

3. 休克等危重患者。

4. 穿刺部位有炎症。

5. 有严重的凝血功能障碍患者，如血友病患者等。

（四）并发症防治

1. 低颅内压综合征

低颅内压综合征指侧卧位脑脊液压力在 0.58 ～ 0.78kPa （60 ～ 80mmH$_2$O）以下，以体位性头痛为特征的临床综合征。多因穿刺针过粗，穿刺技术不熟练或术后起床过早，使脑脊液自脊膜穿刺孔不断外流所致。患者于坐起后头痛明显加剧，严重者伴有恶心呕吐或眩晕、昏厥，平卧或头低位时头痛等即可减轻或缓解。少数尚可出现意识障碍、精神症状、脑膜刺激征等，约持续一至数日。故应使用细针穿刺，术后去枕平卧（最好俯卧）4 ～ 6 小时，并多饮开水（忌饮浓茶、糖水）常可预防之，如已发生，除嘱患者继续平卧和多饮开水外，还可酌情静脉注射蒸馏水 10 ～ 15mL 或静脉滴注 5% 葡萄盐水 500 ～ 1000mL，1 ～ 2 次 / 天，连用数天，常可治愈。也可再次腰椎穿刺在椎管内或硬脊膜外注入生理盐水 20 ～ 30mL，消除硬脊膜外间隙的负压以阻止脑脊液继续漏出。

2. 脑疝形成

在颅内压增高（特别是后颅凹和颞叶占位性病变）时，当腰椎穿刺放液过多过快时，可在穿刺当时或术后数小时内发生脑疝，故应严加注意和预防。必要时，可在术前先快速静脉输入 20% 甘露醇液 250mL 等脱水剂后，以细针穿刺，缓慢滴出数滴脑脊液进行实验室检查。如不幸一旦出现，应立即采取相应抢救措施，如静脉注射 20% 甘露醇 200 ～ 400mL 和高渗利尿脱水剂等，必要时还可自脑室穿刺放液和自椎管内快速推注生理盐水 40 ～ 80mL，但一般较难奏效。

3. 原有脊髓、脊神经根症状的突然加重

多见于脊髓压迫症，因腰椎穿刺放液后由于压力的改变，导致椎管内脊髓、神经根、脑脊液和病变之间的压力平衡改变所致。可使根性疼痛、截瘫及大小便障碍等症状加重，在高颈段脊髓压迫症则可发生呼吸困难与骤停，上述症状不严重者，可先向椎管注入生理盐水 30 ～ 50mL；疗效不佳时应急请外科考虑手术处理。

4. 因穿刺不当发生颅内感染和马尾部的神经根损伤等，较少见。

（五）注意事项

1. 严格掌握禁忌证，凡疑有颅内压升高者必须先做眼底检查，如有明显视盘水肿或有脑疝先兆者，禁忌穿刺。凡患者处于休克、衰竭或濒危状态，以及局部皮肤有炎症、颅后窝有占位性病变者均禁忌穿刺。

2. 穿刺时患者如出现呼吸、脉搏、面色异常等症状时，应立即停止操作，并作相应处理。

3. 鞘内给药时，应先放出等量脑脊液，然后再等量转换性注入药液。

二、脑脊液检查

脑脊液（cerebrospinal fluid，CSF）是存在于脑室及蛛网膜下腔内的一种无色透明液体，循环流动于脑和脊髓表面，大约70%来源于脑室系统脉络膜丛的超滤及分泌，其余由脑室的室管膜和蛛网膜下腔产生，通过蛛网膜绒毛回收入静脉。生理状态下，血液和脑脊液之间的血脑屏障对某些物质的通透具有选择性，并维持中枢神经系统内环境的相对稳定。中枢神经系统任何部位发生器质性病变时，如感染、炎症、肿瘤、外伤、水肿、出血、缺血和梗阻等都可以引起脑脊液成分的改变。因此，通过脑脊液的检查对神经系统疾病的诊断、疗效观察和预后判断均有重要意义。

（一）脑脊液采集及检查主要禁忌证

1. 当怀疑任何形式的脑炎或脑膜炎时，必须经腰椎穿刺做脑脊液检查。

2. 怀疑多发性硬化以及评价痴呆和神经系统变性病变时，腰椎穿刺脑脊液检查对临床诊断有一定帮助。

3. 疑有蛛网膜下腔出血时，不能做头颅 CT 检查或不能与脑膜炎鉴别时，有必要做腰椎穿刺。

4. 评价炎性神经病和多发性神经根病时，脑脊液检查可提供有价值的信息。

5. 怀疑脑占位性病变时，腰椎穿刺脑脊液检查时可以找到肿瘤标志。

6. 神经系统疾患需系统观察或需椎管内给药、造影和腰麻等。

（二）脑脊液采集及检查主要禁忌证

1. 实施腰椎穿刺取脑脊液时，一定要考虑是否有颅内压升高，如果眼底检查发现视盘水肿，一定要先做 CT 和 MRI 检查。影像学检查如脑室大小正常且没有移位，后颅凹没有占位征象，方可腰椎穿刺取脑脊液，否则不能做腰椎穿刺。

2. 穿刺部位有化脓性感染灶或患者处于休克、衰竭或濒危状态。

3. 凝血酶原时间延长、血小板计数低于 50×10^9/L、使用肝素或任何原因导致的出血倾向，应该在凝血障碍纠正后方可腰椎穿刺。

4. 脊髓压迫症做腰椎穿刺时应该谨慎，因为腰椎穿刺可以使脊髓压迫症状加重。

5. 开放性颅脑损伤或有脑脊液漏者。

（三）标本采集

脑脊液由临床医师进行腰椎穿刺采集，必要时可从小脑延髓池或侧脑室穿刺获得。穿刺后应由医师用先作压力测定（图 1-18），正常人脑脊液压力卧位为 0.78 ～ 1.76kPa（80 ～ 180mmH$_2$O），儿童为 0.4 ～ 1.0kPa（40 ～ 100mmH$_2$O）。随呼吸波动在 10mmH$_2$O 之内，若压力超过 200mmH$_2$O，放出脑脊液量不应超过 2mL，若压力低于正常低限可作动力试验，以了解蛛网膜下腔有无梗阻。任何病变使脑组织体积或脑脊液量增加时，脑脊液压力均可升高。待压力测定后将脑脊液分别收集于3个无菌试管中（图1-19），第一管做细菌培养，第二管做化学分析和免疫学检查，第三管做一般性状及显微镜检查。每管收集1～2mL。脑脊液标本必须立即送检及时检查，放置过久将影响检验结果，使细胞破坏、变性或细胞包裹于纤维蛋白凝块中，导致细胞数降低、分类不准确等。存放中的脑脊液葡萄糖会分解，使之含量降低；细菌自溶或破坏可影响细菌检出率等。

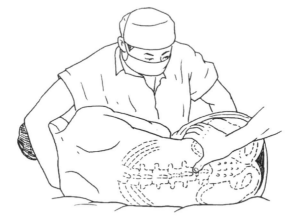

图1-18　腰椎穿刺术体位及定位

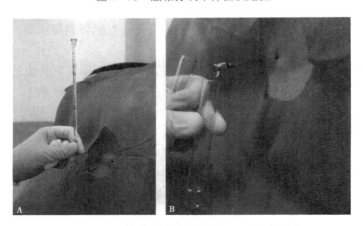

图1-19　腰椎穿刺术脑脊液测压及留取脑脊液
A.脑脊液测压；B.留取脑脊液

1.压力检查

（1）压力动力学检查

①颈静脉压迫试验（Queckenstedt试验）：用手压迫双侧颈静脉，使颅内静脉系统充血而致颅内压力增高，增高了的压力传达到连接于腰椎穿刺针的压力玻管上，可引起液面的明显升高，放松压迫后液面迅速下降。当椎管有梗阻时，压迫后液面上升下降缓慢甚或不能。精确测定时，使用血压计气袋缠于颈部，分别充气至2.7kPa、5.3kPa、8kPa（20mmHg、40mmHg、60mmHg），压迫30秒后放松30秒，其间每5秒记录一次压力，并绘制成图。有颅内压力增高或疑有颅内肿物，出血者禁忌。

②压腹试验（Stookey 试验）：以拳头用力压迫患者上腹部或令其屏气，使下腔静脉及下胸段以下硬脊膜外静脉充血，引起上述水平以下脑脊液压力的迅速上升，可了解下胸段及腰骶部的脊髓蛛网膜下腔以及腰椎穿刺针和测压管有无梗阻。正常时压力升高约为初压的两倍，压迫停止后压力迅速下降至初压水平。若压力上升缓慢或不升谓之阳性，说明下胸段以下蛛网膜下腔梗阻。腰椎穿刺针和测压管不通畅亦可呈阳性，须予注意。

③双针联合穿刺试验：在疑有椎管内梗阻的上下部位如腰 2、3 与腰 5 骶 1 两处同时进行穿刺，借梗阻平面上下两处脑脊液压力在颈静脉压迫试验中所显示的差别，可以粗测腰椎 2～5 之间有无梗阻。

④单侧颈静脉压迫试验（Tobey-Ayer 试验）：压迫一侧颈静脉引起脑脊液压力上升，但压迫另一侧颈静脉时压力无变化，称单侧颈静脉压迫试验阳性。提示该侧侧窦或颈内静脉有梗阻，如血栓形成等。

（2）终压

放出脑脊液后所测得的压力，当低于原初压的 1/2 时常为异常。正常人放液 2～3mL 后的脑压降低一般不超过 0.098～0.197kPa（10～20mmH$_2$O）或保持不变。若放液 3～5mL 后压力下降大于 0.5kPa（50mmH$_2$O），应考虑椎管内或枕骨大孔处已有不同程度的梗阻，梗阻部位愈低，这种现象愈明显；完全性梗阻时，终压有时可下降到零。若放出数毫升脑脊液后，脑压下降很少或很快恢复到初压水平，则提示有交通性脑积水或颅内压增高。

2. 常规检验

（1）颜色

正常，无色水样液体。

①红色：常见于蛛网膜下腔出血、脑出血、硬膜下血肿等。如腰椎穿刺时观察到流出的脑脊液先红后转无色，为穿刺损伤性出血。

②黄色：见于陈旧性蛛网膜下腔出血及脑出血、包囊性硬膜下血肿、化脓性脑膜炎、脑膜粘连、脑栓塞；椎管梗阻；脑、脊髓肿瘤及严重的结核性脑膜炎；各种原因引起的重症黄疸；心功能不全、含铁血黄素沉着症、胡萝卜素血症、早产儿等。

③乳白色：见于化脓性脑膜炎。

④微绿色：见于绿脓假单胞菌性脑膜炎、甲型链球菌性脑膜炎。

⑤褐色或黑色：见于中枢神经系统的黑色素瘤、黑色素肉瘤等。

（2）透明度

正常，清晰透明。

①微混：常见于乙型脑炎、脊髓灰质炎、脑脓肿（未破裂者）。

②混浊：常见于化脓性脑膜炎、结核性脑膜炎等。

③毛玻璃状：常见于结核性脑膜炎、病毒性脑膜炎等。

④凝块：见于化脓性脑膜炎、脑梅毒、脊髓灰质炎等。

⑤薄膜：常见于结核性脑膜炎等。

（3）凝固物

正常脑脊液静置 24 小时，不会出现凝块及薄膜。当有炎性渗出时，因纤维蛋白原及细胞数增加，可使脑脊液形成凝块及薄膜。急性化脓性脑膜炎的脑脊液静置 1～2 小时后可见凝块和沉淀物；结核性脑膜炎的脑脊液静置 12～24 小时后，可见液面有纤细的薄膜形成。蛛网膜下腔梗阻时，由于阻塞远端脑脊液蛋白质含量增高，脑脊液呈黄色胶冻状。

3. 化学检查

（1）酸碱度

正常脑脊液 pH 为 7.13～7.34，比动脉血的 pH 低。脑脊液 pH 比较恒定，即使全身酸碱失衡时对它的影响也甚小，在中枢神经系统炎症时脑脊液 pH 降低，化脓性脑膜炎的脑脊液的 pH 降低更明显。

（2）蛋白质

正常脑脊液中蛋白质含量不到血浆蛋白的 1%，主要为清蛋白。参考值：成人，腰池 200～400mg/L，脑池 100～250mg/L；脑室内 50～150mg/L。脑脊液蛋白质含量随着年龄增加而升高。在新生儿，由于血脑屏障发育尚不完善，脑脊液蛋白质相对较高，6 个月后逐步降至成人水平。脑脊液蛋白质含量增高，常见于脑膜炎、出血性脑病及蛛网膜下腔梗阻性等疾病。

（3）葡萄糖测定

脑脊液中葡萄糖含量与血糖浓度、血脑屏障的通透性及脑脊液中葡萄糖酵解程度有关。参考值：2.5～4.4mmol/L。脑脊液葡萄糖减低见于中枢神经系统细菌性、真菌性感染等疾病。

（4）氯化物测定

正常脑脊液氯化物为血浆氯化物含量的 1.2～1.3 倍。脑脊液中氯化物含量受脑脊液自身理化性质、血浆氯化物含量及血液 pH 的影响。参考值：120～130mmol/L。脑脊液氯化物减低主要见于细菌性或真菌性脑膜炎等疾病。

4. 显微镜检查

（1）细胞计数

包括细胞总数及白细胞计数。

正常值：成人脑脊液内无红细胞，白细胞极少，主要为单个核细胞，多为淋巴细胞及单核细胞，偶可见到软脑膜和蛛网膜细胞、室管膜细胞、脉络膜细胞等。

参考范围：

腰池中为（0～10）×10⁶/L。

脑室内为（0～5）×10⁶/L。

儿童为（0～15）×10⁶/L。

新生儿为（0～30）×10⁶/L。

白细胞达（10～50）×10⁶/L 为轻度增加，（50～100）×10⁶/L 为中度增加，200×10⁶/L 以上为显著增加。

（2）脑脊液中细胞增多

①中枢神经系统感染性疾病：化脓性脑膜炎细胞数显著增加，常达数千 ×10⁶/L 以上，以中性粒细胞为主；结核性脑膜炎细胞中度增加，但多不超过 500×10⁶/L，中性粒细胞、

淋巴细胞及浆细胞同时存在是本病的特征；病毒性脑炎、脑膜炎，细胞数仅轻度增加，以淋巴细胞为主。

②中枢神经系统肿瘤：脑脊液细胞数可正常或稍高，以淋巴细胞为主。脑脊液中能否找到肿瘤细胞取决于肿瘤位置及恶性程度、穿刺部位和采集标本的多少。同时也与检查者技术水平有关，采用细胞玻片离心沉淀仪可提高检出率。脑脊液找到白血病细胞是白血病脑膜转移的证据。

③前者在早期病后数小时可见大量红细胞和明显中性粒细胞增多，2～3天内达高峰，在脑脊液中可发现吞噬细胞，出血后数小时至第3天可出现含有红细胞的吞噬细胞，5天后可见含铁血黄素吞噬细胞。如为穿刺损伤性出血则不会有上述反应。

④脑寄生虫病：不仅脑脊液细胞数升高，还可见嗜酸性粒细胞增多，约占白细胞的60%或更高。浆细胞增多为另一特点。如将脑脊液离心沉淀物全倾倒在玻片上，在显微镜下检查可发现血吸虫卵、阿米巴原虫、弓形体、旋毛虫的幼虫等，甚至还可找到细粒棘球绦虫的头节或头钩。

5. 细菌学检查

一般将脑脊液离心沉淀取沉淀物直接涂片或染色后检查。正常脑脊液无病原体。诊断化脓性、结核性、新型隐球菌脑膜炎可分别采用革兰氏染色、抗酸染色及墨汁染色。

6. 免疫学检查

（1）酶学检查

脑脊液中含有乳酸脱氢酶（lactic dehydrogenase，LDH）、肌酸激酶（creatinekinase，CK）、天冬氨酸氨基转移酶（aspartate aminotransferase，AST）、丙氨酸氨基转移酶（alanine aminotransferase，ALT）等多种酶类。正常情况下，血清酶不能透过血脑屏障，因此脑脊液中各种酶的含量远低于血清。

①天冬氨酸氨基转移酶：活性增高可见于脑血管病、脑萎缩、中毒性脑病、中枢神经系统转移癌等。

②乳酸脱氢酶：目前脑脊液 LDH 尚无公认的参考值，一般以脑脊液 LDH 与血清 LDH 比值小于 0.1 作为判断标准。脑组织损伤、感染等脑脊液中 LDH 均可增高。细菌性脑膜炎脑脊液 LDH 明显增高。经治疗效果欠佳的化脓性脑膜炎脑脊液 LDH 无明显减低甚至进一步增高。测定脑脊液 LDH 变化可作为判断化脓性脑膜炎疗效和预后的指标。脑脊液中 LDH 同工酶分析结果表明，血脑屏障受损时，脑脊液中 LDH 同工酶以 LDH2、LDH3 增高为主，如粒细胞增加则以 LDH4、LDH5 增高为主。

③肌酸激酶：脑脊液主要成分为 CK-BB。近来认为，测定脑脊液中 CK-BB 可作为心脏停搏患者大脑损伤的指标。CK 增高可见于脑梗死、脱髓鞘疾病、炎症或脑缺氧等。

④腺苷脱氨酶（adenosine deaminase，ADA）：来自 T 淋巴细胞。结核性脑膜炎，ADA 增高明显高于其他性质的脑膜炎，测定脑脊液 ADA，可用于结核性脑膜炎的诊断及鉴别诊断。

⑤溶菌酶：在细菌性脑膜炎，如化脓性或结核性脑膜炎，脑脊液溶菌酶含量增高；结核性脑膜炎，溶菌酶增高明显高于化脓性脑膜炎，病情恶化时增高，病情缓解时随之下降，治愈后可下降至零。测定脑脊液中溶菌酶含量可用于结核性脑膜炎的鉴别诊断及预后判断。

（2）蛋白质电泳

参考值：清蛋白 2%～6%、清蛋白 55%～65%、α_1 球蛋白 3%～8%、α_2 球蛋白 4%～9%、β 球蛋白 10%～18%、γ 球蛋白 4%～13%。

前清蛋白增高见于脑积水、脑萎缩及中枢神经系统变化疾病。清蛋白增高见于脑血管病变，如脑梗死、脑出血及椎管阻塞。α 和 β 球蛋白增高见于化脓性脑膜炎、结核性脑膜炎急性期、脑肿瘤。β 球蛋白增高见于脑动脉硬化、脑血栓等脂肪代谢障碍性疾病。γ 球蛋白增高见于多发性硬化症。脑肿瘤时 γ 球蛋白明显增高。

第六节　关节镜诊断技术

关节镜技术起源于日本。目前公认的第 1 例关节镜检查，是由东京大学的 Kenji Takagi 教授于 1918 年利用膀胱镜在尸体膝关节上完成的。20 世纪 70 年代后，关节镜技术在欧美国家获得了跨越式的发展和长足的进步，并形成了现代关节镜设备的基本构架。关节镜技术的诞生，对全身各大关节内疾病的诊断和治疗产生了革命性的影响。关节镜技术、骨折内固定技术和人工关节置换技术被称为 20 世纪骨科领域的三大重要进展。许多关节内的结构和病变，通过关节镜可以得到直接的观察和治疗。关节镜技术现在已经成为诸多关节内疾病的标准诊断方法和治疗技术。目前，关节镜技术被广泛应用于肩、肘、腕、髋、膝和踝关节的疾病诊断和治疗中。

在我国，关节镜手术几乎都是在医院手术室内完成的。在发达国家，由于对单纯关节镜检查的临床需求也很多，因此有相当多的关节镜手术是在门诊手术中心和关节镜执业医师所开设的诊所内完成的。

一、关节镜设备和器械

关节镜设备是由成像系统、光源系统、动力系统、射频消融系统、资料采集处理系统以及一系列的手动手术器械构成。

和其他临床专业所使用的内镜相似，关节镜首要的必备设备是内镜镜头、摄像系统和光源系统。直径 4mm 带有 30° 倾斜视角的关节内镜镜头在临床应用最为广泛，因为 0° 视角的镜头仅能看到正前方的物体，手术医师要想观察侧方结构，就必须通过大范围改变镜头插入关节的方向来实现，在关节腔内的狭小间隙，往往是难以实现的。带有 30° 倾斜视角的镜头则可以通过自身的旋转来改变视野方向，从而能够在不改变镜头插入方向的前提下，获得广阔的视野范围。对于一些特殊的关节内部位，如胫骨平台后方，如果要从膝关节前方入路进行观察，则可以使用带有 70° 倾斜视角的关节内镜镜头，以获得较好的视野。对于肘关节、踝关节和腕关节等，关节间隙狭小的部位，还可以使用直径 2.7mm，甚至直径 1.9mm 的关节内镜镜头，这样操作更便利，并且可以减少关节软骨的医源性损伤概率，但缺点是其所提供的视野范围较小。

摄像系统是由连接于内镜镜头的手柄状摄像头及其附属线缆、影像处理主机和监视器三部分构成。该系统将内镜镜头所见物体，通过放大和信号处理，显示在监视器上。摄像系统是内镜镜头视野的延伸，使关节镜技术从单纯的诊断手段变为治疗手段成为可能。

在一个密闭的腔隙内进行观察，必须具备良好的光照条件。随着科学技术的进步，内镜的光源也从19世纪初的蜡烛、松节油和乙醇混合燃料变为卤素灯和氙气灯。氙气灯是目前内镜光源的主流选择，其亮度非常高，可以在关节腔内提供理想的照明。光源主机内的光线是通过光导纤维传输到内镜镜头，光导纤维加上摄像手柄的线缆，有时候会对手术医师造成不便，所以现在已经开始设计和推广自带LED冷光源和无线影像传输的摄像手柄，这样就可以使手术医师的"眼睛"摆脱线缆的束缚。

若要完成一次理想的关节镜检查，关节腔的良好充盈是必不可少的，因为如果没有关节腔的充盈，关节内结构就会轻易地贴附于内镜镜头表面，形成"白障"，导致观察视野的丧失。目前，临床上采用生理盐水来保持关节腔的充盈，液体充盈的压力来源于在高处悬挂的、连接于输液管路的袋装生理盐水的重力作用，或者自动控制液体加压泵。充足的灌注压力可以避免关节内小血管出血形成的"红障"，从而保持镜下视野的清晰。

电动刨削系统是关节镜所特有并且必备的设备，其由多种类型刨削刀头、电动刨削手柄、控制主机和脚踏板开关组成。刨削刀头由外鞘和内芯组成，外鞘和内芯均在远端的侧方具有一个开口，开口的边缘是光滑或者锯齿状的刀刃。刀头连接手柄后，可以通过脚踏板开关控制刀头的内芯进行单向或者往复旋转。电动刨削手柄的近端还和负压吸引器连接，负压通过刀头的开口将关节内组织吸入刀头，通过内芯的旋转就可以完成组织的切割，并同时将切下的组织吸出关节腔。对于硬度较高的骨组织，还可以选择带有保护鞘管的打磨钻头进行磨削成形。电动刨削系统工作效率高，是关节镜下组织切除的利器。

射频消融系统于20世纪末在临床上得以推广应用。该系统通过探入关节腔的刀头，在100Hz强射频磁场的作用下，将充盈于关节腔内的生理盐水变成低温等离子态，从而在刀头电极的周围形成了一个厚度约100μm的等离子体层。等离子体层中的自由带电离子所获得的能量足以切断分子键，从而使目标组织在分子水平解体汽化，达到在关节镜下的组织切割和消除的目的。射频消融系统的工作温度只有40℃～70℃，所以也被称为低温等离子消融系统。由于该系统组织创伤小，而且具有镜下止血的功能，因而逐渐成为关节镜系统不可或缺的一部分。射频消融系统除了可以用于半月板、软骨和滑膜组织的清理，还可以用于交叉韧带和关节囊的紧缩，以及肌腱末端炎性疾病的治疗。现在已经有部分设备制造商开始提供电动刨削和射频消融一体机，这样就可以使手术医师避免在术中反复变换电动刨削刀头和射频消融刀头的动作。

资料采集处理系统是一种关节镜下影像的实时捕捉记录和后期处理的图文操作系统。该系统不仅可以为临床关节镜检查诊断提供清晰可靠的影像证据，而且是关节镜医师留存临床资料和学术交流的必要设备。

关节镜下手动手术器械种类繁多，根据不同的关节和不同的手术，均有相应的成套器械，以保证手术的顺利完成，如半月板切除器械、半月板缝合器械、交叉韧带重建器械、骨软骨栓移植器械、肩关节镜下缝合器械等。随着关节镜技术的不断发展，将会不断有新的手动手术器械应用于临床（图1-20～图1-22）。

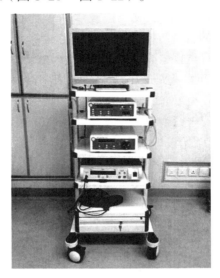

图 1-20　关节镜基本设备

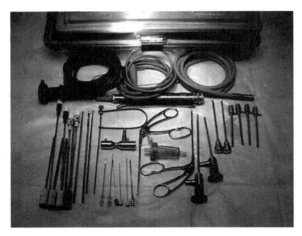

图 1-21　关节镜基本器械

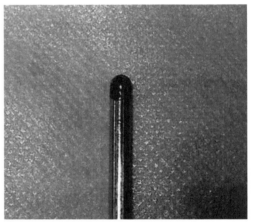

图 1-22　一种电动刨削刀头

二、关节镜的术前准备

关节镜是一项侵入性诊疗技术，所以在术前必须像其他常规手术一样，进行全面完备的术前准备。关节镜的术前准备包括：①患者的心理准备；②患者的全身准备；③患者的局部准备。

患者的心理准备，主要就是手术医师和患者的术前充分沟通。在医师与患者的交谈过程中，主要是根据患者当前的症状、体征和现有的影像学检查结果，充分分析患者的病情以及存在的问题，从而使患者了解需要对其进行关节镜检查的意义。同时，还要对患者进行关节镜技术的简要介绍，使患者对自己将要接受的关节镜检查有一个大致的了解，消除恐惧心理，从而使患者能够和医护人员积极配合。

虽然关节镜手术是一种微创技术，对全身的影响较小，但其作为一种侵入性医疗技术，在其操作过程中必然伴随着麻醉技术的应用，所以术前对患者按照常规手术标准进行主要系统器官的功能评估是十分必要的。

患者的局部准备主要是操作区域的皮肤准备。手术区域及其邻近皮肤不能存在感染性病灶，因为一旦感染被带入关节，发生化脓性关节炎，往往会给患者带来灾难性的后果。

三、关节镜手术的麻醉选择

对于单纯的关节内探查，由于较少进行关节内操作，可以选择局部麻醉。常用浓度为1%的利多卡因，在拟进行皮肤穿刺的部位进行局部浸润麻醉，并在关节腔内注入适量麻醉药物。对于预计关节内操作较多的患者，局部麻醉的阻滞效果有限，不宜采用，应采用区域神经阻滞麻醉和全身麻醉。对于肩关节可以采用全身麻醉，肘关节和腕关节可以采用臂丛神经阻滞，髋关节、膝关节和踝关节可以采用椎管内神经阻滞麻醉。

四、肩关节镜检查

（一）肩关节镜检查和治疗的适应证

肩关节镜检查和治疗的适应证包括：①滑膜炎性疾病的组织活检以及关节镜下滑膜切除术；②关节内游离体取出；③旋转肌袖损伤的评估和镜下修补；④肩胛骨盂唇损伤的评估和镜下修复；⑤肩峰下撞击综合征的评估和镜下肩峰成形术；⑥肱二头肌肌腱损伤和钙化性肌腱炎的评估和镜下治疗；⑦肱盂关节失稳的评估和镜下治疗；⑧关节内软骨损伤的评估和镜下治疗；⑨肩关节周围炎的评估和镜下治疗；⑩化脓性关节炎的镜下清理和置管引流冲洗。

（二）肩关节镜检查技术

进行关节镜检查时，患者一般采用两种体位。一种是健侧卧位，患者的躯体向后和床面呈25°~30°，上臂放置于外展35°~70°，前屈15°，沿肱骨纵轴方向进行固定牵引，重量小于9kg，维持上肢位置。另一种是"沙滩椅位"，将手术床前半部抬高至45°~60°，调整为类似沙滩躺椅的形状，患者半躺于手术床上，使患侧肩胛骨中线贴近手术床边，不需要进行上肢的固定牵引。

肩关节镜检查最常用的手术入路包括：①标准后方入路，建立该入路是肩关节镜检查的第一步，其位于肩峰后外侧向内1cm，向下2cm，在此处可以触及肩关节后方被称为"软点"的区域，大致处于冈下肌和小圆肌之间；②标准前方入路，几乎与后方入路处于同一高度水平，位于肱骨头、肩胛盂和肱二头肌长头腱共同围成的三角区域；③标准外侧入路，也称为肩峰下入路，位于从肩锁关节后方切迹到肩峰外侧缘连线，向外延伸2cm处。此外，肩关节镜手术中还会使用到前方辅助入路、外上入路、Neviaser入路、前下方入路、前外侧入路、后方辅助入路、Wilmington入路和后外侧入路，在此不一一赘述。

在肩关节镜检查时，一般可以见到以下解剖结构：①肱骨头；②肩胛盂和盂唇；③盂肱关节；④盂肱韧带；⑤肱二头肌长头腱；⑥旋转肌袖；⑦肩关节滑膜；⑧滑膜皱襞；⑨

肩关节囊；⑩肩峰下滑囊。

（三）肩关节镜检查常见病损

肩关节镜检查时，常见到的病损包括：①肩胛盂唇损伤，类似于膝关节的半月板损伤，在非典型区域可以发生斜瓣状撕裂或者桶柄样撕裂；另外，肩胛盂唇的损伤有两种特殊类型，即 SLAP 损伤和 Bankart 损伤，SLAP 损伤是指肩胛盂唇上方 1/4 象限的撕裂，该区域的肩胛盂唇，具有锚接固定肱二头肌长头腱于盂上结节的功能，可以继发于肱二头肌长头腱部分撕裂或者肱骨头上方脱位；Bankart 损伤是指前下盂肱韧带—盂唇复合体从肩胛盂唇前下 1/4 象限的撕裂，常继发于肩关节前下方脱位。②盂肱关节软骨损伤，常见于外伤性肩关节脱位或者肩关节退变，表现为关节软骨的剥离、侵蚀或者缺失。③旋转肌袖损伤，该损伤最常见的原因是肩峰下撞击和肌腱退行性变，在关节镜下可以表现为新月形撕裂、U 形撕裂、L 形撕裂和巨大短缩固定型撕裂。④肩峰撞击综合征，是由于肩峰先天发育异常，形成弧形或者钩形肩峰，或者肩锁关节退变，在其下方形成巨大骨赘，导致骨性结构与旋转肌袖在上臂上举时发生碰撞，常常导致旋转肌袖的撕裂损伤。⑤关节滑膜炎，镜下可见关节滑膜充血增生。

五、肘关节镜检查

（一）肘关节镜检查和治疗的适应证

肘关节镜检查和治疗的适应证包括：①滑膜炎性疾病的组织活检以及关节镜下滑膜切除术；②关节内游离体取出；③关节内软骨损伤的评估和镜下治疗；④桡骨小头骨折的评估；⑤肘关节粘连的清理和松解；⑥化脓性关节炎的镜下清理和置管引流冲洗。

（二）肘关节镜检查技术

进行肘关节镜检查时，患者可以采用 3 种体位。

①仰卧位：仰卧位时，患者上肢悬吊牵引，肩关节外展 90°，肘关节屈曲角度根据手术需要随时调整。该体位的优点是对于手术医师而言，肘关节的内部解剖空间构象最符合标准解剖位置，有利于方位感的建立；其主要缺点是进行后方入路操作不方便，而且悬吊牵引的上肢不稳定。

②俯卧位：俯卧位时，患者上臂放置于手术台面，前臂自由下垂，肘关节形成 90° 屈曲。该体位的优点是后方入路操作较为容易，且由于重力的作用，使肘关节前方的神经血管远离手术操作区域，增加手术安全性；同时，该体位下若要转为开放手术，也较为容易；其主要缺点是手术过程中，患者面部向下，增加了麻醉和护理的难度，同时对于手术医师的解剖素养提出了更高的要求。

③侧卧位：侧卧位时，患者上肢放置的自由度很大，利于手术医师的操作。该体位结合了仰卧位和俯卧位的优点，同时又避免了前两种体位的缺点，是目前比较好的体位选择。

肘关节镜检查最常用的手术入路包括：①外侧入路。该入路可以进入肘关节前间室，通常分为前外侧入路、中前外侧入路和近前外侧入路，前外侧入路位于肱骨外上髁远侧 3cm，前侧 1cm；中前外侧入路位于肱骨外上髁远侧 1cm，前侧 1cm，对应于肱桡关节间隙水平；近前外侧入路位于肱骨外上髁近侧 2cm，前侧 1cm。②内侧入路。该入路也是用于进入肘关节前间室，通常分为前内侧入路和近前内侧入路，前内侧入路位于肱骨内上髁远侧2cm，前侧2cm；近前内侧入路位于肱骨内上髁近侧2cm，上臂内侧肌间隔前方。③后侧入路。该入路用于进入肘关节后间室，通常分为上后外侧入路、直接外侧入路、下后外侧入路和直接后侧入路。上后外侧入路位于尺骨鹰嘴近侧3cm，肱三头肌外侧缘；直接外侧入路位于桡骨头、肱骨外上髁和尺骨鹰嘴围成的三角区域内；下后外侧入路位于肱三头肌外缘上，上后外侧入路和直接外侧入路之间任意一点；直接后侧入路，尺骨鹰嘴近侧3cm，后正中线上。

在肘关节镜检查时，一般可以见到以下解剖结构：①肘关节前间室内的肱骨小头、桡骨小头、环状韧带、尺骨冠状突、肱骨滑车和肘关节囊；②肘关节后间室内的尺骨鹰嘴突、鹰嘴滑囊、肱骨远端和肘关节囊。

（三）肘关节镜检查常见病损

肘关节镜检查时，常见到的病损包括：①肘关节软组织撞击征，镜下可见邻近肱桡关节的肥大滑膜皱襞或者束带，可以诱发肘关节疼痛性交锁或者弹响；②肘关节伸直位外翻过载，镜下可见尺骨鹰嘴和肱骨鹰嘴窝在肘关节伸直位撞击，尺骨鹰嘴后内侧骨赘形成，肱骨鹰嘴窝软骨损伤并骨赘形成，常见游离体形成；③肱骨小头骨软骨损伤，镜下可见关节软骨剥脱，骨软骨压缩、碎裂，软骨下骨暴露，或者游离体形成；④肘关节粘连，镜下可见关节内大量纤维束带；⑤关节滑膜炎，镜下可见关节滑膜充血增生。

六、腕关节镜检查

（一）腕关节镜检查和治疗的适应证

腕关节镜检查和治疗的适应证包括：①滑膜炎性疾病的组织活检以及关节镜下滑膜切除术；②关节内游离体取出；③关节内软骨损伤的评估和镜下治疗；④三角纤维软骨盘损伤的评估和镜下治疗；⑤关节内韧带损伤及关节失稳的评估和镜下治疗；⑥化脓性关节炎的镜下清理和置管引流冲洗。

（二）腕关节镜检查技术

腕关节镜检查时，患者通常采用仰卧位，将上肢放于手术台边，肩关节外展90°，肘关节屈曲90°，在第2～5指中选择2个或者3个手指，施行指套牵引，重量不超过3kg。

腕关节镜检查常用手术入路包括：①腕背桡侧入路（3～4入路），位于Lister结节远侧1cm，拇长伸肌腱和指总伸肌腱之间，处于桡腕关节水平；②腕背尺侧入路（4～5入路），位于指总伸肌腱和小指固有伸肌腱之间，平桡腕关节水平；③腕骨间桡侧入路（MC-R入路），位于腕背桡侧入路远侧1cm。其他还有不常用的腕骨间尺侧入路（MC-U入路）、下尺桡关节入路（6-R入路）、腕桡侧入路（1～2入路）和腕尺侧入路（6-U入路），在此不一一赘述。

在腕关节镜检查时，一般可以见到以下解剖结构：①桡腕关节内的桡骨远端关节面、桡骨沟、桡骨茎突、三角纤维软骨盘、舟骨、月骨、三角骨和连接诸骨的韧带；②腕中关节内的近、远排腕骨相对的关节面和连接诸骨的韧带；③远侧尺桡关节内的三角纤维软骨盘近侧面、尺骨小头和远侧尺桡关节掌背侧韧带。

（三）腕关节镜检查常见病损

腕关节镜检查时，常见到的病损包括：①三角纤维软骨盘及其复合体损伤，镜下可见三角纤维软骨盘因为损伤导致的多种形式的撕裂，或者因为退变导致的软骨盘破损，伴有月骨、尺骨软骨面和三角韧带病损；②桡腕关节和腕中关节韧带断裂；③基于外伤的关节软骨损伤；④关节滑膜炎，镜下可见关节滑膜充血增生。

七、髋关节镜检查

（一）髋关节镜检查和治疗的适应证

髋关节镜检查和治疗的适应证包括：①滑膜炎性疾病的组织活检以及关节镜下滑膜切除术；②关节内游离体取出；③关节内软骨损伤的评估和镜下治疗；④髋臼盂唇损伤的评估和镜下治疗；⑤无创性检查无法确诊的髋关节疼痛；⑥化脓性关节炎的镜下清理和置管引流冲洗。

（二）髋关节镜检查技术

髋关节镜检查时，患者可以采用仰卧位或者侧卧位，下肢放于旋转中立位，髋关节外展25°，使用牵引床对患肢进行纵向牵引。

髋关节镜检查常用手术入路包括：①前方入路，位于髂前上棘远侧6cm，直接穿过缝匠肌和股直肌，到达髋关节前方关节囊；②前外侧入路，位于大转子上方，臀中肌前半部，直接穿过臀中肌，到达髋关节前方关节囊；③后外侧入路，位于大转子上方，臀中肌后半部，直接穿过臀中肌和臀小肌，到达髋关节后外侧关节囊。

在髋关节镜检查时，一般可以见到以下解剖结构：①股骨头；②股骨颈；③髋臼；④髋臼盂唇；⑤关节囊内韧带。

（三）髋关节镜检查常见病损

髋关节镜检查时，常见到的病损包括：①髋臼盂唇撕裂，镜下可见由于外伤或者退变导致的，髋臼盂唇与髋臼骨缘分离，撕裂的髋臼盂唇活动度很大，甚至可以卡压在髋臼和股骨头之间；②圆韧带断裂，镜下可见由于外伤导致的圆韧带纤维断裂，断端漂浮于关节间隙，可以出现卡压现象；③关节软骨损伤，镜下可见由于外伤、股骨头缺血性坏死或者退变导致的软骨破损面，关节间隙内可以伴有游离体形成；④关节滑膜炎，镜下可见关节滑膜充血增生。

八、膝关节镜检查

（一）膝关节镜检查和治疗的适应证

膝关节镜检查和治疗的适应证包括：①滑膜炎性疾病的组织活检以及关节镜下滑膜切除术；②关节内游离体取出；③关节内软骨损伤的评估和镜下治疗；④内外侧半月板损伤及畸形的评估和镜下治疗；⑤前后交叉韧带损伤的评估和镜下治疗；⑥滑膜皱襞综合征的评估和镜下治疗；⑦髌骨内外侧支持带失平衡的评估和镜下治疗；⑧化脓性关节炎的镜下清理和置管引流冲洗。

（二）膝关节镜检查技术

膝关节镜检查时，患者通常采用仰卧位，患肢自由放置于手术台面，或者自然下垂于手术台边。

膝关节镜检查常用手术入路包括：①标准前外侧入路，位于外侧关节线上方 1cm，髌腱外侧 1cm；②标准前内侧入路，位于内侧关节线上方 1cm，髌腱内侧 1cm；③外上入路，位于髌骨外上角上方 2.5cm；④内上入路，位于髌骨内上角上方 2.5cm；⑤髌腱正中入路，位于髌骨下极下方 1cm，髌腱正中线上；⑥后外侧入路，位于后外侧关节线上方 2cm，髂胫束后缘和股二头肌肌腱前缘之间；⑦后内侧入路，位于内后侧关节线上方 2cm，股骨内髁与胫骨围成的三角区域内。

在膝关节镜检查时，一般可以见到以下解剖结构：①股骨髁；②股骨髁间窝；③胫骨平台；④关节囊与滑膜皱襞；⑤内、外侧半月板；⑥前、后交叉韧带；⑦腘肌腱。

（三）膝关节镜检查常见病损

膝关节镜检查时，常见到的病损包括：①半月板损伤，镜下可见半月板由于外伤或者退变导致的，从游离缘斜行走向附着缘的斜行撕裂，与半月板边缘平行的纵行撕裂，与半月板边缘垂直的横行撕裂，和裂口与半月板表面平行的，呈分层状的水平撕裂；②外侧盘状半月板，镜下可见外侧半月板宽度明显增大，失去"O"形外观，呈圆盘状，游离缘的厚度可以明显大于附着缘，也可以呈现出游离缘厚度小于附着缘的形态；③外侧半月板囊肿，镜下可见半月板邻近囊肿附近存在水平撕裂或者斜行撕裂；④交叉韧带损伤，镜下可见前后交叉韧带从股骨附着端或者体部撕裂，也可以出现韧带在胫骨附着端，带着一部分骨质的撕脱骨折；⑤侧副韧带损伤，镜下可见损伤部位半月板过度显露，关节囊及滑膜充血水肿，严重病例还可以见到后内侧关节囊撕裂；⑥髌骨内侧支持带撕裂，镜下可见髌骨下半部内侧缘旁软组织撕裂，断端毛糙；⑦髌骨半脱位，镜下可见股骨滑车发育较浅，髌骨位置相对于股骨滑车更靠外侧，外侧支持带紧张，在外伤后容易并发内侧支持带撕裂；⑧关节软骨损伤，镜下可见基于退变或者外伤后的关节软骨龟裂、分离或者剥脱；⑨关节滑膜炎，镜下可见关节滑膜充血增生。

九、踝关节镜检查

（一）踝关节镜检查和治疗的适应证

踝关节镜检查和治疗的适应证包括：①滑膜炎性疾病的组织活检以及关节镜下滑膜切除术；②关节内游离体取出；③关节内软骨损伤的评估和镜下治疗；④关节内粘连松解；⑤化脓性关节炎的镜下清理和置管引流冲洗。

（二）踝关节镜检查技术

踝关节镜检查时，患者通常采用仰卧位。大腿放于腿架上，保持髋关节屈曲 60°，小腿与手术台面平行，用足踝部牵引带将足部牵向远方，使关节间隙逐渐张开约 10mm。

踝关节镜检查常用手术入路包括：①前外侧入路，位于胫距关节水平，趾长伸肌腱外缘；②前正中入路，位于胫距关节水平，长伸肌腱和趾长伸肌腱之间；③前内侧入路，位于胫距关节水平，胫骨前肌腱内侧；④后外侧入路，位于后关节线水平，紧邻跟腱外侧；

⑤后内侧入路，位于后关节线水平，紧邻跟腱内侧；⑥经跟腱入路，位于后关节线水平，跟腱正中线上；⑦经外踝入路，位于腓骨尖前方 5mm；⑧经内踝入路，位于内踝尖前方 5mm。

在踝关节检查时，一般可以看到以下解剖结构：①胫距关节面；②距踝关节；③前胫腓韧带；④前距腓韧带；⑤后踝关节；⑥关节囊及滑膜皱襞。

（三）踝关节镜检查常见病损

踝关节镜检查时，常见到的病损包括：①踝前骨性撞击，镜下可见胫骨前缘骨赘形成，在踝关节背伸时，可以撞击到距骨颈部，撞击面关节软骨损伤，还可能见到因踝关节强力跖屈导致的前关节囊撕裂；②关节软骨损伤，镜下可见基于退变或者外伤后的关节软骨龟裂、分离或者剥脱；③关节滑膜炎，镜下可见关节滑膜充血增生。

随着关节镜技术和设备的不断完善，其作为关节疾病的诊断和治疗手段，已经覆盖了全身各大关节，并逐渐成为诸多关节内疾病的诊断"金标准"。

第二章　脊柱疾病

第一节　颈椎病

颈椎病（cervical spondylosis）是指由于颈部骨骼、软骨、韧带的退行性变而累及周围或邻近的脊髓、神经根、血管及软组织，并由此而引起的一组症候群。其发病率逐年增加，多发生在中年以上，长期低头伏案工作的人群。据统计，50 岁左右的人群中约有 25% 发病，60 岁则为 50%，70 岁左右几乎为 100%。发病主要原因是颈椎慢性损伤及自身结构的退行性变，急性颈椎间盘损伤也是本病原因之一。

一、发病机制

（一）发病的主要因素

目前公认颈椎病为一退变性疾患，因此，退变本身及其诸多相关因素是颈椎病发病的主要因素。当人体停止生长后，随即开始了退行性变，这也就意味着机体从发育到成熟，再由成熟走向衰老这一进程。颈椎病源于颈椎间盘退变，因此，这一退变过程一旦开始，即使是在早期病变十分轻微，甚至仅仅是局部的脱水，就有可能引起椎节的失稳，此时如再有附加条件即可出现症状。当然，严重的颈椎退行性变也可以在无其他附加条件时出现颈椎病的一系列临床表现。因此，对颈椎病的发生起根本作用的主要因素是颈椎间盘的退变，而发育性颈椎椎管狭窄则是其附加条件，对发病时机及其日后的发展具有重要作用。

（二）诱发颈椎病的主要附加因素及次要（诱发）因素

先天发育性颈椎椎管狭窄是颈椎病发生及日后发展的主要附加条件，因为在临床上还有许多病例在 X 线平片上显示有明显的骨刺但却不发病，也就是说，是否发病取决于附加因素，所以也可视椎管的状态为第二个主要因素。在有明显的发育性椎管狭窄者，即使退变的髓核略凸入椎管，也会因破坏了椎节局部维持多年的原有平衡，致局部的窦椎神经遭受刺激，立即出现症状。反之，在大椎管者，因为有充分的缓冲空间，所以不易发病。当然，其后的过程则取决于多种致病因素的演变，例如，凸出的髓核不断增大；椎体间关节及后方小关节逐渐失稳，造成松动、变位及继发性椎管狭窄；后纵韧带下的血肿纤维化、骨化并形成骨赘；黄韧带肥厚。头颈部的劳损及局部的畸形等起加速作用，而外伤及咽喉部炎症则可随时诱发症状出现。当这一演变过程在某一阶段突然超出了椎管内的平衡时，症状随之出现。

（三）病理解剖与病理生理特点

1. 早期阶段

即椎间盘脱水变性及椎节松动阶段。生长停止，变性即随之开始。纤维环变性的最早期改变是脱水，因此而造成的椎节不稳是引起与加速髓核退变的主要因素。由于椎间盘本身的抗压力与抗牵拉力性能降低，使原来处于饱和、稳定并能承受数倍以上头颈重量的椎间盘失去原来的生理解剖状态。与此同时，该节周围的各主要韧带（前纵韧带与后纵韧带等）也随之出现退行性变，以致整个椎体间关节处于松动状态。在此种不稳定状态下，由于椎间隙内压升高和分布不均匀，使髓核很容易向四周移位，但仍不失原来的形态。这一期的病理解剖实质是髓核及其周边组织的脱水、变性及椎节的移位，而其病理生理特点则是椎节的松动与失稳。

2. 中期阶段

即椎间盘变性、髓核凸（脱）出阶段。在前者基础上由于前纵韧带强大而后纵韧带薄弱，因此，已经松动的髓核最易突向后方，形成髓核凸出，凸出的髓核一旦穿过中央有裂隙的后纵韧带而进入椎管内，则形成髓核脱出。无论凸出或脱出，在椎管狭窄的情况下，首先会刺激椎节局部的窦椎神经，渐而有可能压迫脊髓，也可能压迫或刺激脊神经根或椎管内的血管。究竟何者受累，这要取决于髓核变位的方向与程度。在无椎管狭窄的情况下，也可能仅仅由于椎管内的窦椎神经末梢受刺激而出现颈部症状。当然，椎节松动、不稳的本身也可以引起与髓核变位相似的症状。

髓核的凸出与脱出会加重椎节的松动与不稳，并可使韧带和骨膜撕裂，形成韧带，椎间盘间隙及局部的创伤性反应（包括血肿形成），从而构成向下一期病理变化的病理解剖与病理生理基础。此时，如果脱水继续加剧，可进一步加重椎节的不稳，以致下一阶段的髓核明显移位，在此种情况下，使椎节稳定（包括手术），则可使本期终止。促成此期发展的因素是进一步椎间隙内压升高与椎节不稳的各种原因。慢性劳损、外伤及炎症为促发因素。先天发育性椎管狭窄的程度与发病与否及发病程度呈正相关。终止此期发展并使其病理逆转的主要措施是局部的稳定（制动）及各种有利于髓核还纳的疗法，当然首先应在避免各种促发因素的前提下。认识此期（阶段）的病理解剖与病理生理特点，争取及早治疗，是每位医师对患者治疗水平的体现。

3. 晚期阶段

此期即骨刺形成（骨质增生）阶段是前者的延续，实际上可以将其视为凸（脱）出的髓核及其引起的骨膜下血肿通过骨化的形式形成骨赘（骨刺）并持续化的阶段。骨刺来源于韧带-椎间盘间隙血肿的机化、骨化或钙化。但如果在机化期以前采取有效措施，仍不失使其吸收并向回逆转。一旦形成骨刺，虽然某些药物（如硫酸软骨素等）有可能会使其停止进展，并对早期骨刺有吸收作用，但较大的或是病程较久的骨刺仍无特效使其自然消退，除非采用外科手术切除的措施。凸向椎管内的骨刺是否引起症状，如髓核凸出一样，是由椎管矢状径等多种因素决定的，其发病因素与中期阶段基本相似。

从人体的防御功能角度考虑，骨刺也可视为机体的保护性自卫措施。在椎节不稳的情况下，当然不利于病情的稳定，而一旦周围的韧带硬化并有骨刺形成时，尽管此种骨刺并非生理性产物，但患节却得到了稳定，对局部的反应性、创伤性炎症起到相应的消退作用。骨刺的早发部位多见于两侧钩突，其次为椎体后上缘，但至后期几乎每个骨缘与韧带的附着点处均可出现。由于生物力学的特点，以 $C_{5\sim6}$ 处出现得最多、最早，其次为 $C_{4\sim5}$ 和 $C_{6\sim7}$。鉴于胸椎稳定，且活动度较小，因此 $C_7\sim T_1$ 的骨刺较为少见。

侧方的骨刺主要刺激根轴，出现根性症状，而引起椎动脉受压者则相对少见。研究证明，在椎动脉受压的情况下，椎间孔的横径较之矢状径更为重要。因此，在实行减压术时，应着眼于扩大横径，仅仅将横突孔前壁切除难以获得持久的疗效。

突向后方的骨刺除对寰椎神经激惹引起颈部症状外，主要是对脊髓本身及其伴行血管造成威胁。而对于一个宽椎管者，即使是较大的骨刺，只要其长度未超过椎管内的有效间隙的临界点，一般不易发病。但要注意预防各种诱发因素，尤其是外伤及劳损。

当骨刺突向前方时，由于食管后间隙较宽而难以引起症状，只有当其十分巨大或在食管本身有炎症的情况下，方易造成食管痉挛或机械性阻塞，这一现象在临床上并非罕见。

总之，骨刺的形成是椎间盘退变到一定程度时的必然产物，表明颈椎的退变已经达到难以逆转的阶段。无症状者应注意预防各种可以增加退变及诱使其发病的因素，有症状者则必须设法积极治疗，以使其停止进展及消除对邻近组织的压迫与刺激。外科手术仅仅可以切除骨刺以促使局部建立新的平衡关系，但不能彻底改变患节退变所造成的病理结果。

4. 相邻重要组织的继发性改变

在椎节局部病理改变基础上，周围组织发生继发性改变，因周边组织所涉及的面较广，且变化多样，因而难以全面涉及，现仅选择其中较为重要的组织加以讨论。

（1）脊神经根

钩椎关节及椎体侧后缘的骨刺、关节不稳或凸（脱）出的髓核（以侧后型为多）等，一旦形成长期压迫即有可能出现病变。早期表现为根轴处水肿、肿胀及渗出性炎症，此时多属可逆性改变，如能及时消除压迫则可不残留后遗症状。如压力持续下去，则有可能继发粘连性蛛网膜炎，而且此处也正是蛛网膜炎最早发也最好发的部位。根轴在椎管内的正常活动范围为 $6.35\sim12.75$mm，如有粘连形成，则在颈椎活动时，由于牵拉而引起或加重对神经根的刺激。由于蛛网膜炎的发展，根轴可能逐渐出现纤维化。此种继发性病理改变又进一步加剧局部的压迫，并造成神经根处的缺血性改变。缺血再更进一步加重病情，并构成恶性循环，最后神经根本身出现明显的退变，甚至可以伴有华氏变性。位于局部的交感神经节后纤维也多同时受累，并在临床上呈现相应的症状。

临床上初次所见病例多属早期来诊者，因上肢症状以痛为主，患者多较早地前往就医，并期望得到早期诊断和早期治疗，真正迁延至晚期方来院就诊者，为数较少。

（2）脊髓

变化多较复杂，除了凸出的髓核和骨赘直接对其形成压迫外，椎体间关节的前后滑动所造成的"嵌夹"，尤其是在伴有椎管狭窄甚至同时有黄韧带肥厚、内陷的病例，更易引起脊髓的病理改变。

早期大多表现为脊髓本身的血管（脊髓表浅的毛细血管、前中央动脉或沟动脉）受压，尽管也可出现十分严重的症状，但对此种功能性改变，只要及时除去对血管的致压物，症状会迅速消失。当然，如果该血管受压时间较久并已出现器质性改变，如血管的纤维性变、管壁增厚甚至血栓形成等，则难以恢复。造成此种病变的致压物大多位于锥体后缘中央处或中央旁。

如系侧方或中央旁处致压物，则主要压迫脊髓侧前方的前角与前索，并出现一侧或两侧的锥体束症状。而来自后方或侧后方的致压物，则主要导致以感觉障碍为主的症状。

脊髓本身病理改变的程度取决于压力的强度与持续时间，当其超过脊髓本身的耐受性时，则脊髓逐渐出现变性、软化、纤维化、空洞形成，甚至囊性变。脊髓本身一旦开始出现变性，则任何疗法都难以从根本上达到治疗目的，最多是使其停止或减速发展。脊髓的退变过程一般是缓慢的，但遇有外伤等突发因素时，可在很短的时间内完全失去功能。

（3）椎动脉

在判定椎动脉的病理改变之前，必须对患者全身的血管状态加以了解，以除外由于全身血管硬化所产生的局部表现。椎动脉较为深在，其受压几乎都是因钩椎关节增生或变位所致。早期的主要病理改变是血管的折曲与痉挛所造成的管腔狭窄，以致引起血流动力学的异常，致使因颅内供血减少而出现一系列症状。如果此种缺血突然发生，则患者由于锥体交叉处骤然缺血而发生猝倒。

数字减影血管造影术、椎动脉造影及椎动脉磁共振成像技术等是确定椎动脉是否受压及其受压部位的可靠方法。血管壁本身正常时不易发生意外，但如果血管本身有疾患，则前两种检查有可能会引起基底动脉闭塞综合征，而椎动脉磁共振成像技术则无影响。

由于椎动脉壁周围有大量的交感神经纤维包绕，因此，其受压可以引起各种各样的自主神经症状；一旦通过手术得到缓解，方知其中某些在术前难以解释的症状，原来是由于椎动脉受压所致，因此过去曾把这一病理改变称为"交感型"。

椎动脉的病理改变主要是机械性的压迫与刺激，如能及时消除致病因素，症状可迅速消失，且预后较好。对此类型患者尽量以非手术疗法为主，但无效时，则应选择手术疗法。

除上述继发性改变外，患节邻近的其他组织均可出现相应的改变，例如后方小关节的早期松动与变位、后期的增生性小关节炎、硬膜外脂肪的变性与消失、周围韧带的松弛、变性、硬化及钙化等，均随着病程的发展而日益加剧。

二、神经根型颈椎病

本型较为多见，因单侧或双侧脊神经根受刺激或受压所致，其表现为与脊神经根分布区相一致的感觉、运动及反射障碍，预后大多较好。

（一）临床表现

首先是颈肩痛、枕部、后颈部酸痛，并按神经根分布向下放射到前臂和手指。轻者为持续性酸痛、胀痛；重者可如刀割样、针刺样；有的皮肤过敏，抚摸即有触电感；有的麻木如隔布样，按病变节段压迫的那一支神经根，出现一定部位的运动和感觉障碍。病史中常先有颈肩痛，逐渐反复发作加重而发展到放射痛。也有的因一次外伤而发作，颈活动受限制、咳嗽、排便时疼痛加重。有时会出现手无力、沉重感或持物不稳等，要考虑有无脊髓受压。若出现耳鸣、头晕、眼花、头痛、视物不清等，可能伴有椎动脉受压症状，应进一步检查。检查时可查到颈活动受限，颈项肌肉较紧张，且可找到压痛点，在斜方肌、冈上肌、冈下肌、菱形肌或胸大肌上找到压痛点。同时，被损害的神经根所支配的肌肉会出现肌无力或肌萎缩，按分布可发现大鱼际、小鱼际或骨间肌萎缩。

（二）试验检查

（1）牵拉试验

检查者站在患者侧方，一手扶患者头颈，一手握手臂外展，同时两手向相反方向牵拉分开使臂丛受牵拉，若患者感觉放射痛或疼痛加重为阳性。此试验犹如检查腰椎的直腿抬高试验。

（2）压颈试验

患者坐位，检查者站在患者身后，将患者头颅后伸或侧偏下压，出现颈肩痛或放射痛为阳性。此试验是加重凸出物对神经根的刺激。

（3）感觉改变测试

可测试痛、温或触觉的改变，受损害时神经根分布区会出现感觉减退。

（4）腱反射

神经根型颈椎病人的腱反射减弱。

（三）影像学检查

X线平片可显示颈椎曲度改变、椎节不稳及骨刺形成等异常所见；MRI检查可清晰地显示局部的病理解剖状态，包括髓核的凸出与脱出、脊神经根受累的部位与程度等。

（四）鉴别诊断

神经根型颈椎病由于颈椎退变压迫单根或多根神经根，可出现与周围神经嵌压综合征相似的症状，如胸廓出口综合征、肘管综合征、桡管综合征和尺管综合征等。但这些综合征均有局部的骨性和纤维性嵌压神经的因素，而神经根型颈椎病致压因素为颈椎间盘突出、颈椎钩椎关节增生等，凭借仔细体检和影像学分析以及EMG可以确定。

（五）治疗原则

1. 非手术治疗

各种有针对性的非手术疗法均有明显的疗效，其中尤以头颈持续（或间断）牵引、颈围制动及纠正不良体位更为重要。手法按摩亦有一定疗效，但应轻柔，切忌因操作粗暴而引起意外，推拿及推搬不宜选用。

2. 手术治疗

凡具有以下情况者可考虑手术：①经正规非手术疗法3个月以上无效，临床表现、影像学所见及神经学定位相一致；②有进行性肌肉萎缩及疼痛剧烈症状；③虽然非手术疗法有效，但由于症状反复发作影响工作、学习和生活。

术式以颈前路侧前方减压术为宜，不仅疗效佳，且对颈椎的稳定性影响不大。对伴有椎节不稳或根管狭窄者，亦可同时选用椎节间界面内固定术，将椎节撑开及固定融合。通过切开小关节达到减压目的的颈后路术式虽有疗效，但因术后易引起颈椎成角畸形，目前已逐渐为大家所放弃。亦可通过椎板切除从后方切除或刮除椎体侧后方的骨性致压物，但此种术式难度较大，且易误伤，非有经验者不应选用。

（六）预后

1. 因单纯性颈椎髓核凸出所致者，预后大多良好。治愈后少有复发者。

2. 髓核脱出已形成粘连者，则易残留症状。

3. 因钩椎关节增生引起者，早期及时治疗预后多较满意。如病程较长，根管处已形成蛛网膜下隙粘连时，则易因症状迁延而使疗效欠满意。

4. 因骨质广泛增生所致的根性痛者，不仅治疗复杂，且预后较差。

三、脊髓型颈椎病

脊髓型颈椎病占颈椎病的 10% ～ 15%。本型为颈椎病诸型中症状最严重的类型，颈椎退变结构压迫脊髓。锥体束在脊髓内的排列由内及外，依次发自颈、上肢、胸、腰、下肢及骶部的神经纤维。通常又可分为三型：①中央型（上肢症状为主型），锥体束深部邻近中央管处先被累及，先出现上肢症状，以后出现下肢症状；②周围型（下肢症状为主型），锥体束表现受累，先出现下肢症状，当进一步发展累及锥体束深部，则出现上肢症状，但症状严重度仍以下肢为重；③前中央血管型（四肢症状型），脊髓前中央动脉受累，上、下肢同时出现症状。

（一）临床表现

主要表现为颈椎间盘脱出或骨嵴引起的脊髓压迫症状。好发于 40 ～ 60 岁，常是多节段病变，因为无神经根型痛苦，故早期很少就诊。常见侵犯锥体束，患者常诉手足无力，下肢发紧，步态不稳，不能快步，手握力差，持物易坠落，有时感觉四肢麻木，脚落地似踩棉感，有的胸或腰部有束带感或负重感。重症者可出现行走困难，大小便失禁或尿潴留，甚至四肢瘫痪卧床不起。一般不一定有颈肩痛，自觉颈部无不适，但手部动作笨拙，细小动作失灵，如穿针、写小字不能。步态不稳、易跌倒，不能跨越障碍，检查时可发现上下肢肌腱反射亢进，Hoffmann 征阳性，髌阵挛、踝阵挛可以阳性，肌张力高，重症时巴宾斯基征可以阳性。早期不会有感觉障碍。重症时可出现痛觉减退，但不规则，感觉缺乏区呈片状或条状，不能按感觉缺失水平定出病变节段。按感觉运动的缺失，临床上可出现：①半侧型，半侧运动障碍重，另半侧感觉障碍重；②中央型，上肢损害重，下肢损害轻；③交叉型，左上肢、右下肢损害重，而右上肢、左下肢损害轻。最近报道，当脊髓受压损害后，患者手指骨间肌麻痹，令患者手臂前伸。手掌向下、手指伸直时，小指略外展，严重者食指、环指不能向中指靠拢，另一个症状是手指握拳速度慢，10s 内握拳在 20 次以下。

（二）影像学检查

可显示椎管矢状径狭窄、椎节不稳（梯形变）、骨质增生（骨刺形成）、硬膜囊受压征及脊髓信号异常等各种影像学所见。

（三）鉴别诊断

1. 肌萎缩侧索硬化症（amyotrophic lateral sclerosis）

脊髓型颈椎病发病年龄多在50岁以上，而肌萎缩侧索硬化症多系40岁左右，发病突然，病情进展迅速，常以肌无力改变为主要症状，一般无感觉障碍。肌萎缩以手内在肌明显，并由远端向近端发展出现肩部和颈部肌肉萎缩，而颈椎病罕有肩部肌萎缩，故应检查胸锁乳突肌和舌肌。EMG示胸锁乳突肌和舌肌出现自发电位。

2. 脊髓空洞症（syringomyelia）

脊髓空洞症系脊髓慢性退行性变，脊髓内空洞形成，白质减少，胶质增生。多见于青壮年。病人可出现感觉分离现象，呈痛、温觉消失，触觉及深感觉存在。因关节神经营养障碍，无疼痛感觉，出现关节骨质破碎脱落，关节活动范围扩大或异常运动的神经性、创伤性关节炎，称之为Charcot关节。MRI示脊髓内有与脑脊液相同的异常信号区。

（四）治疗原则

1. 非手术治疗

非手术治疗仍为本型的基本疗法，尤其是在早期的中央型（上肢型）及前中央血管型（四肢型）患者，约近半数病例可获得较明显的疗效。但在进行中应密切观察病情，切忌任何粗暴的操作及手法。一旦病情加剧，应及早施术，以防引起脊髓变性。

2. 手术治疗

（1）适应证：a. 急性进行性颈脊髓受压症状明显、经临床检查或其他特种检查（MRI、CT检查等）证实者，应尽快手术；b. 病程较长、症状持续加重而又诊断明确者；c. 脊髓受压症状虽为中度或轻度，但经非手术治疗1～2个疗程以上无改善而又影响工作者。

（2）手术入路：对以锥体束受压症状为主者，原则上采取前方入路；对以感觉障碍为主、伴有颈椎椎管狭窄者，则以颈后路手术为主；对两种症状均较明显者，视术者习惯先选择前路或后路，1～3个月后再根据恢复情况决定是否需行另一入路减压术。

（3）手术术式：对因髓核凸出或脱出所致者，先行髓核摘除术，之后酌情选择界面内固定术、植骨融合术或人工椎间盘植入术；对因骨刺压迫脊髓所致者，可酌情选择相应的术式切除骨赘。施术椎节的范围视临床症状及MRI检查结果而定，原则上应局限于受压的椎节。后路手术目前以半椎板切除椎管成形术为理想，操作时应注意减压范围要充分，尽量减少对椎节稳定性的破坏。

（五）预后

因椎间盘突出或脱出所致者预后较佳，痊愈后如能注意防护则少有复发者；脊髓型颈椎病中央型者对各种疗法反应收效较快，预后亦多较满意；椎管矢状径明显狭小伴有较大骨刺或后纵韧带钙化者，预后较差；病程超过1年且病情严重者，尤其是脊髓已有变性者，预后最差；高龄患者，特别是伴有全身严重疾患或主要器官（肝、心、肾等）功能不佳者，预后亦差。对后两者选择手术疗法时应持慎重态度，操作时更需特别小心。

四、椎动脉型颈椎病

椎动脉型颈椎病较之脊髓型颈椎病略为多见，因其中大多系由于椎节不稳所致，易经非手术疗法治愈或好转，故住院及需手术者较少。本型主要引起头痛症状，故又称之为上行性颈椎病，并易与多种引起头痛的疾患相混淆，在椎动脉影像学检查前常难以确诊。因此，其诊断问题常成为各有关科室之间容易引起争议的问题。

（一）临床表现

1. 一般症状

因其属于颈椎病中的一型，因而其必然具有颈椎病的一般症状，如颈痛、后枕部痛、颈部活动受限等。如病变同时波及脊髓或脊神经根，则出现相应的症状。对颈部症状应注意检查，其是除外椎动脉第一段、第三段和第四段供血不全的主要根据之一。

2. 椎－基动脉供血不全症状

椎动脉分为四段，其中任何一段病变引起缺血时，均可出现相类似的症状，本型颈椎病的病变主要位于椎动脉第二段，主要表现为以下特点：

（1）偏头痛：为多发症状，发生率在80%以上，常因头颈部突然旋转而诱发，以颞部为重，多呈跳痛或刺痛。一般均为（患）侧，有定位意义；如双侧椎动脉受累时，则表现双侧症状。

（2）迷路症状：亦较多发，主要为耳鸣、听力减退及耳聋等症状。其发生率约为80%，主要是由于内耳动脉供血不全所致。

（3）前庭症状：主要表现为眩晕，发生率为70%左右。其发生、发展及加剧与颈部旋转动作有直接关系。应注意与梅尼埃病鉴别。

（4）记忆力减退：约60%的病例出现此种现象，往往在手术刚结束（椎动脉减压性手术）患者即主诉"头脑清楚了"。甚至发病多年不能下棋的患者，术后当日即可与病友对弈获胜。

（5）视力障碍：约有40%的病例出现视力减退、视物模糊、复视、幻视及短暂的失明等，主要是由于大脑枕叶视觉中枢以及第Ⅲ、Ⅳ、Ⅵ对脑神经核（位于脑干内）和内侧束缺血所致。

（6）精神症状：以神经衰弱为主要表现，约占40%，其中精神神经抑郁者较多，欣快者较少，多伴有近事健忘、失眠及多梦现象。

（7）发音障碍：较少见，约占20%。主要表现为发音不清、嘶哑及口唇麻木感等，严重者可出现发音困难，甚至影响吞咽。主要是由于延髓缺血及脑神经受累所致。此症状更多见于高位侧索硬化症患者，应注意鉴别。

（8）猝倒：系因椎动脉痉挛引起锥体交叉处突然缺血所致，多系突然发作，并有一定规律性，即当患者在某一体位头颈转动时，突感头昏、头痛，患者立即抱头，双下肢似失控状发软无力，随即跌（坐）倒在地。发作前多无任何征兆，在发作过程中多无意识障碍，跌倒后多可自行爬起。其发生率在20%左右。

3. 自主神经症状：由于椎动脉周围附有大量交感神经的节后纤维，因此，当椎动脉受累时，必然波及此处的交感神经而引起自主神经系统的平衡失调。临床上以胃肠、心血管及呼吸系统症状为多。个别病例可出现 Homer 征，表现为瞳孔缩小、眼睑下垂及眼球内陷等。由于人体组织的复杂性，尤其是中年以后的机体，各个器官可能患有各种疾患，因此，难以将其统统用椎动脉型颈椎病来解释，只有那些检查阴性者方可考虑；但明确结论尚需通过治疗（包括手术），才可得到正确判断。

（二）影像学检查

1. X 线改变

除可发现颈型颈椎病特征（椎节不稳及颈线改变）外，尚可发现钩椎增生、椎间孔狭小（斜位片）及椎骨畸形等异常。同时，应注意观察有无其他异常（胸骨后甲状腺瘤或其他肿瘤时，可将气管压向一侧，虽少见，但后果严重），颅底与第 1 颈椎之间、第 1 与第 2 颈椎之间有无不稳（可从动力性侧位片上观察，颅底与寰椎不稳，则表明椎动脉第三段受累），以及有无颅底凹陷症（椎动脉第三段可被累及）。以上诸点对鉴别诊断具有重要意义，必须注意观察。

2. DSA 技术

通过股动脉穿刺与插入导管，注入少量造影剂，以数字减影成像技术获得的清晰的椎动脉图像，不仅对诊断，且对手术部位的确定至关重要，应争取进行。

3. MRI 成像技术

对判定脊髓状态以及两侧横突孔有无变异、是否对称、内径有无差异等具有重要意义，尤其是无损伤的椎动脉 MRI 成像技术（MRA）对椎动脉的判定既安全，又具有诊断价值。MBA 技术的清晰度较 DSA 技术差，但从临床角度来看，90% 以上的患者愿意接受 MRA 检查，而不愿意行 DSA 检查。

4. 其他

传统的椎动脉造影、CT 检查等，可酌情选用。

（三）鉴别诊断

1. 内耳疾患

所谓内耳疾患，主要指梅尼埃病，是由于内耳淋巴回流受阻引起局部水肿所致。本病在临床上具有以下特点：发作性眩晕、波动性、进行性和感音性听力减退、耳鸣。由于椎动脉型颈椎病患者亦可出现与上述相似的症状，因此，需要将两者加以区别。事实上，如对内耳前庭功能认真地进行专科检查，不难除外。因此，凡诊断为椎动脉型颈椎病者，应常规联合耳科医师进行会诊，以除外耳源性眩晕。此外，MBA、DSA 等检查均有助于两者的鉴别。

2. 眼源性眩晕

本病大多因眼肌麻痹及屈光不正（尤其是散光）所致，在青少年中的发病率尤其高，应注意加以鉴别。本病与颈源性眩晕的鉴别主要依据：①闭目难立征阴性；②眼源性眼球震颤试验多呈异常反应；③眼科检查有屈光不正，其中以散光为多见；④闭目转颈试验阴性。

3. 颅内肿瘤

本病因肿瘤组织对前庭神经或其中枢连接直接压迫，在临床上除有眩晕症状外，多伴有颅内压增高等其他症状。临床上如能注意检查，一般不难与颈源性眩晕相鉴别。对个别鉴别困难者可行 MRI 或 CT 检查。

4. 动脉硬化

主要是由于在全身血管硬化的同时（多伴有高血压病），椎动脉本身亦出现硬化之故，其病理改变除管壁增厚、硬化及弹性减弱或消失外，可出现结节样变。因其所产生的症状可与颈源性椎动脉供血不足者相似，因此，多需依据 MBA、DSA 或椎动脉造影确诊。当然，长期的高血压病史可作为参考依据之一。

5. 胸骨柄后方肿块

胸骨柄后方肿块以肿瘤及胸骨后甲状腺肿为多见，可直接压迫椎动脉第一段而引起椎动脉供血不全症状。诊断除可依据有无颈椎骨质异常改变、颈源性眩晕及其他颈椎病症状外，确诊仍需依据 DSA、MBA 或椎动脉造影检查。

6. 其他

除上述五种病变外，其他凡可引起眩晕症状者，均需加以鉴别，其中包括：①药物中毒性眩晕，以链霉素中毒为多见；②流行性眩晕，为群发性，与战争、天灾及意外突发事件有关，多为一过性，预后佳；③体位性眩晕，多因贫血或长期卧床而引起；④损伤性眩晕，外伤致内耳、听神经及中枢前庭核等受累时，均可引起；⑤神经官能症，多因长期失眠所致。

（四）治疗原则

1. 非手术治疗

为本型的基本疗法，90% 以上病例均可获得疗效，尤其是因颈椎不稳所致者，大多可痊愈而不留后遗症。

2. 手术治疗

患者具有以下三种情况时方可考虑施术：①有明显的颈源性眩晕或猝倒发作，至少 2 次以上者；②经非手术疗法治疗无效，且又影响正常生活及工作者；③经 DSA 椎动脉造影或 MRA 检查证实者。

（五）椎动脉型颈椎病的预后

本病预后大多良好，尤其是因椎节不稳所致者。症状严重经手术治疗的病例，预后亦多满意。

第二节 颈椎椎管狭窄症

颈椎椎管狭窄症（cervical canal stenosis）系指颈椎管容积减小，引致压迫颈髓而产生脊髓、神经症状。

一、发病机制

（一）原发性因素

原发性因素主要是软骨发育不全（achondroplasia）。此种原因在临床上较为多见，且是构成发病的主要因素。由于椎管发育性狭窄，致使椎管内容积缩小，并引起局部的有效间隙下降，以致椎管内的脊髓组织处于临界饱和状态。患者在后天稍遇某些继发性因素，包括外伤性水肿、椎节松动不稳、髓核凸出（或脱出）和骨刺形成等时，均易激惹椎管内的脊髓组织，引起神经症状。患者矢状径愈小，病情愈重；致压物愈大，症状亦愈明显。在此基础上，如果患者同时伴有后纵韧带骨化或其他病理解剖性因素，不仅病情重，且治疗困难，预后亦差。

（二）继发性因素

主要为退变性颈椎管狭窄及少见的医源性颈椎管狭窄。退变性颈椎椎管狭窄，为原先正常的颈椎管经外伤或颈部慢性劳损，颈椎结构发生退变，出现骨赘、椎间盘膨出、黄韧带肥厚、关节突关节增生和内聚、椎板增厚等使椎管容积减小和压迫颈髓而产生症状。压迫最严重部位通常在椎体后侧上、下缘与关节突关节部位。椎管狭窄可为单节段或者多节段，常见狭窄部位在 $C_{4\sim5}$、$C_{5\sim6}$ 和 $C_{6\sim7}$ 节段。此与发育性椎管狭窄呈广泛颈椎管狭窄不同。

二、临床表现

本病常与颈椎病相混淆。事实上，两者容易并存，因为颈椎病的发病机制，绝大多数是建立在椎管狭窄这一病理解剖基础上的；而椎间盘突出、脱出及骨赘形成，又是椎管狭窄症的诱发因素。

临床上，颈椎管狭窄多见于中、老年人，可表现为四肢麻木、无力、活动不灵，双手不能做精细动作，胸部有紧束感，下肢步态不稳，有踩棉花感，排尿、排便费力。检查时，四肢及躯干感觉减退和肌力减弱，四肢腱反射活跃或亢进，Hoffmann 征和 Babinski 征阳性，类似于脊髓型颈椎病的表现。脊髓功能状况亦可按 JOA 评分。

三、影像学检查

（一）颈椎管矢状径测定

在 X 线颈椎侧位片做颈椎管矢状径的测定，系诊断颈椎管狭窄的依据。颈椎管矢状径的测定为颈椎椎体后侧中央至相对椎板连线的最短距离。正常颈椎管矢状径为：C_1 20～34mm，C_2 18～21mm，$C_{3\sim4}$ 12～14.5mm，$C_{6\sim7}$ 11～13.5mm。颈椎矢状径临界值为 13mm，大于 13mm 为正常，小于 13mm 为颈椎管狭窄。

（二）颈椎椎体矢状径测定

椎体前缘中点至椎体后缘中点连线。由于颈椎管和椎体矢状径的测量，尚受 X 线摄片投照距离放大率的影响，而取颈椎管与颈椎体矢状径的比值不受放大率的影响为较可靠的数值，称为 Pavlov 比值。

Pavlov 比值 =（颈椎管矢状径 b）/（颈椎体矢状径 a）

国人正常 Pavlov 比值的平均值：C_3 0.93，C_4 0.91，C_5 0.94，C_6 0.94。若此值小于 0.75，则为颈椎管狭窄。

（三）颈椎 MRI 检查

除能观察上述椎体中部狭窄的部位，同时亦可观察颈椎管其他部位有无狭窄征象。

四、鉴别诊断

该病主要与颈椎病鉴别，两者症状和体征虽有相似之处，但颈椎病行颈椎管测定或Pavlov比值多为正常。颈椎病颈椎管狭窄部主要位于椎间盘和椎体后上、下缘处，而出现脊髓型或神经根型颈椎病的症状。但脊髓型颈椎病常并有发育性颈椎管狭窄，此时，确定神经或脊髓症状的节段平面以及对EMG和SEP电生理检查等分析甚为重要。

五、治疗原则

（一）非手术治疗

1. 适应证

主要用于本病的早期阶段及在手术疗法前后作为辅助疗法。

2. 方法

以颈部保护为主，辅以理疗及一般对症措施。牵引疗法适用于伴有颈椎间盘突出及颈椎节段性不稳的病例。推搬及推拿疗法对此种病例应视为禁忌证。平日应注意颈部体位，不可过伸，更不宜长时间或者突然过度屈颈，尤其是在有骨刺的情况下，易引起脊髓损伤。口服复方丹参片（或丹参片）有助于患者的症状改善，而且在急病发作时，可予以镇痛、镇静药，并定期予以神经营养药物。

（二）手术治疗

1. 适应证

（1）严重的椎管狭窄

椎管矢状径在10mm以下，一般均需手术，尤其是对影响正常生活及工作的病人，应设法争取及早手术。

（2）中度椎管狭窄者

椎管矢状径在10～12mm。凡经正规非手术治疗无效者，均应考虑手术。

（3）轻度椎管狭窄症

一般无须手术，仅对少数伴有继发因素者，方考虑手术。

2. 手术选择

（1）以本病为第一诊断者

原则上从后路行减压腰椎管扩大成形术。根据作者的经验，选用半椎板切除椎管扩大成形术疗效最为稳定，损伤小，且对脊柱的稳定性破坏最少。此外，单开门、双开门（中央开门）及"Z"字形成形术亦有一定效果，可酌情选择。单纯全椎板切除或扩大式全椎板切除等的早期疗效尚好，但后期由于椎管后方瘢痕形成，以及瘢痕的钙化与骨化，则又易形成一个新的、狭窄的骨性椎管，从而影响远期疗效。从理论上讲，前路切骨扩大椎管疗效虽好，但操作难，危险性大，一般不宜选择。

（2）对椎管狭窄症作为第二诊断，而颈椎病为第一诊断者

原则上应先从前路施以兼具椎管扩大的根治性减压术，术后恢复满意者即可；如仍有椎管狭窄症状，则应在1～3个月后再酌情行后路减压术。

3. 手术疗法的注意事项

（1）手术时间宜早

对有手术适应证者，应争取早日施术。时间拖得愈久，椎管内有效间隙愈小，手术难度及危险性也愈大，且疗效亦受到明显影响。

（2）操作时要耐心、细致

由于椎管内呈饱和状态尤其在严重型病例，常使手术器械无法进入椎管内，甚至超薄型椎板咬骨钳也难以伸入。在此情况下，首先要耐心，并选择相应的器械，包括尖头四关节咬骨钳、电钻及气钻等，切勿急躁，应耐心而细致地操作。

（3）动作一定要轻柔

众所周知，脊髓组织十分娇嫩，稍许碰撞即可导致严重后果。因此，在操作时应尽可能地轻柔，设法避免碰及脊髓及脊神经根组织。在企图对其牵开时（尤其是脊髓组织），必须以 0.1mm 的幅度进行，原则上不应超过 1.5～2mm，尤其在椎管严重狭窄者，易因对冲性的压应力而引起脊髓损伤，此在临床上并非少见。

（4）术中保持低温

在操作过程中，最好采用 5℃～10℃ 的低温无菌生理盐水进行低压冲洗，这样既可保持术野清洁，又可使局部获得有利于使神经组织减少反应的低温效应，且同时兼具止血作用。

（5）每一步均应小心

在操作全过程中应步步小心，除不可直接检查以防误伤脊髓组织外，尚应注意：吸引器头不可直接在硬膜囊上吸引，应选择特制的神经组织吸引器头；防止台上器械滑入切口内；脑棉务必清除干净；在对术野冲洗时，不应直接对脊髓喷射，以免误伤。

六、预后

轻型病例预后较佳；椎管狭窄严重伴有明显脊髓损害或治疗延误者的预后则较差；以颈椎病为第一诊断者，治疗效果介于前两者之间。总体看来，本病预后不如单纯脊髓型颈椎病患者，因为凡是有颈椎椎管狭窄的病例，其胸段及腰段椎管亦多呈狭窄状，往往需多次手术方可解决根本问题。

第三节　颈椎后纵韧带骨化症

颈椎后纵韧带骨化（ossification of the posterior longitudinal ligament，OPLL）系颈椎后纵韧带异常增殖并骨化所致椎管容积减小出现脊髓、神经受压症状。后纵韧带骨化通常发生在第 2 颈椎以下椎节，有局限于一个椎体的分节型，有累及数个椎体的连续型，也有前两者合并的混合型，以及骑跨于两个椎体的局限型。连续型与混合型的骨化清晰可见，容易诊断；而对分节型与局限型的病例，如果不是十分注意的话，就会误诊。患者症状有手足麻木、颈部疼痛、项背部疼痛、手足运动麻痹、膀胱直肠功能障碍等。从非常轻微的症

状至不能行走甚至不能进食的重症患者，各式各样的都有。发病年龄一般在 40 岁以上，50 ～ 60 岁较多，男性多于女性。病程一般进展缓慢，有的数年之后症状仍然轻微，但也有初起仅有手足麻木，6 个月就发展成不能行走而达到严重瘫痪的程度。

一、发病机制

颈椎后纵韧带骨化系颈椎后纵韧带异常增殖并骨化为特点的病理现象。后纵韧带是一个细长的结缔组织，覆盖在椎体的后方和椎间盘上，从枕骨基底部向下到骶骨，与纤维环紧密相连，但与椎体连接不紧密。脊柱的前纵韧带、后纵韧带以及黄韧带为维持脊柱稳定的三大重要韧带，后两者位于椎管内。后纵韧带骨化病因尚不明确，多见于黄种人，与遗传代谢、外伤等因素有关。后纵韧带骨化沿纵轴生长或向椎管内生长，当发展到一定程度压迫脊髓时，则出现症状和体征，其表现与颈椎管狭窄症或脊髓型颈椎病相似。颈椎后纵韧带骨化亦可并发胸、腰椎后纵韧带骨化或黄韧带骨化。后纵韧带骨化中颈椎发病率最高，其次是胸椎和腰椎。

二、临床表现

（一）一般概况

颈椎后纵韧带骨化症的发生与发展一般均较缓慢，因此，患者早期可不出现任何临床症状。但当骨化块增厚增宽到一定程度引起颈椎椎管狭窄时，或是病变进程较快及遇有外伤时，或后纵韧带骨化虽不严重但伴有发育性椎管狭窄症时，则可造成对脊髓或脊髓血管的压迫，因而患者多在中年以后出现症状。

（二）颈部症状

病变早期，患者颈部可由无痛而逐渐出现轻度酸痛及不适；颈椎活动大多正常或有轻度受限，以头颈后伸受限为明显；当被动活动超出其正常活动范围时，可引起颈部疼痛或酸胀感。

（三）神经症状

神经症状主要表现为脊髓压迫症状，其特点是不同程度的、有间歇期的慢性进行性、痉挛性四肢瘫痪。一般先从下肢开始渐而出现上肢症状，少数病例亦可先出现上肢症状或四肢同时发病。

1. 上肢症状

主要表现为一侧或双侧手部或臂部肌力减弱，并出现麻木、无力及手部活动灵活性减退，严重者不能拿笔、持筷或捏取细小物品；患者握力大多减退，肌肉呈中度或轻度萎缩，尤以大、小鱼际为明显，检查时可发现有痛觉障碍；霍夫曼征多为阳性。

2. 下肢症状

主要表现为双下肢无力，抬举困难，拖地而行或步态颤抖不稳，有踩棉花感。内收肌痉挛明显者，行路呈剪式步态。同时可有双下肢麻木、无力及痉挛，严重者不能自行起坐及翻身，完全瘫于床上。下肢肌张力增高，腱反射亢进或活跃，髌阵挛阳性，病理反射多为阳性，可有深感觉及浅感觉减退。

3. 其他症状

尿道括约肌功能障碍，表现为排尿困难或排尿失禁；排便功能亦多低下，每 3 ～ 5 天一次，常有便秘及腹胀。患者胸腹部可有束带感，并易于查出痛觉障碍平面，腹壁反射及提睾反射减弱或消失。

（四）后纵韧带骨化症脊髓受累程度的分型

脊髓及脊神经根受累的程度不一，甚至可毫无改变。临床上一般是根据神经组织受累的程度不同而分为以下五型。

1. 脊髓横断瘫痪型

指脊髓受累水平以下运动及感觉功能呈横断性障碍，这是后纵韧带骨化症中常见的也是较为严重的类型。其症状包括四肢麻木、运动障碍、手指精巧活动受限、步行困难及排尿失控等表现。

2. 布朗（Brown-Sequard）征

表现为一侧运动麻痹而对侧感觉障碍，此在后纵韧带骨化症中较为常见。临床上所遇到的典型病例较少，大多为症状互相交叉发展，并逐渐过渡到症状日益明显的典型表现。

3. 袜套样麻痹型

手与足的指、趾部感觉异常（麻木、异物感），并伴有手足的运动障碍等，呈套状。此为脊髓的外周部分受到自外向内的压迫所致，亦是临床上常见的类型。

4. 脊髓中央管型

后纵韧带骨化症患者在受到外伤时，比正常人更容易发生瘫痪，其中包括脊髓中央管损伤，表现为手部严重瘫痪，而足部却几乎没有症状，或仅有轻度运动障碍。

5. 神经根型

严格地说，此型患者在临床上较为少见。如患者有颈项部疼痛或一侧上肢疼痛，则需考虑为神经根的损害。

三、诊断

临床可根据上述临床神经学检查与下述辅助检查作出诊断。

（一）单纯 X 线平片及断层摄影

颈椎的 X 线侧位片上，能见到椎体后方有异常阴影。白色棍棒状的大片骨化阴影为连续骨化型，大片散在的骨化影为混合型，诊断容易。但是细小的骨化影如分节型、局限型等，单凭 X 线平片诊断会造成误诊。此时就常常需要做颈椎的侧位断层摄影。在断层片上，可拍摄到比椎体更浓密的白色棒状凸出物黏附在椎体后方。骨化形态主要为分节型、连续型、混合型和局限型共四个类型。

（二）CT 检查

能够获得颈椎横断面状态的 CT 检查，对于诊断本症是极其有用的。大体说来，在一个椎体的范围内分 3 层进行扫描摄影时，就可明显地显示出椎管内凸出的骨化物（OPLL）。骨化物的形态不一，有广基型的，也有小而尖的。另外，从 CT 指数也可看出骨化的成熟程度，这对治疗方法的选择，尤其是手术操作程序的进行至关重要。

（三）MRI 检查

近年来，MRI 检查已普遍应用于对颈椎及颈髓的诊断，对于诊断椎间盘病变与脊髓病变尤为重要。但对于本病来说，其特异性并不太高，因为骨化阴影在 MRI 图像上表现为低信号，很难与其四周的硬膜外组织、正常的后纵韧带等相区别，但可以看到因为骨化部位的压迫而变细的脊髓形态。此外，MRI 检查对于颈椎病性脊髓病变、颈椎椎间盘突出、脊髓肿瘤等的鉴别诊断也具有重要意义。

四、鉴别诊断

颈椎的所有疾患都应是本病需要鉴别的对象，如脊髓型颈椎病、颈椎椎间盘突出症、颈髓肿瘤和脊髓变性性疾患等。

（一）脊髓型颈椎病

颈椎后纵韧带骨化症首先要与脊髓型颈椎病鉴别，两者不仅症状相似，发病年龄也相仿，应予以充分注意。在颈椎病病例中，X 线平片上常可见两个以上椎间隙的狭窄，尤其是在 $C_{4\sim5}$、$C_{5\sim6}$ 及 $C_{6\sim7}$ 水平处更明显。另外，下位颈椎椎管的矢状径也常不小于 1.2cm。此外，在颈椎屈、伸时，经常可见上位椎体的后缘对于下位椎体椎弓根有向前及向后滑动的倾向（梯形变）。同时应注意是否伴有 OPLL 的存在。当椎管狭窄与 OPLL 并存并伴有脊髓病变时，两者几乎无法鉴别。从临床症状看，颈椎病的进展更为缓慢，疼痛较轻，患者的患病意识也很轻微。

（二）颈椎间盘突出症

这是由于椎间盘病变引起脊髓与神经根症状的疾病，通常因剧烈的身体活动、急速的颈椎屈曲以及打喷嚏而诱发，也有的是由于飞机的迅速下降而致发病的。好发年龄较 OPLL 为轻，大多 30～50 岁。不少患者因剧烈疼痛而夜间不能入睡。若在 MRI 图像上见到髓核凸出，则容易诊断。

（三）颈髓肿瘤

颈髓肿瘤可见于各个年龄组，50～60 岁者常可发生，故对其进行鉴别也很重要。颈段硬膜下脊髓外肿瘤的特点是慢性进行性的双侧上下肢瘫痪，亦可伴有手部及躯干部疼痛。X 线平片上可见两侧椎弓间距离增大，椎弓本身也给人一种脆弱的感觉。从 CT 片上看，颈髓肿瘤患者的椎弓菲薄化征也不少见。造影与 MRI 检查可以明确地显示出肿瘤的形态。在 60 岁以上的患者中，脊髓硬膜外肿瘤大多是转移性瘤，故伴有剧烈的颈部疼痛，在 X 线平片与 CT 片上均显示骨质破坏。此外，在做骨放射性核素扫描检查的同时，尚需联合其他科室共同寻找肿瘤的原发灶。

（四）脊髓变性疾病

脊髓变性的病例也可有某种程度的颈椎增生及部分后纵韧带骨化存在，但其具有双侧上下肢肌力明显低下等特点，肌萎缩性侧索硬化症的早期即有此种表现。此外，脊髓变性性疾患一般没有感觉障碍，即使有感觉障碍也非常轻微，但肌肉萎缩、肌无力等症状则呈进展性。

此时，应辅以肌电图及肌肉活体组织检查等来确定病变的部位。

五、治疗原则

（一）非手术治疗

对于有颈项部疼痛及颈部活动受限等局限性症状以及具有轻度神经症状的患者，如有双手手指麻木等的病例，应选择保守治疗。保守治疗的方法包括口服药物、膏药外敷、温热理疗、支架疗法和注射药物等。口服药物常用止痛解痉剂、消炎镇痛剂和肌肉松弛剂等。此外，为了改善神经症状也可用维生素 B_{12} 制剂。膏药外敷可缓解局部疼痛，使用具温热效应与清凉效应的膏药都可有收效。温热法是理疗的手段之一，如石蜡疗法等，对相应的病例很有效。支架疗法的目的是保持颈椎安静、矫正颈椎的不良位置与姿势以及防止颈椎的非生理性运动，有软型与硬型两种支架可供选用。支架制动 2～3 个月后症状多获缓解。但是，颈椎的间歇性牵引法与推拿疗法因有引起症状加重的病例报道，不应选用。用于注射的药物有消炎镇痛剂，维生素 B_{12} 制剂等常规药剂也确有一定疗效，近年来亦用于临床，显示其确有镇痛效果。此外，前列腺素制剂也被用来改善脊髓的血流，对于手足麻木者具有疗效。

（二）手术治疗

手术方法有两种减压法，即自前方显露椎体、刨削切除椎体、刨削切开骨化的后纵韧带，将漂浮的后纵韧带拉向前方，再于椎体刨削部植骨固定的前路法和自后方入路，切除椎板扩大椎管以期对脊髓减压的后路法。两种方法现均较定型，现分别介绍：

1. 前方减压法

（1）病例选择

骨化范围（或脊髓受压的长度范围）为 3 个椎体以下者，适用前路法。因为前方减压融合术适应证是骨化范围较小，最多是 4 个椎体者，但在某些情况下骨化范围达 5 个椎体时，亦能施行手术。

（2）术前准备

术前先给患者装上 Halo 支架。手术时，Halo 支架的前方暂时拆除。

（3）手术步骤

以脊髓造影片所示的充盈缺损处为中心，切除 2～3 个椎间盘，再用咬骨钳将椎体部分咬去，并用气磨钻磨削切除椎体的后缘。随着椎体后缘的切除，黄白色骨化后纵韧带便逐渐显露于术野骨化物的四周，即其与椎体相延续的部分应完全撬开，以使骨化物游离。上述操作应在显微镜下进行，为了避免对脊髓的异常压迫，切勿随意牵拉骨化物，待到确认骨化物四周均已软化时，即暂停操作，并让骨化物逐渐自行向前方浮升。

（4）术后处理

术后 2～3 周以 CT 观察，此时显示骨化物大多向前方移动。被撬除椎体处植入髂骨块者，可允许于术后 1 周左右在 Halo 支架支持下开始步行。症状改善的时间因病例而异。病变早期施术者可立即改善；晚期施术者，则要在术后 2～3 个月方才恢复；也有因减压的刺激而引起暂时性上肢瘫痪者，大多在术后 1、2 个月恢复。

2. 后方减压法

后方减压法即椎板切除术，或称椎管扩大术，适用于多个椎体后纵韧带骨化者。由桐田开始应用，现已得到推广。椎板切除的范围为脊髓造影所见阻塞部分再加上、下各 1 个椎体。手术时先将各棘突切除，再用咬骨钳咬薄椎板，然后用气钻将椎板继续磨削到硬膜也能隐约可见的菲薄程度，此时用剪刀将菲薄的椎板自正中线处切开，并向左右扩延，使硬膜囊逐渐膨隆而获得减压效果。与普通的椎板切除术相比，此种椎板切除术可以免除硬膜囊与脊髓的部分性膨隆，从而开创了一下子就将脊髓全段性减压的先例。此外，研究者们也探索了保留部分椎管形态的椎管扩大术。如今已有将椎管中间敞开而两侧保留的岩崎法、正中切开加植骨的黑川法、只切开单侧椎板的平林法等，这些方法各有其优缺点。作者选用较方便的岩崎法，即用咬骨钳将椎板咬薄，其正中部用气磨、钻磨削到几乎穿透硬膜的程度，然后再在椎板的两侧刨掘出两条沟槽，以便翻开并扩大椎管。

（三）术后处理

术后一般卧床 2 周，并逐渐利用支具进行站立位及步行训练，约 2～3 个月后可出院。

（四）手术并发症

1. 前路手术并发症

使用前路法手术，有因气管、食管被拉钩长时间牵拉所致的暂时性咽喉痛，有因声门水肿而造成的呼吸困难，也会引起前面提过的脊髓刺激征及暂时性根性障碍，甚至有发生单侧上肢瘫痪的病例。上述症状经观察后一般在数月内消失。在手术操作上，前路法有移植骨片移位、滑脱及植骨片插入过深等问题。植骨片滑动多因骨块过大所致，因而需留心将大小合适的骨块插至恰当的位置。如骨片移动过大，有必要重新手术，放好骨块。对手术后 2～3 天起症状渐渐恶化甚至造成四肢瘫痪者，应用 X 线、CT 等检查手段确认骨块的位置。如安放过深，应从前方再次手术纠正；如骨块位置正好而瘫痪情况严重，则可从后方行椎板减压术。总之，千万不能错过再手术的恰当时机。前路法手术操作的另一问题：在损伤了骨化物旁的硬膜并造成脑脊液漏出时，虽可用纤维蛋白予以修补，但仍会产生脑脊液漏。此时不应置放引流过久，应拔去引流条，并对局部皮肤外方加压，一般均能自愈。

2. 后路并发症

后入路手术操作在行椎板减压时，如果损伤侧方的硬膜，也可引起脑脊液漏。采用纤维蛋白糊进行修补，一般均能愈合。如硬膜再次损伤，则只能用人工硬膜片修补，此时务必注意防止感染。

六、预后

根据不同的病情，分别为患者进行了前路和后路法手术，效果均属良好，尤其是起病后发展迅速及病程较短者，以及年纪较轻的病例；老年患者及外伤后致病者的疗效则较差，可能是由于老年病例中不少是多次发作、病情不断恶化，以致脊髓病变已呈不可逆改变的缘故。在外伤性病例，则主要是由于受骨化物压迫的、已处于病理状态的脊髓，如再受外伤势必容易招致不可逆变化。此外，尚有其他问题，包括后路法有行多节段椎板切除术后椎节不稳定的问题，以及前路减压术椎管长度受限制的问题等。因此，欲获得良好的疗效，应对具有脊髓症状者及早手术。

第四节　颈椎黄韧带骨化症

黄韧带骨化症为一种老年性疾病，50～60年龄组的比例较高，且发病率有随年龄增长而增高的趋势。患者以男性居多，男女之比为2∶1。对于黄韧带骨化的发病率，相关报道差异较大，有学者做了333例X线片调查，结果25%有黄韧带骨化现象。黄韧带骨化在颈、胸、腰椎均可发病，但颈椎较少见，而以胸椎和腰椎居多，且此类患者常伴有另外一些脊柱韧带骨化，如前纵韧带、后纵韧带和棘上韧带骨化等。黄韧带的骨化常见于中、下颈椎，以 $C_{5\sim6}$ 最多，其次为 $C_{4\sim5}$ 与 $C_{6\sim7}$，病变范围多为1～2个椎节，多节段黄韧带骨化十分少见。在同一节段内，两侧病灶与单侧病灶的发生率相近。单侧病灶以左侧为多见。

一、发病机制

黄韧带骨化的发病原因尚不清楚，一般认为与局部力学因素、代谢异常、家族遗传等众多因素关系密切。各种使黄韧带的骨附着部负荷异常增强的因素都有可能造成韧带损伤，而反复的损伤累及和反应性修复过程将导致韧带的骨化。与后纵韧带骨化的发病情况一样，黄韧带骨化症在以食稻谷等含糖量较高食物为主的地区及患有糖尿病的人群中多发，可见黄韧带骨化与糖代谢等全身情况有关。许多学者提出，黄韧带骨化实际上属于脊柱韧带骨化症的一部分；也有人提出该病与遗传因素，如 HLA 抗原系统、种族差异均有关，因曾有一例同卵双生子同时患有黄韧带骨化并发后纵韧带骨化的报道。

二、临床表现

颈椎黄韧带骨化症在临床上表现为颈椎管狭窄引起的脊髓压迫症状，患者大多以肢体疼痛、麻木起病，尤以上肢及手指麻木居多；症状加重时，出现肢体肿胀、乏力、僵硬、活动不灵活，并伴有颈部疼痛、僵直、活动受限、酸胀等症状；部分患者可有胸部束带感，下肢肌力有不同程度的减退，出现步态不稳，患者描述行走时有踩棉花样感觉；严重者可出现排尿、排便功能障碍和性功能障碍；脊髓受压明显时，患者可出现锥体束症状，腱反射亢进，肌张力增高，髌阵挛、踝阵挛，病理反射阳性等。感觉障碍的表现不尽相同，可出现脊髓节段平面性感觉障碍、神经根分布的区域性感觉障碍和脊髓半侧损伤（Brown-Sequard）综合征。

三、影像学检查

（一）X线平片

X线平片上黄韧带骨化阴影常与椎体影像重叠而难以辨别。在侧位X线片上，可见椎板腹侧或椎板之间有密度增高的骨化块阴影，下缘位于下一椎板上缘，上缘终止于该椎板中1/2处，形状常为三角形。如骨化灶较小或辨认有困难，可摄断层片以进一步明确诊断。

值得指出的是，X 线片上还常可观察到其他不同部位、不同韧带的骨化现象。有文献表明，在颈椎黄韧带骨化患者中，有近一半同时伴有脊柱不同部位的韧带骨化，如胸椎黄韧带骨化、颈椎后纵韧带骨化等。除此之外，尚可观察到其他颈椎疾病，如颈椎退行性改变、发育性椎管狭窄及先天性颈椎畸形等。脊髓造影表现为与骨化水平相一致的完全性梗阻或不完全性梗阻，在 X 线片上常可见不完全梗阻的压迫源来自硬膜囊的后方。

（二）CT 检查

CT 检查可清晰地显示位于颈椎椎板腹侧的团块状骨化灶，其 CT 值与骨相同，并可见其向椎管内凸出压迫颈髓。如做 CT 脊髓造影检查，可见颈髓硬膜囊的受压移位情况，进一步判定其受压程度。

（三）MRI 检查

MRI 检查时，在 MRI 的 T1 及 T2 加权矢状面图像上，增厚、骨化的黄韧带常呈低信号影突向椎管，造成颈椎背侧硬膜囊压迫。颈椎黄韧带退变增厚时，在 T1、T2 加权像时也呈等信号低信号突向椎管，但两者在形态上常不尽相同，黄韧带退变时常为多节段、半圆形阴影，而骨化灶则为单节段三角形影，且压迫程度更为严重。

四、治疗原则

（一）非手术治疗

对症状较轻者，可采用非手术治疗，包括颈部制动、颈托固定、理疗、药物治疗等。但大多数患者的非手术治疗效果不佳。

（二）手术治疗

通常认为，当脊髓或神经根受压症状明显时，应行颈椎后路手术，彻底切除骨化增厚的黄韧带，这是解除压迫、恢复脊髓功能的有效措施。手术方式包括单纯椎板切除术和椎板成形术。由于黄韧带骨化灶常与椎板缘连续且与硬膜囊粘连，故在手术操作时要十分仔细，防止脊髓损伤及脑脊液瘘的发生。有硬膜囊破损时，应该进行手术修补。

第五节　腰椎间盘突出症

腰椎间盘突出症（lumbar disc herniation）是因腰椎间盘变性、破裂后髓核突向后方或突至椎板内，致使相邻组织遭受刺激或压迫而出现的一系列临床症状。腰椎间盘突出症是腰腿痛常见及重要的原因。美国医生 Barr 和 Mixter 首先提出腰椎间盘突出是腰腿痛的原因。骨科先辈方先之教授在国内首次开展了腰椎间盘突出症的手术，并对腰椎间盘突出症的病因、检查、诊断、治疗、手术及随访，作了较详尽的介绍。此病多见于青壮年，其中80%以上分布于 20～40 岁。但幼者也可见于 16 岁以下；70 岁以上的高龄者亦可遇到，但以陈旧性病例为多见，约占90%以上，且多伴有继发性椎管狭窄。可见于各行各业。除劳动强度较大的工人多见外，一般干部及以脑力劳动为主者亦非少见，可能是由于腰部长时间处于屈曲体位，使腰椎椎间隙内压增加并促使髓核向后凸出所致。

多数统计材料表明，左侧多于右侧，左右之比约为 1.5∶1。虽然腰椎各节段均可发生，但以 $L_{4\sim5}$ 为最多见，约占 58% ～ 62%，$L_5\sim S_1$ 约占 38% ～ 44%，其余分布在 $L_{3\sim4}$ 或以上。其中两节同时凸出者，约占 5% ～ 10%。$L_{1\sim2}$ 及 $L_{2\sim3}$ 椎节很少见，仅占 1% 左右。

一、发病机制

（一）主要病因

腰椎间盘在脊柱的负荷与运动中承受强大的压应力。大约在 20 岁以后，椎间盘开始退变，并构成腰椎间盘突出症的基本病因。此外，腰椎间盘突出症与下列因素有关。

1. 外伤

对临床病例的观察表明，外伤是椎间盘突出的重要因素，特别是儿童与青少年的发病，与之密切相关。在脊柱轻度负荷和快速旋转时，可引起纤维环的水平破裂，而压应力主要使软骨终板破裂。亦有人认为，外伤只是引起椎间盘突出的诱因，原始病变在于无痛的髓核凸入内层纤维环，而外伤使髓核进一步凸出到外面有神经支配的外层纤维环，从而引起疼痛。

2. 职业

职业与腰椎间盘突（脱）出的关系十分密切。例如，汽车和拖拉机驾驶员长期处于坐位和颠簸状态，以致在驾驶汽车时，椎间盘内压力较高，可达 $0.5kPa/cm^2$，在踩离合器时压力可增加至 $1kPa/cm^2$，容易造成腰椎间盘突出。从事重体力劳动和举重运动者因过度负荷更易造成椎间盘退变，因在弯腰状态下，如果提 20kg 的重物，椎间盘内的压力可增加到 $30kPa/cm^2$ 以上。

3. 遗传因素

腰椎间盘突出症有家族性发病的报道，在国内材料较少；此外，统计数字表明，印第安人、非洲黑种人和因纽特人的发病率较其他民族的发病率明显为低，其原因有待进一步研究。

4. 腰骶先天异常

腰骶段畸形可使发病率增高，包括腰椎骶化、骶椎腰化、半椎体畸形、小关节畸形和关节突不对称等。上述因素可使下腰椎承受的应力发生改变，从而构成椎间盘内压升高和易发生退变、损伤的因素之一。

（二）诱发因素

本病除上述各种主要原因，即椎间盘的退行性变所致外，各种诱发因素亦具有重要作用。例如，某些稍许增加腹压的因素即可使髓核凸出。其原因主要是，在椎间盘退行性变的基础上，某种可诱发椎间隙压力突然升高的因素致使呈游离状态的髓核穿过已变性、薄化的纤维环进入椎管前方或穿过椎板侵入椎体边缘处。此种诱发因素大致有以下几种：

1. 增加腹压

临床上约 1/3 的病例于发病前有明确的增加腹压的因素，诸如剧烈的咳嗽、喷嚏、屏气、用力排便，甚至"虚弓"动作等，即可使腹压升高而破坏椎节与椎管之间的平衡状态。

2. 腰姿不正

无论是睡眠时还是在日常生活、工作中，当腰部处于屈曲位时，如突然加以旋转，则易诱发髓核凸出。实际上，在此体位时，椎间隙内的压力也较高，易促使髓核向后方凸出。

3. 突然负重

一个训练有素者，应先多做准备活动，或从小重量开始负重（如举重、挑担等）以防腰部扭伤或椎间盘突出。如果突然使腰部负荷增加，不仅有可能引起腰部扭伤，也易引起髓核凸出。

4. 妊娠

妊娠期间整个韧带系统处于松弛状态，后纵韧带松弛易使椎间盘膨出。孕妇腰背痛的发生率明显高于常人。

总之，引起腰椎间盘突出症的诱发因素较为复杂，目前尚未真正找出诱发本病的确切因素及其机制，还有待今后进一步研讨。

（三）腰椎间盘突出症的病理变化

1. 一般病理改变

椎间盘组织仅有少量血液供应，成年后几乎无血供，因此其营养极为有限而易引起退变。年仅 20 岁时退变已经开始，25～30 岁已有明显的退变，包括纤维环出现裂隙。随着年龄的增长，髓核脱水而逐渐缩小至中心部，周围纤维环亦增厚。髓核由蛋白多糖黏液样基质及纵横交错的胶原纤维网和透明软骨构成，由于蛋白多糖的膨胀性，使髓核具有弹力和膨胀的性能。又由于胶样髓核的蛋白多糖含量下降，胶原纤维含量增加，成人髓核的弹性下降，髓核与纤维环中出现不同宽度的过渡区，使髓核不能将压力转化为纤维环的切线应力。纤维环受力不均是纤维环破裂的组织病理学基础。

在前者基础上，变性、脱水的髓核穿过纤维环抵达后纵韧带前方所形成的凸出样病变。如椎节内压力不再增加，或是后纵韧带完整、无"裂隙"可穿过，或是凸出的髓核与周围组织（骨膜—韧带下间隙等）广泛粘连并形成体积较大的片状物时，则病变可以长时间地停留在"椎间盘突出"这一病理解剖状态（阶段）。事实上，正常人椎间隙内的压力是瞬息万变、时高时低的，无法使其处于某一恒定的压应力状态。而后纵韧带上的静脉丛通道也较容易使凸出的髓核穿过而进入椎管，以致凸出物有更大的活（移）动余地。凸出的髓核实质上是由胶原黏多糖、蛋白和糖类三者组合而成的复合体。在脱出早期，尚能保持原有的弹性与坚韧性，但随着含水量不断降低，则逐渐失去原有的弹性与韧性，并在椎管内形成扁平状致压物。

脱出的髓核于早期仍有还纳或部分还纳的可能性，但如果其脱离中心部，或于其周围（包括后纵韧带裂隙处）有粘连形成时，则无法还纳，而且随着时间的延长，其粘连范围日益扩大，以致脱出物固定于椎管内成为持续性的致压物。

2. 光镜观察

（1）纤维环的退变

随着病变的发展，纤维环磨损部分产生网状变性和玻璃样变性，失去原来较为清晰的层次及韧性，并出现裂隙；也可出现外周放射状撕裂，此常见于纤维环的前方，大多因创伤所致而非退变过程，其发生与髓核的退行性变无关。周围型裂隙在上 4 个椎间盘纤维环的前方与后方分布几乎相等，但在 $L_5 \sim S_1$ 的椎间盘中，几乎所有的放射状裂隙均在纤维环后方。光镜下所见表明，此种放射状裂隙与椎间盘髓核退变密切相关。

（2）软骨终板的退变

软骨终板亦随着年龄的增长而变薄，并逐渐变得不完整和钙化，亦可出现软骨囊性变及软骨细胞坏死，以致纤维环的附着点松弛。由于髓核脱水，软骨终板无神经供应。在中年以后，可经常发现软骨终板有撕裂和裂隙，大多开始于软骨和软骨终板中央与椎体之间，或软骨终板下方。软骨下裂纹可导致出血，但此种微观上的改变不易被 X 线检查发现。由于软骨下出血、纤维环退变及椎体边缘骨赘增生而形成椎骨的继发性改变，并使软骨终板逐渐被软骨下骨松质所代替。此时，在 X 线片上可见软骨下硬化征，并突向椎体。软骨终板的改变致使椎间隙狭窄，此与髓核凸出的程度有关，而与骨赘形成和椎体压缩无关。

（3）髓核退变

髓核在退变过程中，显示细胞排列数量减少，而且髓核形态的大小发生了较明显的变化，尤其以功能性细胞更为明显，且每个细胞的活力亦降低，组织的再生能力亦较年轻人明显减退。退变细胞数量随年龄的增加而逐渐递增，其外形呈不规则状。中年之后，在椎间盘组织中常可发现裂隙与碎片。这些裂隙开始出现在椎间盘与软骨终板之间，大多与软骨终板平行。当裂隙增大时，可进一步趋于使椎间盘中央部分与周围组织孤立开来，亦可使其完全游离并形成游离体。当椎节后方的纤维环有裂隙时，其可通过裂隙及后纵韧带突向椎管，形成椎间盘脱出。

3. 凸出髓核的转归

（1）纤维化

从早期开始，凸出物的表面即可有毛细血管渗入包绕，呈现无菌性炎症改变；随着成纤维细胞的侵入逐渐纤维化。

（2）萎缩化

由于凸出物的脱水，使其体积可缩小至原体积的 20% ～ 30%。此种皱缩现象亦可视为机体自愈的防御性反应。这尤其多见于椎间盘突出时。

（3）钙化或骨化

在突（脱）出组织表面，均有血管包绕侵入，并产生炎性反应，最终导致凸出组织的纤维化及钙化。纤维化及钙化可延及纤维环甚至椎间盘内部，使其钙化和完全骨化变成骨性结节；纤维化及钙化同样也可使凸出物缩小。随着影像学的发展，临床上发现椎间盘钙化（或骨化）的病例日渐增多，其产生机制主要是在前两者基础上由于钙盐沉积所致，其主要成分为羟磷灰石。

（4）骨赘化

位于椎体边缘的髓核，最终可与边缘部的骨赘融合在一起而构成骨赘的一部分。因此，当对病程长者施术时，应对此种病理结局有充分估计。

（四）目前有关凸出椎间盘压迫神经根引起疼痛的机制的主要理论

1. 机械压迫学说

机械压迫神经根是引起腰背痛、坐骨神经痛的主要原因。受压迫的神经根处于牵张状态易致损伤，继而发生神经根炎症与水肿，导致神经内张力增高，神经功能障碍逐渐加剧。

2. 化学性神经根炎学说

椎间盘变、纤维环薄弱破裂后，髓核从破口中溢出，沿着椎间盘和神经根之间的通道扩散。神经根无束膜化学屏障，髓核的蛋白多糖对神经根有强烈的化学刺激，激活纤维环、后纵韧带等中的伤害感受器，因而产生化学性神经根炎。

3. 椎间盘自身免疫学说

椎间盘髓核组织是体内最大的、无血管的封闭组织，与周围循环毫无接触，因此，人体髓核组织被排除在机体免疫机制之外。当椎间盘退变，髓核凸出，在修复过程中新生的血管长入髓核组织，髓核与机体免疫机制发生接触，髓核中的多糖蛋白成为抗原，产生免疫反应。

二、临床表现

（一）症状

1. 腰痛和坐骨神经痛

95% 的腰椎间盘突出症发生在 $L_{4\sim5}$ 或 $L_5\sim S_1$ 椎间盘，故病人多有腰痛和坐骨神经痛。坐骨神经痛多为逐渐发生。疼痛常为放射性神经根性痛，部位为腰骶部、臀后部、大腿后外侧、小腿外侧至跟部或足背部。少数病例可由下向上放射。为了减轻坐骨神经受压所承受的张力而取弯腰、屈髋、屈膝位，以减轻疼痛。因此，病人主诉站立疼痛重而坐位时轻，多数病人不能长距离步行，但骑自行车远行无明显的困难。因为取此位置时，可使神经根松弛，缓解疼痛。有关的实验结果证实，在腰椎前屈时，椎管内容积增大。当咳嗽、喷嚏、排便等腹压增高时，则可诱发或加重坐骨神经痛。少数病史较长者，可有坐骨神经伴腹股沟区疼痛，此系交感神经受刺激引起的牵涉痛。腰椎间盘突出症的病人，在后期常表现为坐骨神经痛重于腰背痛或仅有坐骨神经痛。

2. 下腹部痛或大腿前侧痛

在高位腰椎间盘突出，$L_{1\sim4}$ 神经根受累，可刺激这些神经根与神经根之间的交通支及椎窦神经中的交感神经纤维出现下腹部、腹股沟区或大腿前内侧疼痛。

3. 麻木

当椎间盘突出刺激了本体感觉和触觉纤维，引起肢体麻木而不出现下肢疼痛，麻木感觉区按受累神经区域分布。

4. 间歇性跛行

病人行走时，随着距离的增多而出现腰背痛或患侧下肢放射痛或麻木加重。行走距离短者仅十余米，多为数百米。取蹲位或坐位休息一段时间症状可缓解，再行走症状又复出现，称为间歇性跛行。这是因为椎间盘组织压迫神经根或椎管容积减小，使神经根充血、水肿及炎性反应。行走时，椎管内受阻的椎静脉丛逐渐扩张，加重了对神经根的压迫，引起缺氧而出现症状。这在老年人尤为明显，因为老年人腰椎间盘突出症多伴有不同程度的腰椎管狭窄，容易引起间歇性跛行，而且症状明显。

5. 马尾综合征

此出现于中央型腰椎间盘突出症。病人可有左右交替出现的坐骨神经痛和会阴区的麻木感。有些病人在重体力劳动后或在机械牵引和手法"复位"后，突然出现剧烈的腰骶部疼痛，双侧大腿后侧疼痛，会阴区麻木，排便和排尿无力或不能控制，出现严重的马尾神经受损的症状。以后疼痛消失出现双下肢不全瘫，括约肌功能障碍，排尿、排便困难，男性出现阳痿，女性出现尿潴留和假性尿失禁。

6. 肌瘫痪

神经根严重受压时使神经麻痹，肌瘫痪。$L_{4\sim5}$ 椎间盘突出，L_5 神经根麻痹，胫前肌、腓骨长、短肌、拇长伸肌及趾长伸肌瘫痪，出现足下垂。其中以拇长伸肌瘫痪最为常见，表现为拇趾不能背伸。$L_5\sim S_1$ 椎间盘突出，S_1 神经根受累，腓肠肌和比目鱼肌肌力减退，但小腿三头肌瘫痪罕见。

（二）体征

1. 脊柱外形

腰椎前凸减小或消失或后凸，$L_{4\sim5}$ 椎间盘突出，常出现腰椎侧凸，$L_5\sim S_1$ 侧凸不明显。腰椎侧凸与腰椎间盘突出组织和相邻神经根的部位有关。凸出物在神经根内侧一腋部，腰椎突向健侧使神经根松弛，减轻神经根所受凸出椎间盘的压力。凸出物在神经根的外侧一肩部，腰椎凸向患侧使患侧纤维环紧张和髓核部分还纳，达到减轻椎间盘对神经根的压迫。腰椎侧凸也受到骶棘肌痉挛的影响，但腰椎棘突偏歪不能作为腰椎间盘突出症的特有体征，约 50% 的正常人有棘突偏歪。

2. 压痛点

在后侧椎旁病变间隙有深压痛，压痛点多在病变间隙的棘突旁，有时向同侧臀部和下肢沿着坐骨神经分布区放射。深压痛刺激了骶棘肌中受累神经的背根神经纤维产生感应痛。压痛点在 $L_{4\sim5}$ 椎间盘突出较 $L_5\sim S_1$ 椎间盘突出更为明显，但也有部分病人可仅有腰背部压痛而无放射痛。

3. 腰椎运动

在腰椎间盘突出症时，腰椎各方向的活动度都会减低。有腰椎侧凸时，腰椎向凸侧侧弯受限。根据椎间盘突出的类型，腰椎的前屈后伸运动受限程度也不同。纤维环在未完全破裂时，腰椎后伸受限。因为腰椎前屈时，后纵韧带紧张及椎间隙后方加宽，使凸出的髓核前移，从而减轻了对后方神经根的压迫。而在后伸时，后方间隙狭窄而凸出物更为后突，加重了对神经根的刺激与压迫。纤维环完全破裂时，腰椎前屈受限。因为腰椎前屈时，促使更多的髓核物质从破裂的纤维环向后方凸出，加重了神经根的压迫。

4. 肌萎缩与肌力的改变

受累神经根所支配的肌，如胫前肌、腓骨长、短肌、拇长伸肌及趾长伸肌、腓肠肌等，皆可有不同程度的肌萎缩与肌力减退。$L_{4\sim5}$ 椎间盘突出症，拇趾背伸肌力明显减弱。严重时胫骨前肌瘫痪表现踝关节背伸无力。$L_5\sim S_1$ 椎间盘突出症时，可见小腿三头肌萎缩或松弛，肌力亦可改变但不明显。

5. 感觉减退

感觉障碍可表现为主观麻木与客观的麻木。神经感觉障碍按受累神经根支配区分布，其中以固有神经支配区尤为明显。L_4 神经根受损，大腿内侧和膝内侧感觉障碍；L_5 神经根受损，足背前内方、拇趾和第二趾间感觉障碍。S_1 神经根受损，足外侧及小趾感觉障碍。

6. 腱反射改变

$L_{3\sim4}$ 椎间盘突出时，膝反射减弱或消失；$L_5\sim S_1$ 椎间盘突出跟腱反射改变。不同部位的腰椎间盘突出症，其临床症状和体征表现不一，因此具有定位意义。

（三）特殊体征

1. 直腿抬高试验

检查时，检查者将患肢置于轻度内收、内旋位，保持膝关节完全伸直位，一手扶住足跟抬高患肢，当出现坐骨神经痛时为阳性。同时记录下肢抬高的度数。

2. 健肢抬高试验（Fajersztajn 征）

直腿抬高健侧肢体时，健侧神经根轴牵拉硬膜囊向远端移动。从而使患侧的神经根也随之向下移动，当患侧椎间盘突出在神经根的腋部时，神经根向远端移动受到限制则引起疼痛。如凸出的椎间盘在肩部时则为阴性。检查时病人仰卧，当健侧直腿抬高时，患侧出现坐骨神经痛者为阳性。

3. 直腿抬高加强试验（Bragard 征）

病人仰卧，将患肢直腿抬高到一定的程度而出现坐骨神经痛。然后将抬高的患肢略降低，以使坐骨神经痛消失，此时将踝关节被动背屈，当又出现坐骨神经痛时为阳性。

4. 仰卧挺腹试验

病人仰卧，做挺腹抬臀的动作，使臀部和背部离开床面。出现患肢坐骨神经痛者为阳性。

5. 股神经牵拉试验

病人取俯卧位，患肢膝关节完全伸直。检查者上提伸直的下肢使髋关节处于过伸位，当过伸到一定程度时，出现大腿前方股神经分布区域疼痛者为阳性。此方法用于检查 $L_{2\sim3}$ 和 $L_{3\sim4}$ 椎间盘突出的病人。

6. 屈颈试验（Lindner 征）

病人取坐位或半坐位，两下肢伸直，此时坐骨神经已处于一定的紧张状态，然后向前屈颈而引起患侧下肢的放射性疼痛者为阳性。

三、影像学检查

影像学检查系诊断腰椎间盘突出症的重要手段。但正确诊断腰椎间盘突出症，必须将临床表现与影像学检查相结合。仅以影像学检查为依据或片面强调影像学检查的诊断是不正确的。仅有影像学检查证实而无相应腰椎间盘突出的临床表现，则不能诊断腰椎间盘突出症。

（一）腰椎 X 线平片

腰椎间盘突出症病人，在腰椎平片可示完全正常，但也有一部分病人可示以下征象：①腰椎正位片，腰椎可呈侧弯，髓核位于神经根内侧，则腰椎侧弯凸向健侧；髓核位于神经根外侧，则腰椎侧弯凸向患侧。②腰椎侧位片，对诊断腰椎间盘突出症有较大参考价值。正常腰椎间盘呈前宽后窄的楔形，这样可以保持腰椎的生理前凸弧度。正常的腰椎间隙宽度，除 $L_5 \sim S_1$ 间隙以外，均是下间隙较上一间隙宽。在腰椎间盘突出症时，除 $L_5 \sim S_1$ 间隙以外，可表现下一间隙较上一间隙窄。腰椎间盘突出时，腰椎生理前凸变小或消失，严重者甚至反常后凸。

（二）CT 检查

CT 诊断椎间盘突出，主要是观察椎管不同组织密度的变化，表现为椎间盘组织在椎管内前方压迫硬膜囊，使硬膜囊向一侧推移，或前外侧压迫神经根，使神经根向侧后方向移位。在大的椎间盘突出，神经根由突出椎间盘影所覆盖，硬膜囊受压变扁。用水溶性造影剂做脊髓造影与 CT 检查结合（CTM），能提高诊断的准确性。CT 除观察椎间盘对神经的影响外，亦可观察到骨性结构及韧带的变化。前者能清晰地了解到腰椎管的容积、关节突退变、内聚、侧隐窝狭窄以及黄韧带肥厚与后纵韧带骨化等。

（三）磁共振成像（MRI）检查

从 MRI 图像上所表现的信号，大致可分为高、中和低强度。通常在 T1 像条件下，骨皮质、韧带、软骨终板和纤维环为低信号强度；椎体、棘突的松质骨因含骨髓组织，故表现中等信号，正常椎间盘在 T1 像显示较均匀低信号。T2 像对椎间盘组织病变显示更明显，在 T2 像正常椎间盘呈高信号，退变椎间盘呈中度信号，在严重退变呈低信号，称为黑色椎间盘。由于已向脑脊液信号强而发亮，椎间盘突出压迫硬膜囊显示更加清楚。

MRI 对诊断椎间盘突出有重要意义。通过不同层面的矢状像及所累及椎间盘的轴位像可以观察病变椎间盘突出形态及其所占椎管内位置。

四、诊断

对典型病例的诊断，一般多无困难，尤其是在 CT 与磁共振技术广泛应用的今天。但对于非典型者或椎体型、中央型等病例，则易误诊，应注意防止。

（一）一般病例的诊断

主要依据：①详细的病史。②仔细而全面的体格检查，并应包括神经系统检查。③腰部的一般症状。④特殊体征。⑤腰椎 X 线平片及其他片。⑥酌情选用磁共振、CT、超声检查及肌电图检查等。⑦非不得已，一般不宜选用脊髓造影，椎间盘髓核造影易将诊断引入歧途，原则上不采用。

（二）特殊类型椎间盘突出症的诊断

1. 中央型

临床上并非少见，但易与马尾处脊髓肿瘤相混淆。其诊断要点除前述各项外，主要依据以下特点：①具有马尾神经受累症状，包括双下肢的感觉、运动功能及膀胱、直肠功能障碍；②站立时及白天症状明显，卧床时及夜晚症状缓解（与脊髓肿瘤相反）；③腰椎穿刺，显示奎氏试验多属通畅或不完全性梗阻，脑脊液检查蛋白定量多正常（而肿瘤则多呈现完全性梗阻及蛋白含量增高等）；④ MRI 检查，一般多需行磁共振或 CT 检查，均有阳性发现。

2. 椎体型（前缘型）腰椎间盘突出症

根据下述 3 个特点进行确诊。①临床症状：与腰椎间盘病（盘源性腰痛）相似，以腰背酸痛为主，垂直加压有加重感；一般无根性症状。② X 线片显示典型所见：前缘型于侧位 X 线片上见椎体前缘有一三角形骨块；正中型则显示 Schmorl 结节样改变。③ CT 及磁共振检查：有助于本型的确诊，应常规检查。

3. 高位腰椎间盘突出症

指 L_3 以上椎节，即 $L_{1\sim2}$ 和 $L_{2\sim3}$ 者，其发生率约占全部病例的 1% ～ 3%。对其诊断主要依据包括 5 个方面。①高位腰脊神经根受累症状：包括股四头肌无力、萎缩、大腿前方（至膝部）疼痛、麻木以及膝跳反射障碍等，在所有病例中，此组症状约占 60% ～ 80%。②腰部症状：80% 以上病例出现腰部症状，并于相应椎节的棘突处有叩击痛及传导痛。半数以上病例于椎旁有压痛。③截瘫症状：少见，约 10% 的病例可突然发生下肢截瘫症状。因其后果严重，必须重视。④坐骨神经症状：约 20% 的病例出现，主要因 $L_{3\sim4}$ 椎节的脊神经受波及所致。⑤其他：一般多按常规行磁共振或 CT 检查进行确诊，并应注意与脊髓肿瘤的鉴别。

4. 腰椎椎间盘病（盘源性腰痛）

近年来发现其并非少见，好发于腰椎椎管矢状径较宽的病例，其病理特点是椎节退变严重，具有损伤性关节炎的特征，但少有刺激或压迫神经根者。临床上主要表现为：①腰痛，又称为椎间盘源性腰痛，一般不伴有下肢坐骨神经症状，其机制系椎节退变后对局部窦椎神经的刺激与压迫所致，病理性代谢产物亦参与其中。碎裂、后突的髓核可随着腰部活动而使症状加剧，尤其是过度前屈和仰伸时；垂直加压试验可使疼痛加剧。②腰椎不稳，在动力性腰椎 X 线平片上可清晰地显示腰椎椎节的梯形变，并在临床上表现为腰部活动受限，但却少有下肢神经症状。③影像学检查，主要显示腰椎椎节损伤性关节炎特征，尤以 CT 及 MRI 检查更为明显。早期 MRIT2 加权像显示后纤维环有高信号区（high-intensity zone，HIZ），但其椎管矢状径大多较宽，少有根性受压征。④好发椎节，以 $L_{4\sim5}$ 椎节最为多见，其次为 $L_5\sim S_1$，$L_{3\sim4}$ 以上很少见。

5. 其他

对多椎节椎间盘突出及青少年或高龄椎间盘突出等临床较少见者，如能注意检查，并按常规行磁共振等特殊检查，一般均可确诊。

五、鉴别诊断

由于本病的分型，以及视凸出髓核在椎管内的位置不同，其所引起的类型较多，以致症状与体征差异较大，诊断时建议：①首先确定患者所表现出的疼痛特征是否属于根性痛。腰椎间盘突出症患者的疼痛应是根性痛，而非干性痛或丛性痛。②根据患者根性痛的性质、特点、部位及影响因素等与其他相似疾患进行鉴别。

现将临床上易与腰椎间盘突出症混淆的疾患鉴别如下。

（一）发育性腰椎椎管狭窄症

本病可与腰椎间盘突（脱）出症伴发（占50%以上）。本病的基本症状虽与后者有相似之处，但其临床症状具有三大主要特点。

1. 间歇性跛行

由于步行引起椎管内相应椎节缺血性神经根炎，以致出现明显的下肢跛行、疼痛及麻木等症状，蹲下稍许休息即可重新再行走；之后再次发作，又需再次休息方可继续行走。如此反复发作，并有间歇期，故称"间歇性跛行"，在腰椎间盘突出症合并本病时可同时发生。单纯腰椎间盘突出症虽有时也可出现类似现象，但其休息后仅稍许缓解，难以完全消失。

2. 症状较多但体征很少

由于候诊时休息而使神经根缺血性神经根炎症状消失，故无阳性发现，与腰椎间盘突出时出现的持续性根性症状及体征明显不同。

3. 腰后伸受限，但可前屈

由于腰后伸时使腰椎椎管内有效间隙更加减小而使症状加重，并引起疼痛，因此，患者腰部后伸受限，并喜欢采取能使椎管内容积增大的前屈位。由于这一原因，患者可骑自行车，但难以步行。此与腰椎间盘突出症者明显不同。

（二）坐骨神经盆腔出口狭窄症

此为引起坐骨神经干性痛的常见病，且多见于因腰痛而行重手法推拿术后者，因此易与腰椎间盘突出症相混淆。此症有以下特点：

1. 压痛点

压痛位于坐骨神经自盆腔穿出的部位，即"环跳"穴，并沿坐骨神经向下放射达足底部。有时"腘点"与"腓点"亦伴有压痛。

2. 下肢内旋试验

双下肢内旋时可使坐骨神经出口部肌群处于紧张状态，以致该出口处狭窄加剧而引起坐骨神经放射痛。腰椎间盘突出症时则无此现象。

3. 感觉障碍

本病感觉障碍表现为范围较广的多根性感觉异常，并多累及足底出现麻木感等；而腰椎间盘突出症时，则以单根性感觉障碍为主。

（三）马尾部肿瘤

临床上与中央型腰椎间盘突出症相混淆，两者共同的症状特点是：多根性或马尾神经损害，双下肢及膀胱、直肠症状，腰部剧痛及活动障碍等。但马尾部肿瘤的以下特点可与腰椎间盘突出症相鉴别。

1. 腰痛

呈持续性剧痛，夜间尤甚，甚至非用强镇痛剂而不能使患者入眠；而腰椎间盘突出症者，平卧休息后即腰痛缓解，且夜间多明显减轻。

2. 病程

多呈进行性，虽经各种治疗仍无法缓解或停止进展。

3. 腰椎穿刺

多显示蛛网膜下隙呈完全性阻塞，脑脊液中蛋白越增高，以及潘氏试验阳性等。

4. 必要时可行磁共振或CTM等检查确诊及判定病变定位；对有手术指征者，可行椎管探查术。

（四）腰段继发性粘连性蛛网膜炎

由于腰椎穿刺、蛛网膜下隙阻滞及脊髓造影的广泛应用，本病近年来已非少见，且其病变差别较大，可引起各种症状而易与多种腰部疾患相混淆。如粘连位于脊神经根处，则可引起与椎间盘突出症完全相似的症状。在鉴别时应注意本病的以下特点：

1. 病史

多有腰椎穿刺等病史。

2. 疼痛

多呈持续性，且逐渐加剧。

3. 体征

屈颈试验多为阴性，直腿抬高试验可阳性，但抬举受限范围小。

4. 线平片

有碘油造影史者，可于X线平片上发现烛泪状阴影或囊性阴影。本病可继发于椎间盘突出症后，尤其是病程长者应注意。

（五）下腰椎不稳征

为老年者的多发病，尤以女性为多。本病特点如下：

1. 根性症状

虽常伴有，但多属根性刺激症状。站立及步行时出现，平卧或休息后即缓解或消失，体检时多无阳性体征发现。

2. 体型

以肥胖及瘦弱两类体型者多发。

3. X线平片

动力性平片可显示椎节不稳及滑脱征（故本病又称"假性脊柱滑脱"）。

4. 其他

屈颈试验、直腿抬高试验等多属阴性。

（六）腰椎增生性（肥大性）脊椎炎

亦属需鉴别的常见病之一。本病特点为：

1. 年龄

患者多为55岁以上的老年人，而腰椎间盘突出症则以中青年患者多见。

2. 腰痛

晨起时出现，活动后即消失或减轻，劳累后又复发。

3. 腰部活动

呈僵硬状。但仍可任意活动，无剧痛。

4. X 线平片

显示典型退变性改变。

本病不难鉴别，一般无须特殊检查。

（七）一般性盆腔疾患

为中年以上妇女的常见病，包括附件炎、卵巢囊肿、子宫肌瘤等，致使盆腔内压力增高，刺激或压迫腔内骶丛而出现多干性症状。其特点如下：

1. 性别

90% 以上病例见于女性。

2. 年龄

多发生在中年以后。

3. 症状

多个神经干受累症状，其中尤以坐骨神经干、股神经干及股外侧皮神经干较为多见，阴部内神经及闭孔神经亦可受累及。

4. 盆腔检查

对女性患者应联合妇产科进行内诊检查以确定有无妇产科疾患。

5. X 线平片

患者易伴发髂骨致密性骨炎等疾患，应注意观察。

（八）盆腔肿瘤

虽属于腹部外科疾患，但骨科亦常见，尤其是压迫坐骨神经时易与本病混淆。其特点与前者相似。

1. 症状

以多干性神经症状为主。

2. 体征

于盆腔内（肛门指诊等）可触及肿块。

3. 其他

清洁灌肠后摄片或做钡剂灌肠检查以确定肿块部位。必要时行 B 型超声、CT 或 MRI 等检查。

（九）腰部扭伤

一般病例易于鉴别，伴有反射性坐骨神经痛者易混淆。其鉴别要点为：

1. 外伤史

较明确，但腰椎间盘突出症亦有可能见于腰部扭伤后，应注意。

2. 压痛

多位于腰部肌肉附着点处，且较固定，并伴有活动受限。

3. 封闭试验

对肌肉扭伤处封闭后，不仅局部疼痛缓解，且下肢放射痛亦消失。

4. 其他

屈颈试验、直腿抬高试验等多为阴性。

（十）腰肌筋膜炎

中年人发病最多；多因肌肉过度运用，或因剧烈活动后出汗受凉而起病。亦可因直接受寒或上呼吸道感染之后而出现症状。患者主要感觉脊背疼痛，常见部位为附于髂嵴或髂后上棘的肌群，如骶棘肌和臀肌。其他部位的肌肉和肌筋膜、腱膜等也可受累。腰骶部纤维织炎时，寰椎神经受到刺激，可引起局部疼痛和下肢牵涉痛。疼痛常因寒冷和较长时间不活动而加重，亦可与天气变化和姿势有关。运动有助于减轻症状。因受累的肌肉疼痛，可使脊柱活动受限。此种腰背痛病程长短不一，短者几天，长者可数年，并且常在首次发病后反复发作。

检查时因肌肉保护性痉挛而出现侧弯和运动受限。在多数患者能扪到痛性结节或有条索感，在俯卧位检查时更为清晰。腰背部痛性结节常在第 3 腰椎横突尖部、髂嵴部和髂后上棘处等。压迫痛性结节，特别是肌肉中的痛性结节，可引起局部疼痛并放射至其他部位，如引起下肢牵涉痛。用 2% 普鲁卡因溶液局部封闭，则疼痛消失。归结纤维织炎的主要表现为：

1. 局限性、弥漫性边界不清的疼痛。

2. 局限性软组织压痛点。

3. 在软组织扪及结节或条索感。

（十一）腰椎小关节紊乱

患者多为中年人，女性尤为多见。既往无明显外伤史，多在正常活动时突然发病，患者常诉准备弯腰取物或转身取物时，突然腰部剧痛，不敢活动。这种疼痛发作后，可经常发作，一年或一个月内可发病数次。有腰部慢性劳损史或外伤史者发病较多，芭蕾舞演员、京剧演员等经常需要腰部练功者，常患此病。

检查时脊椎向痛侧侧弯，腰段骶棘肌出现痛侧保护性痉挛。在 L_4、L_5 或 L_3、L_4 棘突旁有压痛点。如骶髂关节有压痛，即为腰骶关节不对称所致的腰椎小关节紊乱。反复发作的患者，腰椎前屈不受限，而后伸或向健侧弯时即感疼痛加重。直腿抬高试验可感腰部痛而无坐骨神经放射痛，此试验为阴性。

X 线腰椎摄片示腰椎侧弯，以及腰椎或椎间盘退变等，但不能发现后关节半脱位、后关节间隙增宽等征象。CT 检查可示小关节突有增生、骨赘形成、硬化、关节囊周围钙化和半脱位等改变。

（十二）腰椎结核

腰椎结核病人可有全身结核中毒症状，常有较长期的腰部钝痛，休息好转，但无完全缓解的间歇期而呈持续疼痛。下肢痛通常较腰痛症状为晚，因腰椎病灶部位而异，表现为一侧或两侧下肢痛。检查可见腰部保护性强直，活动受限，活动时疼痛加重。腰椎可出现后凸畸形。髂窝部或腰三角处能扪及寒性脓肿。有区域感觉运动障碍，腱反射改变，肌萎缩。化验检查血沉增快。X 线片示两椎体相邻缘破坏，椎间隙变窄，腰大肌影增宽或边缘不清，腰椎向后成角畸形。CT 和 MRI 示椎体破坏、腰大肌增宽和异常信号。

（十三）腰椎椎弓崩裂与腰椎滑脱

除先天性病例外，因外伤或退行性变所致的腰椎滑脱症，将随年龄而增加，患者中男性多于女性。发病部位以 $L_{4\sim5}$ 最常见，其次为 $L_5\sim S_1$。本病主要表现为腰背痛、臀部痛或下肢痛。有下肢坐骨神经痛者占 50%，有间歇性跛行者占 20%。但在检查时，腰痛部无明显畸形，腰椎前屈运动正常、后伸受限。根据 X 线平片及 MRI 检查易于确诊。

（十四）其他疾患

各种先天畸形、化脓性脊椎炎、腰椎骨质疏松症、氟骨症、小关节损伤性关节炎、腰部脂肪脱垂伴神经支卡压症、第 3 腰椎横突过长畸形、棘间韧带损伤、棘上韧带损伤及全身各系统疾患的腰部症状等，均应注意鉴别。

六、治疗原则

（一）非手术治疗

视病变的病理生理与病理解剖进程不同，其症状对机体的影响及转归亦不同，并以此来决定治疗方法的选择。原则上，各组病例均应以非手术疗法为开端，此不仅使患者免受手术之苦，且可观察病程发展，以求获得修正诊治方案的依据。现将非手术疗法分述于后。

1. 适应证

（1）首次发病者

原则上均应先行非手术疗法，除非有明显的马尾损害症状。

（2）症状较轻者

其病程可能持续时间较长，但髓核多为凸出，而非脱出，易治愈。

（3）诊断不清者

因多种疾患相混淆，难以早期明确诊断，常需通过边非手术治疗、边观察，边采取相应的检查措施以明确诊断。

（4）全身或局部情况不适宜手术者

主要指年迈体弱的患者，或施术局部有其他病变者。

（5）其他

包括有手术或麻醉禁忌证，或拒绝手术者。

2. 方法

（1）休息

此为任何伤病恢复的基本条件，对患病椎节尤其重要。根据病情可采取以下措施：①绝对卧木板床休息，适用于病情较重者。②卧床加牵引，亦适用于重型，尤其是髓核凸出者或在髓核脱出的急性发作期。③腰围制动，用于轻型或恢复期者，其中以石膏腰围最佳，其次为皮腰围或帆布腰围。塑料腰围因透气性差而应少用。简易腰围作用最小。

（2）促进髓核还纳

除休息具有使髓核还纳的作用外，主要方式还有：①骨盆带牵引，以 24h 全日持续牵引最佳，有效率可达 60% 以上，尤其是对髓核凸出者。一般持续 3 周，3 周后更换石膏腰围。②机械牵引，即用各种牵引装置，包括机械或电动牵引床进行间歇性牵引。适用于急性突出者。有效率略低于前者。③手法推搬，术者徒手将患者腰椎置于牵引（拉）状态下施以手法推搬，以使凸出的髓核还纳。有效率视操作者而异。

（3）消除局部反应性水肿

根轴处水肿不仅是引起剧烈根性痛的主要原因之一，且易引起继发性蛛网膜粘连，因此，应设法使其早日消退。①类固醇注射疗法：硬膜外类固醇注射疗法系硬膜外腔注入少量激素和麻醉药物，可抑制神经末梢的兴奋性，同时改善局部血运，减轻局部酸中毒，从而起到抗炎作用，阻断疼痛的恶性循环，达到止痛目的。常用硬膜外腔注射药物为复方倍他米松（得宝松，diprosone）10mg、2% 利多卡因溶液 4 ～ 6mL、维生素 B_6 100 ～ 200mg、维生素 B_{12} 500 ～ 1000μg，或用利美沙松（limethason）8mg 替代得宝松。1 周注射 1 次，共 3 ～ 4 次。②利尿剂：一般口服双氢克脲塞即可。③局部按摩：通过使局部肌肉解痉及促进血液循环而达到消除根部水肿目的。④理疗或药物外敷：作用与前者相似。

（二）手术治疗

临床诊断腰椎间盘突出症中有 10% ～ 20% 的患者需经手术治疗。

1. 手术适应证

（1）腰椎间盘突出症病史超过半年，经过严格保守治疗无效；或保守治疗有效，经常复发且疼痛较重者。

（2）首次发作的腰椎间盘突出症疼痛剧烈，尤以下肢症状为著者，病人因疼痛难以行动及入眠，被迫处于屈髋屈膝侧卧位，甚至跪位。

（3）出现单根神经麻痹或马尾神经受压麻痹的症状和体征。

（4）中年病人，病史较长，影响工作或生活。

（5）病史虽不典型，但经影像学检查，CT、MRI 或造影证实椎间盘对神经或硬膜囊有明显严重压迫。

（6）腰椎间盘突出症并有腰椎椎管狭窄。

2. 禁忌证

（1）对诊断不明确又无椎管探查指征者不宜施术。

（2）对有手术、麻醉禁忌证者，不应施术。

（3）对有非手术疗法适应证者，不宜先施术。

（4）有腰椎间盘突出并兼有较广泛的纤维织炎、风湿病等症状者。

（5）临床疑为腰椎间盘突出症，但影像学特殊检查未见有特殊征象者。

3. 治疗方法

（1）髓核化学溶解疗法（chemonucleolysis）

经皮穿刺将木瓜凝乳蛋白酶或胶原酶注入椎间盘内，溶解髓核组织，消除髓核对神经根的压迫。这些药物存在如过敏反应、神经炎等并发症，尤以胶原酶为重，应慎用。

（2）手术治疗

后路经椎板间髓核切除术或前路经腹膜后椎间盘切除术。目前开展的微创手术包括：①经皮穿刺腰椎间盘切吸术（percutaneous discectomy）；②内镜腰椎间盘切除术（arthroscopic micro discectomy），用特殊椎间盘镜器械经侧路或后路椎间盘切除术；③显微腰椎间盘切除术（microlumbar discectomy）。

4.手术方法的选择

（1）一般病例

髓核摘除术即可，并根据患者病情、术者经验及设备进行选择：①单纯髓核摘除术，前路或后路。②显微外科技术髓核摘除术，适用于诊断与定位明确，无其他合并症的病例。③经皮穿刺髓核摘除术，为利用最新设备、采取类似关节镜技术进行操作，病例要求同前。

（2）合并下腰椎不稳或椎弓根崩裂者

宜行前路髓核摘除加椎体间旋转插入式植骨术（或自体髂骨取骨）。

（3）合并腰椎椎管狭窄症者

除选择后路摘除髓核外，可酌情行黄韧带切除术、小关节切除术、根管扩大减压术或保留小关节的椎管扩大减压术。

（4）个别严重粘连无法分离者

可通过切开硬膜囊摘除髓核。

（5）合并粘连性蛛网膜炎或马尾部肿瘤者

后路摘除术后切开及暴露蛛网膜下隙探查，并酌情行粘连松解术或肿瘤切除术等。

（6）单纯椎体型椎间盘突出症者

仅行前路旋转插入式植骨术或后路椎板融合术即可。

（7）盘源性腰痛（腰椎椎体间关节损伤性或退变性关节炎）

应从前路行椎节切除术，以包括软骨板在内的全椎节切除为宜；而后，局部植入人工椎间盘，或选用自体骨（以髂骨为多选）植入融合，亦可用界面内固定技术。

第六节　退行性脊椎滑脱症

退行性脊椎滑脱（degenerative spondy lolis thesis）系由于长期的椎间盘、关节突关节以及周围韧带的退变、松弛而导致的椎间关节出现的不稳定，表现为上位脊椎向前、向后或向侧方发生滑移。Grobler等认为，在诸多因素中，关节突关节在退行性骨关节炎出现后，关节囊、韧带松弛，导致脊椎间关节对抗水平剪力的能力明显下降，是退行性脊椎滑脱的主要病理基础。退行性脊椎滑脱一般在40岁以后发病，病人中男女比例为 $1:5 \sim 1:6$ 。西方统计数字表明，黑人女性的发病率是白种人女性的3倍。Bassewits认为，退行性脊椎滑脱女性发病率高于男性，是由于女性腰椎退变后韧带更加松弛，而黑人女性高于白种人女性是因为前者的腰骶角较大。

一、病理改变

病理改变包括椎体、椎间盘、后关节及骨盆四个方面：椎体与上关节突向前滑脱，与椎弓分离。滑移的程度不同，重者可滑移至骶骨前方，如此则骨盆腔的前后径明显缩短。

游离椎弓的下关节突与下位椎的上关节组成关节，因受脊椎向前滑移的影响，关节压力大，易发生创伤性关节改变，在 L_5 向前滑脱时，L_4 棘突可与 L_5 棘突相碰触。L_4 下关节突与 L_5 椎板上面相抵触，此时上位椎的重力（躯干重力），一部分通过此种相接触的椎板骨结构传达到骶椎。椎间盘的退变使椎体向前滑脱成为可能。椎间盘退变引起反应性骨增生，甚至可在滑脱椎体与骶骨之前形成骨桥，以阻挡其向前滑脱。当腰椎向前滑移，腰生理前凸增加，躯干重心线向后移，由骶骨前移至骶骨基底。其带来的解剖结果是腰骶部后面结构的代偿增强，但由于骨结构的不稳而处于紧张性劳损的背伸肌处于紧张度缓解状态（直立位时），只是反射性保护腰骶部劳损才紧张，而腹肌则紧张度增加。

脊椎滑脱时引起腰痛的原因，可有以下几个方面：

1. 腰骶部软组织及关节的劳损

脊椎滑脱后，前纵韧带、后纵韧带、椎间盘以及关节突关节的负担加重，易于劳损。

2. 骨结构改变

生理前凸增加时，下腰的关节突关节负重增加，由不负重关节成为负重的，且下腰棘突可以撞击或挤压棘间韧带，甚至发生创伤性关节炎，都是腰痛原因。

3. 下腰神经根，甚至马尾神经受压迫或受刺激而痛

以 L_5 滑脱为例，可能产生压迫或刺激的部位是：L_5 峡部纤维骨痂样组织增生，压迫刺激 L_5 神经根，L_5 上关节突向上插入 $L_{4\sim5}$ 椎间孔，刺激压迫 L_5 神经根，如椎管狭窄症所述，上位椎板压迫脊硬膜马尾神经，下位椎体后缘可压迫马尾。手术中见到纤维骨痂增生刺激是最多见的原因。

二、临床表现

退行性脊椎滑脱的临床特点及影像学表现与峡部裂性脊椎滑脱类似。

（一）腰痛

在退行性脊椎滑脱的病人中，有些合并滑脱节段不稳定，所以常表现为与腰部活动有明确关系的疼痛，疼痛范围包括腰部和臀部，在静止休息后症状缓解。查体时在滑脱节段的棘突或（和）棘突旁可及压痛点，在滑脱较严重或较瘦的患者可触及棘突间的"台阶感"。

（二）间歇性跛行

主要表现为直立、行走后出现腰部、臀部、股部以及小腿后部的酸胀、疼痛，蹲坐或卧位休息后缓解。这是退行性脊椎滑脱患者的常见症状，主要由于脊椎滑脱后，产生局限性中央型椎管狭窄，疼痛的产生机制（见有关椎管狭窄的章节）。此类患者在查体时常无明确发现，特点为"主诉重于体征"，在有些病人中也可发现小腿或足部局域性感觉障碍。

（三）根性疼痛

表现为一侧或两侧下肢疼痛，有时亦可出现放射性疼痛。滑脱脊椎的移位可以产生

相应节段的神经根牵拉或关节突增生退变引起局限性神经通道狭窄。这种情况下，查体常可发现受压迫神经根所辖的运动、感觉异常。

总体上讲，退行性脊椎滑脱患者的疼痛多为缓慢发展，渐进性加重，经休息后可以得到部分缓解。

三、影像学检查

（一）X线检查

1.退行性脊椎滑脱通常是通过X线平片确诊，对此类病人应该摄站立位的腰椎正位、侧位、前屈－后伸侧位片。正位片可以观察腰椎有否侧凸和脊柱两侧的退变情况；侧位片即可发现脊椎滑脱，退行性脊椎滑脱一般不超过Ⅱ度，且以L$_4$脊椎滑脱最为常见，约为其他脊椎发病率的6～10倍。主要原因为L$_{4~5}$节段位于腰骶交界处，应力比较集中；另外，L$_{4~5}$的关节突关节的方向接近矢状面，对抗水平剪力的能力差，从而使L$_4$成为腰椎退变后最易滑脱的脊椎，而由于骶结节韧带的牵拉和L$_5$～S$_1$间小关节的矢状位稳定作用，大大增加了L$_5$脊椎的稳定，故其很少出现退行性滑脱。

2.在X线片上除了观察脊椎的滑脱部位和程度，还要确定滑脱节段的稳定性，这对于判断病情和治疗选择十分重要。对于"不稳定"的X线诊断标准目前还存在一些争议，笔者在此引用多数作者认同的标准，即在前屈－后伸侧位片上测量滑脱程度的变化和上下终板间夹角的变化，滑脱变化≥3mm，称为矢状面水平不稳定；角度变化≥15°者，称为矢状面旋转不稳定，多数情况两者并存。另外，椎间隙的高度也是一个重要指标，主要反映椎间盘退变、塌陷的程度。Matsunasa观察的一组病例显示，当椎间隙塌陷严重、脊椎硬化、牵张性骨刺增生明显时，脊椎滑脱不易进展。对于滑脱程度较重者，应加摄左右斜位片，以便与峡部裂性脊椎滑脱相鉴别。

（二）CT、MRI

主要观察椎管水平、矢状位面上的变化，包括椎管狭窄、神经根通道狭窄的程度、硬膜囊受压的情况、椎间盘退变的程度以及黄韧带、关节突增生、肥厚的变化等。MRI被认为是目前检查脊髓和神经无创手段的金标准；除此之外，应该注意在MRI检查中观察邻近节段，尤其是上位间盘的退变情况，对于评估腰椎的整体状态、融合节段的选择，具有重要意义。

（三）椎间盘造影术

除了评价椎间盘的退变状态、观察纤维环是否完整外，椎间盘造影术被认为是目前唯一可以诱发出病人疼痛的检查项目。许多学者将椎间盘造影术的结果，作为选择融合间隙治疗的适应证之一，取得了令患者满意的疗效。这些学者认为造影中诱发疼痛试验非常重要，以此确定致痛间隙，确定融合节段对于腰痛的治疗非常重要。

四、治疗

（一）非手术治疗

如上所述，退行性脊椎滑脱临床症状出现缓慢，渐进性加重，因此，治疗方法的选择应依据症状的轻重、脊椎滑脱的程度、滑脱节段是否稳定，以及这些因素的变化发展速度而定。通常应首先选择药物、理疗、功能锻炼等非手术疗法，效果不佳时方需要外科手术的介入。

（二）手术治疗

由于退行性脊椎滑脱主要表现为不同程度的椎管狭窄，因此，减压术是公认的必要措施。减压的方法和范围可因椎管狭窄的部位、程度以及手术医生的习惯而定。目前，在退行性脊椎滑脱的治疗中争论的焦点在于是否在实施减压的同时进行融合，以及融合的范围、方法。我们的原则是以减压为主，必要时进行融合，且尽量局限融合的范围。

1. 适应证

（1）单纯退行性脊椎滑脱合并椎管狭窄，无不稳定者，进行单纯减压。

（2）该间隙已进行过减压、术后出现滑脱者，实施减压融合术。

（3）退行性脊椎滑脱合并滑脱节段不稳定者滑脱变化大于 3mm 和（或）角度变化大于 15°，实施减压融合手术。

（4）对于老年患者（70 岁以上），无腰椎不稳定者以减压手术为主，尽量避免融合以减少手术创伤。

2. 手术方法

（1）单纯退行性脊椎滑脱、无不稳定者，通常表现为椎管狭窄，病人的主诉以下肢疼痛或间歇性跛行为主，无明显的腰部疼痛，提倡采用扩大半椎板切除术。该术式的优点是：①半侧暴露，手术简单、创伤小；②保留棘突、棘上、棘间韧带，以及对侧所有稳定结构，对脊柱的稳定性干扰非常小；③对于中央型椎管狭窄的病例，具有良好的临床效果；④由于对侧所有结构的完整，此种减压术后极少出现不稳定和生理前突丢失现象；⑤由于稳定性确实，术后可以早期下床活动。

（2）在实施扩大半椎板切除术时，应注意保证减压范围，即向外侧在保留关节突的前提下，彻底切除椎板，并切除关节突深面增生的黄韧带；向中线要注意棘突深面的减压，尽量切除棘突深面增生的骨赘和肥厚的黄韧带，减压满意时可见硬膜囊膨起，并恢复搏动。当关节突严重增生、内聚时，可以切除关节突的内侧部分，保留其外侧的 50% 即可。对于个别合并神经通道狭窄时，在扩大半椎板减压的同时，对局部受压的神经根进行减压。

（3）对于退行性脊椎滑脱合并滑脱节段不稳定者，应该在彻底减压的同时，对不稳定的节段进行融合。对不稳定的诊断，我们强调影像学结果和临床表现相结合，即除了前屈 - 后伸动力片上出现滑脱变化大于 3mm 和（或）角度变化大于 15° 外，病人应主诉明确的腰痛。由于绝大多数病人需要减压，所以我们推荐的融合术式为经后路脊椎间融合术（PLIF 手术），其临床满意率为 79% ～ 93%；融合率为 88% ～ 96%。后路不但可以切除椎间盘组织、进行椎体间融合，同时还可以对增生、退变的椎板、黄韧带、关节突进行及时处理，对硬膜囊及神经根的暴露清楚，可以做到充分减压；PLIF 可以避免大血管损伤、逆向性射精等 ALIF 手术的并发症。

椎弓根固定系统是目前公认的稳定性最佳的脊柱内固定。关于椎弓根固定系统在脊柱融合术中的作用，大量的文献已经从多方面给予肯定。具体在退行性脊椎滑脱的情况下应用，有以下作用：①可以利用减压的手术入路同时进行固定；②可以对滑脱的脊椎进行满意的复位；③可以短节段使用，减少对其他相邻节段的影响；④在固定、复位的同时，可以调整椎间隙高度和腰椎生理曲度；⑤内固定可以对彻底的减压加以保护；⑥术后早期活动。

第七节　腰椎管狭窄症

腰椎管狭窄症（the lumbar canal stenosis）是指因组成椎管的骨性或纤维性组织异常，引起椎管内的有效容量减小，以致位于管道中的神经组织受压或刺激而产生功能障碍及一系列症状。依据其病因可分先天性、发育性椎管狭窄和继发性椎管狭窄，后者包括退行性、医源性、创伤性和其他椎弓峡部裂滑脱等所致椎管狭窄。临床上多见的为退行性椎管狭窄。

依据腰椎管狭窄的部位又可分为：

（1）中央型椎管狭窄：即椎管中矢径狭窄，当矢状径小于10mm为绝对狭窄，10～13mm为相对狭窄。

（2）神经根管狭窄：腰神经根管指神经根自硬膜囊根轴部发出，斜向下至椎间孔外口所经的管道。各腰神经发出水平不同，故神经根管长度与角度各异。

（3）侧隐窝狭窄：侧隐窝分为入口区、中间区和出口区三个区。侧隐窝是椎管向侧方延伸的狭窄间隙。侧隐窝存在于三叶形椎孔内，下位两个腰椎即L_4和L_5处。侧隐窝前后径正常为5mm以上，前后径在3mm以下为狭窄。

一、发病机制

从病理解剖角度来看，凡是腰椎椎管、神经根管或椎间孔的骨性与纤维性结构出现增生、肥厚、内陷及其他占位性改变，均可引起管腔狭窄，对马尾或神经根造成刺激或压迫而出现各种症状。此类病例，统称腰椎管狭窄症。

（一）原发性椎管狭窄

原发性腰椎椎管狭窄症，主要是由于椎节在生长过程中发育不良所造成的。椎弓根变短、两侧椎弓根横径间距较近、两侧椎弓与棘突相交的夹角狭小、发育性椎板肥厚、椎体后缘或小关节的骨质肥大或变异等均属于此范畴。

（二）继发性椎管狭窄

继发性椎管狭窄症是指由后天因素所造成的，包括黄韧带的肥厚（亦可为先天性，但少见）与松弛、椎体间关节的松动与脱位、椎间盘的凸出与脱出、小关节突及椎体后缘的骨质增生等，大多见于成年之后。医源性椎管狭窄症是因医疗而产生的，其原因有腰椎髓核摘除术后并行自体植骨、椎弓骨折行异体植骨、棘间韧带切除行椎体融合术、压缩骨折后行脊椎融合术等。这些患者都可能在植骨融合过程中因骨质的过度反应而逐渐出现腰腿痛，并伴有马尾性间歇性跛行。因退变性因素所致的骨性狭窄在临床上相当多见，尤其是我国进入老龄化社会后。其病理改变主要有椎体后上缘骨质增生，此时增生的骨质可以从前方向后凸入侧隐窝；关节突的增生与肥大亦可使侧隐窝狭窄；此外，椎间盘及椎体退变引起椎节滑脱亦归属退变性。软组织改变引起狭窄主要指椎间盘退变性纤维环膨出、凸出与脱出、黄韧带肥厚、后方小关节囊的松动与内陷等。这些因素均可使黄韧带和椎间隙过度狭窄而挤压神经根。

（三）侧隐窝狭窄

侧隐窝（lateral recess），实质上是椎管向两侧延伸的间隙处，大多存在于三叶草形椎管两侧边缘处。侧隐窝分上、下两段：

1. 上部

为骨关节组织，其构成前方为椎间盘纤维环及椎骨后上缘，后方为上关节突冠状部、关节囊、黄韧带及下关节突前缘，外为椎间管（孔）狭窄的下部，内则向硬膜囊呈开放状。

2. 下部

为骨性结构，其构成前为椎体后面，后为椎板峡部，外为椎弓根，内为硬膜囊，外下为椎间管（孔）内口，为一略呈三角形的扁间隙。

侧隐窝的前后径在 3mm 及以下者为狭窄，5mm 以上为正常。

除前述解剖因素外，骨化的后纵韧带向侧方的隐窝延伸亦可造成神经根压迫。侧隐窝空间的大小与椎管的发育形态有密切的关系。圆形、椭圆形及三角形椎管者，因其侧隐窝浅，不易发生狭窄。而三叶草形椎管状态下的侧隐窝大多较深，前后径小，从发育上就存在着狭窄的因素。因此，侧隐窝狭窄症都发生在下位腰椎，以 $L_{4\sim5}$ 及 $L_5\sim S_1$ 的三叶草形椎管的病例发生率最高，在 95% 以上。

二、临床表现

由于椎管狭窄多为退行性椎管狭窄，故发病以中老年及从事重体劳动者为多。病人有下腰痛多年，以后出现一侧或两侧下肢痛，站立、行走后疼痛加重。$L_{1\sim3}$ 神经根管狭窄可出现大腿前内侧和小腿前内侧疼痛或麻木。由于侧隐窝狭窄位于下位两腰椎，故多表现为 L_5 神经和 S_1 神经受累的症状，出现小腿、足背、足底的疼痛，亦可感下肢麻木。活动行走除疼痛麻木外，亦可因步行路途距离增加而感小腿乏力。上述症状可因休息、下蹲而缓解，于再度行走活动又复出现，故称间歇性跛行。中央型椎管狭窄可为腰骶部痛、双下肢疼痛、麻木、会阴麻胀感、排尿费力。病人为了缓解疼痛常呈前屈位行走，即姿势性跛行，以减少伸直位时腰椎黄韧带增厚凸入椎管内，从而使腰椎管容积增加。实验表明，腰椎屈曲位的容量比伸直位容量平均增加 4.85mL。同时，硬膜内压力由屈曲位为伸直位时至完全伸直位时可达 11.8～22.8kPa，而马尾神经静脉回流在 4kPa 时消失，8～9.3kPa 时动脉供血停止。这就是病人喜侧卧屈曲位而不愿仰卧的原因。另一部分病人表现行走活动中肌痉挛性疼痛，多为小腿前外侧肌，而不因体姿改变有所缓解，此与下肢血氧张力降低有关，称为缺血性跛行。

检查时表现为症状重，体征轻，腰椎无侧弯，但腰椎前凸减小，腰椎前屈正常、背伸受限，腰椎后伸时，可感腰骶部痛、骶部痛或下肢痛并麻木。下肢肌或臀肌可萎缩，一般无感觉障碍，亦可有 L_5 或 S_1 神经分布区痛觉减退，拇背伸力正常或减弱，跟腱反射减弱或不能引出，直腿抬高试验阴性。

三、诊断

（一）椎管狭窄症的诊断

本病的诊断主要根据前述的三大临床症状特点，尤应注意长期的腰骶部痛、两侧腿不适、马尾神经性间歇性跛行、静止时体检多无阳性发现等，为本病特征。凡中年以上患者具有以上特征者，均应疑及本症而需做进一步检查：

1.X 线平片

在发育性或混合性椎管狭窄者，主要表现为椎管矢状径小，椎板、关节突及椎弓根异常肥厚，两侧小关节移向中线，椎板间隙窄；退变者有明显的骨增生。在侧位片上可测量椎管矢状径，14mm 以下者示椎管狭窄，14～16mm 者为相对狭窄，在附加因素下可出现症状。也可用椎管与椎体的比值来判定是否狭窄。

2.CT、CTM 及 MRI 检查

CT 检查可显示椎管及根管断面形态，但不易了解狭窄全貌；CTM 除可了解骨性结构外，尚可明确硬膜囊受压情况，目前应用较多。此外，MRI 检查更可显示腰椎椎管的全貌，目前大多数骨科医师已将其作为常规检查。

（二）侧隐窝狭窄症的诊断

凡具有腰痛、腿痛、间歇性跛行及伴有根性症状者，均应疑有侧隐窝狭窄症，并做进一步检查：

1. X 线平片

于 X 线平片上可有椎板间隙狭窄，小关节增生，椎弓根上切迹矢状径变短，大多小于 5mm，在 3mm 以下者，即属侧隐窝狭窄症。此外，上关节突冠状部内缘内聚亦提示可能有侧隐窝狭窄性改变。

2.CT、CTM 及 MRI 检查

CT 检查能显示椎管的断面形状，因而能诊断有无侧隐窝狭窄及有无神经根受压；CTM 检查显示更为清楚。MRI 检查可显示三维影像，可同时确定椎间盘退变的程度、有无凸出（或脱出）及其与硬膜囊、脊神经根之间的关系等。

四、鉴别诊断

（一）腰椎间盘突出症

为最易混淆的疾患，其鉴别要点为：

1. 单纯椎间盘突出时一般不具有三大特点。

2. 根性症状十分剧烈，且出现相应的体征改变。

3. 屈颈试验及直腿抬高试验多呈阳性，而椎管狭窄症时，则呈阴性。

4. 必要时可行磁共振或脊髓造影等检查。

但应注意，两者常可伴发。

（二）坐骨神经盆腔出口狭窄症

其特点是：

1. 腰部多无症状，腰椎后伸范围正常。

2. 压痛点主要位于环跳穴处。

3. 有典型的坐骨神经干性受累症状。

4. 如与腰椎椎管狭窄症伴发，则出现该病的三大特点。

（三）马尾部肿瘤

早期难以鉴别，中、后期主要表现为：

1. 以持续性双下肢及膀胱、直肠症状为特点。

2. 疼痛呈持续性加剧，尤以夜间为甚，非用强效止痛剂不可入眠。

3. 腰穿多显示蛛网膜下隙梗阻、蛋白定量升高及潘氏试验阳性等。

4. 困难者可借助其他特殊检测手段，MRI 检查有确诊价值。

（四）腰段继发性粘连性蛛网膜炎

本病与腰椎椎管狭窄症具有一定的因果关系。椎管，尤其是根管长期受压可继发本病，并多从根轴处开始，逐渐发展至全蛛网膜下隙。因此，对一个长期患腰椎椎管狭窄症的病例，如拟手术，则无须一定要在术前与本病进行鉴别，可在术中根据硬膜囊状态决定是否行蛛网膜下隙探查术。

五、其他

本病还应与下腰椎不稳症、增生性脊柱炎、腰椎其他先天性畸形、腰椎感染性疾患及慢性腰肌劳损等进行鉴别。

六、治疗

（一）非手术治疗

本病轻型及早期病例以非手术疗法为主，无效者则需手术扩大椎管。传统的非手术治疗包括：①腹肌锻炼，以增加脊柱的稳定性；②腰部保护，包括腰围外用、避免外伤及剧烈运动等；③对症处理，理疗、药物外敷等；④口服剂注射活血化瘀的丹参类药物。

（二）手术治疗

1. 手术适应证

（1）非手术疗法无效者

此组病例大多系继发性腰椎椎管狭窄症患者。

（2）经常发作者

指凡发作频繁、已影响工作及日常生活的病例。

（3）根性症状较明显者

宜及早施术，以免继发蛛网膜粘连。

2. 手术术式及选择

（1）因黄韧带肥厚所致者仅行黄韧带切除术即可。

（2）一般骨性椎管狭窄者

对症状严重者，应行椎管扩大减压术。

（3）侧隐窝狭窄者

在确认受压神经根后，取扩大开窗或半椎板入路，凿去小关节突内缘，再沿神经根向下切除相邻椎板上缘，以扩大神经根管，直到神经根充分松解。术中不宜挤压神经根。

（4）单纯小关节变异、肥大者，应将向椎管内凸出的骨质切除，式式与前者相似。

（5）合并椎间盘突（脱）出症者，应于术中一并摘除。

（6）术中发现硬膜囊增厚、纤维变、搏动消失甚至变形者

可将硬膜切开，在蛛网膜外观察，如有粘连物，或蛛网膜本身已肥厚时，则应将蛛网膜切开探查，并行松解术。

（7）伴有椎节不稳定者

可行椎体间融合术（目前多选用 Case）或椎弓根固定术。如两者并用，一般病例可于术后 2 ～ 3 周下地活动。

第八节　腰椎不稳定

退行性腰椎不稳定症是指在腰椎退行性变的病理过程中出现在正常载负下退变椎节的异常移位，使脊髓、神经根受到刺激或损伤，出现功能性疼痛和坐骨神经症状。临床上表现为患者站立或行走时出现腰痛或下肢症状；平卧消失或明显减轻，腰椎过伸、屈位摄片和测量是诊断的客观手段及依据。将脊柱不稳（由退变性椎间盘疾病引起）定义为没有新损伤但有临床症状的状态。

目前关于腰椎不稳定的诊断标准争议较多，我们采用以下标准：在动力位腰椎侧位像上，相邻椎体上、下终板夹角变化超过 11°，或椎体水平位移大于 4mm。

在脊柱不稳定中最主要的问题是确定病人症状的减轻、加重或显著的腰背疼痛与影像学上不稳定之间的关系。其他如伴随产生的椎管狭窄、椎间盘突出和其他生理问题只是评定脊柱不稳的并发症因素。对于由退变性椎间盘疾病引起的临床上明显的腰椎不稳，现行的手术决定应该在充分考虑所有的因素和小心衡量危险性后根据每一个病人的具体情况而定。退变性腰椎不稳需要通过融合术来防止不稳节段畸形的进一步发展；减少不稳节段的活动；减轻或去除该节段引起的痛症。

一、椎间盘切除和融合

Mixter 和 Barr 首先提出了在切除椎间盘的同时有必要对腰椎施行融合的观点。在他们

提出此观点的 20 年后，此方法已广被运用。但由 Frymoyer 等提出的更多最新的资料显示，将单独只施行椎间盘切除术与将椎间盘切除和腰椎融合结合起来的两种方法进行比较发现，额外增加的脊柱融合术在治疗简单的椎间盘突出症上几乎没有什么优势。这些研究还显示，脊柱融合导致了并发症的增加和康复时间的延长，坐骨神经痛引起的椎间盘切除是椎体融合的独立指征。

二、腰椎间融合

前路腰椎间融合（ALIF）和后路腰椎间融合（PLIF）已是明确用于治疗腰椎间盘疾病的手术方法。腰椎间融合能提供最强的生物力学稳定性，并且消除了源于椎间盘节段的疼痛。但却会牵涉到更严重的问题，如潜在的危险性切开、植骨突出和假关节。

大多数这类融合都包括了许多抢救的过程和复杂的生理条件，因而要直接与主要的椎间盘手术相比就有困难。常规应用这类手术于伴有坐骨神经痛的腰椎间盘突出症的做法尚未获得证实。

在诸多腰椎融合术中以后路腰椎体间融合笼植骨术（PLIF-Cage）最为合适。其优点表现在：①融合笼位于椎体间隙，在解决包括屈伸、侧方及旋转不稳的同时重建前柱完整性。②椎体间融合笼在上下椎体的压力下可得到理想的融合效果，并能保持椎间隙的高度。③椎体间融合需要的植骨量小，无需取髂骨，避免供骨区并发症的发生。④经后路椎体间的融合笼植骨技术能在解除马尾神经受压同时稳定椎节。

第九节　脊柱后凸

正常人的胸段脊柱有生理性后凸，后凸角为 $20° \sim 40°$，后凸顶点位于 $T_{7 \sim 8}$ 处，由于各种原因造成脊柱后凸角度大于 $50°$ 时，称为脊柱后凸或驼背畸形。

一、脊柱后凸的常见原因

姿势性、肌肉无力及腰前凸畸形代偿造成的非固定性后凸畸形多可通过对相关因素的控制而缓解。青年性驼背或强直性脊柱炎、脊柱结核及创伤等常导致脊柱固定性后凸畸形，多需及时治疗，否则可发生严重畸形。

（一）青年性驼背（Scheuermann 病）

此病原因不太清楚，现在多认为是骨骺发育过程中的一种疾病，称为脊椎骨软骨病，全身各部骨骼均可发生，脊柱为好发部位之一，常累及下胸椎数个椎体，使成楔状改变，最常见于 12 ～ 18 岁青少年。

1. 临床表现

疼痛并不严重，常为隐痛。主要症状为驼背伴脊柱强直。驼背畸形进行性发展至 20 岁之后逐渐稳定。颈常屈曲、肩下垂、胸廓狭窄而扁、肩胛骨突出。

X线表现：①椎体上、下前方边缘有不规则的凹痕，环形骨骺相应部位的形态与大小不均匀并与椎体分离；②多个椎体前方呈楔形变，伴 Schmorl 结节；③椎间隙轻度狭窄；④胸椎或胸腰段后突畸形超过正常的 25°～ 40°；⑤成年后在椎体前缘早期出现骨关节炎性骨刺。

2. 诊断

青少年、驼背畸形 40° 以上，至少有 1 个椎体前缘的楔形变大于 5°，连续影响 3 ～ 5 个椎体。

3. 鉴别诊断

①脊柱结核：患者多有全身结核中毒症状，椎体边缘模糊、椎间隙狭窄并常有椎旁脓肿。②姿势性驼背：这种驼背非固定性，很容易被动或自动纠正，X 线片上没有椎体的楔形变等变化。

（二）强直性脊柱炎（ankylosing spondylitis，AS）性后凸畸形

1. 临床表现

AS 为慢性进行性脊椎关节病，主要侵犯中轴骨，其特征表现为脊椎韧带附着处发生骨化，最终导致脊椎的强直、僵硬和畸形，过去混同在类风湿关节炎范围内，自 20 世纪 70 年代检出血清组织相容性抗原 HLA-B27 后，强直性脊柱炎已脱离类风湿性关节炎的范畴，成为一种独立疾病，其患者类风湿因子 95% 为阴性，故又名血清阴性脊柱关节病。

早期患者表现为臀部或膝髋部关节慢性非对称性不适疼痛，关节发硬，早期疼痛可沿坐骨神经分布放散，服用止痛药可缓解，绝大多数患者先累及骶髂关节，约半年到 1 年后，出现腰椎疼痛，逐渐感弯腰困难，行走不灵便且易疲劳，病变继续向胸部及颈部发展，胸廓活动受限，严重者只能靠腹式呼吸，最终出现强直性驼背，不能立直平视，回头时需整个身躯连轴转动，此时疼痛消失，患者可能出现严重的残疾，生活不能自理，卧床不起。

2. 诊断

早期诊断困难，下腰部、臀部疼痛，脊柱活动性疼痛伴受限为主要特征，继而出现胸椎后凸，胸部扩展缩小 ≤ 2.5cm。

X 线检查有重要意义，双侧骶髂关节经历增宽—侵蚀—硬化及强直改变，脊柱呈竹节样骨化改变，实验室检查有轻度贫血，白细胞轻度升高，90% 患者红细胞沉降率增高，类风湿因子 95% 为阴性，90% 患者 HLA-B27 阳性。

目前临床上诊断主要根据 1984 年修订的纽约标准。其内容如下：

（1）临床标准：①腰痛、晨僵 3 个月以上，活动后改善，休息无改善；②腰椎额状面和矢状面活动受限；③胸廓活动度低于相应年龄、性别的正常人。（2）放射学标准：骶髂关节炎，双侧 ≥ 2 级或单侧 3 ～ 4 级。（3）诊断：①肯定强直性脊柱炎，符合放射学标准和 1 项（及以上）临床标准者；②可能强直性脊柱炎，符合 3 项临床标准，或符合放射学标准而不伴任何临床标准者。

3. 鉴别诊断

①老年性腰椎肥大性（增生性）脊柱炎：表现为腰部僵硬及酸胀感，晨起腰痛明显，

活动后减轻，活动多或负重后又复疼痛，休息后减轻，与 AS 的早期症状类似，但本病多见于中老年，90% 以上发生于 60 岁以上的老年人，X 线表现为典型的腰椎退行性变征象如腰椎不稳、椎间隙狭窄及骨赘增生。②类风湿性关节炎（theumatoid arthritis，RA）RA 与 AS 为两个独立的疾病，其鉴别要点：a.AS 在男性多发，而 RA 以女性多见；b.AS 均有骶髂关节的累及，RA 则无；c.AS 为脊柱自下而上地受累，RA 一般只累及颈椎。

（三）创伤性后凸畸形

多因脊柱骨折复位或固定不良引起，见于胸腰段的骨折脱位。由于正常生理曲度的改变，常遗留腰背痛。若有椎体后缘骨片突入椎管则可同时有脊髓的受压，临床表现为脊髓神经功能损害的现象；下肢运动和感觉功能不同程度受损。

（四）脊柱结核性后凸畸形

脊柱成角后凸畸形，是脊柱结核的典型体征。与后凸相比，侧弯多不严重，无须特殊处理。产生脊柱后凸有以下几种原因：①结核病灶易侵犯椎体，而少侵犯椎弓，椎体前部破坏，椎间隙消失，局部脊柱呈楔形；②儿童的椎体第二骨化中心（骺环）被破坏，椎体的纵向生长受挫；③后凸畸形发生后，躯干的重心前移，病椎前缘负荷异常增加，加重成角后凸畸形，后凸局部的椎体边缘、椎间盘及坏死组织向椎管内突出，压迫脊髓及神经，病程早期即可发生神经功能障碍，甚至截瘫；经保守或单纯病灶清除术治愈的病例，由于后凸畸形未能矫正，椎管局部狭窄且呈陡转曲度，日久会因摩擦而致脊髓变性，产生迟发性瘫痪，是常见且较难处理的晚期并发症。

早期病灶清除术，如有椎体破坏，同时在椎体间植骨融合，是预防脊柱结核后凸最有效、积极的方法。病灶稳定而已形成后凸畸形者，为预防迟发性瘫痪，可做病灶外后路融合或前路植骨融合。

（五）先天性脊柱后凸畸形

椎体骨骺中心发育障碍可造成先天性脊柱后凸畸形，按其形成原因可分为分节障碍、椎体成分发育障碍和混合型三种。

二、治疗

（一）非手术治疗

1. 理疗及医疗体育

理疗是应用力、电、光、声、磁、热等物理因子治疗疾病的方法，在脊柱后凸的治疗中有一定地位，但值得注意的是所有物理因子既可治病也可致病，因此应视病情、机体功能状况掌握剂量和方法并指导患者进行适当功能锻炼，睡硬板床，用低枕，避免长期弯腰工作，避免脊柱负重或创伤。

医疗体育可维持脊柱生理曲度，防止畸形；保持良好的胸廓活动度，避免影响呼吸功能，防止或减轻肌肉萎缩、骨质疏松等。

2. 药物治疗

药物治疗可有效地控制病人的症状，消除炎症，缓解病情，使病人能更好地进行运动锻炼。对脊柱结核则应进行正规的抗结核治疗。

3. 支具治疗

对非固定性后凸畸形及轻度的固定性后凸畸形，支具治疗有一定的作用，其可预防脊柱后凸畸形的进一步发展。

（二）手术治疗

轻度的后凸畸形通过单纯的后路植骨融合可预防和控制畸形的进展。重度的脊柱后凸主要是脊柱楔形截骨术，通过楔形截骨达到矫形目的，手术本身并非病因治疗，所以术前必须对原发病加以治疗，待病情稳定、畸形固定后，再行手术治疗。

1. 手术矫正后凸畸形

手术的目的：①使患者直立，双目可平视前方；②解除胸腹腔压迫，改善呼吸、循环及消化系统的功能；③纠正患者的外观，解除患者的心理压力，提高其生活质量。

手术适应证：脊柱后凸大于55°，年龄最好在50岁以下，对个别身体健康、体质较好者年龄可放宽至60岁，肺活量最好在$1200 \sim 2000cm^3$以上。心肺肝肾功能正常，能够耐受手术。

手术对机体创伤较大，适应证要严格掌握。AS及脊柱结核病人往往全身状态不佳，多有贫血、心肺功能不良，要充分做好术前准备。术前适量输血，调整心肺功能，以保证手术顺利进行。手术治疗的目的是矫正畸形，而不是阻止其病程发展，因此手术最好在病变停止活动后进行，对于病情处于活动期患者，应先行对症治疗，血沉降至30mm/h以下时再考虑手术。

手术时需根据脊柱后凸的严重程度选择、设计截骨平面及截骨椎体的数量，既往都主张不论畸形位于何处，截骨平面最好位于L_2以下，因为此处椎管宽大，且椎管内为马尾神经，不易出现脊髓及神经的损伤；再者，由于胸肋关节僵硬，胸段的截骨，受到胸廓的限制，畸形难以矫正。在L_2、L_3处的代偿性截骨，可使病人获得直立。目前一般认为上胸段的畸形，以腰段的代偿性截骨来改善外形较好。畸形主要位于胸腰段、腰段者，应在弧顶截骨。弧顶截骨可直接矫正驼背畸形，术后体态恢复正常。而代偿性截骨，术后病人虽可直立，但仍存有驼背。至于椎体的截骨段数，有学者主张多段截骨，认为其应力分散，不易发生大血管的撕裂，安全、矫正效果好。通常一处楔形截骨可矫正后凸约30°左右，后凸60°以下者，可做一处截骨；60°～80°者，可做二处截骨；80°以上者可作三处截骨，但多段截骨费时，术中出血多，危险性大，矫形效果也多主要集中于一处，因而目前多数学者仍选择一处截骨的方法。对于后凸畸形严重患者（如后凸角度大于80°），为了确保手术的安全性，避免创伤过大，一些学者认为应通过两次手术来完成矫正过程。对于颈椎同时存在后凸强直的驼背畸形者，腰部截骨时应仔细计划其矫正量，保证矫正术后患者能看到脚下3米左右范围，否则走路时由于不能低头看路，容易绊倒；而且应保证坐下后能看到座位前桌面上的东西，可进行读书写字和正常进食。

手术的麻醉方法有局麻和全麻两种，局麻的优点是术中患者清醒，可随时了解脊髓、马尾神经根的功能状况及胸腹腔脏器、血管的受损情况，但俯卧位下长时间手术，如发生意外，抢救困难，一些学者主张局麻仅用于腰段手术。我们认为在全麻下手术更为安全，患者术中无疼痛和恐惧感，并能保持呼吸道通畅，充分给氧，颈部前屈强直、插管困难者，可用纤维喉镜引导插管，无条件的单位可行气管切开插管。术中为及时了解脊髓神经的功能状况，术中的唤醒试验非常重要，对于有条件的单位，可采用术中脊髓诱发电位监护，从而使手术过程更为安全。

矫正后凸截骨的方法有脊柱后柱截骨法（图2-1）、脊柱后柱及中柱截骨法（图2-2）、脊柱后柱截骨中柱掏空法（图2-3）以及椎体去松质骨截骨法（图2-4），椎弓、椎体楔行截骨术矫正效果确实，可避免腹主动脉断裂等副损伤，具体采用何种截骨方法应根据术者的经验及技术条件选用，目前常用Harrington加压棍、Dick、CD及其他的节段内固定系统加压固定以促进后凸的矫正和防止矫正的丢失，手术应尽量恢复身体的轴线。对于后凸畸形未能完全矫正的患者，由于身体明显前倾，超出侧方中轴线，使棘突后缘存在牵张力，在重力作用下，矫正截面间会出现分离，若没有坚强可靠的内固定，畸形可迅速加重。近年来经椎弓根内固定技术的应用，可通过椎体三柱达到对脊柱的三维固定，既可防止截骨平面张开，又可防止截骨平面的滑脱与旋转，是较为确实的固定方法，对提高脊柱截骨的疗效具有重要的帮助，但部分骨质疏松患者，椎弓根内固定的牢固性仍存在问题。

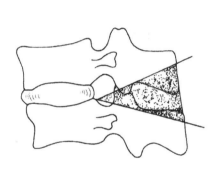

图2-1　脊柱后柱截骨法示意图

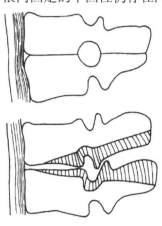

图2-2　脊柱后柱及中柱截骨法示意图

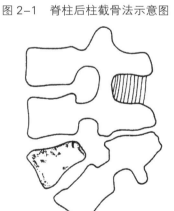

图2-3　脊柱后柱截骨中柱掏空法示意图

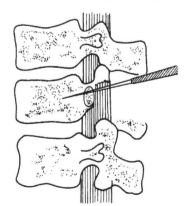

图2-4　椎体去松质骨截骨法示意图

术后应注意围手术期的护理，患者术后应多取平卧位，过多的侧卧及身体的屈曲不利于截骨平面的骨性愈合，应定时按摩骶尾部，预防褥疮的发生。嘱病人及家属密切配合治疗，必要时给予非甾体类消炎镇痛药，以缓解平卧时脊柱的疼痛和不适。为保证内外固定的可靠性，预防截骨矫正术后矫正度的丢失，传统的方法为术后石膏背心固定，石膏固定的时间不少于 6 个月，在拆除石膏后，改用支具固定，直至病情稳定。近年来随着坚强内固定的应用，已基本废弃了石膏背心，但术后仍然需要穿戴支具保护直至截骨部位愈合。截骨愈合后患者要坚持挺胸行走，否则远期可能出现后凸畸形的再发。

脊柱后凸畸形并髋关节强直病人手术顺序的选择十分重要，如果仅行脊柱后凸截骨矫正，不仅难以恢复人体的生物力线，而且矫正的脊柱后凸也易发生矫正度丢失。因此应同时矫正脊柱后凸畸形和髋关节强直。手术的顺序应先矫正髋关节强直，再矫正脊柱后凸畸形方才比较符合生物力学原理。但对于髋关节强直于功能位或强直于屈曲位不重的患者（小于 40°），若两次手术间隔时间不长，先行髋关节矫正或先行脊柱后凸矫正，临床效果无明显差别。对于髋关节强直于屈曲位较重患者，先行脊柱后凸矫正有利于心肺功能的改善，提高机体对全髋关节置换手术的承受性，而且由于脊柱后凸矫正后身体轴线得以大部恢复，扩大了全髋置换的术野，有利于手术操作。全髋关节置换术与脊柱后凸矫正术的间隔期限目前尚无统一标准，一般应间隔 3 个月以上。髋关节强直若为双侧，则选病变严重或患者感到行动最不方便的一侧，先作髋关节置换手术。单侧髋关节强直，屈曲程度较轻（小于 20°）的患者，由于对人体生理功能影响较小，可单行脊柱后凸矫正。

2. 颈椎屈曲畸形的矫治

颈椎强直性后凸较为少见。患者颈椎屈曲畸形，病人不能平视，一般可通过腰椎的代偿性截骨而达到满意的矫正。但当下颌紧贴胸骨、张口困难，影响患者进食时，应考虑行颈椎截骨以抬起下颌，达到张口进食、直视前方的目的，并防止寰椎及其他颈椎脱位，解除气管及食管的扭曲，纠正发音困难，缓解脊髓和神经根牵拉所引起的症状。颈椎截骨的危险性大，一旦出现脊髓损伤，将会发生四肢瘫，对颈椎的截骨应谨慎进行。大多数学者建议取患者坐位手术，截骨部位选在 C_7T_1 之间，因此处间隙较大，椎管相对较宽，第 8 对颈神经的活动度较大，即使出现损伤，对手功能的影响最小。术中应注意颈 7 椎体的前方有椎动脉上行，在颈 6 水平进入椎管，截骨过程中应防止损伤。

第十节　脊柱侧凸

脊柱侧凸是指脊柱的一个或数个节段向侧方弯曲脊柱畸形。脊柱侧凸可以是结构性的，也可以是非结构性的。非结构性侧凸包括由姿势不正、癔症、神经根刺激等引起的脊柱侧凸，如髓核突出或肿瘤刺激神经根引起的侧凸。还有双下肢不等长、髋关节挛缩以及某些炎症引起的侧凸。病因清除后，脊柱侧凸即能自行矫正。临床上常见的结构性脊柱侧凸有如下几种：

（1）特发性脊柱侧凸；

（2）先天性脊柱侧凸；

（3）神经肌肉型脊柱侧凸；

（4）神经纤维瘤病合并脊柱侧凸；

（5）间充质病变合并脊柱侧凸；

（6）骨软骨营养不良合并脊柱侧凸；

（7）代谢性障碍合并脊柱侧凸；

（8）脊柱外组织挛缩导致脊柱侧凸；

（9）其他原因造成的脊柱侧凸。

一、影像学检查

需要拍摄直立位全脊柱正侧位像、卧位左右弯曲及牵引像、斜位像，腰骶部畸形拍 Ferguson 像，有椎体明显旋转畸形需拍 Stagnara 像，断层像、切位像可以了解局部的细微结构变化；脊髓造影、CT 和 MRI 均常用于先天性侧凸、神经纤维瘤性侧弯的常规检查，了解椎管内情况。阅 X 片的要点：端椎、顶椎、主侧弯、次侧弯。弯度测定应用 Cobb 法及 Fergu-son 法，后者很少用。并进行椎体旋转度的测定，一般选用 Nash-Moe 法判断。儿童成熟度也可以通过手腕部骨龄、椎体骺环发育等确定。Risser 征常用于判断儿童骨骺发育情况，有助于治疗方式的选择。

二、治疗

（一）非手术治疗

包括理疗、体疗、表面电刺激、石膏及支具。但最主要和最可靠的方法是支具治疗。支具治疗的适应证：

（1）20°～40° 之间的轻度脊柱侧凸，婴儿型和早期少儿型的特发性脊柱侧凸，偶尔 40°～60° 之间也可用支具，青少年型的脊柱侧凸超过 40° 时，不宜支具治疗。

（2）骨骼未成熟的患儿宜用支具治疗。

（3）两个结构性弯曲到 50° 或单个弯曲超过 45° 时，不宜支具治疗。

（4）合并胸前凸的脊柱侧凸，不宜支具治疗。因支具能加重前凸畸形，使胸腔前后径进一步减少。

（5）节段长的弯曲，支具治疗效果佳。

（6）40° 以下柔韧性较好的腰段或胸腰段侧凸，波士顿支具效果最佳。

（7）病人及家长不合作者不宜支具治疗。

（二）手术治疗

手术分两个方面：矫形和植骨融合。矫形手术包括后路矫形手术和前路手术。脊柱侧弯矫形的基本原则先考虑矢状面矫形，然后冠状面矫形，最终考虑三维矫形。手术中器械加压可以矫正后凸，产生前凸；撑开则矫正前凸，产生后凸。近年来矫形方法发展很快，但基本上分为两大类：一类为前路矫形，如前路松解、支撑植骨、Dwyer、Zielke、TSRH、CDH 等；另一类为后路矫形，如 Harrington、Luque、Galveston 及 CD、TSRH、Isola 等。有时需要两种或两种以上手术联合使用。

手术适应证：

（1）表现为较大的弯度；

（2）支具治疗不能控制畸形发展，脊柱侧凸的度数继续增加。

（3）非手术治疗无法矫正的侧弯；

（4）先天性脊柱侧凸；

（5）神经纤维瘤病性脊柱侧凸；

（6）其他结构性后凸。

（三）术中、术后严密观察病情

必要时 ICU 监护治疗，手术并发症主要有：

（1）术中脊髓损伤：如果有条件，手术中可进行脊髓功能的监护仪监测，可能较早发现脊髓损伤。

（2）术后早期并发症还可能有气胸、肠梗阻、胆囊炎、胰腺炎、肠系膜上动脉压迫综合征等。术后并发症还有呼吸系统、切口感染、迟发性神经损伤等。

（3）内固定物如椎板钩、椎弓根钉、固定棒螺丝及横向拉杆的脱落、松弛、移位、断裂。

（4）假关节形成，造成脊柱矫形丢失，"曲轴"现象。

（5）未融合节段术后远期出现持续性下腰疼痛和退行性变。

（6）内固定物对神经系统的损伤产生并发症。

（7）远期迟发性感染，一般发生于术后 6 个月～1 年。

（8）长期随访发现矫正的脊柱侧凸可继续丢失 5°～10°，假关节发生率以胸腰段侧凸更为常见。

（四）前路手术适应证

（1）胸腰段、腰段的特发性脊柱侧凸，侧凸 Cobb 角在 40°～60° 的后凸畸形者；

（2）一些侧弯度数较大，通常大于 90° 且 Bending 相仍大于 60°；

（3）年龄小于 10 岁，且 Risser 征为 0 或 1 度，髋臼"Y"型软骨未闭，为防止"曲轴"现象；

（4）某些情况如后方骺板缺如或椎体或切除术后无后方结构时，或先天性畸形、神经纤维瘤病等需要前方矫形融合时。

（五）前、后路一期手术适应证

对于脊柱侧凸 Cobb 角大于 90°（在侧方弯曲像上侧凸仍大于 60°），肺功能实验检测第 1 秒肺通气预测值＞50%，可以行脊柱的前、后路手术。对于年龄小于 10 岁、Risser 征 0 或 1 级、"Y"型软骨未闭的脊柱侧凸患者，为防止"曲轴"现象，也可行前后路一期手术。但具体病例，应根据松解病人具体情况而定。

（六）二期手术指前路准备性手术和后路手术分两期进行

肺功能实验检测第 1 秒肺通气预测值小于 50%，或估计手术时间较长，病人不能耐受时，需要分期手术。对于特别严重的脊柱侧凸则需要分期手术，一期先进行前、后路的松解，牵引 7～14 天后再进行前、后路的器械固定。为改善后路手术的效果和降低神经并发症，对术前侧屈位 X 线片上自动纠正率＜30% 的患者行前路脊柱松解；对严重后凸型脊柱侧凸，则在前路松解的同时行支撑性融合；对于 Risser 征≤1 的患者，即使脊柱很柔软，无前路松解指征，亦可先行前路椎体骨骺阻滞，以避免术后因脊柱曲轴效应而致畸形加重。在前路松解术后 3 周左右，再进行二期后路手术治疗。

第三章 骨关节疾病

第一节 肩关节脱位

一、应用解剖

肩关节是肱骨头与肩盂构成的关节，通常也称盂肱关节，是全身活动范围最大的关节，也是全身大关节脱位中最常见的部位，约占全身四大关节（肩、肘、髋、膝）脱位的40.1%。若肩关节前脱位同时发生盂前缘的压缩性骨折，或肱骨头后侧的压缩性骨折，均可影响盂肱关节的稳定，成为复发脱位的病理基础。

肱骨头近似半圆形，约占圆周的2/5，在冠状面形成130°～135°的颈干角，在横断面有向后20°～30°的后倾角。后倾角的改变与关节的稳定性有一定的关系。

肩盂关节面呈梨形、凹窝状，与肱骨头相吻合，垂直径大于横径。肩盂关节面相当于肱骨头关节面的1/4～1/3。肩盂纵径与肱骨头直径比值小于0.75，或横径与肱骨头直径比值小于0.57，皆可说明肩盂发育不良，会影响盂肱关节的稳定性。盂的纵径及横径与肱骨头直径的比值称为盂肱关节指数。

盂的关节面在75%的正常人中有平均7.4°（2°～12°）的后倾角度。后倾角减小也是盂肱关节不稳定的因素之一。

此外，肩峰及喙突也可限制肱骨头向后上及前上方向的过度移位。

维持盂肱关节稳定的另一因素是关节囊及韧带结构。盂肱关节的关节囊大而松弛，使肱骨头有足够大的活动范围。肩关节的韧带有喙肱韧带，前方的上、中、下盂肱韧带，以及后下盂肱韧带。在通常活动范围情况下，由于关节囊松弛，因此不能发挥防止盂肱关节移位的作用。只有当关节活动到一定的活动范围，在关节囊韧带处于张力状态下，才能发挥其限制肱骨头过度移位的稳定作用。关节囊韧带对盂肱关节的稳定作用是诸稳定因素中最后的防线。

盂唇是一纤维性软骨的边缘，可以加深盂窝，增加对肱骨头的稳定作用。实验切除盂唇软骨后，肩盂防止肱骨头移位的稳定作用减少50%以上。创伤性肩关节前脱位时，大多数病例发生盂唇软骨分离，称为Bankart损伤，这成为复发性肩关节前脱位的重要病因之一。

肩关节的活动实际是盂肱关节、肩锁、胸锁关节以及肩胛胸壁间活动的总和。盂肱关节本身只有 90° 的主动外展活动。

二、损伤机制及肩关节不稳定的分类

肩关节不稳定有多种分类方法。

根据造成脱位的原因可分为创伤性肩关节不稳定和非创伤性盂肱关节不稳定两类。前者一般占 95%～96%，后者一般没有外伤诱因或由极轻微的外力引起，约占 4%。后者肩关节多有骨发育异常，此类疾患，如肱骨头过度后倾、肩盂发育不良或盂的畸形，也可患有神经、肌肉系统疾患或合并有感情和精神病学的问题，常表现双肩不稳定或肩关节多方向的不稳定。

根据关节不稳定的程度可分为肩关节脱位和半脱位。脱位是指肱骨头与肩盂关节面完全分离，不能即刻自动复位。而半脱位是肩关节活动至某一位置的瞬间，肱骨头与盂的关系发生一定程度的错位，产生一定的症状，并可自动恢复到正常的位置。患者有时可感到肩关节有暂时的错动不稳的感觉。

根据关节脱位的时间及发作的次数可分为新鲜脱位、陈旧性脱位和复发性脱位等。文献中有的将脱位超过 24h 者称为陈旧性脱位。但从创伤病理变化以及治疗方法考虑，将脱位时间超过 2 周者称为陈旧性脱位比较合理。复发性脱位是指原始创伤脱位复位后的一段时间内（一般在伤后 2 年以内），肩部受轻微的外力或肩关节在一定位置活动中即又发生脱位，而且在类似条件下反复发生脱位。

根据肩关节不稳定的方向可分为前脱位、后脱位、上脱位和下脱位等。

（1）前脱位

这是最为常见的肩关节脱位类型，约占盂肱关节脱位的 95%。直接外力虽可造成肱骨头脱位，但主要发生机制是肩外展，后伸伴外旋的外力，由于肱骨头的顶压，造成前关节囊和韧带以及盂唇软骨的损伤，外力继续作用可使肱骨头脱向前方。常伴有肱骨大结节或肩袖的损伤。根据肱骨头脱位后的位置不同，前脱位又可分为如下几种类型。

①喙突下型：肱骨头脱位至喙突下方。

②盂下型：肱骨头脱向前下方，位于盂下缘。

③锁骨下型：肱骨头脱位后向内侧明显移位，至喙突的内侧、锁骨下方。

④胸内脱位型：较为少见。肱骨头移位通过肋间进入胸腔，常合并肺及神经、血管损伤。

（2）后脱位

后脱位是较为少见的损伤。发生率占肩关节脱位的 1.5%～3.8%。当肩关节在内收、外旋位肱骨遭受由下向上的轴向外力时，可造成盂肱关节后脱位。

此外，当癫痫发作、电休克治疗时，由于肌肉痉挛收缩也可造成关节脱位。肩部内旋肌群的肌力（胸大肌、背阔肌及肩胛下肌）明显强于外旋肌群的肌力（冈下肌、小圆肌），因此发生后脱位的概率高于前脱位。直接外力作用于肩前方也可造成后脱位。

后脱位造成后方关节囊以及盂唇软骨的损伤，常合并小结节骨折。后脱位又可分为肩峰下脱位（占后脱位的 98%）、后方盂下脱位及肩胛冈下脱位。

（3）盂肱关节下脱位

此脱位类型较为罕见。发生机制为肩部遭受过度外展的外力，使肱骨颈盂肩峰顶触并形成一个支点，将肱骨头自关节囊下方撬出关节，使肱骨头关节面顶端向下，头交锁于盂窝下，肱骨下段竖直向上，因此也称垂直脱位。常合并有严重的软组织损伤。

（4）上脱位

此脱位类型更为罕见。外伤机制是肩在内收位遭受向上方的外力引起。肱骨头向上移位，可造成肩峰、锁骨、喙突或肱骨结节的骨折，以及肩锁关节、肩袖和其他软组织损伤。

三、临床表现及诊断

外伤的原因、外伤时肩关节的位置以及外力作用的方向，有助于对以往脱位方向的分析。此外有无原始脱位的病历资料、X线检查，是否易于复位，都有助于对肩关节不稳定的分析判断。

对疑为肩关节不稳定的患者应详细询问有关病史。应了解是否为第一次发作，以及首次发作的时间。首次脱位年龄越小者，以后成为复发性脱位的发生率越高。年龄20岁以下的患者，首次脱位以后变成复发性脱位的概率是80%～90%。其次应询问致伤外力的大小以及外伤机制。轻微外力即造成脱位者，说明盂肱关节稳定因素有缺陷，易转化为复发不稳定。而严重外伤引起脱位者，由于软组织损伤较重，经修复形成瘢痕组织，可使盂肱关节变得更为稳定。

急性前脱位的临床表现为肩部疼痛、畸形、活动受限，患者常以健手扶持患肢前臂、头倾向患侧以缓解疼痛症状。上臂处于轻度外展、外旋、前屈位。肩部失去圆钝平滑的曲线轮廓，形成典型的方肩畸形。患肩呈弹性固定状态于外展约30°位。肩峰下触诊空虚感，常可在喙突下、腋窝部位触及脱位的肱骨头。患肩不能内旋、内收。当患肢手掌置于健肩上，患侧肘关节不能贴近胸壁；或患侧肘先贴近胸壁，患侧手掌则不能触及健侧肩，即所谓Dugas征阳性。

诊断脱位时应注意合并肱骨颈骨折和结节骨折的可能。合并大结节骨折的发生率较高，此外应常规检查神经、血管。急性脱位合并腋神经损伤的概率为33%～35%。

陈旧性肩脱位的体征基本同于新鲜脱位，但肿胀、疼痛较轻。依脱位时间长短和肢体使用情况不同，肩关节可有不同程度的活动范围。肩部肌肉萎缩明显，以冈上肌及三角肌为著。

陈旧性肩关节前脱位的病理改变是在新鲜脱位病理损伤基础上，随着时间的迁延，一些损伤组织得到修复，另一些组织由于废用和挛缩发生了相应的继发病理改变。

（1）关节内和关节周围血肿机化，形成大量纤维瘢痕组织填充肩盂，并与关节囊、肩袖和肱骨头紧密粘连，将肱骨头固定于脱位的部位。

（2）关节周围肌肉发生失用性肌肉萎缩，关节囊、韧带和一些肌肉发生挛缩并与周围组织粘连，以肩胛下肌、胸大肌及肩袖结构尤为明显。

（3）原始损伤合并肱骨大结节骨折者，可发生畸形愈合。骨折周围可有大量骨痂以及关节周围骨化。

（4）关节长期脱位后，肱骨头及肩盂关节软骨发生变性、剥落，关节发生退行性改变。

（5）肱骨近端、肱骨头以及肩盂由于长期失用，可发生骨质疏松，骨结构强度减低。

以上病理改变增加了闭合复位的难度，脱位时间越久，越不容易复位。强力手法复位，不但易于造成肱骨近端骨折，而且由于臂丛神经及腋部血管与瘢痕组织紧密粘连，也易造成损伤。即使采用切开复位，也需由有经验医生谨慎操作。

急性后脱位的体征一般不如前脱位明显、典型，误诊率可高达60%。因此肩关节后脱位有"诊断的陷阱"之称。有如下几个方面的原因：

（1）肩后脱位绝大多数为肩峰下脱位，而这种类型的脱位没有前脱位明显的方肩畸形以及肩关节弹性交锁现象。患侧上臂可靠于胸侧。

（2）只拍摄前后位X线片时，肱骨头没有明显脱位的表现。骨科医师只依赖于正位片表现排除了脱位的可能是造成误诊的主要原因。

（3）X线片上发现一些骨折，并主观认为这些损伤就是引起肩部症状的全部原因，从而不再认真检查主要的损伤。

下方脱位的临床体征非常明显、典型。上臂上举过头，可达110°～160°外展位，因此也称为竖直性脱位。肘关节保持在屈曲位，前臂靠于头上或头后，疼痛症状明显，腋窝下可触及脱位的肱骨头。常合并神经、血管损伤。在老年人中多见。

上方脱位时上臂在内收位靠于胸侧。上臂外形变短、肱骨头上移，肩关节活动明显受限。活动时疼痛加重。易合并神经、血管损伤。

外伤后怀疑有肩关节脱位时，需拍摄X线片确定诊断，以明确脱位的方向、移位的程度以及有无合并骨折，更为重要的是明确有无合并肱骨颈的骨折。不能只根据临床典型的体征做出脱位的诊断，更不能不经X线检查就采取手法复位治疗。否则不仅复位会遇到困难，也有可能造成医源性骨折，使治疗更为复杂、困难，形成医疗纠纷。因此目前建议对肩部骨折脱位采用创伤系列X线片投照，即肩胛面正位、肩胛侧位和腋位投照。

肩胛骨腋窝缘与肱骨上端后内缘的影像形成一光滑的弧形曲线，称为Moloney线。肱骨头前脱位时，由于头向前移，肱骨头外旋，使颈干角及肱骨颈的轮廓充分显现，因此在穿胸位X线片上Moloney顶端弧线增宽。而后脱位时，由于肱骨头及肱骨颈向后上方移位，因此使Moloney弧形变窄，顶上变尖。

必要时行CT检查可清楚显示盂肱关节脱位的方向以及合并的骨折。

四、治疗

（一）新鲜肩脱位

新鲜肩脱位的治疗原则应当是尽早行闭合复位，不仅可及时缓解患者痛苦，而且易于复位。一般复位前应予适当的麻醉。复位手法分为以牵引手法为主或以杠杆方法为主两种。一般以牵引手法较为安全。利用杠杆手法较易发生软组织损伤及骨折。常用以下几种方法复位。

Hippocaratic复位法：至今仍被广泛应用。只需一人即可操作。患者仰卧位，术者站于床旁，术者以靠近患肩的足蹬于患肩腋下侧胸壁处，双手牵引患肢腕部，逐渐增加牵引力量，同时可轻微内、外旋上肢，解脱肱骨头与盂的交锁并逐渐内收上臂。此时常可感到肱骨头复位的滑动感和复位的响声。复位后肩部恢复饱满的外形。此时复查 Dugas 征变为阴性，肩关节恢复一定的活动范围。

Stimson 牵引复位法：患者俯卧于床上，患肢腕部系一宽带，悬 2.268kg（5 磅）重物垂于床旁，根据患者体重及肌肉发达情况可适当增减重量，依自然下垂位牵引约 15min。肩部肌肉松弛后往往可自行复位。有时需术者帮助内收上臂或以双手自腋窝向外上方轻推肱骨头，或轻轻旋转上臂，肱骨头即可复位。此方法是一种安全、有效的复位方法。一般不需麻醉。

Kocher 复位法：一种利用杠杆手法达到复位的操作。此操作需有助手以布单绕过患者腋部及侧胸部行反牵引，然后术者沿患肢上臂方向行牵引，松脱肱骨头与肩盂的嵌压，使肱骨干顶于前侧胸壁形成支点，内收、内旋上臂，使肱骨头复位。操作时手法应轻柔，动作均匀缓慢，严禁采用粗暴、突然的发力，否则易造成肱骨颈骨折或引起神经、血管损伤。

闭合复位时易造成医源性肱骨颈部骨折。在复位前应仔细阅片再行复位。合并有结节骨折的病例，发生颈部骨折的概率较大。手法复位后应常规再拍摄 X 线片，以证实肱骨头确已复位，同时也可观察有无新的骨折。此外应复查肢体的神经、血管情况。

患肩复位后，将患肩制动于内收、内旋位，腋窝垫一薄棉垫，可以用颈腕吊带或三角巾固定。制动时间可依患者年龄而定：患者年龄越小，形成复发脱位的概率越大；30 岁以下者可制动 3～5 周；年龄较大的患者，易发生关节功能受限，因此应适当减少制动的时间。早期开始肩关节功能锻炼。

新鲜脱位闭合复位不成功，可能是移位的大结节骨块阻挡或关节囊、肩袖、二头肌腱嵌入阻碍复位。此时需行手术复位。此外，当肱骨头脱位合并肩盂大块移位骨折、肱骨颈骨折时，多需手术切开复位。

新鲜盂肱关节后脱位的复位：患者仰卧位，沿肱骨轴线方向牵引，如肱骨头与盂后喙有交锁，则需轻柔内旋上臂，同时给予侧方牵引力以松脱肱骨头与盂缘的嵌插交锁。此时从后方推肱骨头向前，同时外旋肱骨即可复位。复位后如较为稳定，可用吊带或包扎固定于胸侧。将上臂固定于轻度后伸旋转中立位 3 周。如复位后肱骨头部稳定，则需要将上臂置于外旋、轻后伸位以肩人字石膏或支具固定，也可在复位后以克氏针通过肩峰交叉固定肱骨头。3 周后去除固定开始练习肩关节活动。

若闭合复位不成功，或合并小结节骨折头复位后骨折仍有明显移位、复位后不稳，则需行切开复位固定。肱骨头骨折缺损较大时，可用肩胛下肌或连同小结节填充缺损处。

盂肱关节下脱位时应先行闭合复位。沿上臂畸形方向向外上方牵引，以折叠的布单绕过患肩向下方做反牵引。术者自腋窝部向上推挤肱骨头，同时逐渐内收上臂以达复位。有时由于肱骨头穿破关节囊不能闭合复位时，则需切开复位。

盂肱关节上脱位较少见，一般采用闭合复位治疗。若合并肩峰骨折使关节复位后不稳时，则需手术治疗，固定移位的骨折。

（二）陈旧性肩关节脱位

陈旧性肩关节脱位的治疗方法难以确定。一般根据患者的年龄、全身状况、脱位的时间、损伤的病理、症状的程度以及肩活动范围等因素综合分析决定。首先确定脱位是否还需要复位，如需复位，能否行闭合复位。如需手术治疗采用何种手术方式。如下几种治疗方法可供做治疗参考。

1. 功能治疗

功能锻炼适用于年老、体弱、骨质疏松患者。脱位时间超过 2 个月以上的中年患者或半年以上的青年患者，由于软组织粘连，关节软骨的退变，难以手术复位并取得满意的手术治疗效果。一般通过 2～3 个月的功能锻炼，肩关节的功能活动可得到明显改进，可胜任日常的生活和工作。

2. 闭合复位

一般适用于脱位时间在 1 个月以内，无神经、血管受损的青壮年患者。合并有骨折者一般应行手术复位。脱位时间在 1～2 个月者也偶有闭合复位成功的机会。脱位时间越长，闭合复位越困难。

陈旧性脱位行闭合复位时，必须在麻醉下进行，以使肌肉完全松弛。复位时先行手法松动肱骨头周围的粘连。一助手固定住肩胛骨，另一助手握住患肢前臂行轻柔牵引。术者握住患者上臂轻轻摇动并旋转肱骨头，逐渐增大活动范围以松解开肱骨头周围的粘连。在牵引下经证实肱骨头已达到肩盂水平，且头与盂之间无骨性嵌插阻挡时，可根据不同脱位的方向试行复位的手法。推挤和旋转肱骨头使其复位。复位中禁用暴力和杠杆应力，以免造成骨折或引发神经、血管损伤。

3. 切开复位

适用于脱位时间半年以内的青壮年患者，或脱位时间虽短，但合并有大、小结节骨折或肱骨颈骨折患者。由于软组织损伤、瘢痕粘连，肱骨头固定，腋动脉及臂丛神经变位并与瘢痕组织粘连。因此陈旧性盂肱关节脱位切开复位的手术是困难而复杂的，很容易造成神经、血管的损伤。行切开复位时应靠近肱骨头处切断肩胛下肌腱和关节囊，松解出肱骨头。复位后如不稳定，可用克氏针交叉固定。

4. 人工肱骨头置换术

适用于脱位时间较长，关节软骨面已软化，或肱骨头骨缺损大于 30% 的患者。由于人工关节置换术的进展，目前已很少采用单纯肱骨头切除术和肩融合术来治疗陈旧性肩关节脱位。

五、并发症

（一）肩袖损伤

前脱位时合并肩袖损伤较为多见，后脱位时较少发生。Pettersson 报道经关节造影证实有肩袖撕裂者高达 31.3%。Tijmes 报道损伤率为 28%，并指出随年龄增加，发生率有增加趋势。肩袖损伤时肩外展、外旋活动受限、疼痛。超声检查及关节造影或关节镜、MR 检查有助于诊断。症状明显时需行手术治疗。

（二）血管损伤

肩脱位可合并腋动脉、腋静脉或腋动脉分支的损伤，常见于老年人，血管硬化患者。

可发生于脱位时，或闭合复位时，也可发生于手术切开复位时。陈旧性脱位切开复位时，由于血管解剖位置变动和粘连，更易遭受损伤。血管造影可诊断损伤的部位。确定诊断后必须行手术治疗。多需行人造血管移植或大隐静脉移植修复。不宜采用血管结扎治疗，否则可造成上肢的功能性障碍其至坏死。

（三）神经损伤

肩关节前脱位合并神经损伤比较常见。有的报道发生率为 10.5% ～ 25%。最常见为腋神经损伤，其次为肩胛上神经、桡神经、肌皮神经损伤。由于神经损伤多为牵拉伤，大多数病例在 4 个月内可恢复。神经损伤应早期诊断，密切观察，积极进行理疗。腋神经损伤完全恢复可延迟至伤后 1 年。如果伤后 10 周仍无恢复迹象，则预后不好。

（四）肩关节复发脱位

复发性脱位是急性脱位的常见并发症，多见于年轻患者。创伤性盂肱关节脱位后，使关节囊、盂唇软骨撕脱，肱骨头发生嵌压骨折，从而改变了关节的稳定性，形成了复发脱位的病理基础。

创伤性原始脱位复位后的制动时间及制动方式一般认为应根据患者不同年龄采用不同时间的制动，对损伤的软组织的修复和对恢复稳定性是有益的。

（五）肱二头肌腱滑脱

肱二头肌腱滑脱有时可成为阻碍肱骨头复位的因素，常需手术切开复位，修复肩横韧带。如果肩横韧带不能正常修复，可形成晚期复发性二头肌腱长头滑脱，肩关节屈伸、旋转活动时肱二头肌腱反复脱位与复位可造成弹响及疼痛，需行手术治疗。

（六）合并肩部骨折

1. 大结节骨折

有 15% ～ 35% 的盂肱关节前脱位病例合并有肱骨大结节骨折。绝大多数病例当脱位复位后，大结节骨块也得到复位。如肱骨头复位后，大结节仍有明显移位（大于 1cm），则会明显影响肩关节功能，应行手术复位，以螺钉或张力带钢丝固定。

2. 小结节骨折

常在后脱位时发生，一般脱位复位后骨折也即复位，不需特殊处理。如骨块较大或复位不良时，需行手术复位固定。

3. 肱骨头骨折

前脱位时头后侧与盂前缘相撞击可形成头的压缩性骨折，称为 Hill-Sachs 损伤。有的报道新鲜前脱位的发生率为 27% ～ 38%。但在复发性盂肱关节前脱位的病例中，肱骨头骨折的发生率可高至 64% ～ 82%，肱骨头压缩性骨折是肩脱位的并发症，同时又可成为复发脱位的因素。后脱位时可发生肱骨头前内侧的压缩性骨折，可形成肩后方不稳，可行肩胛下肌腱及小结节移位治疗。

4. 肩盂骨折

肱骨头脱位时可造成盂缘的压缩骨折、片状撕脱骨折，也可造成大块的肩盂骨折。压缩骨折可影响盂肱关节的稳定性，形成复发脱位的因素。大块的肩盂骨折，如有移位，可影响肱骨头的稳定，应手术复位固定。

5. 肩峰骨折

由肱骨头脱位撞击引起，当肱骨头脱位合并肩峰骨折时候，复位应以内固定物固定肩峰骨块，以防止肱骨头继发脱位。

肱骨头上移撞击肩峰造成骨折时，尚应考虑到夹于其间的肩袖也有可能被损伤，应及时诊断并给予治疗。

6. 喙突骨折

前脱位合并喙突骨折多因肱骨头撞击引起，此情况较为少见。一般移位不大，不需特殊处理。

7. 外科颈骨折

肱骨头脱位合并外科颈骨折是少见的严重损伤，可见于外伤后，也可发生于复位治疗时。肩脱位合并外科颈骨折应与单纯外科颈骨折合并肱骨头假性脱位鉴别。肩脱位合并外科颈骨折多需切开复位。手术操作时应注意减少软组织剥离，尽力保留肱骨头的血液循环免受进一步损伤。

8. 解剖颈骨折

此损伤是少见的严重损伤，只能依 X 线片与外科颈骨折合并脱位相鉴别。因肱骨头失去血液循环供应，易发生缺血坏死，治疗宜采用人工肱骨头置换术。

9. 肩脱位合并肱骨干骨折

此种损伤组合较为少见。由于肱骨干骨折后局部的疼痛、肿胀畸形，掩盖了肩部的症状及畸形，故容易造成肩关节脱位诊断的漏诊。肩关节脱位多可行闭合复位治疗。肱骨干骨折采用切开复位内固定，以利于早期开始肩关节功能锻炼。

第二节　肩锁关节脱位

一、应用解剖

肩锁关节为滑膜关节，由锁骨的肩峰端与肩峰的关节面构成。锁骨的肩峰端扁平，指向外下。肩峰关节面位于肩峰内缘，指向内上。

肩锁关节的稳定由三部分装置维持：①关节囊及其加厚部分形成的肩锁韧带，控制肩锁关节水平方向上的稳定性。②前方三角肌及斜方肌的腱性附着部分。③由喙突至锁骨的喙锁韧带，控制肩锁关节垂直方向上的稳定性。喙锁韧带分为斜方韧带和锥状韧带两部分。斜方韧带呈四边形，起于喙突上面的后部，附着于锁骨肩峰端前外侧的粗糙骨嵴即斜方线，其上内面为锁骨下肌，下外面为冈上肌，前方游离。锥状韧带呈三角形，在斜方韧带之后，起自喙突缘的后部，附着于锁骨外侧端的下后面。锥状韧带与斜方韧带之间有滑囊或脂肪相隔。如：单纯切断肩锁韧带仅出现半脱位；同时切断肩锁及喙锁韧带则可引起全脱位；切断关节囊，同时切断斜方韧带或锥状韧带，也可引起全脱位，故喙锁韧带对维持肩锁关节的完整性极为重要。

肩锁关节内有一棱柱状纤维软骨盘。软骨盘的大小和形状变异很大，仅 1% 的人有完整的软骨盘。软骨盘发育正常时可以将关节腔完全分开成两个部分。

Bosworth 认为锁骨与喙突之间的间隙不超过 1.3cm；Bearden 报道喙锁间隙为 1.1 ～ 1.3cm。

肩锁关节的运动：对肩锁关节活动范围的研究是一个循序渐进的过程。目前普遍认为，无论肩关节做任何动作，肩锁关节仅有 5°～ 8° 的活动范围。这样解释肩锁关节融合以及喙锁间拉力螺钉的使用，对肩关节没有明显的限制。在上肢完全上举过程中，锁骨旋转 40°～ 50°，这样的旋转范围与肩胛骨的同步旋转关系密切，与肩锁关节没有明显的关系。

二、损伤机制

1. 直接暴力

最常见的损伤动作是摔倒时，上肢保持内收位，肩部的前上或后上撞地，外力将肩峰推向下、向内导致肩锁关节囊、肩锁韧带不全或完全断裂，三角肌和斜方肌附着点撕裂，喙锁韧带不全或完全断裂。

2. 间接暴力

（1）作用于上肢向上的间接暴力

摔倒时，外力经手掌向上传导，通过肱骨头作用于肩峰，造成肩锁韧带损伤，而喙锁韧带完整，喙锁间隙减小。如果暴力非常大，则会出现肩峰骨折、肩锁韧带断裂和盂肱关节向上脱位。这是一种非常少见的损伤机制。

（2）作用于上肢向下的间接暴力

外力通过向下牵拉上肢，间接作用于肩锁关节。这也是一种少见的损伤机制。

三、分类

基于肩锁关节解剖学的特殊性，与其他的关节不同，肩锁关节损伤的不同诊断取决于关节囊韧带（肩锁韧带）、关节外韧带（喙锁韧带）和周围肌肉结构（三角肌和斜方肌）损伤的程度。

Rockwood 分型：肩锁关节损伤共分为 6 型。

Ⅰ型：轻度损伤，肩锁关节部分韧带损伤，肩锁关节完整，喙锁韧带完整，三角肌和斜方肌完整。

Ⅱ型：中度损伤，有肩锁关节囊破裂，肩锁关节间隙增宽，与健侧对比有轻度的垂直方向上的分离，喙锁韧带部分损伤，喙锁间隙轻度增宽，三角肌和斜方肌完整。

Ⅲ型：重度损伤，肩锁韧带完全断裂，肩锁关节脱位，肩部复合体向下移位，喙锁韧带完全断裂，与健侧对比，喙锁间隙增加 25% ～ 100%。三角肌和斜方肌在锁骨远端附着处剥离。Ⅲ型的另一种表现：肩锁关节脱位合并喙突骨折，软组织严重损伤，或锁骨外端顶破关节囊呈纽扣式损伤。

Ⅳ型：肩锁韧带完全断裂，肩锁关节脱位，锁骨向后脱位，位于肩峰的后面，刺入或穿透三角肌。喙锁韧带完全断裂，与健侧对比喙锁间隙可以正常或改变（增宽或减小），三角肌和斜方肌在锁骨远端附着处剥离。

Ⅴ型：肩锁韧带完全断裂，喙锁韧带完全断裂，肩锁关节脱位，锁骨与肩峰距离明显增宽（与健侧对比增加100%～300%），三角肌和斜方肌在锁骨远端附着处剥离。

Ⅵ型：肩锁韧带完全断裂，喙突下型喙锁韧带完全断裂，肩峰下型喙锁韧带保持完整，肩锁关节脱位，锁骨移位至肩峰或喙突下方。喙突下型喙锁关系颠倒（锁骨位于肩峰下方），肩峰下型喙锁间隙减小（锁骨在肩峰下方）。三角肌和斜方肌在锁骨远端附着处剥离。

四、临床表现及诊断

（一）损伤表现

1. Ⅰ型损伤

肩锁关节有轻到中度压痛和肿胀，不能触及关节脱位，喙锁间隙无压痛。

2. Ⅱ型损伤

肩锁关节半脱位，关节处有中到重度疼痛。如果在伤后较短的时间内对患者进行查体，可触及锁骨远端稍高于肩峰。活动肩关节时，肩锁关节疼痛。锁骨远端不稳定和呈现漂浮感。在喙锁间隙内可有压痛。

3. Ⅲ型损伤

肩锁关节完全脱位，典型的体征是患肢内收贴近躯干，并稍上提以缓解肩锁关节的疼痛。肩部复合体向下移位，锁骨将皮肤挑起而显得更加明显。患肢的活动特别是外展活动受限。

肩锁关节、喙锁间隙和锁骨外侧1/4上方压痛。锁骨远端在水平及垂直方向上均不稳定。Delbet将其形象地比作钢琴键。

4. Ⅳ型损伤

Ⅳ型肩锁关节损伤的患者除了具有Ⅲ型损伤的临床表现外，还有在患者坐位时，从上方检查患肩，与健侧相比，锁骨远端向后移位。有时甚至向后明显移位，穿透三角肌，将后侧的皮肤挑起。肩关节的活动更加受限，常常伴有胸锁关节脱位。

5. Ⅴ型损伤

Ⅴ型肩锁关节损伤较Ⅲ型损伤更为严重，锁骨远端向上明显脱位至颈部基底，这是上肢向下移位的结果。因附着在锁骨上的肌肉组织和软组织撕裂范围更加广泛，患者肩部疼痛的症状较Ⅲ型损伤更为严重。如果肢体向下移位严重，则可发生臂丛神经牵拉损伤的症状。

6. Ⅵ型损伤

从上面看，与健侧肩关节的圆形轮廓相比，患肩变得较为平坦，肩峰明显突起。造成锁骨喙突下脱位的暴力往往非常大，有时发生锁骨骨折、上位肋骨骨折和臂丛上根神经的损伤。合并这些损伤时，肩部肿胀明显，肩锁关节损伤易被忽略。Patterson、McPhee、Schwarz及Kudera、Gerber及Rockwood报道的病例中，没有并发血管损伤的病例。但在复位之前有短暂的感觉异常，复位后，神经症状消失。

（二）放射学诊断

应用常规的肩关节技术对肩锁关节进行放射学检查，会发生X线曝光过度，使一些细小的骨折被漏诊。

1. 前后位

常规的前后位 X 线片应在站立位或坐位时拍摄。Zenca 认为肩锁关节真正的前后位 X 线片上，锁骨远端与肩胛骨的肩胛冈重叠，故推荐行头倾 10°～ 15° 进行投射，这样可以显示细小的骨折和脱位。

2. 侧位

当怀疑肩锁关节脱位时，应行患侧及健侧的肩部轴侧位摄片，这样可以显示锁骨的前后移位以及在前后位 X 线片上不能见到的细小骨折。

3. 应力位 X 线片

临床上有明显肩锁关节损伤病史，并有完全脱位的典型畸形的病例，在常规的 X 线片上表现为喙锁间隙增宽。但有些病例因健侧上肢的保持性上托作用，使脱位的肩锁关节复位，其在常规 X 线片上不能发现。另外在常规 X 线片上，很难区别肩锁关节 Ⅱ 型损伤和肩锁关节 Ⅲ 型损伤。因此怀疑肩锁关节脱位时，应常规行肩锁关节的应力位 X 线片，来检查喙锁韧带的完整程度。

（三）放射学评估

1. 正常关节

肩锁关节的宽度和形状在冠状位个体之间差异很大。Urist 研究 100 例正常肩锁关节的 X 线片后发现，49% 的肩锁关节由外上斜向内下，锁骨远端关节面在肩峰关节面之上；27% 垂直；3% 由内上斜向外下，锁骨远端关节面在肩峰关节面之下。另外 21% 肩锁关节不一致，锁骨位于肩峰关节面的上方或下方。Nguyen 研究了 300 例正常的肩锁关节发现：51% 锁骨远端关节面在肩峰关节面之上；18% 垂直；2% 锁骨远端关节面在肩峰关节面之下；29% 肩锁关节不一致。

Nguyen 认为肩锁关节间隙随着年龄的增加而减小，肩锁关节的正常宽度为 0.5 ～ 7mm。60 岁以上的老年患者肩锁关节间隙为 0.5mm，可以视为正常。男性肩锁关节间隙大于 7mm、女性大于 6mm 则为异常。

喙锁间隙在个体之间也存在明显差异。Bearden 认为喙锁间隙的正常范围为 1.1 ～ 1.3mm，患侧间隙较健侧增宽 50%，提示肩锁关节完全脱位。

2. 损伤的肩锁关节

（1）Ⅰ 型损伤

Ⅰ 型损伤在 X 线片上肩锁关节正常，仅软组织有轻微肿胀。

（2）Ⅱ 型损伤

Ⅱ 型损伤锁骨外侧端稍高于肩峰。肩胛骨轻微的内旋和因斜方肌的牵拉，锁骨向后轻度脱位，与健侧相比患肩稍增宽。应力 X 线片上双肩的喙锁间隙相同。

（3）Ⅲ 型损伤

肩锁关节完全脱位，锁骨外侧端高于肩峰上缘，喙锁间隙明显增大。有时可有锁骨远端或肩峰的骨折。肩锁关节完全脱位伴喙突骨折非常少见，且在常规 X 线片上很难发现。所以在肩锁关节完全脱位而喙锁间隙正常时，应高度怀疑喙突骨折。

（4）Ⅳ型损伤

Ⅳ型肩锁关节损伤在 X 线片上表现除了锁骨远端向上移位、喙锁间隙增大之外，最显著的特征是在轴侧位 X 线片上锁骨远端的向后移位，必要时行 CT 检查判断锁骨向后移位的情况。

（5）Ⅴ型损伤

Ⅴ型肩锁关节损伤的 X 线表现是喙锁间隙的明显增大（健侧的 2～3 倍）。

（6）Ⅵ型损伤

肩锁关节向下脱位有两种类型，即肩峰下型和喙突下型。肩峰下型喙锁间隙减小，锁骨远端在肩峰下方。喙突下型的特点是喙锁关系颠倒，锁骨在喙突下方。因为这种损伤通常是严重创伤所致，经常伴有锁骨和肋骨的骨折。

五、治疗

（一）Ⅰ型损伤

Ⅰ型肩锁关节损伤的特点是肩锁关节部分韧带损伤，肩锁关节完整，喙锁韧带完整。通常休息 7～10d 后症状消失。冰袋冷敷有助于减轻不适。但应防止肩关节进一步损伤，直到损伤处无疼痛，关节活动正常。

（二）Ⅱ型损伤

Ⅱ型肩锁关节损伤，肩锁韧带撕裂，喙锁韧带紧张、完整。

1. 非手术治疗

大多数学者认为Ⅱ型肩锁关节损伤可应用非手术方法治疗，但 Bergfeld 与其同事的报道以及 Cox 的研究认为，Ⅰ型、Ⅱ型肩锁关节损伤保守治疗后会发生严重的肩锁关节不稳定，这与以前的认识不同。

Ⅱ型肩锁关节损伤保守治疗的方法很多，一些学者试图应用加压绷带和三角巾、黏着性胶带、挽具、支具、牵引技术和许多的石膏管型将半脱位的肩锁关节复位。Allman 推荐使用 Kenny-Howard 挽具固定 3 周。他认为需要 3～6 周持续的压力作用于锁骨上面，才能使韧带愈合。

2. 手术治疗

Ⅱ型肩锁关节损伤后常出现持续的疼痛，可能是因为锁骨创伤后的骨溶解，撕裂的关节囊韧带进入关节，关节软骨或关节盘脱落进入关节等因素引起。Bateman 将其描述为关节内紊乱，有时需要肩锁关节成形术来缓解疼痛，如果锁骨远端关节面退变，应将锁骨远端 2cm 切除，同时行关节清理和关节盘切除术。

（三）Ⅲ型损伤

1. 非手术治疗

在早期，有的学者主张采用闭合复位，用加压绷带保持锁骨复位后的位置，即在下压锁骨远端的同时，用三角巾或绷带将上臂上提。他们认为，除了存在不可避免的肩锁关节畸形外，疗效较好。目前最为常用的两种方法为：①闭合复位，用悬带或支具维持锁骨复位后的位置；②短期悬吊后，早期活动，即所谓的技巧性忽略，伤后行 1 ~ 2 周的三角巾悬吊，然后行康复锻炼。Hawkins、Dias、Schwarz 分别报道了对Ⅲ型肩锁关节损伤的患者采用技巧性忽略的方法治疗，90% ~ 100% 的患者对疗效满意。

2. 手术治疗

由于肩锁关节及周围解剖的特殊性和创伤解剖变化的复杂性，有关Ⅲ型肩锁关节损伤的治疗方法虽有百余种，但效果都不理想。Ⅲ型肩锁关节损伤的修复主要有 4 种手术方法：①肩锁关节复位内固定、韧带修复与重建；②喙锁间内固定、韧带修复与重建；③锁骨外端切除；④肌肉动力性转移。目前的治疗方法多在这 4 种方法的基础上进行改进，或将其中的几种方法结合应用。

肩锁关节损伤的不同手术方法：①克氏针内固定；②钢丝或丝线重建喙锁韧带；③松质骨螺钉重建喙锁韧带；④喙锁韧带完整，行锁骨远端切除；⑤喙锁韧带断裂缺失，行锁骨远端切除，喙锁间行韧带、筋膜或丝线重建。

肩锁关节脱位手术治疗应符合以下原则：①使肩锁关节恢复正常的解剖位置；②修整或清除破裂或退变的关节面和关节间软骨盘；③修复、重建、稳定关节的韧带、关节囊以维持正常的肌力平衡；④可靠的固定至修复重建的韧带牢固愈合；⑤防止肩周围组织并发症。

固定肩锁关节的方法较多，包括：①肩锁关节张力带钢丝技术；② Stehli 钢板；③ Bbsworth 螺钉；④ Wolter 钢板；⑤ Rahmanzadeh 钢板；⑥ Basler 钢板。多数学者不主张应用克氏针，认为克氏针太细，容易发生断裂和移位。

喙锁韧带重建的方法有：①喙肩韧带转移；②喙突转移；③钢丝或丝线替代；④阔筋膜筋膜条或掌长肌腱重建；⑤生物聚酯人工韧带、碳纤维人工韧带、涤纶毡片人工韧带。喙肩韧带转移、喙突上移术后再脱位发生少，但手术损伤大，会产生新的畸形，故对陈旧性脱位较适用。早期手术常取大腿的阔筋膜制成筋膜条或用掌长肌腱重建喙锁韧带，创伤大，患者较难接受，术后效果也不稳定。人工韧带具有良好的生物相容性、柔韧性和强度，损伤小，且能避免两次手术，对青年及运动员患者尤为适用。

对于急性损伤，我们推荐使用肩锁关节张力带钢丝技术，同时尽量一期修复喙锁韧带。采用 Robers 切口，沿肩峰前上缘和锁骨外侧 1/4 处做一弧形切口，保护头静脉，分离肩峰和锁骨外侧缘的三角肌起点，显露肩锁关节关节囊及肩峰，向外侧剥离或牵开三角肌可以暴露喙突。检查脱位的肩锁关节，将损伤的关节软骨切除，清除关节内嵌入的软组织，使其脱位的锁骨下端复位，在保持良好的复位情况下，从肩峰外侧缘，向锁骨远端钻入 2 枚克氏针，2 枚克氏针间距为 1.5cm，穿入锁骨约 3cm。在锁骨上钻孔，穿过钢丝，8 字绕过克氏针尾端并拧紧固定。将针尾折弯 90°，留于肩峰外侧皮下，最后用羊肠线或粗丝缝合断裂的喙锁韧带。

3. 术后处理

术后均用三角巾悬吊患侧上肢，并屈肘、内收、内旋 2 周。嘱患者早期锻炼手腕及行肘关节活动，3 周后逐渐练习肩关节前屈、后伸，禁止外展。8 ~ 10 周去除内固定。

但有学者认为，直接用克氏针或斯氏针穿越肩锁关节会引起关节的创伤性退变，故推荐应用松质骨螺钉直接固定锁骨与喙突。对于陈旧性脱位，我们推荐使用喙突转移来重建喙锁韧带，如果锁骨远端病变严重，可行锁骨远端切除。

（四）Ⅳ型、Ⅴ型和Ⅵ型损伤

目前普遍认为，Ⅳ型、Ⅴ型和Ⅵ型损伤因锁骨远端移位较大，并向后穿入斜方肌或移位至喙突下，需行手术治疗。治疗方法同Ⅲ型损伤。

近 10 年来有两种专用钢板治疗肩锁关节脱位。

1. Wolter 钢板

此钢板分左右侧，由与锁骨贴合的窄钢板及其延长部分的坚强、钝性的钩组成，并有三孔及五孔之分。

使用时，Wolter 钢板的钢板部分放到锁骨上，Wolter 钢板的钩放到在肩峰上钻好的孔中，钩应在关节囊外，并位于肩锁关节的后方。

手术适应证：

（1）肩锁关节脱位Ⅱ度和Ⅲ度。

（2）肩锁关节脱位 Rockwood 分型Ⅳ、Ⅴ、Ⅵ型。

（3）合并锁骨远端骨折。

手术操作步骤：

（1）患者取仰卧位，抬高患侧肩背约30°，头部转向对侧。沿锁骨至肩峰弧形切开皮肤，暴露锁骨远端，肩锁关节和肩峰（如果未显露出肩峰，可以弧形延长切口或将抬高的锁骨向下压低即可显露）。

（2）复位肩锁关节使其恢复解剖位置，可用复位钳或克氏针临时固定。将模板置于锁骨上方，确认板上螺钉定位孔都在锁骨上，在肩锁关节囊的外侧依据模板选取 Wolter 钢板的肩峰位点，用 4.5mm 的钻头向肩峰上钻孔。肩峰孔点大约距肩峰内侧缘 1.5cm。

（3）在关节囊外、位于肩锁关节后方置入 Wolter 钢板钩。将钩贴着肩峰后内侧边缘的肩峰下骨面向钻孔处滑行，感到钩进入骨孔时下压钢板，使钩从孔内穿出。下压钢板使钢板与锁骨相贴，如钢板近端有一定的弹力而肩锁关节仍位于解剖位则刚合适；如钢板近端上翘不能压在锁骨上，则需取出钢板以钩板连接处为弯点向下折弯；如钢板近端无弹力即能压贴在锁骨上，则需取出钢板以钩板连接处为弯点向上折弯，否则会造成肩锁关节未完全复位的情况；如钩的末端过长可剪除。

（4）将 Wolter 钢板向近侧拉紧，避免肩锁关节间隙增宽，用螺钉固定 Wolter 钢板的钢板部分。修补肩锁韧带，喙锁韧带可不用修补。

2. AO 肩锁钢板

此钢板也分左右侧，由与锁骨贴服的钢板及其呈枪刺状的延长端构成。

手术适应证与 Wolter 钢板相同。

手术方法与 Wolter 钢板相似，但不用在肩峰处钻孔，将呈枪刺状的延长端插入肩锁关节后方的肩峰下即可，其枪刺状的延长端常需向上折弯。

AO 肩锁钢板无法拉紧肩锁关节间隙，术后 X 线片常可发现肩锁关节间隙增宽。AO 肩锁钢板更适用于锁骨远端骨折。

六、并发症

喙锁韧带骨化，Arner 报道喙锁韧带骨化的发生率为 57% ～ 69%。一些学者认为喙锁韧带骨化的发生与手术有关。但 Millbourn 发现喙锁韧带骨化也发生在 Ⅰ 型和 Ⅱ 型损伤中。多数学者认为喙锁韧带骨化的发生与最终疗效无关，无须进一步处理。

喙突骨折不愈合，非常罕见。喙锁韧带骨化常表现为上举时不适，肩关节无力；需植骨固定。

手术并发症包括伤口感染、骨髓炎、关节炎、软组织骨化、骨吸收、克氏针或斯氏针移位、内固定物折断和再次脱位。

非手术治疗的并发症：软组织嵌入关节，关节僵硬，需及时观察和调整；固定器械引起的皮肤刺激甚至出现皮肤溃疡；肩关节日常活动受限、畸形；软组织骨化；关节炎。

第三节　髋关节后脱位

一、损伤机制

髋关节损伤的病理机制一般有以下 3 个方面的因素：①屈曲的膝关节前缘受到撞击；②膝关节伸直的情况下足底受到撞击；③大转子受力。极少数情况下，暴力从后侧作用在骨盆上，而同侧的膝或足构成反作用力。髋关节后脱位多由间接暴力引起，当髋关节屈曲 90° 位时，过度的内收并内旋股骨干，使股骨颈前缘以髋臼前缘处为支点形成杠杆作用；当股骨干继续内旋并内收时，股骨头受杠杆作用而离开髋臼，造成后脱位。髋关节屈曲 90°，外力作用于膝部沿股骨干方向向后，或外力作用于骨盆由后向前，也可使股骨头向后脱位。有时可合并髋臼后缘或股骨头骨折。

没有系安全带的司机，在紧急刹车的时候，躯体以踩在刹车板上的右下肢为轴旋转向前，左膝在屈膝屈髋 90° 时撞击仪表盘。这样可以导致股骨头后侧脱位，通常不伴有骨折。如果髋关节屈曲较少，股骨头撞击髋臼后侧和后上部分，导致骨折脱位。

股骨头脱出髋臼可以导致股骨头骨折、压缩和划痕，在股骨头向前和向后脱位撞击盂唇的时候，剪切力可以发生在股骨头上表面、前上面和后上面，圆韧带撕脱骨折经常可以见到。撕脱块可以从很小的软骨块到大的骨软骨块。这些松动的骨块可以在复位后卡在关节间隙内。不取出这种碎块可以导致游离体症状和关节软骨损害。

伴随股骨颈骨折的髋关节脱位可以由两种机制造成：①暴力造成髋关节脱位，由于暴力仍未消散，股骨头顶在骨盆上，造成股骨颈和股骨干骨折；②机制是医源性损伤，在手法复位的时候导致股骨颈骨折。在所有报道的医源性股骨颈骨折中，都有股骨头骨折。这可能是由于外伤时股骨头吸收了大部分的暴力，导致没有移位的股骨颈骨折，这种骨折很难在复位前的 X 线片上发现。因而，在复位之前必须认真观察股骨颈有没有无移位骨折。另外，复位必须轻柔和控制力度，必须避免杠杆复位的方法。

二、分类

髋关节后脱位综合分型如下。

Type Ⅰ：没有伴发严重骨折，复位后没有临床不稳。

Type Ⅱ：难复性脱位，没有严重的股骨头和髋臼骨折。

Type Ⅲ：复位后不稳定或伴有关节内骨块，盂唇、软骨嵌顿。

Type Ⅳ：伴随需要重建稳定性或髋臼形态的骨折。

Type Ⅴ：伴随股骨颈或股骨头骨折（包括凹陷骨折）。

依据股骨头相对于髋臼的位置和伴有的髋臼、股骨近端骨折，Thompson 和 Epstein 将髋关节后脱位分为以下 5 个类型。

Ⅰ型：脱位伴有或不伴有微小骨折。

Ⅱ型：脱位伴有髋臼后缘孤立大骨折。

Ⅲ型：脱位伴有髋臼后缘的粉碎性骨折，有或无大的骨折块。

Ⅳ型：脱位伴有髋臼底部骨折。

Ⅴ型：脱位伴有股骨头骨折。

历史上，"中心性脱位"一词是指不同类型的髋臼内壁骨折后，股骨头向内移位，准确说应该属于髋臼骨折部分，现在临床已逐渐不用这个术语了。

三、临床表现

有髋关节脱位和骨折脱位的患者会感到非常不舒服，患者无法活动患肢，可能有患肢远端麻木。外伤常常是由高能量创伤造成，例如交通事故、工业事故或从高处坠落。

复合伤的患者常常感到多处疼痛而无法明确说出特定位置的损伤。胸腹部、脊柱、四肢都会出现功能障碍而且表现不同。很多患者在到达急诊室的时候已经反应迟钝或意识不清而无法配合医生检查和评估。

单纯髋关节后脱位的患者表现为髋关节屈曲、内收、内旋和肢体短缩。虽然单纯的髋关节脱位容易诊断，但在伴有同侧肢体损伤的时候这些脱位的典型表现会改变，当髋关节脱位伴有同侧髋臼后壁或后柱骨折时下肢会维持在中立位，下肢短缩则不明显。同侧股骨或胫骨骨折也会影响脱位的表现。

正常骨盆平片上股骨头的大小应该对称，关节间隙也均匀对称。髋关节脱位患者的 X 线片除了头臼关系改变外，后脱位的患者股骨头会显得较小，而在前脱位的患者则表现较大。正常的 Shenton 线应该光滑连续。大小转子的关系提示髋关节旋转的位置。同时也要注意股骨干是否处在内收或外展的位置，股骨干在后脱位处于内收位，前脱位则处于外展位。

四、治疗

在处理高能量损伤患者时，医生应想到可能存在的髋关节脱位。建议所有钝器损伤导致精神异常或伴有局部体征和症状的患者拍骨盆前后位片；所有伴有严重下肢损伤、脊柱损伤或胸腹部损伤的患者拍摄骨盆前后位片。当然，清醒并且配合检查的患者如果没有血压不稳和局部症状体征就没有必要拍摄骨盆片。初次体格检查必须包括整个肢体。特别需要注意有无神经损伤。坐骨神经损伤很常见，在进行闭合或开放复位之前必须明确有无坐骨神经损伤。在一些重大的骨盆骨折中还常伴有腰骶丛神经损伤。膝关节前侧的皮肤擦伤提示暴力作用的部位和方向。如果患者有这些发现，还需排除是否有潜在的膝关节韧带损伤，髌骨骨折或股骨远端骨软骨骨折。骨盆环损伤和脊柱损伤也是常见的并发伤，必须注意这些部位的检查。最后，在手法复位前必须认真评估股骨颈以排除骨折。必须拍摄股骨近端正位片来评估这个部位。

髋关节脱位的诊断确立后，如果考虑手术，则必须再做一些其他放射学检查。通常这些检查是在成功闭合复位后进行，有时在难复性脱位准备开放复位之前进行检查。这些额外的检查包括以脱位的髋关节为中心摄前后位和内外旋45° X线片。必须仔细分析正位片，明确有无骨软骨块嵌顿和关节间隙不对称。髂骨斜位片投射角度垂直后柱，有利于分析后柱和前壁的完整性。闭孔斜位片可以很好地评估前柱和后壁。

CT对于判断有无伴发的髋关节骨折很有帮助。隐形骨折、划痕骨折和其他骨折都能在CT上看清楚，同时能准确判断骨折块大小及移位的严重程度，能够评估股骨头，发现小的嵌顿碎片，判断股骨头和髋臼的一致性。如果在一个没有脱位表现的髋关节CT图像上有气泡现象，提示关节曾脱位再自动复位。磁共振在髋关节创伤脱位中的价值并不明确。最近许多研究报道，磁共振可以判断有无盂唇破裂、股骨头挫伤和微骨折、坐骨神经损伤、关节内碎片和骨盆静脉栓塞。特别是在CT正常但不稳定的髋关节中，MR有助于判断潜在的盂唇破损。同位素扫描并不适合外伤性髋关节脱位后成像。Meyers等建议用同位素扫描预测髋关节脱位后的股骨头改变，但是研究并没有显示这个方法有多少价值。

许多研究显示，髋关节维持脱位的时间和后期的股骨头坏死有关，因而早期复位最重要，而伴随的髋臼和股骨头骨折可以亚急性处理。由于髋关节脱位患者经常伴有复合伤，一些伴有头部、腹部或胸部损伤的患者在进行全麻时可以进行快速闭合复位。在急诊室需要气管插管的患者也可以在气管麻醉下进行闭合复位。复位后髋关节稳定的患者可以进行牵引固定，但是牵引不一定必要。不稳定的髋关节脱位伴有骨折患者需要骨牵引，注意后侧不稳的患者保持患髋轻度外展外旋。进一步的手术治疗需等全身情况稳定后进行。

（一）闭合复位

快速复位是初步处理的目的。无论脱位的方向如何都可以用仰卧位牵引复位。如果有条件的话，最好在全麻下复位。如果不便立即进行全麻，可以在静脉镇静作用下进行闭合复位。注意，在患者镇静起效前不要做复位的动作。

1. Allis法复位

患者仰卧于低平板床上或地上。术者站在患髋侧旁，一助手固定骨盆，术者一手握住患肢踝部，另一前臂屈肘套住腘窝。徐徐将患髋和膝屈曲至90°以松弛髂股韧带和髋部肌肉，然后用套在腘窝部的前臂沿股骨干长轴用力持续向上牵引，同时用握踝部的手压小腿，并向内外旋转股骨，以使股骨头从撕裂关节囊裂隙中回到囊内，此时多可感到或听到股骨头纳入髋臼的弹响，畸形消失，然后伸直外展患肢。此手法成功的关键是手法轻柔、稳妥，以松解肌肉和减轻疼痛，如肌肉松弛不够好，术者不能把股骨头拉到髋臼附近，另一助手可用手将大转子向前下推，协助复位。

2. Bigelow 法复位

患者仰卧位，助手双手置于患者双侧髂前上棘固定骨盆，操作者一手握住患肢踝部，另一前臂置于患者屈曲的膝关节下方，沿患者畸形方向纵向牵引，然后于持续牵引下，保持内收内旋位，屈髋 90° 或 90° 以上。然后外展、外旋、伸直髋关节，使股骨头进入髋臼内。即画一"问号"的方法，左侧为正问号，右侧为反问号，此方法需十分稳妥，不可猛力，其杠杆作用有发生股骨颈骨折的可能。

3. Stimson 法复位

患者俯卧于手术台上或车上，患肢下垂于桌边外，操作者握住小腿使髋膝关节屈曲 90°，一助手固定骨盆，屈曲膝关节，在小腿后面施加纵向向下牵引，同时轻柔地内外旋股骨协助复位。

以上 3 种方法中，以 Allis 法和 Stimson 法比较稳妥安全，也是最常用的复位方法。需注意的是，由于有很大比例的患者具有复合伤，俯卧位有可能加重其他损伤。Bigelow 法在旋转复位时可能增加股骨颈骨折的风险。复位后应立即拍摄髋关节正侧位片和骨盆正位片。分析 X 线片确定关节对位是否良好，如果有髋臼骨折，则需要拍 Judet 位片。根据术后的体检和影像学检查，决定进一步的治疗方案，有不稳或髋臼内嵌顿的多需要手术治疗。

如果静脉镇静下复位不成功，患者需要到手术室进行麻醉下复位，如果麻醉下仍然不能复位则需要立即切开复位。在开放复位前，应该拍摄 Judet 位片，这两张斜位片对评估髋臼和制订手术计划很重要。条件允许的话，在复位前行 CT 检查，可以判断在平片上无法看清的关节内骨块或股骨头损伤。

一旦 X 线检查确定已复位，应立即检查髋关节稳定性。这个步骤最好在患者仍然处在静脉镇静作用下进行。如果有大的后壁或后上壁骨折，不应进行稳定性检查。在出现髋臼前后柱骨折移位时也不应做稳定性检查。髋关节屈曲至 90°～95°、旋转中立位，分别在内收外展和中立位，从前向后施加力量，如果感觉有半脱位，患者需要进一步检查诊断，牵引甚至手术。如果患者是清醒的，可能帮助医生判断有无不稳。Larson 回顾性研究了一系列髋关节脱位，发现在 17 例明显放射学不稳或关节对合不良的患者中，每一例最后都发展成创伤性关节炎。因而闭合复位最重要的原则是：如果有不稳，就需要手术探查和修复。

成功闭合复位和稳定性检查之后，患者应进行牵引等待 CT 检查。如果髋关节是稳定的，简单皮肤牵引就足够，于轻度外展位牵引 3～4 周，即可扶双拐下地活动，但 2～3 个月内患肢不负重，以免缺血的股骨头因受压而塌陷，伤后每隔 2 个月拍摄 X 线片 1 次，在 1 年左右证明股骨头血供良好，无股骨头坏死方可离拐，逐渐恢复正常活动。复位后如果不稳，或有骨块或关节对合不良，应采用胫骨结节牵引，根据髋关节不稳的方向适当调整骨钉的方向。髋关节后侧不稳骨钉应从前外向后内，这样可以使下肢轻度外旋保持髋关节稳定，如果是前侧不稳则做相反的调整。

两种情况下可以考虑 MRI 检查：①没有髋臼壁骨折或关节内碎块，但是髋关节不稳定。MRI 可以发现一些髋臼盂唇撕脱。②在平片和 CT 上显示无法解释的髋臼间隙增宽，MRI 可以显示嵌顿的骨块或软组织。MRI 是理想的了解关节间隙异常增宽原因的方法，因为它可以鉴别是盂唇嵌顿、关节软骨嵌顿或者仅仅是血肿。

体格检查和影像分析结束后，可以进行最后的分级。最后的分级根据最严重的损伤决定。根据最终的分型来决定治疗方案。

（二）各种脱位的处理

Ⅰ型：脱位指单纯脱位，没有伴发骨折或小的髋臼缘骨折。体格检查显示良好的稳定性，不需要手术介入。这些患者予以皮肤牵引，在患者感到没有不适的时候即可开始被动关节活动锻炼，6 周内避免髋关节屈曲超过 90° 和内旋超过 10°，关节肿胀消退后可以开始扶拐下地活动，建议扶拐 6 ～ 8 周，扶拐的时间根据患者获得正常的肌力和正常的步态决定。如果患者没有达到预计的恢复可以进行 X 线片检查。如果 CT 上显示的关节内小碎块处在髋臼陷窝而不是卡在关节内，这个骨块就没有什么意义。这是非关节区域，在这个位置的骨块就像在膝关节外侧沟一样不会产生症状。如果患者后期出现症状，就有必要考虑手术取出碎片。

Ⅱ型：指无法闭合复位的脱位。如果股骨头已经回到髋臼窝而关节间隙增宽，根据导致间隙增宽的原因，最终的分型一般是Ⅲ、Ⅳ或Ⅴ型。如果难复性髋关节脱位在术中诊断是由于软组织嵌顿的原因，分型还是属于Ⅱ型。Proctor 报道梨状肌缠绕股骨颈导致无法复位。Bucholz 和 Wheeless 报道 6 例难复性髋关节后侧脱位，手术显露和尸体解剖发现髂股韧带一部分宽阔的基底部连同后壁移位的骨块阻挡了后侧脱位的股骨头回纳髋臼。

不管是什么原因导致Ⅱ型脱位，应该立即切开，采用 Kocher-Langenbeck 切口。手术中在复位之前，应该先检查髋关节，骨折块是否和缺损大小一致。关节要彻底冲洗去除碎块和碎屑。注意髋臼和股骨头软骨的损伤，在正确的牵引下，使用轻柔的手法复位，在大转子上使用骨钩牵引有利于关节间隙观察。直接在股骨头上用力使其复位可以避免下肢强力牵拉和扭转。成功复位后，检查稳定性，如果在屈髋 90° 的情况下后推仍然保持稳定，术后处理和Ⅰ型一样。如果发现关节不稳，需要探察明确原因。广泛的关节囊撕裂和盂唇破裂应该修复。关节内碎片嵌顿也是不稳的原因之一，术中 X 线检查可以帮助判断有无碎片嵌顿导致的关节间隙增宽。如果伴有股骨头或髋臼骨折，必须做内固定。

当面对一个广泛的髋臼骨折或难复性髋关节，应谨慎做有限的切口进行手术和复位。全面的骨折内固定应该在伤后 3 ～ 10 天，血压稳定后进行。分阶段治疗重建更为可靠，理由如下：第一，在扩大的切口中进行髋臼骨折复位内固定不利于严重损伤患者的看护；第二，立即行髋臼手术导致大量失血，包括潜在的大量失血；第三，复杂髋臼骨折要求认真术前分析和计划，并需要转到有经验的医生那里治疗。

Ⅲ型脱位：没有伴发骨折，但是复位后的检查显示不稳或术后的影像学检查显示骨软骨或单纯软骨片或移位的盂唇嵌顿在关节间隙。如果没有伴发骨折也没有碎片嵌顿的髋关节复位后不稳，需要查 MRI。如果 MRI 图像显示广泛的盂唇分离，需要手术修复，小的盂唇分离和破裂或韧带和关节囊破裂更适合采用支具限制髋关节在稳定的范围内活动。如果支具固定 6 周后仍然不稳定则考虑手术探查和修复。关节内碎片不仅阻止关节复位，同样会导致关节软骨磨损。无论哪种情况，如果碎片太小无法复位固定则必须取出。认真考虑切口以利取出碎片。切开关节囊的时候必须沿着髋臼缘切开以保护股骨头的血供。

注意取出所有 CT 上发现的碎片，好的器械有利于取出碎片。有时必须脱位髋关节来取出碎片。强力的脉冲灌洗有利冲出小的碎屑。术中必须行 X 线检查并对比健侧明确关节对位情况，检查关节稳定性，了解稳定的活动范围。必要时术后再使用支具 6 周保持关节在安全范围活动。患者使用拐杖根据情况逐步下地活动，积极配合髋关节周围肌肉锻炼。肌力恢复后可在 6 周后弃拐。

关节镜仍处在发展中，最终可能对取出关节内碎片有意义。手术需要牵引，可以使用牵引床或 AO/ASIF 股骨牵引器。术中需要透视监视下以安全插入关节镜器械。术后处理和切开手术一样。

Ⅳ型脱位：指伴有大的髋臼骨折块，需要手术重建。手术可以重建髋臼的稳定性。

移位的髋臼柱骨折需要手术固定重建关节平整性。Letournel 和 Judet、Mears、Matta 指出，骨折内固定成功后的效果令人满意。

Ⅴ型脱位：股骨头骨折伴髋关节脱位远期疗效都很差。Butler 做了一个治疗股骨头骨折的前瞻性研究。闭合复位不能解剖复位的股骨头骨块采用内固定，10 例患者中没有 1 个结果是好的。Mast 报道一种抬举股骨头凹陷骨折的技术，将凹陷骨折处抬升，松质骨填压软骨下骨，不需要使用内固定，目前这种方法的远期疗效仍待验证。

第四节　髋关节前脱位

髋关节前脱位发生率远较后脱位低。Thompsonand Epstein 根据股骨头的位置和伴随的髋臼骨折进行分类。文献报道，髋关节前脱位仅占创伤性髋关节脱位的 10% ～ 12%。长期随访研究显示，前脱位的预后更差，这可能是由于相应的股骨头损伤所致。

一、损伤机制

作用机制以杠杆作用为主，当患髋因外力强力外展时，大转子顶端与髋臼上缘相接触。患肢再稍外旋，迫使股骨头由关节囊前下方薄弱区脱出，髋关节囊前下方撕裂。如果发生车祸时驾驶员并没有意识到危险，右脚常是放在油门踏板上，髋关节外旋外展。在这个位置，膝关节的内面撞击仪表盘，导致右髋极度外展外旋并向前脱位。髂股韧带一般保持完整。股骨头可向前下移位，停留在闭孔内或向上向前移位，停留于耻骨上支平面，偶尔能引起股动静脉循环障碍，或伤及股神经。

二、分类

前脱位综合分类如下。

Type Ⅰ：没有并发严重骨折，复位后没有临床不稳。

Type Ⅱ：没有严重股骨头和髋臼骨折的难复性脱位。

Type Ⅲ：不稳定髋或伴有关节内骨块、软骨块，盂唇嵌顿。

Type Ⅳ：伴有需要重建髋关节稳定性或关节平整性的骨折。

Type Ⅴ：伴有股骨头或股骨颈骨折（骨折或凹陷）。

Epsttin 将髋关节前脱位分类如下。

（1）耻骨方向（向上）

①不伴有骨折（单纯）

②伴有股骨头骨折

③伴有髋臼骨折。

（2）闭孔方向（向下）

①不伴有骨折（单纯）

②伴有股骨头骨折

③伴有髋臼骨折。

三、临床表现

髋关节前脱位表现为下肢维持于外展和外旋、微屈的位置，并较健肢为长。在闭孔或腹股沟附近可触到股骨头，髋关节功能完全丧失，被动活动时引起疼痛和肌肉痉挛。有明确外伤史，X 线片可见股骨头在闭孔内或耻骨上支附近。

四、治疗

新鲜髋关节前脱位的治疗应尽早在麻醉下手法复位。

1. 整复手法

患者仰卧位，麻醉方法同后脱位。一助手把住骨盆，另一助手握住小腿，屈膝 90°，徐徐增加髋部外展、外旋及屈曲，并向外方牵引即加重畸形手法，使股骨头与闭孔或耻骨上支分离。此时术者站在对侧，一手把住大腿上部向外下按压，另一手用力将股骨头向髋臼内推进，同时在牵引下内收患肢，当感到股骨头纳入髋臼的弹响时即已复位，放松牵引后畸形消失。如手法复位失败，应早期切开复位。

2. 术后处理

与后脱位相同，但在术后牵引固定时，应保持患肢于内收、内旋伸直位。对极少数闭合复位失败者，不宜多次重复，应立即切开复位。造成复位失败的原因，多为嵌入软组织，如股直肌、髂腰肌和撕裂关节囊及股骨头嵌入关节囊的"扣眼"引起，Epsttin 报道了前脱位后髂腰肌阻挡复位的情况。手术可以用 Smith-Peterson 入路，但是这个切口容易损伤股神经和股动静脉。可以采用其他一些暴露前侧关节囊的切口降低这种危险。复位后行皮牵引 3 周，然后扶拐下地行走。在闭孔脱位中，由于股骨头与闭孔前外侧相撞，易发生股骨头前上方压缩性骨折，有些学者建议在当 CT 片上显示股骨头压缩＞2mm 时，应撬起压缩部位并植骨。

第五节　膝关节外伤性脱位

与膝关节其他损伤相比，脱位相对少见。然而，有些膝关节脱位由于患者在就诊前多自行复位故永远得不到诊断。急性膝关节脱位，因为畸形、疼痛和肿胀，诊断常显而易见。在有自发性复位的肥胖患者和多发伤的患者，诊断可能更难。不能正确诊断膝关节脱位会降低腘动脉损伤的诊断率，造成灾难性的并发症。

一、分类

对膝关节脱位有不同的分类，包括开放或闭合、高速或低速、可复位或不可复位。还根据胫骨相对于股骨的位置分类（前、后、内、外或旋转）。

二、血管损伤

创伤性膝关节脱位的诊断和治疗的首要任务不是韧带而是肢体的血管情况。在膝关节脱位中，腘血管的损伤是常见的，尤其在前脱位，因为相对固定的腘血管受到牵拉，致使内膜破裂及可能继发血管堵塞。在文献中报道的腘动脉损伤的发生率接近 25%。损伤后 6～8h 内手术修复血管效果最好，但 8h 后试图修复血管则有 86% 的截肢率。当首次接诊时，如患者肢体的周围循环减弱，应尽快将脱位复位，然后再仔细评价肢体的循环状态。伤后头 48～72h 应密切观察，肢体可能由于内膜撕裂造成症状加重和引起血栓形成。对任何血液循环有疑问或外周无脉搏的患者均应尽快行股动脉造影或多普勒检查。

三、其他伴随损伤

除了腘血管，外膝周其他结构的损伤可能是广泛和严重的。在所有的报道中均涉及常常发生的髁间嵴骨折和其他的骨软骨骨折、半月板撕裂和腓神经损伤。若没有前后交叉韧带的损伤可能也不发生膝关节脱位。然而，在膝伸直位向前或向后脱位的患者，一定的内侧和外侧的稳定性可能还会保留，因为股骨髁上的交叉韧带被干净地剥离时，关节囊和副韧带还会附着，当复位时，又回到原位。膝关节脱位累及前交叉韧带（ACL）的接近50%，多发生于股骨附着和胫骨附着处。膝关节脱位时 75% 后交叉韧带（PCL）从其股骨附着撕脱，其次是韧带中部撕裂和胫骨附着处的撕脱。

膝关节脱位伴神经损伤占 16%～40%。通常为腓神经损伤，接近一半的神经损伤导致永久的神经功能缺陷。Montgomery 等报道 43 例膝关节脱位的患者中，发生腓神经和胫神经损伤的占 30%。

四、治疗

对确诊的膝关节脱位患者，现在大多数主张早期行韧带修复或重建、积极地康复，尤其是年轻活动多的患者。

膝关节复位后，应该对其不稳定性做出判断，需要仔细观察复位后的 X 线片，确定复位为解剖复位。有时后外侧脱位复位时，内侧关节囊和胫侧副韧带结构被嵌在关节内。X 线片会提示轻度的非解剖复位，常沿着内侧关节线出现小的凹陷、皱纹或沟，需要立即切开复位。其他需要立即手术的指征包括动脉损伤、开放性损伤和小腿的筋膜间室综合征。

当闭合解剖复位成功后，在最稳定的位置用后石膏托固定膝关节。最好采用屈膝30°～45°，因为这时后关节囊、后外侧和后内侧角的结构靠拢，消除腘血管的张力。避免用管型石膏，以便密切观察神经、血管状态。如 72h 后血管状态保持稳定，建议用手术方法修复或重建所有破裂的关节囊、副韧带和交叉韧带。对常坐位生活方式的老年人和对肢体生理要求很少的患者，用闭合的保守方法可达到满意的结果，但对要求最大稳定功能的年轻人采用早期修复或重建破裂的结构是有益的。

当血管造影确认循环损伤和异常时，立即修复损伤的腘血管可能挽救肢体。由于非手术治疗而耽误或期望关节周围侧支循环会提供足够的外周循环的想法都是在冒险。在损伤6h 内进行血管修复的截肢率为 6%，在 8h 内进行修复的截肢率升为 11%，延迟到 8h 后修复的截肢率为 86%，血管损伤不修复的截肢率为 90%。需要修复腘血管时，建议不同时进行广泛的韧带重建。当显露腘动脉时可简单地缝合几针后关节囊，但广泛的修复和重建应予推迟。副韧带和关节囊结构的修复和交叉韧带的修复或重建可在血管修复 2 周后安全有效地进行。此时之前的手术切口应已愈合，腘动脉已完整建立，韧带组织的质量仍可满意进行重建或修复。一般来说，早期修复损伤较外侧和后外侧延迟重建的效果更好。

第四章 创伤骨科疾病

第一节 肩部创伤

一、肩胛体骨折

（一）损伤机制

肩胛体骨折多由仰位跌倒或来自侧后方的直接暴力所致。暴力多较强，以肩胛体下部多见，可合并有肋骨骨折，甚至伴有胸部并发症。

（二）临床表现

1. 疼痛

限于肩胛部，肩关节活动时尤为明显，其压痛部位与骨折线多相一致。

2. 肿胀

需要双侧对比才能发现，程度根据骨折类型而定。粉碎性骨折者因出血多，肿胀明显易见，甚至皮下可有瘀斑出现。而一般的裂缝骨折则多无肿胀。

3. 关节活动受限

患侧肩关节活动范围受限，并伴有剧痛而拒绝活动，尤其是外展时。

4. 肌肉痉挛

包括冈上肌、冈下肌及肩胛下肌等因骨折及血肿刺激而出现持续性收缩样改变，甚至可出现假性肩袖损伤的症状。

（三）诊断

1. 外伤史

主要了解暴力的方向及强度。

2. X 线片

一般拍摄前后位、侧位及切线位。拍片时将患肢外展，可获得更清晰的影像。

3. 其他

诊断困难者可借助于 CT 扫描，并注意有无胸部损伤。

（四）治疗

1. 无移位

一般采用非手术疗法，包括患侧上肢吊带固定，早期冷敷或冰敷，后期热敷、理疗等。制动时间以 3 周为宜，可较早地开始肩部功能活动。

2. 有移位

利用上肢的外展或内收来观察骨折端的对位情况，多采用外展架或卧床牵引将肢体置于理想对位状态固定。需要手术复位及固定者仅为个别病例。

（五）预后

肩胛骨骨折一般预后良好，即使骨块有明显移位而畸形愈合的，也多无影响。除非错位骨压迫胸廓引起症状时才考虑手术治疗。

二、肩胛颈骨折

（一）损伤机制

肩胛颈骨折主要由作用于手掌、肘部的传导暴力所引起，但也见于外力撞击肩部的直接暴力所致。前者的远端骨片多呈一完整的块状，明显移位少见；后者多伴有肩胛盂骨折，且骨折块可呈粉碎状（图 4-1）。

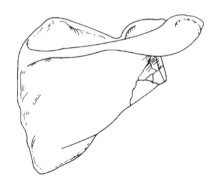

图 4-1 肩胛颈粉碎状骨折示意图

（二）临床表现

1. 疼痛

局限于肩部，肩关节活动时疼痛加重。压痛点多呈环状，并与骨折线相一致。

2. 肿胀

见于有移位骨折，显示"方肩"样外形，锁骨下窝可完全消失，无移位骨折则变形不明显。

3. 活动受限

一般均较明显，尤其是有移位骨折活动受限更严重。如将肩胛骨下角固定活动肩关节时除剧痛外，还可闻及骨擦音；对一般病例无须此种检查。

（三）诊断

1. 外伤史

一般均较明确。

2. 临床症状特点

以肩部症状为主。

3.X 线片

能够较容易地显示骨折线及其移位情况。伴有胸部伤或 X 线片显示不清的，可行 CT 扫描检查。

（四）治疗

1. 无移位

上肢悬吊固定 3 ～ 5 周。X 线片证明骨折已临床愈合时，可逐渐开始功能锻炼。

2. 有移位

闭合复位后行外展架固定。年龄超过 55 岁者，可卧床牵引以维持骨折对位，一般无须手术治疗。对于移位超过 1cm 及旋转超过 40° 者，保守治疗效果较差，可通过后方 Judet 入路行切开复位重建钢板内固定术。术中可在冈下肌和小圆肌间进入，显露肩胛骨外侧缘、肩胛颈及肩关节后方。术中需防止肩胛上神经损伤。

（五）预后

肩胛颈骨折患者预后一般均良好。

第二节　锁骨骨折

锁骨为长管状骨，呈 "S" 形架于胸骨柄与肩胛骨之间，成为连接上肢与躯干之间唯一的骨性支架。因其较细及其所处解剖地位特殊，易受外力作用而引起骨折，属于门急诊常见的损伤之一，约占全身骨折的 5%；幼儿更为多见。通常将锁骨骨折分为远端（外侧端）、中段及内侧端骨折。因锁骨远端和内侧端骨折的治疗有其特殊性，以下将进行分述。

一、损伤机制

多见于平地跌倒手掌或肩肘部着地的间接传导暴力所致，直接撞击等暴力则较少见。骨折部位好发于锁骨的中外 1/3 处，斜形多见。直接暴力所致者，多属粉碎性骨折，其部位偏中段。幼儿骨折时，因暴力多较轻、小儿骨膜较厚，常以无移位或轻度成角畸形多见。产伤所致锁骨骨折也可遇到，多无明显移位。成人锁骨骨折的典型移位所示：内侧断端因受胸锁乳突肌作用向上后方移位，外侧端则因骨折断端本身的重力影响而向下移位。由于胸大肌的收缩，断端同时出现短缩重叠移位。个别病例骨折端可刺破皮肤形成开放性骨折，并有可能伴有血管神经损伤，主要是下方的臂丛神经及锁骨下动、静脉，应注意检查，以防引起严重后果。直接暴力所致者还应注意有无肋骨骨折及其他胸部损伤。

二、临床表现

（一）疼痛

多较明显，幼儿跌倒后啼哭不止，患肢拒动。切勿忘记脱衣检查肩部，否则易漏诊，年轻医师在冬夜值班时尤应注意。

（二）肿胀与畸形

除不完全骨折外，畸形及肿胀多较明显。因其浅在，易于检查发现及判断。

（三）压痛及传导叩痛

对小儿青枝骨折，可以通过对锁骨触诊压痛的部位来判断，并结合传导叩痛的部位加以对照。

（四）功能受限

骨折后患侧上肢运动明显受限，特别是上举及外展时因骨折端的疼痛而中止。

（五）其他

注意上肢神经功能及桡动脉搏动，异常者应与健侧对比观察，以判定有无神经血管损伤；对直接暴力所致者，应对胸部认真检查，以除外肋骨骨折及胸腔损伤。

三、诊断

（一）外伤史

多较明确。

（二）临床表现

如前所述，应注意明确有无伴发伤。

（三）X 线片

不仅可明确诊断，还有利于对骨折类型及移位程度的判断；有伴发伤者，可酌情行 CT 或 MR 检查。

四、治疗

根据骨折类型、移位程度酌情选择相应疗法。

（一）青枝骨折

无移位者以"8"字绷带固定即可，有成角畸形的，复位后仍以"8"字绷带维持对位。有再移位倾向较大的儿童，则以"8"字石膏为宜。

（二）成年人无移位骨折

以"8"字石膏绷带固定 6～8 周，并注意对石膏塑形以防止发生移位。

（三）有移位骨折

均应在局麻下先行手法复位，之后再施以"8"字石膏固定。操作要领如下：患者端坐、双手叉腰挺胸、仰首及双肩后伸。术者立于患者后方，双手持住患者双肩前外侧处（或双肘外侧）朝上后方用力，使其仰伸挺胸；同时用膝前部抵于患者下胸段后方形成支点，这样可使骨折获得较理想的复位。在此基础上再行"8"字石膏绷带固定。为避免腋部血管及神经受压，在绕缠石膏绷带全过程中，助手应在蹲位状态下用双手中、示指呈交叉状置于患者双侧腋窝处。石膏绷带通过助手双手中、示指绕缠，并持续至石膏绷带成形为止。在一般情况下，锁骨骨折并不要求完全达到解剖对位，只要不是非常严重的移位，骨折愈合后均可获得良好的功能。

（四）开放复位及内固定

1. 手术适应证

主要用于以下几种病例：

（1）有神经血管受压症状，经一般处理无明显改善或加重。

（2）手法复位失败的严重畸形。

（3）因职业关系，如演员、模特儿及其他舞台表演者，需双肩外形对称美观者，可放宽手术标准。

（4）其他，包括合并胸部损伤、骨折端不愈合或晚期畸形影响功能或职业者等。

2. 手术病例选择

（1）中段骨折钢板固定

目前应用最广泛，适用于中段各类型骨折，可选用锁骨重建钢板或锁定钢板内固定，钢板置于锁骨上方或前方。钢板置于锁骨上方时钻孔及拧入螺钉时应小心，防止过深伤及锁骨下静脉及胸腔内容物。

（2）髓内固定

适用于中段横断骨折，多用带螺纹钢针或尾端带加压螺纹帽的钛弹性髓内钉经皮固定骨折，以防术后钢针滑移，半数患者可闭合复位内固定。现已较少用克氏针固定锁骨中段骨折，因为其易滑移，向外侧移位可致骨折端松动、皮下滑囊形成。文献曾有克氏针术后移位刺伤脊髓神经、滑入胸腔的报道。

（3）MPO 技术

即经皮微创接骨术（MPO），考虑肩颈部美观因素，通过小切口经皮下插入锁定钢板进行内固定。

3. 术后处理

患肩以三角巾或外展架（用于固定时间长者）制动，并加强功能锻炼。

五、并发症

（1）骨折不愈合：占所有骨折的 0.9% ～ 5%。通常发生在锁骨中 1/3 段。骨折不愈合，骨折端的刺激产生了硬化。有症状的萎缩性骨折不愈合需要行切开复位内固定术，并行自体骨移植。无症状的骨折不愈合也较常见，不需要任何治疗。

（2）神经血管损伤：如果问题持续出现到骨折愈合后，则应考虑行截骨内固定术。

第三节 肱骨干骨折

一、应用解剖

肱骨干上端起始于外科颈，下端止于肱骨内外侧髁上缘连线。上半部分呈圆柱形，下半部分呈三棱柱形。体中部的前外侧面有呈"V"形的三角肌转子，为三角肌在肱骨的附着点。该肌止端处的凹陷是一个重要的解剖标志，它相当于肱骨的中段，是肱肌和喙肱肌的起止点及滋养动脉进入肱骨的位置。于此平面，有桡神经和肱深动脉经桡神经沟绕过肱骨背面，尺神经向后穿内侧肌间隔离开肱骨。肱骨下端前后扁平微向前倾，形成两个关节面，参与组成肘关节；其两侧突起为内、外上髁，并分别向上延为内、外上髁嵴。

肱骨的血供主要来自滋养动脉、骨骺动脉及骨膜动脉3个系统。上端的动脉主要来自旋肱后动脉，经小孔入骺端，故此处血供好，骨折愈合较好。肱骨体的血供主要来自肱动脉及肱深动脉发出的滋养动脉，经滋养孔入骨干后分为升、降两支，并与两端的骨骺动脉及骨膜动脉相吻合。肱骨下段的动脉主要来自肱深动脉及尺侧副动脉等。

当肱骨在不同水平发生骨折时，肱骨上的不同附着肌肉将断端向不同方向牵拉而产生不同的移位。当骨折位于三角肌止点以上时，近骨折段受胸大肌、背阔肌和大圆肌牵拉而内收，远骨折段受三角肌牵拉而外展，但因同时受肱三头肌、肱二头肌和喙肱肌的牵拉而使两骨折段重叠。当骨折位于三角肌止点以下时，三角肌牵拉近骨折段外展，远骨折段受肱三头肌和肱二头肌牵拉而向上移位。见图4-2、图4-3。

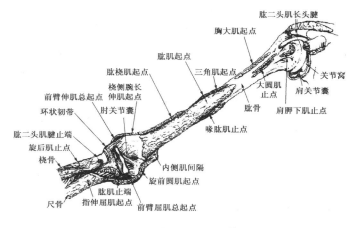

图4-2 肱骨的肌肉附着点

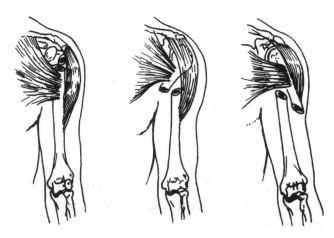

图 4-3　肱骨骨折的不同移位方向

二、损伤机制

肱骨骨折最常见的损伤机制是直接暴力，如棍棒的直接打击、机械挤压、高处坠落伤、刀等锐器的砍伤。此类骨折中开放性骨折的发生率高于闭合性骨折，而且骨折线多为横行骨折或粉碎性骨折，肱骨中上段更为多见。而摔倒时手或肘部着地暴力向上传导多引起肱骨中下段斜形或螺旋形骨折，多伴有蝶形骨折片。此外，两人之间强力掰手腕、运动员投掷标枪等亦可引起。

三、分类

肱骨骨折与其他部位的骨折一样，根据不同的分类标准有多种骨折分类。最常见的按骨折的部位分为：肱骨上段骨折、中段骨折和下段骨折。根据骨折端是否与外界相通而分为开放性骨折和闭合性骨折。按骨折线的形状分为：横断骨折、螺旋形骨折、粉碎性骨折和多段骨折。根据是否有病理因素的存在而分为创伤性骨折和病理性骨折。

AO 的骨折分类则根据骨折的部位和类型将每个骨折予以统一的标准化分类。前两位代表骨折的部位，后三位代表骨折的形态特点。肱骨干为 12，表示骨折形态的第三位为型（以 ABC 表示），第四位和第五位分别表示组和亚组。随分类的数字越大则损伤的能量越大，骨折越严重。这样的统一分类有助于不同学者之间的交流和资料的积累。

四、临床表现

1. 疼痛

表现为局部疼痛、环状压痛及传导叩痛等，一般均较明显。

2. 肿胀

完全骨折、尤以粉碎型者局部出血可多达 200mL 以上，并因创伤性反应，局部肿胀明显。

3. 畸形

在创伤后，患者多先发现上臂出现成角及短缩畸形，除不完全骨折外，一般多较明显。

4. 异常活动

在伤后立即出现，患者可听到骨摩擦音，就诊检查时无须重复检查，以免增加患者痛苦。

5. 功能受限

较明显，且患者多采取用健手扶托患肢的被迫体位。

6. 并发症

骨折线多波及桡神经沟，桡神经干紧贴骨面走行，甚易被挤压或刺伤；周围血管也有可能被损伤。因此在临床检查及诊断时务必对肢体远端的感觉、运动及桡动脉搏动等加以检查，并与对侧对比观察；凡有此并发症时，应在诊断时注明。

五、影像学检查

正侧位 X 线片可明确显示骨折的确切部位及骨折特点。

六、治疗

根据骨折部位、类型及患者全身具体情况等不同，可酌情灵活掌握。

（一）青枝骨折及不完全骨折

仅用上肢石膏托、中医夹板加三角巾或充气性夹板固定均可。

（二）一般移位的骨折

指小于 30° 成角移位，不超过横断面 1/3 的侧向移位，以及斜形或螺旋形骨折、短缩移位在 2cm 以内者，可按以下程序处理。

1. 复位

局麻或臂丛麻醉下，采取徒手操作即可，无须特殊设备或骨牵引。

2. 固定

上肢悬垂石膏固定方便、易行。固定 5 天左右。当石膏松动时，可更换石膏，而后持续 4 ~ 6 周后酌情拆除。

3. 功能锻炼

在石膏固定期间即开始做肩及手部的功能活动，拆除石膏后应加强肘部的功能锻炼，以防僵硬。

（三）明显移位的骨折

指骨折端移位程度超过前者，骨折大多发生在肱骨中上 1/3 者，可酌情选择以下疗法。

1. 尺骨鹰嘴牵引 + 外固定

对移位明显的年迈者，可通过尺骨鹰嘴克氏针，患肢 0° 外展位持续骨牵引，使骨折端达到复位。持续 2 ~ 3 周，局部较为稳定后再更换上肢悬吊石膏固定，并开始肩、手部早期功能活动。

2. 手技复位 + 外展架固定

对青壮年，尤其是骨折线位于三角肌附着点以下的，可利用上肢螺旋牵引架及尺骨鹰嘴骨牵引施以手法复位，并以上肢石膏加压塑形，经 X 线片检查对位满意后行上肢外展架固定。4～5周后酌情拆除上肢石膏,先在外展架上活动,1～2周后再拆除外展架。复位失败者,可行开放复位+内固定术,术后也可在外展架上持续牵引。

3.骨外固定架复位及固定

多用于开放性骨折伴有明显移位者,可于清创术后采用Hoffmann架或其他形式的外固定架进行复位及固定。在穿针时应避开神经及血管,一般多在上臂的前外侧处进针,以免误伤。

4.开放复位+内固定

对闭合复位失败的,原则上均应考虑开放复位及内固定术,尤其是年龄较小及伴有桡神经受压症状需做神经探查术者。复位后可根据骨折端的形态、部位及术者的习惯等来选用相应的内固定物。目前以交锁髓内钉最为常用(图4-4),"V"形钉及Ender钉等髓内固定方式已较少使用(术式见后);也可用钢板固定,但有骨折愈合不良,术中有时需显露桡神经,二次手术取出内固定时易损伤桡神经。

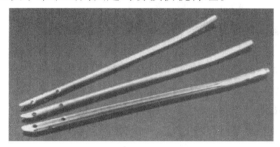

图4-4 肱骨髓内钉元件

(1)手术适应证

①绝对适应证:包括开放性骨折、漂浮肩或漂浮肘、血管损伤、双侧肱骨骨折及继发性桡神经损伤。

②相对适应证:包括节段骨折、保守治疗失败、横形骨折、肥胖、病理性骨折、骨折不愈合、神经系统功能障碍(帕金森病)、臂丛损伤及原发性桡神经损伤。

(2)内固定选择

①髓内钉:肱骨干骨折一般首选髓内钉固定,包括交锁髓内钉和普通髓内钉。交锁髓内钉(图4-5)目前应用最为广泛,有助于避免术后继发骨折端旋转移位;普通髓内钉临床应用逐渐减少,如"V"形钉、Ender钉和膨胀钉。

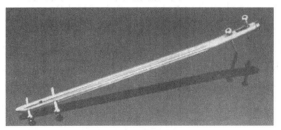

图4-5 肱骨交锁髓内钉元件

A.术前准备:除常规准备外,主要是根据肱骨髓腔的粗细,选择及准备相应规格的髓内钉或其他内固定物。根据患者健侧肱骨正侧位摄片,选择相应直径和长度的髓内钉。

B. 麻醉：臂丛较为多见，也可选用全麻。

C. 体位：仰卧位，将患肢置于胸前即可。

D. 肩部切口：将上臂内收内旋、在肩峰下缘肱骨大结节部的皮肤上做一个纵形小切口，分开三角肌，显露大结节，并在大结节部凿 1 个小骨孔。

E. 复位：复位技术包括闭合复位和切开复位，闭合复位优势在于保护骨折端血运，应优先予以考虑。但当骨折复位不充分，尤其对于斜形或螺旋形骨折，髓内钉固定可能导致骨折端接触减少或骨缺损，增加骨不连风险。一般以骨折部位为中心做上臂前外侧切口，长度 6～8cm。沿肱二头肌与肱三头肌间隙纵向分开即显露骨折断端，保护桡神经干，清除局部凝血块及嵌压坏死的软组织，将骨折复位（或试复位）。

F. 顺行髓内钉内固定术：酌情选用相应的内固定物。

一般髓内钉：多选用 "V" 形钉或 Ender 钉，其操作步骤如下：a. 肩部切口，将上臂内收内旋、在肩峰下缘肱骨大结节部的皮肤上做一个纵形小切口，分开三角肌，显露大结节，并在大结节部凿一个小骨孔。b. 打入髓内钉，将选好的髓内钉沿肱骨干的纵轴方向，从骨孔打入近侧骨折端，使露出骨折端外的钉尖不超过 0.5cm，以利于复位。c. 将髓内钉穿过骨折端、固定，在前者基础上，用手法或用持骨器使骨折端准确对位，继续将髓内钉逐渐打入远侧骨折端内，直到仅有钉眼部分露在骨孔外为止。髓内钉固定后必须使骨折端紧密接触，以利于愈合。

交锁髓内钉：可按前法相似操作。但闭合操作要求在 C 形臂 X 线机透视下，直接从肩峰切口，通过大结节插入。目前所用为 RT 型肱骨髓内钉，其直径分为 7mm、8mm 和 9mm，近端直径为 9mm；其中 7mm 直径的为实心髓内钉，另两种为空心髓内钉。髓内钉的近端和远端均使用 4mm 全螺纹自攻型螺钉交锁；要求螺钉穿透对侧皮质，以防止髓内钉旋转。此外，RT 肱骨交锁髓内钉配有一独特的近端交锁螺钉导向器（近端瞄准器及引导器），使得近端交锁螺钉能够准确锁定髓内钉。由于具备以上设计特点，RT 肱骨髓内钉可适用于肱骨干横形或粉碎形骨折、骨不连及病理性骨折。操作步骤包括：a. 插入髓内钉，以大结节顶部内侧为髓内钉插入口，将曲柄锥准确插入至肱骨外科颈内，并经透视根据定位证实。b. 导针的插入，拔出曲柄锥，插入直径 2.0mm 球型髓腔锉导针，使导针通过骨折近、远端髓腔直至鹰嘴窝上 1～2cm，经透视证实导针位于肱骨髓腔内。c. 扩髓，沿导针插入球型髓腔锉，其直径为 6～11mm。首先采用直径 6.0mm 球型髓腔锉开始扩髓，每次递增直径 0.5mm，扩髓至理想直径，即大于所选髓内钉直径 0.5～1.0mm，切忌将大于髓腔锉直径的髓内钉插入髓腔内。d. 髓内钉插入，将近端瞄准器及引导器连接于髓内钉近端，在引导器近端套入髓内钉敲打器。沿导针缓慢插入直径 8mm 或 9mm 髓内钉（直径 7mm 髓内钉系实心髓内钉，需拔出导针后方可插入）。术中应注意保持髓内钉近端弧朝向外侧，髓内钉远端位于鹰嘴窝上方 1.5～2cm，髓内钉近端置于大结节皮质下 0.5mm。e. 近端交锁，髓内钉近端椭圆形槽孔呈内外方向，通常使用直径 4.0mm 自攻型交锁螺钉，2.7mm 钻头，8.0mm 钻头套筒，钻头经近端瞄准器及椭圆形槽孔穿透至对侧皮质，可在 20° 范围内调整钻头方向，沿钻孔攻入交锁螺钉。f. 远端交锁，髓内钉远端椭圆形槽孔呈前后方向，需在透视下寻找髓内钉远端椭圆形槽孔，使用 2.7mm 钻头经远端椭圆形槽孔穿透至对侧皮质，沿钻孔攻入交锁螺钉（图 4-6）。

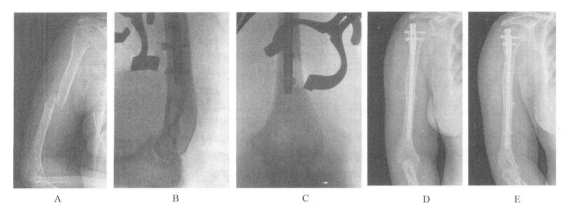

图 4-6 使用交锁髓内钉治疗肱骨中段骨折

A.X 线正位片示肱骨中段骨折；B、C. 交锁髓内钉固定术中透视肱骨正侧位，证实远端锁钉到位；

D、E. 术后 X 线片示骨折复位满意，内固定稳妥

G. 逆行交锁髓内钉固定术：采用逆行交锁髓内钉固定时，患者取俯卧位，在肱骨远端背侧自鹰嘴尖起向上做 1 个长约 8cm 的切口，肱骨髁上区域的背侧皮质可以通过劈肱三头肌入路显露。进针点位于鹰嘴窝附近，并依次使用 3.2cm 与 4.5cm 的钻头进行开孔，然后用逐渐加粗的扩髓钻进行扩髓，避免发生髁上骨折。应轻柔插入髓内钉，并保证钉头少许插入肱骨头（图 4-7）。

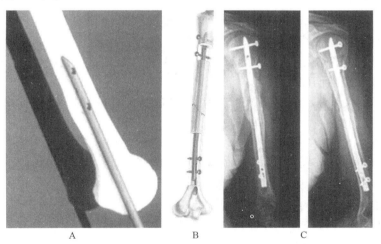

图 4-7 逆行交锁髓内钉固定术后 X 线片观

A、B.模型图；C. 术后正斜位 X 线片

②钛板：应用钢板对医师的技术及经验要求较高。使用钢板可以降低肩、肘关节僵硬的发病率。钢板仍是肱骨骨折畸形矫正及骨折不愈合治疗的理想方法。

A. 钢板种类：目前多应用各型 AO 钢板。限制接触型动力加压钢板多用于中段骨折。重建钢板可以塑形，应用于肱骨远侧 1/3 骨折。锁定加压钢板因有独特锁钉设计和良好的稳定性，适用于粉碎性骨折及骨质疏松骨折（图 4-8）。

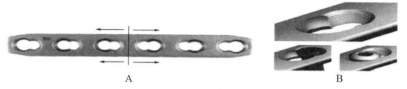

图 4-8　动力加压锁定钛板（LC-DCP）

B. 手术入路：前外侧入路，可显露肱骨全长，显露中 1/3 骨折时劈开肱肌以保护桡神经，延伸到下段时必须于肱肌和肱桡肌间显露桡神经，钢板置于前方或外侧。后侧入路，多用于肱骨远端 1/3 骨折显露，切口起自鹰嘴，沿后正中线向近端延伸，在肱三头肌外侧头和长头分离显露骨折和桡神经，钢板置于肱骨背侧面。

C. 手术需注意问题：骨折两端必须各用 3 ～ 4 枚螺钉固定，确实加压固定骨折端，尽量不剥离骨膜；最重要的是保护桡神经，做到不损伤或被压于钢板下。

D. 微创经皮内固定技术（MIPO）：锁定加压钛板经肱骨前侧入路 MIPO 技术，经皮肌肉隧道插入锁定加压钢板，通过间接复位并对骨折端进行桥接固定，适用于粉碎性、多段或骨质较差的骨折，可保护骨折端血运，骨折断端稳定性好，可提高骨折愈合率。但应注意肱骨中下段处桡神经卡压风险。

（四）并发症及其治疗

1. 桡神经损伤

约占肱骨干骨折的 8%，以肱骨中下 1/3 为多发。处理原则如下：

（1）仅有一般桡神经刺激症状

依据骨折移位情况按前述的原则进行处理，对桡神经症状进行观察，大多可自行恢复。

（2）有桡神经损伤症状

应及早行手术探查。术中显示断裂者，予以吻合，包括鞘内断裂的病例；有神经干挫伤的，可酌情切开外膜及束膜进行减压。

（3）疑有桡神经嵌于骨折端

在手技复位时必须小心，应尽量利用牵引使骨折复位，桡神经也随之回归原位；因骨折端十分锐利，易加重桡神经损伤，因此切忌粗暴手法。

（4）陈旧性桡神经损伤

对完全性损伤应行探查和松解吻合术。失败者可行腕部肌肉转移术来改善手腕部功能，效果也多满意。不完全性损伤者，可行探查和松解性手术；术中显示部分断裂者，也应行吻合术。

2. 血管损伤

骨折合并血管损伤是创伤外科的一种紧急情况，必须进行急救，以便迅速恢复血液供应，在止血的同时应准备手术。对开放骨折应行内固定后对血管损伤予以修复。

血管造影对于判断肱骨骨折损伤血管的部位及程度是一种有价值的辅助诊断手段。动脉损伤修复的方法可根据损伤的部位和类型而异。动脉壁裂伤、洁净而裂口较小者可行侧壁缝合术，完全断裂者则需吻合或行血管移植。

3. 延迟愈合或不愈合

肱骨干骨折的正常修复过程因各种因素受到影响时，骨折正常的愈合时间则被延长，甚至完全停止，从而引起骨折延迟愈合或不愈合。时间上二者难以绝对界定，一般认为超过 4 个月为延迟愈合，超过 8 个月为不愈合。导致骨不连的因素有以下几个。

（1）局部因素

①骨折节段的血供：肱骨干骨折以中段最多，又以中下 1/3 骨折不愈合率为最高。主要是由于肱骨中下 1/3 交界处骨折时易导致骨营养动脉的损伤。该动脉大多数只有一支，直接由肱动脉分出，通常在肱骨中下 1/3 交界处或中点附近的前内侧进入骨内，并在骨皮质内下行至髓腔内分出上行支和下行支；一旦损伤易导致延迟愈合或不愈合。

②骨折类型：粉碎性骨折易于发生迟延愈合和不愈合，也因碎骨块缺乏血供所致。

③开放骨折：除骨折断端由内刺出者外，开放骨折多为直接暴力致伤，软组织损伤严重，骨折类型也多为粉碎型，易发生感染而影响骨折的正常愈合。

④骨缺损及感染：也是造成骨不连的重要原因。

（2）医源性因素

①反复多次或粗暴的手法复位：不仅可以加重软组织损伤及血管损伤，还会加重骨折端血供障碍，影响骨折正常愈合。

②外固定不确实：包括外固定时间不足、范围不够、不能维持骨折端稳定，过度牵引造成断端分离等。

③手术治疗的干扰：骨折本身有损伤骨营养动脉的可能性，而手术切开复位又进一步增加了可能损伤的机会。术中骨膜剥离使本来已缺血的骨端又失去了由骨膜而来的血运。手术内固定使骨端达到良好的复位及稳定的作用，同时破坏了骨端的正常血液循环而影响愈合。未植骨修复内固定术中残留的骨缺损也是重要原因之一。

④内固定不确实：包括内固定器材选用不当及固定技术不合理。内固定器材都必须确实稳定骨折断端，如内固定后骨折端不稳定，易发生骨不连。使用钢板螺丝钉内固定时，骨折两端各至少固定 3 枚螺钉，方能起到稳固固定。过细的髓内钉与髓腔接触面较少，内固定术后骨折端不稳定，易发生骨不连。

⑤过度运动：过早恢复工作对于重体力劳动者，容易导致骨不连，可致内固定疲劳断裂，在残留骨缺损情况更易发生。

（3）肱骨骨不连

分为肥大性骨不连和萎缩性骨不连两大类。前者血供较好，为断端不稳定所致；后者血供差，往往有骨缺损。对骨不连及延迟愈合的病例，如非手术疗法无效，则应从病因角度酌情选择相应的术式治疗的。

①手术基本原则：a. 稳定的内固定；b. 保证骨折端良好的血运；c. 清除骨不连处硬化骨及瘢痕组织；d. 有效植骨。

②具体术式：a. 交锁髓内钉；b. 加压钛板 + 植骨（图 4-9）；c. 锁定加压钢板加植骨。该钢板稳定性好，并可保护骨折端血运，应优先选择的。对于内固定术后的骨不连，需考虑更换内固定种类，使骨折端达到确实稳定，促进骨折愈合。

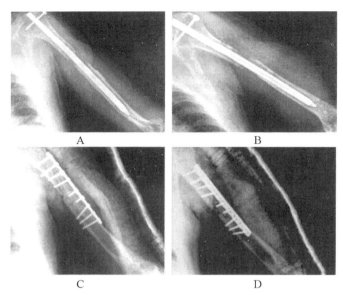

图4-9　肱骨髓内钉固定后骨不连，二期加压钛板＋植骨手术治疗

A、B.肱骨髓内钉固定后骨不连X线片观；C、D.加压钛板、植骨固定术后X线片观

4.晚期并发症

主要包括肩、肘关节僵硬，活动受限，老年患者发病率更高。合并肘部损伤情况下可发生骨化肌炎。应在医师指导下进行早期的功能锻炼，改善肩、肘关节功能。

第四节　肘关节骨折与脱位

一、肱骨远端骨折

（一）肱骨髁上骨折

在儿童全部肢体骨折中，肱骨髁上骨折的发生率排在前臂骨折之后，占儿童最常见骨折的第二位，髁上骨折不仅常见而且时有并发症发生，因此儿童髁上骨折治疗至今对临床医生仍是极富挑战性的课题。

肱骨髁上骨折的发生率中年龄是关键因素，几乎是骨生长发育中的儿童特有的骨折。此骨折主要发生在10岁内。据Wilson统计，75例伸直型髁上骨折内仅有2例为成年人。Eliason发现他的髁上骨折病例中84%均为10岁以下的儿童。

1.损伤机制和骨折类型

肱骨髁上骨折多系运动伤、生活伤，为间接暴力所致。各型损伤机制不尽相同。通常分为伸展型、伸展尺偏型、伸展桡偏型、屈曲型。

（1）伸展型

肱骨髁上骨折多为手掌着地、肘部伸直位摔倒所致。该型最多见，可为柳枝型或不全骨折型。后部骨皮质尚未完全断裂，骨折向前成角；也可以是完全型骨折，常常产生移位，骨折线多为后高前低的斜形，骨折近端向前移位，而骨折远端向后移位。因为骨折近端向前移位，所以容易发生骨折端刺穿肱前肌，刺伤肱动脉和正中神经，甚至在复位前动脉和神经一直被骨折端向前推挤发生弯曲或重叠，所以对肱骨髁上骨折伸直型移位严重者，在复位前后要注意正中神经、桡神经和肱动脉的损伤。

（2）伸展尺偏型

外力作用于肱骨髁部的前外侧，使骨折远端向后向尺侧移位，内侧骨质可能部分被压缩，此类骨折的内移和内翻的倾向大，骨折移位必须加以整复，以避免肘内翻畸形。

（3）伸展桡偏型

外力作用于肱骨髁部的前内侧，骨折后，骨折远端向后向桡侧移位，此类骨折不易发生肘内翻畸形。

（4）屈曲型

仅占5%左右。是在肘关节屈曲位，肘后部着地受伤。伤后骨折的病理改变恰与伸直型相反。柳枝型者肱骨远端前方骨皮质无损，而后方骨折分离，形成向后成角。若骨折是完全型，骨折线可能是后下前上的倾斜角，骨折近端向后移位，远端向前移位，偶可发生血管损伤，移位一般也不如伸直型那样严重。

2. 临床表现

伤后患肘疼痛肿胀明显，完全骨折者可触之骨擦感和异常活动，移位明显者畸形亦明显。要注意检查有无合并神经、血管的损伤。约15%的患者合并神经损伤，正中神经损伤较多见，表现为拇、食指末节指间关节屈曲力减弱。要特别注意有无前臂筋膜间室综合征，即 Volkmann 缺血挛缩的可能性。注意"4P"征较严重者早期出现手指过伸时疼痛很有诊断意义。

3. 诊断和鉴别诊断

X 线片很重要，可显示骨折类型、移位方向与程度。对完全移位的伸直型骨折，肘关节侧位片还可显示骨折的旋转移位。

5～6 岁以下儿童 X 线片所见，应与肱骨远端骨骺分离相鉴别。

4. 治疗

肱骨髁上骨折应及时准确地复位，防止肘部畸形以及纠正神经、血管严重并发症的发生，尽早恢复患肢的功能。

（1）非手术治疗

不全骨折或青枝骨折者，一般将患肢在屈肘90°，用石膏或小夹板功能位固定即可。有时可发生肘内翻畸形，尤其是远端骨折有向内侧倾斜嵌入时，应以手法矫正。

伸直型移位者，助手经上臂及前臂保持伸肘位牵引。前臂旋后稍外翻，术者拇指将远骨折端后侧向前推起，其余手指将近骨折端向后压下，矫正前后错位后，再矫正侧方移位及旋转移位。最后将肘过屈使后方骨膜及三头肌绷紧，前臂充分旋前，以维持复位。屈肘角度视肢体肿胀程度而定，透视复位满意后用石膏托或小夹板固定 3 周。应注意观察血运及复位情况，以便及时处理。

屈曲型整复方法与上述方法相反。复位后固定于伸肘位。稳定者亦可固定于屈肘位。严重移位及肿胀者可采用牵引术，待牵引数日局部消肿后，再行手法整复改外固定。

（2）手术治疗

经手法复位失败者可以施行手术治疗。严重开放损伤，合并有肱动脉损伤者，为手术复位的适应证。

5. 并发症

（1）肘内翻

肱骨髁上骨折中最多的并发症，虽然有许多学说，但都不能解释所有疑问：如旋转移位是肘内翻发生的原因，但在桡偏型骨折中即有旋转也多不产生肘内翻，在切开复位的病例旋转畸形已完全纠正，但仍有很大数量的肘内翻发生；又如骨骺损伤学说，骨骺损伤所致的畸形应该是进行性的，但肱骨髁上骨折遗留的肘内翻不是进行性的而是恒定的，骨折愈合时和数年后的肘内翻角度大致不变。目前一般认为，在损伤时尺侧骨质的压缩是肘内翻发生的基本原因，远侧骨折端尺侧移位是肘内翻的另一个重要原因。由于肱骨髁上骨质扁平而薄，肱骨远侧骨折端向尺侧移位后很难维持在正常生理位置上，即使解剖对位，因骨折端接触面小和肢体的重力作用，很容易使远侧骨折端向尺侧倾斜发生内翻。

肘内翻超过 15°～ 25° 是肱骨远端外翻截骨术的适应证，手术时间宜在骨折牢固愈合和肘关节功能恢复到最大限度时进行，截骨术式很多，根据术者意愿和熟练程度选择。

（2）筋膜间室综合征

肱骨髁上骨折中多见的并发症。前臂筋膜间室综合征后果极为严重，给患儿造成终身残疾。这一并发症医源性者占 50%，因此必须引起医生的重视。

（3）神经损伤

肱骨髁上骨折可以损伤其肘部神经，发生率为 3%～ 5%。尺神经、桡神经、正中神经损伤均可发生，以尺神经多见。

（4）骨化性肌炎

这是非常少见的并发症，常常发生在闭合复位或切开复位后，解除石膏外固定后关节出现进行性僵直，应怀疑骨化性肌炎的可能性。99锝扫描发现有浓聚现象可早期诊断。3～4周 X 线片可见肱肌钙化和骨化，该并发症更易在多次粗暴复位和按摩后发生，一旦发生应注意制动休息和适当自主活动，严禁强力按摩和伸屈锻炼，也不应手术切除，否则加重钙化和骨化。急性期可激素治疗，预后较好。2～3 年关节僵直和钙化可能吸收和消失。许多作者不主张行切除术。

（5）关节僵直

一般情况下肱骨髁上骨折治疗后可有关节活动减退，一般不超过 5°～ 10°。前倾角消失或减少而畸形愈合者，肘关节屈曲受限，多在 30°～ 40°。随着小儿生长发育，前倾角得以恢复，肘关节活动也恢复正常。切开复位尤其采用后暴露法，虽然 X 线表现复位满意，但肘关节活动却严重受限，甚至仅残留 20°～ 30° 活动，且不易恢复。因此，多数作者主张尽量不采用切开复位，若有明确的适应证，也应从外侧或内侧切口进入，以避免不良后果。

（二）肱骨远端全骺分离

肱骨远端骨骺包括肱骨外髁、滑车、内上髁、外上髁骨骺。肱骨远端全骺分离为不常见的肘部损伤，其临床特点与肱骨髁上骨折相似，是髁上骨折发生在幼儿发育阶段的一种特殊损伤类型。

幼儿肘部骨骺大多未骨化，骨折线往往不能通过 X 线直接显影，加之与肘部某些损伤 X 线表现甚为相似，临床诊断极易混淆，其误诊率之高在骨折中堪居首位。

1. 损伤机制和临床分类

肱骨远端全骺分离多因跌倒时，患臂伸展位撑地，肘过伸，身体重心落在患臂，自下而上的外力和身体重力传导至肘部所致。少见的损伤是屈肘位跌倒，暴力撞击鹰嘴再传向肱骨髁部造成的。此型的损伤多发生在较大幼儿，可能与骺板方向改变有关。婴儿期的骺板接近水平位，来自鹰嘴的暴力与骺板相互垂直，不易引起全骺分离；随着年龄的增长，骺板倾斜度增加，来自鹰嘴的暴力与骺板方向一致，故易发生屈曲型全骺分离。

根据以上损伤机制，将肱骨远端全骺分离分为伸展型和屈曲型。

根据 Saher 分型，少数为 Ⅰ 型，多数为 Salter Ⅱ 型，新生儿全骺分离皆为滑脱型损伤（即 Saher Ⅰ 型）。骨折线全部经过骺板而不涉及干骺端，其恢复期 X 线片可见干骺端呈花边状不规则骨化，提示损伤可能累及骺板生长区。

2. 临床表现

伤肘疼痛肿胀明显，活动受限，患儿如能很好地合作检查，可以查出环绕肱骨远端的压痛，临床表现颇似肱骨髁上骨折。

3. 诊断与鉴别诊断

临床表现是诊断肱骨远端全骺分离的重要依据，但患儿往往不能很好地合作检查，诊断主要依靠 X 线检查所见。其典型表现为分离的肱骨远端骨骺连同尺、桡骨一并向后、内侧移位，而外侧骨骺与桡骨近端始终保持良好的对线对位关系。临床阅片主要观察 4 点：①外髁骨骺与肱骨干的对位关系；②外髁骨骺与桡骨近端的对位关系；③外髁骨骺有无旋转移位；④肱骨干与尺桡骨长轴的对应关系。仔细分析上述改变，常可得出明确诊断。然而，对于不典型的病例，有时鉴别比较困难，临床常需警惕。以下列出几种损伤的鉴别要点：

（1）肱骨外髁骨骺分离

肿痛局限于肘关节外侧，肘无不稳定感，有时可触到外髁异常活动。X 线片示肱骨外髁往往有旋转移位，肱骨干和尺桡骨的关系正常，由于滑车外侧柱缺损，尺骨鹰嘴可轻度外移。全骺分离恰恰相反，外髁骨骺无旋转移位，尺桡骨往往随同外髁骨骺向内侧移，临床易把大龄幼儿全骺分离误诊为外髁骨折。

（2）肘关节脱位

幼儿肘部骨突标志不易摸清楚，临床难以依靠肘后三点关系进行诊断。若肱骨外髁骨化中心未出现，其 X 线表现与全骺分离鉴别困难。唯一可参考者是发病年龄和移位方向，肘关节常为外侧脱位，全骺分离远段往往内移。根据整复过程中的"手感"进行鉴别较为可靠。肱骨外髁骨化后，便能以其影像作为诊断依据，二者不易混淆。

（3）肱骨外髁骨折合并肘关节脱位

此损伤极少，偶见学龄后儿童。临床和X线表现兼有外髁骨折和肘脱位的特征。当外髁骨折已离开桡骨轴线，鉴别比较容易，若其保持与桡骨近端对位，多属于全骺分离。同样，整复中"手感"和复位后X线表现有助于鉴别。外髁合并肘脱位手法整复后外髁往往对位不良或残留旋转移位，而肱骨干与尺桡骨的对应关系比较稳定，全骺分离则相反。

4. 治疗与预后

本病的治疗原则和整复方法与髁上骨折相同，常规闭合复位外固定。复位时特别注意整复向尺侧移位的全骺分离，使之完全矫正，以免继发肘内翻畸形。由于屈肘位固定不易控制肘关节提携角，故有主张早期改做伸肘位固定，以防肘内翻畸形。对于不稳定骨折，如技术和设备条件允许，可行闭合整复并通过皮肤钻入钢针固定。切开复位效果不满意。陈旧骨折不宜强施手法或切开整复，以免骺板早闭，日后截骨矫形较为可取。

（三）肱骨髁间骨折

肱骨髁间骨折是青壮年严重的肘部损伤之一，但50～60岁的伤者也时常可见。这种骨折常为粉碎性骨折，复位困难，固定后容易发生再移位和关节粘连，对肘关节功能将有严重影响。无论采用闭合手法复位，还是开放手术复位，其最终效果都不甚满意。

1. 损伤机制和骨折类型

导致肱骨髁间骨折的外力是相当复杂的。当跌倒时，肘关节处于伸展位，手掌和人体重力向上、下传导并集中在肱骨髁部，暴力作用于尺骨，向上撞击使肱骨内、外髁分裂，向两侧分离即造成骨折。骨折近端向前移位，骨折远端分裂为二块或多块并向后方移位。肘关节屈曲位直接撞击地面时，暴力传导至该部时，尺骨鹰嘴犹如楔子撞击内外髁间的滑车沟，致两髁间分离移位，而肱骨下端向后移位。

根据受伤机制将肱骨髁间骨折分为屈曲型和伸展型；根据骨折线的形式则分为T型、Y型及粉碎型。

根据骨折移位程度为4型：Ⅰ型，骨折无移位或轻度移位，关节面保持平整。Ⅱ型，骨折块有移位，但两髁无分离及旋转，关节面也基本平整。Ⅲ型，骨折块有分离并有旋转移位，关节面破坏。Ⅳ型，肱骨髁部粉碎成三块以上，关节面破坏严重。有时骨折移位严重并可穿破皮肤，成为开放性骨折。这种分类方法对治疗方式的选择提供了一定的依据。但其对错位型骨折的描述并不十分详尽。有作者根据外力的作用方向及骨折的移位情况及形态，将错位型肱骨髁间骨折分为伸直内翻型及屈曲内翻型两大类骨折。

2. 临床表现

肘关节剧烈疼痛，压痛广泛，肿胀明显并可伴有畸形。肘关节呈半屈曲状，伸展、屈曲和旋转受限。前臂多处于旋前位。检查时可触及骨折块活动和骨摩擦感。肘后三角形骨性标志紊乱。血管和神经有时受到损伤，检查时务必予以注意。肘部正侧位X线片，不但可明确诊断，而且对于骨折类型和移位程度的判断也有重要意义，对合并肘部其他部位损伤亦可显示。

3. 治疗方法及适应证

肱骨髁间骨折受伤暴力较大，骨折较复杂，是创伤骨科较难治疗的疾病之一。要得到优良的结果，其关键在于掌握好各种方法的适应证及正确的操作技术。

（1）非手术治疗

闭合复位外固定是常采用的治疗方法之一。适用于内、外髁较为完整及轻度分离或无明显分离者。

伤后未能就诊或经闭合复位而未成功者，肘部肿胀严重，皮肤起水疱等，此种情况不易再次手法复位及应用外固定，可行床边尺骨鹰嘴牵引，待肱骨髁和骨折近端的重叠牵开后，再做两髁的手法闭合复位并外固定。

对于年老患者骨折呈严重的粉碎性而且骨质疏松者，及其他因素的限制而不易行骨折复位或不可能做复位、制动者，患肢悬吊在胸前和及早进行肘关节的屈伸活动，利用尺骨鹰嘴的模造作用而能形成一定范围的活动，最终能满足一般的日常生活需要，这就是所谓的功能疗法。

（2）开放复位内固定

在医疗设备条件和技术条件都具备的情况下，对有移位的肱骨髁间骨折行开放复位内固定可得到满意的结果。俯卧位是值得推荐的体位，肘后侧切口，采用 Campbell 后侧入路或经鹰嘴入路，近年来有人提出经肱三头肌两侧入路显露肱骨远端，此入路保留了伸肘装置，能使患者术后尽早地开始功能锻炼。术中注意保护尺神经。特别小心地整复髁部，固定装置不能侵占鹰嘴窝或冠状窝，否则，肘关节将丧失部分伸屈功能。还必须注意横穿髁部的螺钉切不可穿透滑车关节软骨或潜入其下。

手术的目的是恢复关节面，牢固地内固定骨折，以便可以早期开始关节活动。

近年来，在内固定的方法上，"Y"形钢板固定、克氏针加钢丝张力带固定和双钢板固定均有较好的疗效。有作者对某些不可能完全重建的髁间骨折，使用能早期进行活动的铰链式牵引外固定架治疗，取得了较好的疗效。而对于不能重建并且活动量不大的患者，有作者建议行全肘关节置换术，但要严格掌握适应证。

4. 陈旧性损伤的治疗

有旋转移位的肱骨髁间骨折早期未能得到及时治疗，晚期可导致肘关节面的完全紊乱及关节僵硬和肘内翻畸形。特别是前者，应该给予适当的治疗，以使其功能有所改善。常用方法如下：

（1）开放复位内固定

青壮年患者，伤后时间在 2～3 个月，骨折块较大，肘关节僵直在非功能位（特别是伸直位），此时应行开放复位内固定，至少可使其肘由非功能位变为功能位，同时又可得到一个稳定的关节，如再能恢复关节的活动，基本上即可满足工作和生活的需要。

（2）肘关节融合术

对无法开放复位者，且关节又僵直在伸肘位者应行关节融合术。

（3）肘内翻矫正术

有些病例，虽然关节面的紊乱很严重，但仍可保留有相当范围的关节活动。但由于肢体姿势的影响以及内髁骨折块的移位，往往可引起肘内翻畸形，畸形过大时可行外翻截骨矫正之。

（四）肱骨内上髁骨折

肱骨内上髁（骨骺）骨折是一种常见的肘部损伤，多见于 7～15 岁，约占儿童肘关节骨折的 10%，仅次于肱骨髁上骨折与肱骨外髁骨折，占肘关节骨折的第三位。

1. 损伤机制及创伤解剖

肘内侧副韧带起自肱骨内上髁，分前、后两束。斜行的前束是维持肘关节稳定的主要成分，止于尺骨冠状突的内侧面，后束呈扇状，止于尺骨鹰嘴的内侧面。前臂的屈肌——桡侧腕屈肌、尺侧腕屈肌、指浅屈肌、掌长肌和部分旋前圆肌。起自内上髁的前方，也附着于肘尺侧副韧带。

当肘伸直位以手掌撑地摔倒时，上肢处于外展位，身体质量以及肘关节正常的携物角，造成了肘关节的外翻应力。肱骨内上髁骨骺 4～6 岁出现二次骨化中心，18 岁才闭合，是一个闭合比较晚的牵拉型骨骺。在骨骺未闭合前，骺线本身就是潜在的弱点，再加上处于紧张状态的前臂屈肌群的骤然收缩，结果导致内上髁（骨骺）骨折，内上髁被牵拉向下、向前，并旋转移位。与此同时，内侧副韧带丧失了正常的张力，维持关节稳定的重要因素遭到破坏，结果，或者肘关节内侧间隙暂时拉开，或者发生肘关节侧后方脱位，撕脱的内上髁（骨骺）被夹在关节内侧或完全嵌入关节内。

有两种肘关节后外侧脱位机制的推测，当肘关节过伸时，尺骨鹰嘴顶在鹰嘴窝内，形成支点，在肘内侧稳定因素破坏的情况下，尺骨冠状突与肱骨滑车分离，以肱桡关节为杠杆，肘关节向后或后外侧脱位。实验证明，如果肘关节内侧稳定因素不破坏，单纯切除 40%～90% 的尺骨鹰嘴，肘关节也是稳定的。当肘关节于半伸位摔倒时，在外翻应力下，肘关节内侧稳定因素破坏，滑车外柱的内侧面通过一个偏轮的作用，使桡骨头从肱骨小头关节面向后滑移，出现肘关节后外侧脱位。

因角力掰腕所造成的肱骨内上髁（骨骺）骨折，一般只见于骨骺将闭合年龄的男性，多见于 13～15 岁，见于角力过程中重心易改变时，一方为保持胜利持续用力，而对方持续对抗过程中，由于屈肌总腱极度收缩，造成撕脱骨折。一般均不合并肘关节侧方不稳定现象。

尺神经走行于肱骨内上髁后方的尺神经沟内，骨折同时，尺神经可能被牵拉、碾锉，甚至连同骨折块一起嵌入关节间隙，造成尺神经损伤。骨折愈合以后，尺神经沟形态的改变，内上髁增大，尺神经沟变成倒 v 形的轮廓，没有获得骨性愈合，形成假关节的磨损，也是引起尺神经症状的原因。

内上髁变位的程度，实际上标志着肘关节内侧结构（包括尺神经）损伤的程度。根据其严重程度分为 4 度：

Ⅰ度损伤：内上髁（骨骺）分离，变位极小。

Ⅱ度损伤：撕脱的内上髁（骨骺）向下、向前旋转移位，可达关节水平。

Ⅲ度损伤：撕脱的内上髁（骨骺）嵌夹在内侧关节间隙，实际上肘关节处于半脱位状态。

Ⅳ度损伤：肘关节向后或向外后侧脱位，撕脱的内上髁（骨骺）嵌夹在关节内。

肘关节处于部分屈曲位，活动时，特别是外翻应力下活动，肘关节疼痛，肘内侧明显。局部肿胀、压痛，内上髁的正常轮廓消失。肘关节活动受限，前臂旋前、屈腕、屈指无力。

Ⅲ、Ⅳ度损伤者，肘关节功能障碍更为明显，往往合并有不同程度的尺神经症状。Ⅳ度损伤或同时并发桡骨颈骨折、尺骨鹰嘴骨折者，症状尤为明显。

2. 诊断及鉴别诊断

根据患者体征，结合外伤史和 X 线所见，是比较容易诊断的。在局部弥散性肿胀不是十分明显的病例，往往可以摸到撕脱可以移动的内上髁（骨骺）。

移位很轻或没有移位的Ⅰ度损伤，容易漏诊。当出现脂肪垫征，骨骺与干骺端不平行，骨骺边缘不清楚（由于旋转移位），发现有一薄层于骺端骨片时，如同时存在局部软组织肿胀，周围筋膜紧张，有明显压痛，往往说明有骨折（骺分离）存在。

患者小于 5 岁，内上髁二次骨化中心未出现前的肱骨内上髁骺分离，单纯靠 X 线片进行诊断，易出现漏诊、误诊，容易将内髁骺分离与内上髁骺分离相混淆。

正常的肱骨内上髁骨化中心可以位置偏后，在前后位 x 线片上，骨骺部位可以出现一条透亮区，把骨骺分为两半，偶然也能见到多骨化中心，应注意勿与骨折（骺损伤）相混淆。对有疑问的病例，应摄健侧 X 线片对比，最好摄斜位像。

Ⅲ度损伤小儿的内上髁（骨骺）骨折，肘关节脱位往往在就诊时已自行复位，要特别注意不要把嵌夹在关节间隙的内上髁（骨骺）与尺骨鹰嘴二次骨化中心相混淆。

造成内上髁（骨骺）骨折的外翻应力，同时也可造成桡骨颈、尺骨鹰嘴、尺骨冠状突及骨内髁（骨骺）的骨折，特别是在二次骨化中心尚未出现的患者，警惕漏诊。相反，把肱骨内髁（骨骺）骨折误诊为肱骨内上髁（骨骺）骨折，或把尺骨鹰嘴骨折合并桡骨头脱位误诊为Ⅳ度肱骨内上髁（骨骺）骨折者，亦有发现。

3. 治疗

治疗原则：对Ⅰ、Ⅱ度新鲜损伤，原则上尽量争取保守治疗，争取解剖复位，Ⅱ度损伤于屈肘、屈腕、前臂旋前位，用手指向后上方推挤内上髁（骨骺），绝大多数可以满意复位。Ⅲ、Ⅳ度损伤表示已存在有肘关节不稳定因素，应当采取切开复位内固定治疗。Ⅱ度损伤复位后，骨折间隙仍大于 5mm，或有明显旋转移位者，亦应积极切开复位内固定。合并有明显尺神经损伤、陈旧损伤，也都是切开复位内固定的适应证。Ⅳ度损伤切开复位前，应争取先将肘关节脱位闭合复位，复位时最好保持屈肌张力，以便于骨折块自嵌压状态下脱出。原始轻微的尺神经牵拉症状，不一定需要特殊处理，多可自行恢复，不是切开复位的绝对指征。对年龄小的患儿，易选择两根细克氏针内固定，对大龄儿童或青少年，可以选择一枚螺丝钉内固定。

内固定远期随诊还有发现尺侧角切迹、内上髁（骨骺）肥大、双内上髁等现象。如何减少切开复位内固定的并发症，仍是有待研究、尚未解决的课题。

（五）肱骨外髁骨折

肱骨外髁骨折儿童亦称肱骨外髁骺骨折。肱骨外髁骨折在儿童肘部骨折中较常见，其发生率仅次于肱骨髁上骨折。肱骨外髁骨折的骨折块常包括肱骨小头与肱骨滑车之桡侧壁，肱骨下端桡侧干骺端骨折片以及肱骨外上髁骨骺。

骨折块很大的部分由软骨组织，患者年龄越小，则软骨越多。在 X 线片所显示仅为肱骨外髁骨骺的骨化中心和干骺端骨折片，而软骨则不显影。事实上骨折块相当大，几乎等于肱骨下端骨骺的一半。故在临床中对骨折块的大小要给予充分的估计。肱骨外髁骨折属于 Salter Harris 骨骺损伤的第Ⅳ型，是关节内骨折。在愈合和生长方面有潜在的问题。若处理不当常发生各种畸形和并发症，造成肘关节的功能障碍。

肱骨外髁骨折的伤因多由间接复合外力造成，当儿童摔倒时手掌着地，前臂多处于旋前，肘关节稍屈曲位，大部分暴力沿桡骨干传至桡骨头，再撞击肱骨外髁骨骺而发生骨折，同时多合并肘外翻应力或肘内翻应力，以及前臂伸肌群的牵拉力，而造成肱骨外髁骨折的不同类型。

1. 分型与病理

肱骨外髁骨折目前多分为 3 型，我们依其病理变化分为 4 型。

（1）Ⅰ型（无移位型）

骨折处呈裂纹状，两骨折端有接触，局部的伸肌筋膜、骨膜未撕裂。

（2）Ⅱ型（侧方移位型）

骨折块向侧方，前方或后方移位，骨折端间隙增大，轻度移位者伸肌筋膜、骨膜部分撕裂，重度移位者可完全撕裂，复位后骨折块不稳定，在固定中可发生再次移位。

（3）Ⅲ型（旋转移位型）

骨折块向侧方、前方或后方移位，并旋转移位。由于局部伸肌筋膜、骨膜完全撕裂，加之前臂伸肌的牵拉，故骨折块发生纵轴的向外旋转可达 90°～ 180°，在横轴上也可发生向前或向后的不同程度旋转。肱尺关节无变化。

（4）Ⅳ型（骨折脱位型）

骨折块可侧方移位、旋转移位，同时肘关节可向桡侧、尺侧及后方脱位。关节囊及侧副韧带撕裂，肘部软组织损伤严重。

肱骨外髁骨折Ⅳ型并不少见。临床中还可见到肱骨外髁骨折并肱骨内上髁撕脱骨折，肘关节向桡侧脱位。因肘部软组织损伤严重，治疗较其他三型困难，预后亦较其他三型差。

2. 临床表现

当儿童发生肱骨外髁骨折后，肘部外侧肿胀，并逐渐扩散，以至达整个肘关节。局部肿胀的程度与骨折类型有明显的关系，骨折脱位型肿胀最严重。肘外侧出现皮下瘀斑，逐渐向周围扩散，可达腕部。伤后 2 ～ 3 天发生皮肤水疱，水疱可感染。肘部外侧有明显压痛，若发生第Ⅳ型骨折，肘内侧亦有明显压痛，甚至可发生肱骨下端周圈性压痛。若发生移位型骨折，肘外侧可扪及活动的骨折块，并可触及骨擦音。肘关节稳定性丧失，可发生肘外翻畸形、肘部增宽，肘后三点关系改变。肘关节活动丧失，患儿将肘关节保持在稍屈曲位，被动屈伸活动局部疼痛加重。前臂旋前、旋后功能一般不受损。干骺端的骨尖可刺破皮肤造成开放性骨折。肘部肿胀严重者，需要检查桡动脉的搏动情况，注意有无肘部筋膜下血肿压迫肱动脉的情况。对第Ⅲ、Ⅳ型骨折者要注意检查有无桡神经或尺神经牵拉损伤后的症状。X 线片特点儿童肘关节部第二骨化中心数目较多，而且出现时间不一，从第二骨化中心出现到骨骺闭合时间亦不一。在这一过程中其形态各异，肘部有时出现一些副骨，如肘前副骨、冠状突副骨等，正常的肱骨小头化骨核略偏前方，初出现时正位 X 线片上呈一小椭圆形，以后逐渐增大，侧位 X 线片呈一月牙形，它与干骺端之间有一距离，两者关系随着年龄和投照位置的不同而有较大的差异。充分认识肘部各骨骺的形态及出现的时间，对诊断有很大的帮助。

创伤解剖与X线表现骨折线均通过骺软骨。X线片显示肱骨小头的骨折线多超过骨化核的1/2，或骨折线不通过小头骨化核，而通过肱骨小头与滑车间沟的软骨在干骺端处有一骨折线。骨折块可向外侧移位。骨折块干骺端部X线片显示：干骺端部骨折线如呈水平状，正位X线片只显示一薄骨片，若骨折线为斜形向外上者，正位X线片见一较大的三角形骨块阴影；骨折块旋转移位正位X线片示肱骨小头骨骺呈向桡侧不同程度的旋转，光滑的软骨面指向尺侧，在其外侧有一纵行的不规则骨片。骨折块向前或向后旋转时肱骨小头骨骺可变成一圆形，在圆形的外侧有一骨片阴影。侧位X线片骨块可移向肱骨下端后面或前面。肱尺关节与肱骨相对应的桡骨关系无变化；骨折脱位型X线片上除上述表现外，正位X线片示骨折块连同尺桡骨可向桡侧或向尺侧移位，侧位X线片可向后侧移位，偶可见到向前侧移位者。在X线片上做出肱骨外髁骨折诊断时还要观察有无合并桡骨颈骨折，桡骨头骨折，尺骨鹰嘴骨折以及Monteggia骨折。它们的表现均有不同特点。总之，肱骨外髁骨折后，X线片上的表现为多种多样，在同一骨折类型中表现也常不同。

3. 诊断与鉴别诊断

对于儿童肱骨外髁骨折应有足够的重视，当儿童肘部受伤后局部产生疼痛、肿胀，活动受限时一定要进行X线片检查，并应仔细观察任何一点的异常变化，才能防止漏诊与误诊。延误诊断和治疗，会给以后的治疗带来很大的困难，即使治疗后也会给患儿遗留一定的功能障碍。伤后肘部症状明显，X线片上骨折块较大，移位明显时诊断不困难。2岁以下的幼儿，因肱骨小头骨化核小，而骨折块所带的干骺端骨片小者，从X线片上作出正确的诊断均较困难。必要时照对侧肘关节X线片作对比。若发生漏诊，治疗不当常发生骨折不愈合，在生长过程中会出现严重的肘外翻畸形。

有些肱骨外髁骨折需要与肱骨远端骨骺分离相鉴别。肱骨远端全骺分离好发生于学龄前儿童，若发生于幼儿时给鉴别诊断带来一定的困难。幼儿肱骨远端只出现肱骨小头骨骺的骨化核，形状大小可不一，肱骨远端大部分为软骨，X线片上征象少，故鉴别时更应注意与正常解剖关系相比较。肱骨远端全骺分离临床表现为肘关节普遍肿胀及周围性的压痛，外形上似肘关节后肘位或肱骨髁上骨折，肘后三点关系正常。而肱骨外髁骨折脱位型的肘后三点关系不正常。X线片所见，肱骨远端骺分离干骺端可见薄条状骨折片或可看到肱骨下端内侧的三角形骨折片，骨折片与肱骨外髁骨骺随同尺桡骨向内后方移位，肱骨小头骨骺与桡骨的对位关系正常。侧位X线片可见骨折片与尺桡骨一起向后移位。肱骨小头骨骺与桡骨在一纵轴线上。进一步鉴别时，可行肘关节腔造影，X线片显示造影液在关节腔内者为肱骨下端骺分离，渗于肘部软组织中者多为肱骨外髁骨折。

肱骨外髁骨折诊断明确后，要注意肘部的其他合并损伤，如桡骨头颈部骨折、尺骨鹰嘴骨折、Momeggia骨折以及尺、桡神经的牵拉损伤。

4. 治疗

肱骨外髁骨折是一关节内骨折，又是骨骺骨折，骨折线通过骺板，复位的满意与否直接影响到关节的完整性和骺板处骨桥形成的大小。骨桥形成小，日后肱骨下端鱼尾状畸形小。复位差骨桥形成大，鱼尾状畸形则大，造成肱尺关节面的不适应，发生肘关节半脱位。肘关节长期在一不相适应的情况下，则会发生关节软骨退行性变化，造成创伤性关节炎。它的发生不在骨折愈合后的近期，而在伤后 15 ～ 20 年的远期出现。所以无论采取何种方法治疗，最终应达到解剖复位或近似解剖复位。不能只满足骨折块在有移位情况下骨折能愈合和近期肘部功能良好。

（1）骨折无移位型

肘关节屈曲 90°，长臂石膏后托固定 3 ～ 4 周。

（2）侧方移位型

此型骨折多数为不稳定骨折，闭合复位后应密切观察，若再次发生移位或整复失败应切开复位。

复位方法，麻醉下或伤后时间短者可不用麻醉进行闭合复位。取肘伸直内翻位使外侧间隙加大。前臂旋后，腕关节背伸位使伸肌群松弛，用拇指将骨折块向内侧推移。如骨折块向外后方移位时，拇指将骨折向前内侧推移，使之复位。摄 X 线片证实复位情况。可用长臂石膏后托固定 4 ～ 6 周。固定时依据骨折复位后的稳定情况，取伸肘或屈肘位及前臂旋后位。

（3）旋转移位型（骨折脱位型）

手术治疗的选择与方法：当肱骨外髁骨折移位大于 2mm 时就应选择手术治疗。常用方法有经皮或切开复位两枚克氏针固定方法。也有学者采用直径 4mm 半螺纹松质骨螺钉固定方法等。

肱骨外髁骨折，经闭合复位或切开复位，只要骨折对位好，骨愈合过程是顺利的。一般 2 周后肱骨远端出现较多的骨膜下新生骨，5 周后骨折线间出现内骨痂。2 ～ 3 个月后可完全愈合。肱骨远端的鹰嘴窝和喙突窝经常出现团块状骨痂，可产生暂时性的肘关节屈伸受限，随着时间的推移，一般在骨愈合后 3 ～ 6 个月，团块状骨痂逐渐被吸收，肘关节功能可逐渐恢复正常。

肱骨外髁骨折，如复位不满意，骨折块向外移位或残留不同程度的旋转畸形，在骨愈合过程中将发生迟缓愈合，畸形愈合或不愈合。

5. 后遗症

肱骨远端骺软骨损伤后，都将发生不同程度的肘关节畸形。骨折时骨骺板发生损伤，造成局部血液供应障碍，或是骺软骨内的营养血管损伤，影响软骨细胞生长，导致骺软骨发育障碍。肱骨外髁骨折后常见的后遗畸形如下。

（1）鱼尾状畸形

肱骨外髁骨折愈合后，在生长发育过程中，肱骨小头与滑车间发生一凹形缺口，称为鱼尾状畸形。它的发生是因骨折线经过骺板全层，愈合时局部产生骨桥。骨折同时也损伤了骺软骨的营养血管，使骨折面的软骨细胞坏死、吸收，使骨折间隙增大。骨折愈合后，肱骨内、外髁骨骺继续发育，而骨桥处生长缓慢以致停滞，最终发生鱼尾状畸形。所以损伤年龄越小，骨折复位不满意者鱼尾状畸形就越明显。此畸形导致肘关节半脱位。

（2）桡骨干骺端增粗

肱骨外髁增大，桡骨头增大呈"蘑菇状"，此畸形可发生在骨折各种类型，无论是经闭合复位或切开复位，以及陈旧性肱骨外髁骨折经手术治疗的患儿。肘关节有不同程度的骨性关节炎改变，桡骨头增大，关节边缘骨质增生，关节面不平整，关节囊肥厚，携物角加大等改变。

（3）肘内翻、肘外翻畸形

肱骨外髁骨折后可发生肘内、外翻畸形。对于肘内、外翻畸形，何时行肱骨髁上楔形截骨治疗，目前意见尚不一致。有的学者提出，待小儿骨发育稳定后再行截骨治疗。

（4）迟发性尺神经炎、尺神经麻痹

尺神经炎继发于肘外翻畸形，尺神经长期慢性牵拉刺激，使肱骨下端尺神经沟处发生无菌性炎症，局部逐渐形成瘢痕组织，再作用于尺神经而出现早期的尺神经刺激症状，若这一阶段得不到治疗时，则逐渐发生尺神经麻痹。尺神经炎出现的年龄，多视外翻畸形的严重性而定，严重者出现早。

对于尺神经炎的治疗，一般认为只要发现有早期尺神经刺激症状，即应手术治疗。做尺神经前移手术时，一定要松解尺神经周围的瘢痕组织。若伴有肘外翻时，应同时给予矫形治疗。

二、肱骨小头骨折

肱骨小头骨折较为罕见。通常是冠状面上有明显位移涉及关节面的骨折。这类骨折又可分为：Ⅰ型，完全骨折；Ⅱ型，骨软骨骨折；Ⅲ型，粉碎性骨折。（表4-1）Ⅰ型骨折涉及关节面的半球和底层骨松质（通常称为 Hnhn–Stetinthal 骨折）。Ⅰ型骨折有时可以闭合复位，但很难维持。当需要和可能时，内固定最好用拉力螺钉从后到前拧入外侧髁后部。从外侧入路对伸肌起点进行骨膜下剥离以显露肱骨小头和外侧柱后方。Ⅱ型骨折相对少见，它包括肱骨小头软骨前方的骨软骨壳（即 Kocher-Lorenz 骨折）。如果有足够的软骨下骨骨松质维持稳定的话，这些骨折有时可以用无头前后压缩螺钉固定。严重粉碎（Ⅲ型）和骨软骨骨折患者可能不适合使用内固定。只要尺骨、桡骨间韧带和 MCL 完整，建议将骨折碎块切除。在纵向尺骨和桡骨不稳定时，无法修复的肱骨小头可选择切除。这两种情况均可因近端桡骨迁移导致尺骨变化和尺腕嵌塞关节异常。骨折块缺血性坏死（AVN）较为罕见，因此，坏死的骨折块延迟切除为宜。肱骨小头骨碎块切除，无论是早期或延迟进行，均可能导致肘关节僵硬。关节镜下切除骨折块，运动功能的恢复优于开放手术。

表4-1　肘关节损伤分型

类型	描述	治疗或年龄组
桡骨头骨折		
Mason 分型		
Ⅰ型	无移位	非手术治疗

类型	描述	治疗或年龄组
Ⅱ型	移位	ORIF 或切除术
Ⅲ型	粉碎性	切除术或加行置换术
Ⅳ型	合并肘关节脱位	根据稳定度可考虑行置换术
Hotchkiss 型		
Ⅰ型	边缘骨折或轻度移位，未影响活动	非手术治疗
Ⅱ型	移位＞2mm 尚可内固定	ORIF
Ⅲ型	粉碎性骨折不能放置内固定	切除术或置换术
冠突骨折		
Regan-Morrey 分型		
Ⅰ型	冠突尖撕脱	无特殊处理
Ⅱ型	＜50%，内侧副韧带止点完整	通常无须手术治疗
Ⅲ型	≥50%，内侧副韧带断裂	ORIF
孟氏骨折		
Bado 分型		
Ⅰ型	桡骨头前脱位	儿童至青年
Ⅱ型	桡骨头后脱位	老年人
Ⅲ型	桡骨头外侧脱位	儿童
Ⅳ型	合并桡骨干骨折	成年人
肱骨小头骨折		
Bryan-Morrey 分型		
Ⅰ型	完整骨折	闭合复位或 ORIF
Ⅱ型	骨软骨骨折	切除
Ⅲ型	粉碎性骨折	切除

三、肘关节脱位

（一）解剖

肘关节脱位很常见，其发生率与近端指间关节脱位发生率相当，仅次于肩关节脱位。肘关节的骨性结构十分稳定，有助于防止关节内翻和外翻。肘关节稳定性在于肱骨跨越桡骨小头的关节面和尺骨冠突。外翻力主要由肱桡关节（外侧柱）对抗，而内翻力主要由肱尺关节（内侧柱）对抗。肱尺关节提供 55% 的伸直内翻阻力与 75% 弯曲 90° 时的内翻阻力。

而肱桡关节，虽然承受60%的轴向压力，却只提供30%的外翻阻力。在韧带破坏的情况下，骨性结构提供更多的抗内翻和抗外翻的负荷。MCL的前束起于肱骨内上髁的前部，止于尺骨冠突内侧基底。桡侧或外侧副韧带（LCL）起自肱骨在肱尺关节运动的轴线的外上髁，穿过环状韧带，止于尺骨近端小切迹外侧。一般认为，MCL的前束是肱尺关节的主要稳定结构，但内侧副韧带的作用，尤其是尺骨部分，早已明确，MCL提供70%的抗外翻阻力。前关节囊提供部分抗外翻和内翻的阻力，尤其是在屈肘时。临床上，MCL甚至可能在桡骨头切除的情况下提供足够的对抗外翻的阻力。生物力学研究表明，肘关节的抗内翻稳定性取决于外侧副韧带与尺骨冠突的完整性（须大于50%的完整性）。尺侧副韧带（LUCL）外侧束起于桡骨小头，防止其向后半脱位。这种不稳定被称为后外侧旋转不稳（PLRTD）。LCL复合体损伤可能由过度旋后或过伸引起。肘关节稳定性试验包括前臂旋前使LCL紧张；外翻肘关节同时前臂旋后使PLRI和MCL松弛，可感受到一声"弹响"。副韧带损伤常见于儿童，撕脱骨折通常发生于成年人。MCL变细与外翻不稳定有关，与复发性脱位无关。LUCL不稳可导致半脱位和复发性脱位。PLRI经常可以由轴移试验进行检测。旋后外翻试验是患者取仰卧位，屈曲肘关节，逐渐伸直肘关节时可感觉到肘关节半脱位，再次屈曲肘部时可感觉到一声"弹响"后复位。屈曲—旋前肌群和伸肌群是肘关节的动态稳定装置，同样的还包括肱三头肌、肱肌和肱二头肌。这些肌肉跨越肘关节，免疫施加的外力，增加关节的反作用力（由此增加骨稳定）。严重不稳定的肘关节脱位通常是由于这些动态稳定装置的破裂以及静态韧带的限制丧失引起。

（二）评估和治疗

尽管拥有稳定的骨性结构，肘关节脱位仍占所有关节脱位的20%。最常发生于年轻人高能量前臂伸直位损伤。肘关节脱位中，约90%是后脱位。前脱位、内侧脱位或外侧脱位罕见；错位脱位（近端桡尺关节的破坏而发生尺、桡骨位置互换）则极为罕见。当肱尺关节发生脱位时，桡骨头和冠突有时会发生骨折（在所有肘关节脱位中分别占10%和18%），鹰嘴尖端骨折较少见。手术探查发现，90%以上的肘关节脱位患者伴有骨软骨损伤，可能是由初始外伤或后续复位时引起。肱骨髁也可能发生撕脱骨折。这些骨块连同受伤的软组织，可能嵌入关节内，因此需要手术介入。X线正侧位检查用以确认复位是否完成。CT扫描对骨折块的确切位置和更细微的骨折，尤其是为内侧冠突骨折提供有益的信息。复位不理想是手术切开的指征。

1. 复位

适当镇静可提供足够的肌肉松弛以便复位及之后的关节稳定性和关节活动度检查。这有助于检查者评估受伤后关节的稳定度，以便指导早期康复锻炼。关节绞索通常提示有骨软骨碎片卡压。内、外翻应力试验应在屈肘30°和内旋位进行。简单的肘关节脱位如屈曲超出45°仍稳定一般应在屈肘90°前臂中立掌向下位夹板固定，这样LCL紧张可利于改善脱位复位后的稳定性。然而，对于某些患者，特别是年轻运动员，应用更快捷的功能康复，韧带和肌腱可以得到更好的恢复。

2. 修复断裂的韧带

肘关节伸展大于45°时，进行断裂韧带的修复并不能提高疗效。然而，如果肘部需要固定在极度屈曲位，则 LCL 和（或）MCL 应修复。屈肌—旋前和伸肌起点断裂应在韧带修复的同时将其与肱骨止点连接。如果韧带修复后肘部仍不稳定（罕见，但在不稳定性骨折中相对多见），外科医师应考虑应用角度可调的外固定器。现在的外固定器可控制肘关节的内、外翻，屈伸及关节减压。目前的治疗趋势仍然是靠肘部的解剖修复和重建以获得关键的稳定，从而使应用这种动态固定的可能性减到最低。

3. 主动运动

主动运动应在肘关节脱位后 5 ～ 10 天进行，以减少关节僵直和异位骨化。早期被动运动可能会导致再脱位及异位骨化。患者仰卧位保持患臂于胸部以上（即与肩部成 90° 向前抬高）可克服患者的恐惧。从这个位置可以主动伸直肘关节以对抗重力，对于那些失去手臂控制能力的患者最为有利，能获得更稳定的屈肘位。这可减少患者对再脱位的忧虑，利于康复。如果损伤 5 周后伸直功能没有改善，则应考虑使用动态扩展夹板。

（三）合并伤

神经血管损伤是肘关节脱位的罕见并发症。尺神经损伤最常见，常由于后脱位时过度牵拉引起。正中神经是第二常见的损伤，有可能在复位时被卡压。因此，复位前后神经和血管的检查十分重要。肱动脉断裂罕见，通常与开放性损伤有关。当存在不对称脉搏或动脉危象时建议行多普勒检查或动脉造影。检查远端脉搏可能因为周围的肘部侧支循环而并不可靠。肘关节脱位常由于手伸直位遭受外力引起，该机制造成的其他损伤可以从影像学检查及临床症状中寻找证据，如腕关节骨折脱位、桡骨远端骨折和前臂间膜损伤等已有相关报道。

四、尺骨鹰嘴骨折

尺骨鹰嘴骨折是肘部常见损伤，除少数尺骨鹰嘴尖端撕脱骨折外，大多数病例骨折线波及关节面，属于关节内骨折。多数伴有伸肘装置的破坏，需手术治疗。

（一）创伤机制

直接暴力，间接暴力，均可引起鹰嘴骨折。

直接暴力引起的骨折或者无移位，或者为粉碎性。见于跌倒，肘部直接着地，或肘后部的直接打击、碰撞。在治安不好的地区，鹰嘴骨折亦常为利器砍削所致。

间接暴力引起的骨折常见于跌倒手撑地致伤，肱三头肌强烈收缩使鹰嘴骨折，此时骨折多为横形或斜形。

两种力量联合作用（如间接暴力引起骨折后，肘后部又直接触地）则会造成移位而粉碎性的骨折。

（二）骨折分型

根据尺骨是否移位、是否为关节内骨折、骨折的粉碎程度、是否合并桡骨头骨折、有无肱挠关节脱位，可将尺骨鹰嘴骨折分为 6 型。Ⅰ型骨折移位不足 2mm，关节内无台阶。Ⅱ型为关节外骨折，累及尺骨鹰嘴近端，是肱三头肌肌腱所致的尺骨鹰嘴撕脱骨折。Ⅲ型为单纯关节内骨折，骨折线为横形或斜形。Ⅳ型为粉碎骨折，骨折线越过尺骨鹰嘴，多合并关节内骨块。Ⅴ型为尺骨鹰嘴骨折合并肱挠关节脱位。Ⅵ型为尺骨鹰嘴骨折合并桡骨头骨折。Ⅴ型及Ⅵ型中可见到各种类型的尺骨鹰嘴骨折（Ⅲ型或Ⅳ型）或关节脱位。

（三）临床表现

肘后肿胀、疼痛，如系直接暴力则皮肤多有挫伤痕迹，局部压痛显著，有时可触及骨擦音，活动肘关节时有疼痛，注意检查能否主动抗重力伸肘（可决定治疗方法）。注意检查尺神经有无损伤。X线正侧位片可以明确诊断，帮助决定治疗方案。

（四）治疗

治疗目的是恢复肘关节的功能，达到无痛的关节活动范围（旋转及屈伸）。即使牺牲部分伸直功能，也要保留屈曲功能，这一点非常重要。解剖复位关节面，减少创伤后关节炎的发生。

Ⅰ型无移位骨折采用屈肘90°夹板制动3周。每周拍片，确认骨折块无移位。3周后去除夹板，用吊带继续制动3周。

Ⅱ型、Ⅲ型、Ⅳ型、Ⅴ型及Ⅵ型骨折采取手术治疗。Ⅱ型骨折采用后方尺骨鹰嘴表面的直切口。Ⅱ型及Ⅲ型（横形）骨折，采用张力带技术固定（2.0mm克氏针及18G钢丝），也可用6.5mm空心钉及垫片代替张力带。

Ⅲ型（斜形）及所有Ⅳ型及Ⅴ型骨折均采用接骨板螺钉固定。使用3.5mm重建板、动力加压板或解剖型钢板。接骨板置于背侧（皮下），近端按鹰嘴的形状塑形，以利于拧入螺钉，增强近端的固定效果，也可使用解剖板。采用接骨板螺钉固定而非张力带有两方面原因：首先，避免轴向不稳定的骨折发生短缩（如斜形的山型骨折及Ⅳ型骨折）；其次，为Ⅴ型骨折提供坚强的固定，防止桡骨头移位。Ⅵ型骨折合并的桡骨头骨折，需要复位固定或行假体置换。

术后采用夹板制动以利于止痛及消肿，4～5天后鼓励患者早期功能锻炼。

五、桡骨头骨折

（一）流行病学

（1）桡骨头骨折占所有骨折的1.7%～5.4%，占肘关节骨折的1/3。

（2）1/3的桡骨头骨折合并有肩、肱骨干、前臂、腕及手的骨折或韧带损伤。

（二）解剖

（1）凸出肱骨小头与凹陷的桡骨头相匹配。

（2）肘关节屈伸活动中，肱桡关节都有应力传导，完全伸直位最大。

（3）桡骨头与尺骨小半月切迹精确的解剖对位是桡骨头旋转不受限的基础。

（4）桡骨头对于维持肘关节的外翻稳定起重要作用，但究竟作用有多大尚有争议。

（5）桡骨头在对抗外翻应力方面起次要作用，通过内外翻旋转中心的外移，减少作用于内侧副韧带的力和力矩。

（6）当肘关节周围韧带和肌腱结构有损伤时，桡骨头的稳定作用就更加突出。

（7）桡骨头与前臂骨间膜共同提供轴向稳定性，防止桡骨向近端移位。

（8）如果前臂骨间膜损伤，桡骨头切除后桡骨将向近端移位。

（三）损伤机制

（1）大部分损伤是由摔倒所致，高能量损伤包括高处坠落伤及运动损伤。

（2）桡骨头与肱骨小头撞击而骨折，可以是单纯的轴向负荷伴有后外侧旋转暴力，桡骨头向后脱位常是孟氏骨折向后脱位或经尺骨鹰嘴肘关节后脱位等复杂损伤的一部分。

（3）常合并肘关节周围韧带损伤。

（4）合并肱骨小头骨折较为少见。

（四）临床表现

（1）典型临床表现可见肘关节、前臂活动受限，被动旋转前臂可引起明显疼痛。

（2）桡骨头局限性疼痛，伴有肘关节肿胀。

（3）应仔细检查同侧前臂及腕关节，下尺桡关节压痛常提示 Essext-Lopresti 损伤（桡骨头骨折脱位合并骨间膜及下尺桡关节损伤）。

（4）应检查内侧副韧带是否连续，特别是Ⅳ型桡骨头骨折，常合并肘关节外翻不稳定，但急性期往往患者无法耐受。

（5）自外侧穿刺抽出关节内积血，并予利多卡因注射，可有效镇痛以使患者能够耐受被动肘关节屈曲，从而发现是否存在机械性阻挡。

（五）放射学评价

（1）拍摄 X 线正侧位片，斜位片（Greenspan 位）有助于进一步判断骨折类型，并有助于发现正侧位片中未显示的骨折。

（2）拍摄斜位片时将前臂置于中立位，管球倾斜 45°，可更好地显示肱桡关节。

（3）无移位骨折有时很难发现，对于临床上怀疑桡骨头骨折的患者应仔细阅读侧位片，如脂肪垫征阳性（后侧较前侧更为明显）高度提示桡骨头损伤。

（4）如合并前臂或腕关节疼痛也应摄片检查。

（5）CT 检查可进一步明确骨折类型，有助于术前计划的制订，特别是骨折粉碎或移位明显时。

（六）分型

Ⅰ型：无移位骨折。

Ⅱ型：边缘骨折并移位（压缩、凹陷、成角）。

Ⅲ型：累及整个桡骨头的粉碎性骨折。

Ⅳ型：伴有肘关节脱位（Johnston 骨折）。

（七）治疗目的

（1）解除对前臂旋转的阻挡。

（2）肘关节及前臂早期功能训练。

（3）恢复前臂及肘关节的稳定性。

（4）避免肱尺、肱桡关节创伤后关节炎的发生，这在肱桡关节很少见。

（八）治疗

1. 非手术治疗

（1）大多数单纯的桡骨小头骨折都可非手术治疗。

（2）对症治疗包括吊带制动，伤后 24～48 小时疼痛缓解后即可以开始早期功能锻炼。

（3）有学者建议行肱桡关节穿刺减压并予关节腔内注射局麻药以减轻疼痛。

2. 手术治疗

（1）桡骨头部分切除

①广泛认同的手术适应证是桡骨头的部分骨折移位（Marson Ⅱ型），阻挡关节活动。可在关节内注射利多卡因镇痛后被动旋转前臂以明确诊断。

②相对适应证：移位的骨折块虽不影响关节活动，但移位大于 2mm。

③常用采用 Kocher 入路显露，注意保护完整的外侧副韧带复合体。内固定物应置于桡骨茎突与 Lister 结节之间的 90° 内（安全区）。

④桡骨头的前外侧骨折最常见，经此入路可充分显露。

⑤骨折复位后用 1 枚或 2 枚螺钉固定。

（2）复杂损伤，桡骨头部分骨折

①桡骨头部分骨折作为复杂损伤的一部分，由于缺乏软组织附着通常移位明显且不稳定。

②如果能够达到稳定的固定，应行切开复位内固定。

③如损伤合并肘及前臂不稳定，建议切除残余桡骨头，金属假体置换以重建肘关节稳定。

（3）桡骨头完全骨折

①对于前臂或肘关节的骨折脱位中合并的桡骨头完全骨折，只有当桡骨头骨折可稳定固定的时候才选择切开复位内固定方法，否则建议行人工桡骨头置换。

②切开复位内固定的指征：关节面骨折不超过 3 块且无压缩，没有骨质疏松且每个骨块应有足够的尺寸从而可使螺钉达到稳定固定，同时不能有明显的干骺端骨缺损。

③桡骨头骨折使用螺钉固定完整重建后，通过用钢板将其与桡骨颈稳定固定。

④前臂旋后位时钢板应置于桡骨后方，否则钢板会与尺骨发生撞击，影响前臂旋转。

（4）假体置换

①目的是防止桡骨向近端移位。

②肘关节骨折脱位及 Essex-Lopresti 损伤的远期随访表明：使用硅胶假体的疗效较差。金属（钛及钴铬组合金）桡骨头应用越来越广泛，是治疗肘关节不稳定时不错的选择。

③金属桡骨头假体常见的问题是由于人工假体尺寸较大而造成肱桡关节压力增加，出现活动受限等并发症。

（5）桡骨头切除

①很少用于单纯桡骨头骨折的急性期，不能用于合并肘关节不稳定的患者（如骨折脱位、Essex-Lopresti 损伤或孟氏骨折）。

②使用外侧直切口显露，注意保护骨间背侧神经，切除平面应紧靠环韧带。

③术后患者几乎没有不适主诉，偶有轻微疼痛，活动范围接近正常，下尺桡关节症状少见（除非伴有 Essex-Lopresti 损伤）。桡骨向近端移位平均 2mm 左右。如桡骨向近侧移位伴有明显症状，可能需行尺桡骨融合。

④对于 Marson Ⅱ、Ⅲ型桡骨头骨折，Ⅱ期桡骨头切除的优良率可达 80%。

（6）Essex-Lopresti 损伤

①定义：前臂骨间膜的纵向撕裂，伴有桡骨头骨折和（或）脱位及下尺桡关节损伤。

②诊断较困难，腕关节疼痛是下尺桡关节损伤的较敏感症状。

③X 线侧位片上应仔细观察下尺桡关节。

④治疗需要恢复肘关节和下尺桡关节的稳定性。

⑤该类损伤如切除桡骨头，可导致桡骨向近侧位移。

⑥治疗包括桡骨头的固定或置换及下尺桡关节稳定性的判断。

（7）术后处理：如果固定可靠，术后早期开始主动肘关节屈伸及前臂旋转功能锻炼。

（九）并发症

（1）关节挛缩

由于疼痛、肿胀或炎症不缓解而长期制动所致，并可见于轻微损伤的患者。这可能是由于有肱骨头骨软骨损伤未被发现。在短期制动后应鼓励患者开始肘关节屈伸及前臂旋转功能锻炼，在医师监督下接受正规的康复治疗，可以取得满意的效果。

（2）慢性手腕疼痛提示可能存在其他合并的损伤，如骨间膜损伤、下尺桡关节损伤、三角纤维软骨复合体损伤等。早期正确诊断这些合并损伤非常重要，特别对于可能需要切除桡骨头的 Mason Ⅲ、Ⅳ型桡骨头骨折。对于已经存在桡骨向近端移位，为防止移位及症状加重，可能需行尺桡骨融合。

（3）创伤后肱桡关节关节炎多继发于关节面不平整或关节内有游离软骨碎片。

（4）复杂区域疼痛综合征

桡骨头骨折非手术治疗或手术治疗后都可发生，可能与创伤本身有关。

（5）漏诊的骨折脱位

隐匿骨折脱位可导致晚期肘关节脱位，常是由于忽略了合并的周围韧带损伤。

第五节　前臂骨折

一、尺桡骨上端骨折

尺桡骨上端除自身的尺桡上关节外，通过尺骨鹰嘴与肱骨远端滑车相咬合和肱骨小头与桡骨小头之间的咬合构成了可以使上肢屈伸的肘关节，从而可以使手部功能得以发挥。因此在处理此段骨折时，应以维持肘部正常的屈伸功能为着眼点。尺骨鹰嘴骨折、尺骨喙突骨折、桡骨头骨折、桡骨颈骨折和 Momeggia 骨折占全身骨折的 2%～3%，占肘部骨折的 20%～25%。

（一）前臂的解剖

由尺桡骨与软组织组成的前臂，其上方为肘关节，下方为腕关节。尺骨和桡骨以上、下尺桡关节和骨间膜连在一起，外侧为屈肌群和伸肌群等包绕，形成一个运动整体。从正面看尺骨较直，而桡骨约 9.3° 的弧度突向桡侧，可使其中段远离尺骨。从侧面观尺骨与桡骨均有 6.4° 的角度突向背侧，便于前臂的旋转运动。当肘关节屈至 90° 位时，其前臂的旋转范围分别为旋后 90°，旋前 85°。

前臂的骨间膜是一坚韧的纤维膜，联结于桡、尺骨间嵴。前部的纤维斜向内下方，止于尺骨；后部的纤维则斜向内上方，止于尺骨。下部的纤维则横向联结两骨之间；骨间膜中部略厚，上、下两端则略薄。当前臂处于中立位时，两骨间距最大为 1.5 ～ 2.0cm。旋后位时，间距变窄，旋前位时更窄，此时骨间膜松弛。通过骨间膜可将腕部受力经桡骨传递至尺骨；此与前臂骨折的致伤机制相关。

前臂除伸肌群和屈肌群外，还有旋前肌群（包括旋前圆肌和旋前方肌）和旋后肌（有肱二头肌及旋后肌）。两组肌肉协调前臂的旋转运动。

骨折时，因旋肌的附着点不同，可出现不同形式的移位，纵向位移受伸屈肌群影响，而骨折端的旋转畸形主要由于旋转肌群的牵拉所致。

（二）桡骨颈骨折

桡骨颈骨折并不多见，常与桡骨头骨折伴发，也可单发，二者的致伤机制及诊治要求相似。

1. 损伤机制

提携角、肘关节多呈自然外翻状，在跌倒手部撑地时暴力由远及近沿桡骨向肘部传导，当抵达桡骨上端时，桡骨头与肱骨小头撞击，引起桡骨头、桡骨颈或两者并存的骨折。如暴力再继续下去，则还可出现尺骨鹰嘴或肱骨外髁骨折及脱位等。

2. 临床表现

（1）疼痛：桡骨头处有明显疼痛感、压痛及前臂旋转痛。

（2）肿胀：较一般骨折轻，且多局限于桡骨头处。

（3）旋转活动受限：除肘关节屈伸受影响外，主要表现为前臂的旋转活动明显障碍。

（4）其他：应注意有无桡神经深支损伤。

3. 诊断及分型

除外伤史及临床症状外，主要依据 X 线片确诊及分型。分析影像学所见，一般分为以下 4 型（图 4-10）。

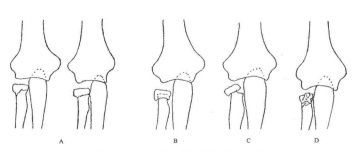

图 4-10　桡骨颈骨折分型示意图

A. 无移位型；B. 嵌顿型；C. 歪戴帽型；D. 粉碎型

（1）无移位型

指桡骨颈部的裂缝及青枝骨折，此型稳定，一般无须复位。多见于儿童。

（2）嵌顿型

多由桡骨颈骨折时远侧断端嵌入其中，此型也较稳定。

（3）歪戴帽型

即桡骨颈骨折后，桡骨头部骨折块偏斜向一侧，类似人戴法兰西帽姿势。

（4）粉碎型

指桡骨、颈和（或）头部骨折呈 3 块以上碎裂。

4. 治疗

（1）无移位及嵌入型

仅将肘关节用上肢石膏托或石膏功能位固定 3～4 周。

（2）有移位者

先施以手法复位，在局麻下由术者一手拇指置于桡骨头处，另一手持住患者腕部在略施牵引情况下快速向内、外两个方向旋转运动数次，一般多可复位。复位不佳的，可行桡骨头开放复位，必要时同时行螺丝钉内固定术或微型钢板内固定术。不稳定及粉碎型者，则需行桡骨头切除术或人工桡骨头置换术，但骨骺损伤者切勿将骨骺块切除。

5. 预后

一般均良好，个别病例如后期有创伤性肱桡关节炎症状时，可行桡骨头切除术。此外还有少数病例可引起骨骺早闭、骺坏死及上尺桡关节融合等。前两者对肘部功能影响不大，后者因手术操作不当所致，应加以预防。

（三）孟氏骨折

伴有桡骨头脱位的尺骨骨折在所有前臂骨折里较为少见，发生率小于 5%。1814 年，Monteggia 描述了这种尺骨近 1/3 骨折合并桡骨头前脱位的损伤（即孟氏骨折）。1967 年，Bado 建议称之为 Monteggia 损伤，指出 Monteggia 的最初描述是尺骨近 1/3 到鹰嘴之间骨折伴有桡骨头前脱位。

大多数类型的 Monteggia 骨折包括成人和儿童，根据文献报告对成人每个类型的发病率做出估定是困难的。有学者在 1940 年报道了当时最常见的桡骨头前脱位。有研究者强调后方的损伤比原先的更常见，而且如果损伤机制和治疗的潜在并发症未引起足够重视，治疗将出现问题。

1. 损伤机制

有学者认为Ⅰ型损伤的损伤机制是由前臂被迫旋前造成。在他的Ⅰ型损伤病例中既没有显示在尺骨皮下的挫伤也没有显示任何在直接打击损伤中看到的骨折碎块，所以他假定了这一机制。Evans 更进一步用实验研究支持他的理论。他通过用钳固定尸体肱骨并且慢慢旋前臂产生了伴有桡骨头前脱位的尺骨骨折。尺骨骨折而外力继续存在前臂继续旋前，桡骨头被迫从稳定的肘关节囊里向前脱出。

Ⅱ型损伤在 1951 年被 Penrose 所描述。在观察骨折这一变化后，他将一个带有弯曲肘的尸体肱骨固定，并且施加力量到远端桡骨，引起肘的后脱位。然后他通过在尺骨近侧钻孔使尺骨强度变弱，并再一次在远端桡骨上直接加力，随后引出了 Bado Ⅱ型损伤。即产生前面带有粉碎块向后成角的尺骨骨折和带有桡骨近端关节面边缘骨折的桡骨头后脱位。他从这些结果得出结论，Ⅱ型损伤是在肘内侧韧带破裂之前尺骨骨干变弱后肘脱位的一种变化。

Ⅲ型损伤被 Mullick 描述，他假定作用在肘上的主要力量是外展力。假如前臂旋前，则桡骨头向后外侧脱位。

Bado 认为，Ⅳ型损伤是Ⅰ型损伤伴有桡骨干骨折。

2. 影像学表现

移位的尺骨骨折及任何上肢损伤一定要包括肘部真实正位和侧位的 X 线片。肘部真实正位只有肱骨和前臂平放在 X 线片夹上时才可获得；肱骨和前臂横置于 X 线片夹上屈曲近 90°，无论前臂是否旋前、旋后或中立位，都可获得真实肘的侧位 X 线片。

桡骨头脱位和尺骨骨折在 X 线片上极易判断，但孟氏骨折的漏诊率却出乎意外的高。其原因首先是 X 线片未包括肘关节；其二是 X 线机球管未以肘关节为中心，以至于桡骨头脱位变得不明显；其三是体检时忽略了桡骨头脱位的发生，以致读片时亦未注意此种情况；其四是患者伤后曾做过牵拉制动，使脱位的桡骨头复了位，以致来院检查时未发现脱位，但固定中可复发脱位。

3. 分类

Bado 将其归纳为 4 型：

Ⅰ型：约占 60%，为尺骨任何水平的骨折，向前侧成角，并合并桡骨头前脱位。

Ⅱ型：约占 15%，为尺骨干骨折，向后侧（背侧）成角，并合并桡骨头后脱位。

Ⅲ型：约占 20%，为尺骨近侧干骺端骨折，合并桡骨头的外侧或前侧脱位，仅见于儿童。

Ⅳ型：约占 5%，为桡骨头前脱位，桡骨近 1/3 骨折，尺骨任何水平的骨折。

见图 4-11。

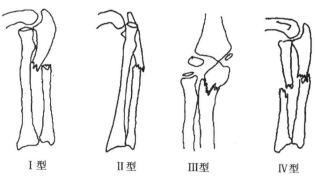

Ⅰ型　　　　　Ⅱ型　　　　　Ⅲ型　　　　　Ⅳ型

图 4-11 Monteggia 骨折的分型示意图

4. 临床表现

症状和体位与骨折类型有关，Ⅰ型可于肘前窝触到桡骨头，前臂短缩，尺骨向前成角。Ⅱ型可于肘后触及桡骨头，尺骨向后成角。Ⅲ型可于肘外侧触及桡骨头和尺骨近端向外侧成角。Ⅳ型桡骨头处于肘前，尺桡骨骨折处有畸形及异常活动。这四型骨折，肘关节及前臂均有明显肿胀，疼痛、压痛。患者不能活动肘关节和旋转前臂。桡神经深支损伤为最常见的并发症，应检查相应的神经功能。

5. 治疗

儿童孟氏骨折，闭合复位治疗是满意的，但如何治疗成人孟氏骨折，存在着争论。Speed 发现大多数人孟氏骨折经闭合复位治疗，其结果并不满意，因而主张切开复位并内固定尺骨，同时重建环状韧带（以筋膜条为主）。Evans 则主张旋后位复位并维持 6 ~ 8 周。Bado 同意 Evans 观点，认为保守治疗是新鲜的成人 Monteggia 骨折的最好治疗办法。Boyd 和 Boals 建议以加压钢板或髓内针做尺骨的坚强内固定，但桡骨头应闭合复位，除非闭合复位失败，否则并无切开复位的指征。当桡骨头有明显骨折时他们建议切除桡骨头，按此方法治疗的病例优良率达 77%。经过多年的争论，趋于一致的意见是桡骨头脱位并无手术的必要。如尺骨内固定坚强，亦无必要重建环状韧带。

对Ⅰ型、Ⅱ型、Ⅲ型骨折，过去习惯于采取闭合复位的治疗方法。近年来，随着对前臂旋转功能认识的深化，对尺骨复位要求严格。凡闭合复位不能达到要求时应切开复位，坚强内固定，以期获得更好的治疗结果。对Ⅳ型骨折，无疑更应早期切开复位，尺桡骨骨折均行坚强内固定。

闭合复位需于臂丛阻滞下进行，牵引该患肢，并于脱位的桡骨头处加压（Ⅰ型向后，Ⅱ型向前）即可整复桡骨头脱位，此时尺骨骨折多已复位，如仍有成角及侧方移位应加以纠正。整复完成后以长臂前后石膏托固定。Ⅰ型固定于前臂旋后，屈肘 110° 位；Ⅱ型固定于前臂旋后，屈肘 70°（半伸直位）。直至尺骨愈合后，去除石膏，进行功能锻炼。

早期未治疗或治疗不当而致畸形愈合或不愈合者，应视情况分别加以处理。如果仅是轻度尺骨成角畸形愈合、桡骨头脱位，而仅切除桡骨头；如为中度的尺骨成角畸形、桡骨头脱位，行桡骨头切除，尺骨骨突切除及骨间膜松解术，可改善前臂的旋转功能；如为严重的尺骨成角畸形愈合、桡骨头脱位，应做尺骨的截骨复位内固定术及桡骨头切除术，术中同时松解骨间膜；当尺骨不愈合，桡骨头脱位或半脱位，应行尺骨内固定植骨术，桡骨头同时切除。

桡骨头虽能复位，而尺骨骨折位置不良时应切开复位，钢板或髓内针内固定。有时破裂的环状韧带妨碍桡骨头的复位或桡骨头的脱位是自近端穿过环状韧带，交锁于肱骨外上髁处，此时切开复位宜采用 Boyd 切口，可以兼顾两者。手术内固定治疗者，术后应用长臂石膏托制动 4 ~ 6 周。Ⅰ、Ⅲ、Ⅳ型骨折固定于前臂旋转中立位，屈肘 110° 位；Ⅱ型骨折固定于屈肘 70° 位。

合并桡神经深支损伤为常见的并发症，桡骨头复位后几乎都能自行恢复，不需要手术探查。

（1）手法复位

应用手法治疗新鲜闭合性孟氏骨折是一种有效而简便的治疗措施。尤其小儿肌肉组织较纤弱，韧带和关节囊弹性较大，容易牵引分开，桡骨头也易还纳。尺骨近端无移位者，复位更加容易。

（2）手术治疗的适应证

①某些经手法复位失败者，多为青壮年；②陈旧性损伤，肘关节伸屈功能受限及前臂旋转障碍。

手术治疗的目的在于矫正尺骨畸形及维持桡骨头稳定性并恢复功能。

开放复位和骨折内固定：手法复位失败者宜早施行开放复位，某些陈旧性损伤，但时间尚短，桡骨小头尚可复位者（3～6周）。

尺骨畸形矫正，桡骨头复位及环状韧带重建术，适用于陈旧性损伤，尺骨骨折愈合畸形严重及桡骨头脱位者，多见于成人。

（3）特殊治疗

①不能复位的桡骨头：假如对桡骨头闭合复位不成功，将行切开复位。可通过 Boyd 切口显露肘关节。复位常见的障碍物是桡骨头前方的关节囊或环状韧带。桡骨头复位后，可考虑修复关节囊或环状韧带。

②桡骨头骨折：如伴有桡骨头的严重骨折，可先行桡骨头切开复位内固定，假如骨折不能修复重建则行桡骨头切除术。假如桡骨头切除危害肘关节稳定性时，应考虑行人工桡骨头假体置换。

③术前桡神经损伤：对于损伤时伴有桡神经或骨间背侧神经瘫痪且桡骨头很容易复位的患者，不推荐这次手术时探查桡神经或骨间背神经。通常这只是神经失用，对于大多数患者来讲，其功能将在损伤后 6～12 周恢复。假如神经在 3 个月后仍无恢复，应进行诊断检查，根据结果决定是否行神经探查术。

④开放骨折：开放骨折作为急性损伤，假如伤口允许，应早期切开复位和钢板固定。一期可以不关闭皮肤，但应彻底清创。外固定仅用于严重污染不能钢板固定的骨折。

累及到鹰嘴的尺骨干广泛粉碎骨折可能存在恢复尺骨解剖长度的问题。假如桡骨头复位后稳定，将促进尺骨长度的复原以便它可在正常解剖长度被钢板固定。假如桡骨头不稳定，则应打开肘关节，确保在直视下将桡骨头复位。尺骨长度是重要的，应以 1 或 2 个被塑形的 3.5mm 有限—接触动力加压钢板固定近端粉碎的尺骨骨折，使之与鹰嘴外形相符。假如需要，一条经过鹰嘴顶端的张力带金属丝经过钢板的一个孔，与之绑成一体，有助于进一步稳定骨折。

对于 Bado IV 型损害（桡骨和尺骨双骨折），宜首先固定尺骨，在桡骨骨干骨折切开复位前复位桡骨头，如果桡骨头复位困难，既可通过桡骨进路也可通过尺骨进路打开肘关节。但两个骨干应分别应用两个切口进入。

（4）治疗结果

Anderson 等对前臂骨折的治疗评估标准如下：

优秀：骨愈合伴有肘和腕屈曲（伸展）小于 10° 的损失。

良好：骨愈合伴有肘和腕屈曲（伸展）小于 20° 的损失；和前臂旋转小于 50% 的损失。

不满意：骨愈合伴有肘和腕屈曲（伸展）大于 30° 的损失；和前臂旋转大于 50% 的损失。

失败：畸形愈合、不愈合或无法解决的慢性骨髓炎。

应用这些标准，Anderson 等和 Chapman 等报告超过 90% 的被调查者获得满意结果。不满意的结果归因于冠状突畸形愈合、近端桡尺骨骨性连接、尺骨畸形愈合和疼痛性近侧桡尺关节病。对 Monteggia 损伤治疗的最具挑战性的问题是有关冠状突和桡骨头的处理。

（5）手术后的处理

术后应用长臂石膏托固定 4～6 周，Ⅰ、Ⅲ、Ⅳ型骨折固定于前臂中立位，曲肘 110° 位，Ⅱ型骨折固定于屈肘 70° 位。石膏去除后行功能锻炼。Robin 认为包扎和石膏在 5～7 天去除并以长臂支具代替较好。根据在手术时稳定性的评估，如果患者合作且手术中骨折经完整范围的运动仍稳定，则 7～10 天后可允许患者去除后侧支具，并在医师指导下做增加肘关节主动活动度训练。

如手术时骨折处稳定性或桡骨头稳定性有问题，当患者仍处于麻醉时，应确定稳定范围。术后应用长石膏，在 7～10 天后使用支具，在先前确定的稳定范围内允许运动。在最初 3 周内每周拍 X 线片，然后每月拍摄直到尺骨骨折愈合。

6. 预后

如果早期正确诊断，正确处理，其预后是良好的。近年来文献报道，使用手术治疗坚固内固定者优良率甚高。如为严重开放损伤或合并感染，则预后较差。

二、尺桡骨骨干骨折

尺桡骨骨干骨折在临床上十分多见，占全身骨折的 6%～8%，多见于工伤及交通事故，以青壮年居多。现按桡骨骨干骨折、尺骨骨干骨折及尺桡骨骨干双骨折等进行分述。其中合并桡骨头脱位的尺骨上 1/3 骨折及合并尺桡下关节脱位的桡骨中下 1/3 骨折，在尺桡骨上端及尺桡骨下端骨折两节中分述，不再赘述。

（一）尺桡骨干骨折

1. 损伤机制

直接暴力，传导暴力均可引起桡骨干骨折，骨折多为横形、短斜形。因有尺骨的支撑，桡骨骨折的短缩、重叠移位甚少，但常有桡骨骨折端之间的旋转畸形存在。

由于桡骨各部附着的肌肉不同，因此，不同部位的桡骨骨折将出现不同的旋转畸形。成人桡骨干上 1/3 骨折时，骨折线于肱二头肌，旋后肌以远、旋前圆肌近端、附着于桡骨结节的肱二头肌及附着于桡骨上 1/3 的旋后肌，牵拉骨折近段向后旋转移位，使之位于旋后位；而附着于桡骨中部及下端的旋前圆肌和旋前方肌，牵拉骨折远段向前旋转移位，使之位于旋前位。桡骨干中段或中下 1/3 段骨折时，骨折线位于旋前圆肌抵止点以下，由于肱二头肌与旋后肌的旋后倾向被旋前圆肌的旋前力量相抵消，骨折近段处于中立位，而远段受附着于桡骨下端旋前方肌的影响，位于旋前位。

2. 临床表现

临床检查时，局部肿胀，骨折端压痛，旋转功能障碍。可闻及骨擦音。摄 X 线片时，应包括腕关节，注意有无下尺桡关节脱位。

3. 治疗

（1）桡骨干骨折

多可闭合复位，夹板或石膏固定。桡骨干中段或中下 1/3 段骨折，因其周围软组织相对较薄，多可通过闭合复位治疗。若移位较多，不能复位者可考虑切开整复内固定。而桡骨近 1/3 骨折，由于周围软组织丰富，闭合复位如有困难，应考虑行切开复位钢板固定。如钢板固定可靠，术后不用外固定，早期进行功能锻炼。

桡骨中下 1/3 处掌面较平坦，此部位的桡骨骨折行切开复位内固定术时，切口可选择掌侧或背侧切口。桡骨近侧骨折时掌侧切口对桡神经损伤的概率要小于背侧切口，所以选择掌侧切口可能更为妥当。

（2）尺骨干骨折

无桡骨头脱位的尺骨单骨折是常见损伤。它们通常是对前臂直接打击的结果并且时常是无移位的或仅有少量移位。

Dymond 将在任何平面成角超过 10° 或者移位超过骨干直径 50% 的尺骨骨干骨折称为移位骨折。这些移位骨折比无移位骨折更不可预知，而且应该注意下述情况：①移位的尺骨骨折可能伴有桡骨头不稳定。②移位的尺骨骨折有成角倾向，或许因为骨间膜支撑稳定性的损失所引起。③远端尺骨骨折可能出现短缩畸形并引起下尺桡关节的症状。

尺骨全长处于皮下，浅在，闭合复位多能成功。不稳定性骨折，经皮穿入克氏针是个简便有效的办法，但仍需应用石膏外固定。使用加压钢板可免去外固定，且有利于愈合和功能恢复。多节段骨折应用 1 个长钢板在尺骨表面固定或髓内钉固定。对所有开放移位的尺骨干骨折在伤口冲洗和清创之后使用钢板固定。尺骨下 1/4 移位骨折，因旋前方肌的牵拉，可造成远骨折段的旋后畸形，整复时将前臂旋前，放松旋前方肌，可以纠正远折段的旋后畸形，以利复位。

（三）尺桡骨干双骨折

尺骨和桡骨骨干双骨折为日常生活及劳动中常见的损伤，以青壮年居多。

1. 损伤机制

前臂受到不同性质的暴力，会造成不同特点的骨折。可分为以下几类。

（1）直接暴力

打击、碰撞等直接暴力作用在前臂上，能引起尺桡骨双骨折，其骨折线常在同一水平，骨折多为横行、蝶形或粉碎性。

（2）间接暴力

暴力间接作用在前臂上，多系跌倒，手着地，暴力传导至桡骨，并经骨间膜传导至尺骨，造成尺桡骨骨折。骨折线常为斜形、短斜形。短缩重叠移位严重，骨间膜损伤较重。骨折水平常为桡骨高于尺骨。

（3）绞压扭转

多为工作中不慎将前臂卷入旋转的机器中致伤。此种损伤常造成尺桡骨的多段骨折，并易于合并肘关节及肱骨的损伤。软组织损伤常很严重，常有皮肤挫裂、撕脱，因此开放骨折多见。肌肉、肌腱常有断裂，也易于合并神经血管损伤。

2. 临床表现

外伤后前臂肿胀，疼痛，活动受限，可出现成角畸形。前臂局部有压痛，骨折有移位时，可触及骨折端，并可感知骨擦音和骨折处的异常活动。骨擦音和异常活动并无必要特意检查，因其有可能造成附加损伤。

尺桡骨骨折的诊断多可依靠以上的临床体征而确定。但骨折的详细特点必须依靠 X 线片来了解。所拍 X 线片必须包括腕关节及肘关节，并须拍摄正、侧两个位置的 X 线片。X 线片包括腕及肘关节，既可避免遗漏上下尺桡关节的合并损伤，又可判断桡骨骨折近段的旋转位置，以利整复。

临床检查中容易遗漏对上下尺桡关节的检查和对手部血运、神经功能的检查。

3. 分类

按有无与外界交通的伤口分为闭合性和开放性骨折；按骨折的部位分为近段、中段和远段骨折等。两种分类通常混合使用。

骨折的分型与治疗的选择及其预后有关。如开放骨折预后较闭合骨折较差；粉碎型及多段骨折治疗较复杂；尺桡骨近段骨折，闭合复位成功机会较少。

4. 治疗

前臂主司旋转功能，其对手部功能的发挥至关重要。因为对前臂骨折的治疗，不应作为一般骨干骨折来处理，而应像对待关节内骨折一样来加以处理，这样才能最大限度地恢复前臂的功能。

（1）前臂简单损伤

移位大于 50%、成角小于 15° 的单纯尺骨骨折采取非手术治疗。石膏夹板由肘关节至掌指关节。第 4 周去除夹板并用弹力绷带适度包扎，不必再更换短臂管型石膏。第 1、2、3、6 周拍 X 线片，检查力线及骨折愈合情况。无移位的单纯桡骨骨折采用长臂管型石膏固定。因骨折易移位，应密切随访。一旦发现移位或成角，就应立即切开复位内固定，以防畸形进一步发展。有移位、成角或有骨间神经血管受压表现的单纯尺桡骨双骨折应切开复位内固定。

桡骨近端骨折采取背侧入路或掌侧入路。尺骨骨折的入路沿尺骨的皮下缘。骨折复位后用动力加压接骨板（DCP）固定。骨折端皮质缺损超过一半，应行自体松质骨植骨。

髓内钉用于多段骨折或桡骨近端骨折，后者在显露过程中易损伤骨间后神经。桡骨髓内钉的入点在 Lister 结节尺侧，尺骨骨折时入点在尺骨鹰嘴。髓内钉可以弯曲，利于恢复尺桡骨的正常曲度，重建骨间隙。髓内钉对骨折的固定与接骨板有所不同，因而恢复相对较慢。髓内钉的优点是在特殊情况下（如严重粉碎骨折）具有原位维持骨折力线的能力，这是接骨板无能为力的。

术后鼓励前臂、腕、肘关节活动范围锻炼。接骨板固定时，骨折愈合的标志是 X 线片上可见骨小梁跨过骨折端。这一过程达 6 个月。移位或成角提示复位丢失。出现骨痂提示内固定不牢，或见于粉碎骨折或已行植骨等情况。髓内钉固定时，骨折的愈合情况便于评估，由于髓内钉不是坚强固定，患者对症状的耐受程度与愈合程度相关。

（2）前臂复杂损伤

复杂骨折的治疗要点是要充分治疗各个受损结构。

Monteggia 骨折应手术治疗。尺骨骨折必须解剖复位并用 3.5mm 接骨板固定（张力带和半管型接骨板固定不充分）。由于尺骨近端常有短缩及骨质疏松，使用接骨板时应放置在皮下缘，近端沿尺骨鹰嘴充分塑形。

冠状突骨折和桡骨头粉碎骨折常合并 Bado II 型骨折，需要解剖复位并坚强固定冠状突骨折，同时尽量保留桡骨头并复位固定。切除桡骨头而未行假体置换会产生诸多问题。移位显著或严重粉碎时，在切除桡骨头后行假体置换。

术中透视确认复位情况，冠状突和桡骨头均应解剖复位。术后用长臂夹板将患肢固定于屈肘 90°，前臂旋转中立位。肘关节和前臂的早期活动受到软组织损伤的限制，这一点对于降低接骨治疗的风险非常重要。

少见的 Bado I 型骨折多为高能量损伤，伴有神经血管损伤、筋膜综合征及同侧肱骨骨折。尺骨解剖复位并用 3.5mm 接骨板固定后，桡骨头脱位即可复位。合并的肱骨骨折应切开复位内固定。Galeazzi 骨折以及伴有远端尺桡关节损伤的尺骨远端骨折采用接骨板坚强固定。显露时桡骨采用掌侧入路，尺骨采用平行于皮下缘的入路。尺骨茎突骨折常带有三角纤维软骨，复位后用克氏针张力带固定。桡骨长度恢复并用接骨板固定后，远端尺桡关节即可复位。如远端尺桡关节不稳定，先将前臂置于旋后位，此时仍不稳定，则用克氏针在乙状切迹近端贯穿固定尺桡骨。远端尺桡关节不能复位提示三角纤维软骨嵌顿。除非远端尺桡关节需要额外固定于旋后位，否则术后用短臂夹板制动即可。

桡尺分离（Essex-Lopresti 损伤）是指远端尺桡关节及同侧肱桡关节损伤，伴骨间膜撕裂。合并远端尺桡关节损伤是切除近端严重粉碎的桡骨头的禁忌证，原因是存在桡骨向近端移位的风险。建议紧急修复肱桡关节，切开复位固定前臂远端骨折，用长臂管型石膏制动远端桡尺关节于旋后位。远端尺桡关节不稳定，可切开复位，用克氏针贯穿桡尺骨并修复桡尺远端韧带。

（3）尺桡骨开放骨折前臂开放骨折可分为 3 型

I 型创面清洁，裂伤不超过 1cm。II 型裂伤超过 1cm，但不伴广泛软组织损伤。I 型及 II 型损伤的常见原因是某一骨折端自内向外穿透软组织。III 型开放骨折伴有广泛软组织损伤或多为节段骨折，可进一步分为 III A 型，如枪击伤时软组织覆盖充分，III B 型为污染环境（牧场、池塘）下的损伤，伴有广泛软组织损伤和骨膜剥离，同时沾染严重。伤口内可能藏有异物或环境自身存在的大量致病源。III C 型开放骨折合并需要重建的血管损伤。

处理此类伤口的重点是避免软组织及骨的感染。为此，需要立即彻底探查并清创。必须进行破伤风免疫接种。在急诊室内清理伤口的同时开始使用静脉抗生素。随后将患者送入手术室，全麻或充分区域麻醉后使用止血带。患肢消毒后，扩大清创，充分显露骨与软组织的损伤。去除失活的皮肤、筋膜、肌肉及碎骨块。向远近端充分切开筋膜，以免遗漏失活组织或残留异物。显露伤口内的神经血管结构，检查其完整性。用含抗生素的溶液彻底冲洗创面。

I 型、II 型及 III A 型开放骨折可按照闭合骨折处理，即一期复位并用接骨板螺钉固定，但伤口应保持开放，3～5 天后延期关闭。健康患者在清洁环境下自内向外穿透的 I 型、II 型开放骨折，经充分清创探查后可以一期闭合伤口。除非伤口发生感染，静脉抗生素一般使用 4 ～ 5 天。

ⅢB 型及ⅢC 型开放骨折一般不适合内固定。可考虑使用半针外固定器或克氏针石膏来维持骨折的复位。待软组织愈合且无感染发生后，再考虑延期行松质骨植骨，或切开复位接骨板螺钉内固定并松质骨植骨。

5. 预后

成人尺桡骨干双骨折的预后与许多因素有关；如骨折是否开放性，损伤程度如何，骨折移位多少，是否为粉碎性，治疗是否及时、适当及有无发生并发症。

成人有移位的尺桡骨干双骨折以闭合复位方法治疗，通常结果并不理想，功能不满意率甚高；而以切开复位，治疗效果肯定。

开放骨折，合并严重软组织伤，情况更复杂，如果发生感染则预后不好。有时严重感染可导致截肢后果。

（四）尺桡骨开放性骨折

尺桡骨开放性骨折在全身开放性骨折中居第二位，仅次于胫骨骨折，其高发病率与高能量损伤及尺桡骨浅居于皮下有关。

1. 分类

根据 Gustlio 修订的开放性骨折评定系统，分为三大类。

（1）Ⅰ型：骨折开放伤口清洁，小于 1cm。

（2）Ⅱ型：骨折开放伤口大于 1cm，无广泛软组织损伤、皮瓣撕脱。

（3）Ⅲ型：节段性开放骨折，合并广泛软组织损伤的开放性骨折或创伤性截肢。根据损伤程度又可分为 A、B、C 三个亚型。

2. 治疗

根据开放性骨折治疗的一般原则进行，首先在全麻或臂丛麻醉下行彻底清创术，可根据创口损伤和污染程度及骨折情况等酌情选用手术方法。

（1）闭合复位结合外固定

以往应用较多，清创后缝合伤口，将开放性骨折变为闭合性骨折处理，现已很少用单纯外固定。

（2）开放复位结合内固定

在彻底清创基础上进行。一期内固定时软组织必须能够覆盖内固定物，创口可一期闭合，也可二期通过植皮、皮瓣等修复。延期切开复位内固定术即待局部软组织条件改善后再行切开复位内固定术。此法多用于Ⅰ型、Ⅱ型患者。

（3）外固定支架

适用于创面广泛、软组织伤严重患者，多为Ⅲ型。外固定支架固定后有利于创面处理，如植皮、游离皮瓣移植。尺骨可在皮下直接进针，桡骨须切开置入固定针，以防止血管、神经损伤。

（4）外固定结合内固定

双骨折时一处骨折缺乏软组织覆盖，可采用外固定架固定，另一骨采用切开复位内固定。有条件时，外固定后期应改为钢板内固定。

（5）骨和软组织缺损修复

小骨缺损可用松质骨植骨，骨缺损超过 5cm 时，可用吻合血管的游离移植修复。大面积软组织缺损时需要用带血管肌瓣或筋膜瓣修复。

（五）尺桡骨骨折并发症

1. 骨折不愈合

尺桡骨干的不愈合发病率较低，多数由感染、切开复位内固定技术操作和闭合复位技术引起。不愈合可采取二次手术，切开暴露并修整骨端，纠正成角及旋转畸形，植骨及内固定。

2. 畸形愈合

多数因非手术治疗所致，可在畸形部位截骨和植骨并用加压钢板内固定。若合并上下尺桡关节脱位导致前臂旋转功能障碍，可行桡骨头及尺骨头切除，改善旋转功能；也可在桡骨近下端部位或尺骨上 1/3 部位截骨纠正轴线及旋转。

3. 前臂筋膜间室综合征

常见原因有：

（1）严重的尺桡骨骨折和前臂肌肉损伤，使前臂骨筋膜间室压力升高。

（2）反复多次的粗暴复位，造成出血肿胀。

（3）开放复位内固定手术粗暴，止血不彻底，缝合深筋膜，引起骨筋膜间室压力升高。

（4）外固定过紧及外固定后肢体肿胀，未行石膏剖开及松解。重在预防，若确诊，及时行前臂筋膜切开减压。

4. 尺桡骨交叉愈合

多伴有严重的骨间膜损伤，使尺桡骨骨折端于同一血肿内相通，血肿机化后两骨交叉愈合，使前臂不能旋转。常见的原因有：

（1）位于同一水平的粉碎、移位严重的尺桡骨双骨折。

（2）前臂挤压伤。

（3）合并颅脑损伤。

（4）同一切口显露尺桡骨。

（5）感染。

（6）尺桡骨间植骨。

（7）螺钉穿过骨间膜。

若前臂固定于较好的功能位，可不处理。前臂因定位置较差，应手术切除尺桡骨间骨桥，行筋膜或脂肪移植于骨切除部位以间隔两骨。术后早期活动，以期恢复前臂旋转功能。

三、尺桡骨远端骨折

尺桡骨远端骨折主要指盖氏骨折、科利斯骨折、史密斯骨折、巴顿骨折、桡骨远端骨骺分离，桡骨茎突骨折及尺骨茎突骨折等。该解剖段的骨折虽不如尺桡骨近端复杂，但如处理不当仍可引起疼痛，以致影响手腕部的功能，应加以重视。

（一）骨折分类

一般将尺桡骨远端骨折分为关节内骨折与关节外骨折两大类。关节内骨折根据关节受累的程度不同又可分为部分关节内骨折及完全关节内骨折两种。前者治疗较易，预后佳，而关节内完全破坏者，手术切开复位内固定率明显较高。

（二）盖氏骨折

盖氏骨折指桡骨中下 1/3 骨折，合并下尺桡关节脱位或半脱位，并不常见，占前臂骨折的 3%～6%。Galeazzi 在 1934 年描述了这一桡骨骨折合并下尺桡关节脱位或半脱位的损伤。

1. 损伤机制

Galeazzi 骨折可因直接打击桡骨远 1/3 段的桡背侧而成；亦可因跌倒，手掌着地的传递应力而造成；还可因机器绞扎而造成。受伤机制不同，其骨折也有不同特点。

2. 影像学表现

通常骨折部位在桡骨中下 1/3 交界处，为横形或短斜形，多无严重粉碎。如桡骨骨折移位显著，下尺桡关节将完全脱位。于前后位 X 线片上，桡骨表现为短缩，远侧尺桡骨间距减少，桡骨向尺骨靠拢。侧位 X 线片上，桡骨通常向掌侧成角，尺骨头向背侧突出。

3. 分类

（1）桡骨远端青枝骨折合并尺骨小头骨骺分离，均为儿童，此型损伤轻，易于整复。

（2）桡骨远 1/3 骨折

骨折可为横形、短斜形、斜形。短缩移位明显，下尺桡关节脱位明显。多为跌倒手撑地致伤。前臂旋前位致伤时桡骨远折段向背侧移位；前臂旋后位致伤时桡骨远折段向掌侧移位。临床上掌侧移位者多见。此型损伤较重，下尺桡关节掌背韧带、三角纤维软骨盘已断裂（三角纤维软骨盘无断裂时多有尺骨茎突骨折）。骨间膜亦有一定的损伤。

（3）桡骨远 1/3 骨折，下尺桡关节脱位，合并尺骨干骨折或尺骨干外伤性弯曲。多为机器绞轧伤所致，损伤重，可能造成开放伤口，此时除下尺桡关节掌、背侧韧带，三角纤维软骨盘破裂外，骨间膜多有严重损伤。

4. 临床表现

对于无移位或相对无移位的骨折，唯一症状可能是肿胀和骨折附近的触痛。如果移位较大，将有桡骨短缩和后外侧成角。下尺桡关节脱位或半脱位可引起尺骨头突起和在关节上的明显压痛。桡骨头脱位很少出现在桡骨干骨折中。大部分骨折是闭合骨折，开放骨折通常由近端骨块末端刺破皮肤所致。神经和血管损伤比较少见。

发生于桡骨中下 1/3 交界处的骨折，通常有一横形或短斜形骨折线。大部分为非粉碎性骨折。假如骨折移位很大，则下尺桡关节将出现脱位或半脱位。在正位 X 线片上，由于下尺桡关节间隙增大，桡骨相对缩短。在侧位 X 线片中，骨折通常向背侧成角，而尺骨头向背侧突出。下尺桡关节损伤可能是单纯韧带损伤，或韧带保持完整但尺骨茎突可被撕脱。

5. 治疗

闭合复位和固定后骨折位置难于维持，4 个主要变形因素可能导致复位失败：①手的重量及地心引力作用，容易引起下尺桡关节半脱位和桡骨骨折向背侧成角；②在桡骨骨折远端掌侧面上旋前方肌嵌入，使它转向尺骨而且牵拉它向近端和掌侧移位；③肱桡肌容易使桡骨远端的碎片以下尺桡关节为轴产生旋转移位同时引起短缩；④拇外展肌和伸拇肌引起侧韧带短缩和松弛，使腕处尺偏位。

由于上述因素，即使最初骨折无移位，或通过闭合复位术获得良好位置，但在石膏管形内移位是常见的。应用手法整复、夹板固定能够克服上述部分因素，因此对于一型及部分二型横断骨折，可行夹板固定，对于不稳定二型及三型骨折，应行切开复位内固定以获得良好的旋前、旋后功能和避免下尺桡关节紊乱、关节炎变化。

为了获得良好的前臂旋转功能，避免下尺桡关节紊乱，桡骨骨折必须解剖复位。因此，切开复位内定术几乎是必选的方法。髓内针于此处宽大的髓腔内难于提供坚固的固定作用，较难防止骨折端间的旋转。

采用掌侧 Henry 进路。应用止血带，作一纵形切口，以骨折为中心在桡侧腕屈肌和肱桡肌之间进入。骨折几乎总是位于旋前方肌近侧缘上方，将嵌入的旋前方肌从桡骨分离显露远端骨块掌面以放置钢板。

治疗中下段和下 1/3 桡骨骨折应用加压钢板固定，钢板应置于桡骨掌面，术后中立位石膏固定 4～6 周。对于可复位但不稳定的下尺桡关节应用一尺桡针固定。尺桡针 3 周之后拔除。

钢板螺钉固定显然是最好的方法，但要获得好的结果，钢板要有足够的长度及强度，且螺丝钉在碎片近端和远端有良好的固定。术后用前臂石膏前后托，前臂旋转中立位制动 4～6 周，以使下尺桡关节周围被损伤的组织获得愈合。去除石膏后，积极进行功能锻炼。

6. 预后

闭合复位或内固定不当而失效者，预后不良。如内固定坚固，下尺桡关节及桡骨骨折解剖复位者预后良好。

（三）桡骨远端骨折

桡骨远端骨折是指距桡骨远端关节面 3cm 以内的骨折，其发病率约占急诊骨折患者的17%，其中关节内骨折占桡骨远端骨折的 25%。桡骨远端骨折多见于老年患者，发病率随年龄上升而增加，女性多于男性，多为低能量跌伤，其原因与高龄及骨质疏松相关。年轻患者多由于高能量损伤引起，男性明显多于女性。

1. 局部解剖和生物力学

（1）桡骨远端解剖

桡骨远端膨大，由松质骨构成。桡骨远端成掌、背、桡、尺 4 个面。其掌侧光滑凹陷；背侧稍突起，有 6 个骨性纤维管道，伸肌腱通过其中，桡骨远端骨折时容易损伤伸肌腱。桡侧向远端延伸，形成桡骨茎突，桡骨茎突比尺骨茎突长 1～1.5cm，是骨折诊断、复位的标志。桡骨远端关节面分成 3 部分：舟骨凹、月骨凹和位于月骨凹尺侧呈矢状位的乙状切迹，分别与舟骨、月骨、尺骨小头构成关节。固定下尺桡关节（DRUJ）的主要是三角纤维软骨盘，该结构对于维持下尺桡关节的稳定及旋转功能具有重要的作用。

正常桡骨远端形成 2 个倾斜角：

①尺倾角：正常 20°～25°。

②掌倾角：正常 10°～15°。

（2）下尺桡关节稳定性

腕关节的稳定性依靠骨性结构、关节囊、韧带和周围的肌腱共同维持，其中关节囊韧带起到重要作用。掌侧重要的有桡舟头状骨韧带、桡月韧带、尺月韧带、桡舟月韧带、月三角韧带；背侧有桡骨三角骨韧带、桡月韧带和腕骨间韧带，较掌侧韧带薄弱。三角纤维软骨起自乙状切迹的远侧缘，经过尺骨关节面的上面止于尺骨茎突基底部，形成周缘厚、中央薄的圆盘状结构，也称关节盘，对于维持下尺桡关节（DRUJ）的稳定及旋转功能具有重要的作用。三角纤维软骨复合体（TFCC）是由三角纤维软骨、腕尺侧副韧带、桡尺背侧韧带、桡尺掌侧韧带、尺侧腕伸肌腱鞘和尺腕韧带组成。TFCC 是 DRUJ 的主要稳定结构，提供稳定的桡尺、尺腕连接，成为连接近排腕骨与前臂骨性末端的分界面。TFCC 损伤可导致腕部活动时疼痛，特别是腕部旋转时疼痛加剧和腕部活动受限，35% 的桡骨远端关节内骨折和 53% 的关节外骨折病例合并 TFCC 撕裂。腕关节镜检查发现，伴随桡骨远端骨折的 TFCCC 外周撕裂是导致 DRUJ 不稳且影响腕部功能的主要原因。桡骨远端骨折可合并尺骨茎突骨折，尺骨茎突基底部骨折是 TFCC 从其止点处撕脱引起，影响 DRUJ 的稳定性；而茎突尖骨折只是尺侧囊撕脱骨折所致，不影响 TFCC 在茎突基底部的止点，不影响 DRUJ 的稳定性。

（3）三柱理论

尺桡骨远端的"三柱理论"对理解腕关节骨折的病理机制很有帮助。桡骨远端的桡侧部分构成桡侧柱（RC），包括桡骨茎突及舟骨凹；桡骨远端的尺侧部分构成中间柱（TC），包括月骨凹和乙状切迹；尺骨远端、三角纤维软骨复合体（TFCC）及下尺桡关节构成尺侧柱（UC）。桡骨茎突对维持腕关节稳定性很重要，也是腕关节外在韧带的附着点。在生理情况下，桡侧柱承担很小的负荷，主要的负荷经月骨窝沿中柱传导。尺骨是前臂旋转的稳定部分，桡骨围绕尺骨摆动，上下尺桡关节处的韧带连接和骨间膜将尺桡骨紧密结合在一起，尺侧柱代表了这种稳定结构的远端。TFCC 是维持腕关节和前臂稳定的关键性结构，允许腕关节进行独立屈伸，尺侧偏移及旋前、旋后运动。尺侧柱也承担相当的负荷，尤其在握拳时。

2. 分类

桡骨远端骨折的分类方法很多，目前以 AO 分类和人名命名方法最为常用：

（1）AO 分类

此为目前公认的较全面实用的分类方法，将桡骨远端骨折分为 A 型（关节外骨折）、B 型（部分关节内骨折）及 C 型（完全关节内骨折）3 种基本类型。每型再分成 3 组。

①A 型：A_1 孤立的尺骨远端骨折；A_2 桡骨远端骨折，简单或嵌插；A_3 桡骨远端骨折、粉碎。

②B 型：B_1 桡骨远端矢状而骨折；B_2 桡骨远端背侧缘骨折；B_3 桡骨远端掌侧缘骨折。

③C 型：C_1 关节内简单骨折（2 块），无干骺端粉碎；C_2 关节内简单骨折（2 块），合并干骺端粉碎；C_3 粉碎性关节内骨折。

加上尺骨损伤，AO 将桡骨远端骨折分为 27 类组合形式，对选择手术入路、固定方式及判断预后具有重要指导意义。

（2）人名命名方法

常见的以人名命名的桡骨远端骨折有：Colles 骨折、Barton 骨折、Smith 骨折、Chauffeur 骨折、Rutlierford 及 Cotton 骨折等。此外还有 Frykman、Fernandez 等分类系统。Fernandez 分类法是根据创伤机制进行分类，Frykman 分类考虑下尺桡关节损伤。但是至今还没有一种方案包括所有的骨折情况并得到一致的认可。

3. 影像学检查

（1）X 线片

诊断较易，除正侧位片外，有时需摄斜位片，但有几个常见 X 线片诊断参数必须牢记：

①桡骨高度：平均 12mm。

②尺偏角：平均 23°。

③掌倾角：平均 12°。

④尺骨变异：60% 的人群等长。

⑤舟月角：30°～ 80°。

（2）CT

应用于关节内和部分关节内骨折，必要时行三维重建，明确关节内骨折块位置及数量，有助于制订手术方案。

4. 稳定与不稳定骨折

（1）不稳定型诊断标准

①粉碎：背侧，超过 50% 的皮质粉碎；掌侧，超过 50% 的皮质粉碎。

②骨折原始移位：横向移位大于 10mm，桡骨短缩大于 4mm。

③关节内骨折：合并尺骨远端骨折、茎突基底骨折。

④严重的骨质疏松：不能通过外固定维持复位。

⑤合并下尺桡不稳定：此外，临床上将桡腕关节面不平整，关节面台阶或间隙大于 2mm 者也作为不稳定型骨折处理。

（2）手法复位后手术病例选择

①背倾角大于 10°。

②桡骨短缩大于 5mm。

③尺偏角小于 15°。

④关节面塌陷大于 2mm。

5. 治疗

文献统计桡骨远端骨折的治疗方法超过 30 种，本书仅列举临床上最常用的方法。

（1）非手术治疗

目前仅用于简单、稳定的关节外骨折及部分关节内骨折，通常采用传统的复位石膏或夹板固定。根据骨折类型的不同，复位后需采用不同的体位予以固定：Colles 骨折固定于掌屈 5°～15° 尺偏位；Smith 骨折固定于前臂旋后和腕关节背伸位，并用超过肘关节的石膏固定。外固定不容易稳定 Barton 骨折，在不能采用内固定的情况下，背侧 Barton 骨折固定于腕关节背伸及前臂旋前位，掌侧 Barton 骨折固定于腕关节掌屈及前臂旋后位。上述位置固定 2 周后，改成腕关节中立位固定至 4 周。

（2）经皮克氏针内固定

有多种进针方法，并可采用骨折区内克氏针撬拨技术：在 C 形臂 X 线片机监视下，先行骨折闭合手法整复，对复位困难的患者使用克氏针撬拨复位。复位满意后，助手牵引维持复位后的位置，根据骨折类型及移位倾向选择桡骨背侧结节近侧、桡骨茎突近侧、掌面桡动脉内或外侧作为进针点，设计进针方向，经皮钻入 2 枚以上克氏针固定，针尖穿透对侧骨皮质，必要时固定到尺骨。透视下再次确认骨折复位良好后，处理克氏针尾部，用石膏托固定腕关节于功能位，固定范围为肘关节以下至掌指关节水平。术后次日开始手指活动及肘关节活动，每周 X 线片复查，4～6 周骨折愈合后拔除克氏针及拆除石膏，鼓励患者行腕关节功能锻炼。

（3）切开复位内固定术

此术可以恢复桡腕关节、DRUJ 的平整性及干骺端的长度和角度，予以骨折端坚强固定，从而达到早期功能锻炼、改善功能的目的。

①手术入路：目前主要应用 AO 组织提倡的 3 种入路。

a. 掌侧入路（Henry 切口）：在前臂远端掌侧于桡侧腕屈肌和桡动脉间做直切口，注意保护桡动脉和正中神经，在桡骨干的桡侧部分切开旋前方肌，显露骨折端及移位的骨块。该入路可以显露主要骨折块，显露桡骨茎突及舟状窝，特别是对中柱冲压骨折复位更加有利。

优点：桡骨远端掌侧面平坦，有利于金属接骨板的放置；旋前方肌覆盖内固定物，不会出现肌腱刺激症状；掌侧骨皮质较厚，骨折后多可以找出复位的解剖标志，方便复位；入路简单，可以迅速到达骨折端；避免背侧软组织剥离，保留了骨的血供。

缺点：不主张切开关节囊以免影响关节稳定性，限制了其对骨折的显露，但掌面较为平坦，可用钢板压迫纠正关节而旋转移位。

b. 背侧入路：沿 Lister 结节做直切口，远端跨越桡腕关节线，止于第二掌腕关节基底部近端 1cm 处，近端向桡骨干延伸 3～4cm，在通过 2、4 伸肌间隙显露桡骨中柱，向桡侧可显露桡侧柱，保护第 3 肌间隙。

优点：可以显露关节面，予以直视下解剖复位，复位固定背侧移位的骨折较为理想；可以直视下复位和固定月骨关节面塌陷骨折；同时修复下尺桡关节损伤。

缺点：背侧移位骨折的背侧皮质往往粉碎非常严重，不利于复位；破坏了背侧软组织的连续性，影响血供；对伸肌腱装置的破坏大，容易出现肌腱激惹。

c. 掌背侧联合入路：联合应用上述切口，多用于 AO-C$_2$、C$_3$ 型骨折内固定。

②内固定种类：为 AO 组织设计的桡骨远端解剖型钢板，由早到新分为以下三大类。

a. 普通接骨板：早期的桡骨远端 T 或斜 T 板，由于为普通螺钉设计，时有螺钉松动；且较厚，易出现肌腱刺激症状。

b. 锁定接骨板：3.5mm LCP，螺钉头、钢板为锁定设计，有良好的有成角稳定性，起到支持关节面作用，应用于骨质疏松和粉碎性骨折，分为掌侧板及背侧板。

c. 低切迹解剖锁定接骨板：最新的为 AO 2.4mm 锁定内固定系统提供掌、背、桡侧 3 种类型 LCP，每种 LCP 有多种可供选择的尺寸和形状，可为不同类型桡骨远端骨折提供个体化的内固定方案。较传统 3.5mm LCP 的螺钉直径更小，增强了对细小骨折块的把持能力，内固定稳定性进一步增加；较低的切迹减少了内固定对肌腱的刺激。

③内固定技术：结合入路和内固定种类，分为以下 3 种。

a. 掌侧入路板钉技术：最佳适应证是向掌侧移位的桡骨远端不稳定患者，如掌侧 Barton 骨折和 Smith 骨折。也可用掌侧锁定板取代背侧接骨板来固定背侧移位的桡骨远端骨折。掌侧入路放置钢板时，需注意的是不能高过分水岭线，否则容易发生屈肌腱与钢板反复摩擦导致肌腱断裂。

b. 背侧入路板钉技术：最佳适应证是向背侧移位的桡骨远端不稳定患者，肌腱并发症较高。现多用于 AO 背侧双板技术固定中，背侧双板的适应证是桡骨远端背侧移位骨折，中柱和（或）尺侧柱损伤需要手术。

c. 掌背侧联合入路板钉固定：联合应用上述切口，多用于 AO-C_2、C_3 型骨折内固定，掌背侧联合固定通过板间骨块加压加强了对关节骨块的固定。目前最为理想的选择是应用 AO 2.4mm 锁定内固定系统，行掌背侧入路，于桡骨两侧置入双板或三板 LCP（附加桡骨茎突的单独板钉）固定骨折。该技术为骨折提供了坚强的内固定，允许腕关节早期活动，减少伸肌腱刺激征。

（4）外固定支架技术

外固定支架利用骨折的韧带整复作用实现骨折复位，并通过持续牵开维持骨折对位，适用于桡骨远端开放性骨折或骨折复位后无法维持对位的患者，尤其是桡骨长度无法维持的患者。外固定支架应用于某些关节内骨折时，可加用从桡骨茎突经皮穿针固定桡骨远端骨折块，也可通过有限切开复位结合外固定架维持复位。上述方法扩大了外固定支架的应用范围。

外固定支架的缺点：①维持骨折复位的能力不如板钉；②桡神经浅支损伤的风险；③关节僵硬；④针道感染；⑤继发严重的骨质疏松。

桡骨远端骨折的外固定支架技术分为跨关节固定和不跨关节固定。不跨关节的外固定支架固定可应用于关节外骨折和无移位的关节内骨折，但骨折远端需保留至少 1cm 的掌侧皮质。术后 1 个月拔除克氏针，2 个月拆除外固定支架。残留的腕关节僵硬，经锻炼多可恢复。

（5）腕关节镜辅助下复位固定

腕关节镜可用于桡骨远端骨折，术中可以：①观察关节内骨折复位和固定情况；②取出关节内骨和软骨碎片；③探查关节内韧带和三角纤维软骨复合体的完整性，在镜下行清理、修整或缝合。

镜视辅助下将骨折块复位，恢复关节面平整，并用克氏针固定，可加用石膏外固定或外固定支架固定。关节镜技术属微创技术，不能替代切开复位内固定技术。

（四）Colles 骨折

Pouteau 1783 年即论及此种骨折。1814 年时 Abrahanm Colles 加以详细描述，此后约定俗成，称此种骨折为 Colles 骨折，并沿用至今。Colles 骨折是指发生于桡骨远端的松质骨骨折，且向背侧移位。Colles 骨折为人体最常发生的骨折之一，多发生于中年及老年，女性多于男性。

1. 损伤机制

Colles 骨折多为间接暴力所引起，常见于跌倒，肘部伸展，前臂旋前，腕关节背伸，手掌着地致伤。应力作用于桡骨远端，使得这一脆弱部分发生骨折。

由骨折的 X 线片特点看，可能是桡骨远端掌面的骨皮质在张力的作用下发生骨折，而背侧受压应力的作用，发生松质骨的嵌插和粉碎。

Colles 骨折由直接暴力造成者较为少见。早年，当汽车尚需摇柄发动时，摇柄反弹，击于桡骨远端的背侧，造成此种骨折者时有见之。

2. 临床表现

伤后腕部疼痛并迅速肿胀，常波及手背及前臂之下 1/3。骨折移位严重者，可出现餐叉状畸形。腕关节、前臂旋转运动、手指的活动均因疼痛而受限。于桡骨远端有压痛，可触及向桡背侧移位的远折端，如系粉碎骨折，可触及骨擦音。仔细检查可发现尺桡骨茎突关系异常，如桡骨茎突与尺骨茎突处于同一水平或尺骨茎突较桡骨茎突更向远侧突出。

在 X 线片上，典型的错位表现为：①桡骨远端骨折块向背侧移位；②桡骨远端骨折块向桡侧移位；③骨折处向掌侧成角；④桡骨短缩，骨折处背侧骨质嵌入或粉碎骨折；⑤桡骨远端骨折块旋后。

以上错位组成一典型餐叉状畸形，使得掌倾角及尺偏角减小或呈负角。

X 线片上常见合并有尺骨茎突骨折，骨折的尺骨茎突不同程度分离，严重者向桡侧移位。如无尺骨茎突骨折，而桡骨远折端向桡侧移位明显时，说明有三角纤维软骨盘的撕裂。

3. 治疗

无移位的 Colles 骨折采用一个功能位的石膏托，制动 4 周；有移位的 Colles 骨折多采用闭合复位结合外固定的方法治疗。

（1）复位技术

患者取卧位或坐位，术者沿前臂长轴方向牵拉患者手掌及拇指，使腕部尺偏，并使前臂旋前。然后使腕关节掌曲并同时在桡骨之远骨折段上向掌侧及尺侧推压。保持腕部在旋前及轻度掌屈尺偏位，应用外固定。

（2）整复时间

除开放骨折和背侧移位严重者均延迟整复（伤后 24 小时之后），以免加重骨折处的血肿。但多数学者主张尽早复位。延迟整复不仅增加患者的痛苦，也会增加整复时的困难。反之，早期整复才是减轻创伤后肿胀的关键。因此主张尽早整复。

（3）麻醉方法

局部血肿内麻醉仍是最多采用的方法，简便易行，但一旦感染则可波及骨折端，后果严重。因此操作时应严格注意无菌技术。臂丛阻滞麻醉，肌肉放松，效果更好，对青年患者适用。

（4）外固定方法

裂纹无移位的骨折，可采用简单的短臂石膏托固定。有移位的骨折，整复后采用短臂前后石膏托固定，或采用石膏夹固定。石膏夹简便易行，牢固可靠。方法要点：石膏剪开处恰在桡骨茎突顶部，石膏长度自掌横纹至肘下，以便肘关节和手指的充分活动。当然，小夹板固定也是常用的方法。

（5）固定期限和位置

复位成功后，关节固定于掌屈尺偏位 2 周。严重骨质疏松骨折端不稳定者可延长至 3 周，极度的掌屈尺偏位时，有压迫正中神经的危险，出现如腕管综合征的表现，所以固定后需严密观察，及时调整。待 2 ～ 3 周后，骨折端间发生了纤维粘连，再更换中立位石膏 2 周。

4. 并发症

Colles 骨折虽是一种简单而常见的损伤，但可引起多种并发症。以下几种较为常见：

（1）腕部神经损伤

由于骨折畸形而引起的腕管压迫，出现正中神经受压症状。当尺管受压时亦可出现尺神经症状，此种神经损伤多为感觉障碍，当畸形纠正后，往往能逐渐恢复。

（2）伸拇长肌腱断裂

此肌腱的断裂通常发生在伤后 4 周，有时出现更晚。造成伸拇长肌腱断裂的原因主要有两种：①原始损伤，伤及肌腱血运，造成肌腱缺血坏死而断裂；②骨折波及 Lister 结节，该肌腱在不平滑的骨沟上经常摩擦而受损断裂。

（3）Sudeek 骨萎缩

亦称反射性交感性骨萎缩、创伤后骨萎缩。主要表现：疼痛，腕及手指肿胀僵硬，皮肤红而变薄；骨的普遍脱钙，疏松。本病的发生有时是突然的，但常常是骨折后未能积极主动活动所致。

（4）肩手综合征

与上述情况相似，但波及范围甚广，以致肩关节亦僵硬。此症发生后，治疗极为困难，理疗加功能锻炼可使其逐渐恢复功能。

（5）骨折畸形愈合

各种原因造成的整复固定失败，均可导致骨折畸形愈合，发生率较高。

一般而言，畸形较轻，腕部功能障碍不甚显著，患者多能安于此种状态而不求进一步治疗。如畸形较重，下尺桡关节脱位时即会引起前臂旋转障碍和腕部的活动痛，此种情况可通过尺骨小头切除而获得改善。

（五）Smith 骨折

Smith 详细描述了桡骨远端骨折，其远折端向掌侧移位，合并下尺桡关节脱位的病例。此后即称此类骨折为 Smith 骨折，沿用至今。此类损伤的畸形恰与 Colles 骨折相反，故亦称为反 Colles 骨折。Smith 骨折为一少见创伤，在老年女性中可以发生。

1. 损伤机制

此类骨折多为跌倒时腕背着地。更容易发生此种骨折的机制是跌倒时手掌伸展，旋后位着地而造成。直接暴力也可造成，如骑摩托车撞车时。

2. 分类

按骨折线形态，Thomas 将 Smith 骨折分为 3 型。

（1）Ⅰ型：骨折线为横形，自背侧通达掌侧，未波及关节面，远折段连同腕骨向掌侧移位，向背侧成角。

（2）Ⅱ型：骨折线斜行，自背侧关节面的边缘斜向近侧和掌侧，远折段连同腕一并向掌侧及近侧移位。

（3）Ⅲ型：为桡骨下端掌侧缘骨折，骨折线斜行通达关节面，远骨折端为三角形，连同腕骨向掌侧及近侧移位，腕关节脱位状。

3. 临床表现

伤后腕部肿胀，疼痛，出现腕部畸形，此畸形恰与 Colles 骨折的典型畸形相反。腕部活动受限，桡骨远端有明显压痛，可感知骨擦音，尺桡骨茎突关系异常。

X 线片上，典型的畸形是桡骨之远折端连同腕骨向掌侧移位，向近侧移位。尺骨茎突可受累或不受累。很少有嵌入骨折，掌侧骨皮质常有粉碎。

4. 治疗

可于局部血肿内麻醉或臂丛神经阻滞下行闭合复位。术者于腕伸直拉牵引该肢，助手于肘部做反牵引，在牵引状态下，术者一手由掌侧推挤远折端使向背侧。此种骨折手法整复较为容易，但维持整复的位置有时甚为困难。为此 Mills 和 Thomas 建议，以肘上石膏固定该患肢于前臂完全旋后位，肘关节 90° 位，腕关节中立位，固定 5～6 周。

于闭合复位后，以短臂石膏托固定于轻度腕背伸位，前臂旋转中立位，4～6 周。如为第Ⅲ型骨折，可固定于腕关节掌屈位，有时更为稳固。此种损伤也可采用小夹板加垫固定。

对于一些极不稳定、整复后再次错位的骨折，可考虑行切开复位内固定术。桡骨远端掌侧解剖型锁定钢板适合于各种类型的 Smith 骨折，甚为牢固。术后不需任何外固定，可早期活动腕关节，有利于腕关节功能的恢复。

（六）Barton 骨折

Barton 骨折是指桡骨远端关节面纵斜型骨折，伴有腕关节脱位者，由 Barton 于 1838年首次描述。跌倒时手掌或手背着地，暴力向上传递，通过近排腕骨的撞击引起桡骨关节面骨折，在桡骨下端掌侧或背侧形成一带关节面软骨的骨折块，骨块常向近侧移位，并腕关节脱位或半脱位。较 Smith 骨折常见。

1. 分类

（1）Barton 背缘骨折

多为跌倒，腕背伸而前臂旋前，腕骨冲击桡骨远端关节面的背侧缘造成骨折。骨折块三角形，包括了关节面的 1/3，腕关节呈半脱位状。牵引下易于复位。通常于复位后以短臂石膏托固定腕关节中立位，以防止再移位，应避免固定于掌屈位。4 周后去除固定，活动关节。

（2）Barton 前缘骨折

多为摔倒时手背着地，应力沿腕骨冲击桡骨远端的掌侧缘造成骨折。

2. 临床表现

前臂肿胀、畸形、功能障碍。X 线片检查可确诊。

3. 治疗

可用闭合手法复位。当边缘骨折较小时石膏固定可以满意维持复位，当边缘骨折累及较大关节面时闭合方法也可以复位，但缺点是不稳定，复位较难维持，要密切观察以及时发现再移位。背侧 Barton 骨折复位后以腕关节背屈、前臂旋前最为稳定；掌侧 Barton 骨折复位后以腕关节掌屈、前臂旋后最为稳定；骨折相对的腕部韧带完整时较稳定。保守治疗失败或陈旧骨折合并拇长伸肌腱断裂需要手术治疗。手法复位不易保持对位，需手术复位，克氏针、螺丝钉或 T 型钢板内固定。桡骨远端掌侧解剖型锁定钢板，其远端的 4 枚锁定螺钉呈排筏状固定于近关节面下骨质较硬处，非常牢固，同时能起到支撑和防止桡骨短缩的作用。术后可早期练习手及腕部活动。

（七）桡骨远端骨骺分离

在人体骨骺损伤中，桡骨远端是最易发生的部位，占全身骨骺损伤的 40% ～ 50%。

1. 损伤机制

桡骨远端骨骺分离与桡骨远端科利斯骨折几乎完全相似，个别病例则类似史密斯骨折，多由来自手掌或手背向上传导的暴力所致。

2. 诊断及分类

其临床表现与桡骨远端骨折完全一致，包括餐叉状畸形、肿、痛、压痛及活动受限等。但确诊仍需依据 X 线片所见，并根据 X 线片所见分为以下 5 型。

（1）Ⅰ型：骨折线完全通过骺板的薄弱带。此型较少见，约占 10%。

（2）Ⅱ型：与前者相似，但于骨质边缘处常有 1 个三角形骨折片被撕下。此型最为多见，约占 70%。

（3）Ⅲ型：骨折线自关节面进入骨骺达骺板处，再沿薄弱一侧带到骨骺板边缘。此型少见。

（4）Ⅳ型：与前者相似，只是骨折线在自关节而进入骺板后，继续向前穿过薄弱带而延伸至骨骺端，形成类似巴顿骨折样移位；且骨折片不稳定，易变位。此型罕见。

（5）Ⅴ型：为压缩型，即骨骺软骨板的压缩性骨折。诊断主要依靠医师的临床经验，易漏诊，常直至晚期形成骨骺早期闭合、停止发育时才被发现，临床上必须引以为戒；对腕部外伤后疼痛、沿骨骺线处有环状压痛者，均应想到此类损伤，并予以复位及固定等治疗。

3. 治疗

与桡骨远端骨折治疗方法完全一致，但更应强调如下几点：

（1）早期

越早复位，对骨骺的发育影响越小。

（2）解剖复位

无论何型骨骺损伤，均应力争解剖对位，由于小儿骨骺小，易获得解剖对位，个别有软组织嵌顿者则需开放复位。

（3）手法复位

一般均应力争通过手法等非手术疗法达到复位，以免因开放复位操作时对骨骺的损伤。

（4）骨骺处忌用内固定

任何波及骨骺的内固定物均影响骨骺的正常发育，必须使用的应选择避开骨骺线的骨质处。

（5）避免损伤

重复多次手法操作势必加重对骨骺的损伤而引起早闭，以致后期出现曼德隆样畸形，因此在操作时应争取一次到位，切勿多次重复。

4. 预后

一般病例预后较好，少数损伤较重。治疗不当而引起骨骺早期闭合的，多年后可出现尺骨长、桡骨短，手腕桡偏的曼德隆样畸形。此种畸形给患者带来不便和痛苦，可行尺骨茎突切除术进行矫正。

（八）桡骨茎突骨折

1. 概述

临床常可遇到单纯的桡骨茎突骨折，多因跌倒手掌着地，暴力通过舟、月骨传递所致。骨折片多呈横形或微斜形，并向远端及桡侧位移。此外如腕部过度尺偏时，桡侧副韧带的突然牵拉，也可引起茎突骨折，外观则呈撕脱状。

2. 诊断

这类骨折部位十分浅表，加上 X 线片能清楚显示骨折线，易于诊断。但骨折线波及关节面，仍属关节内骨折，因此要求尽可能地解剖复位。

3. 治疗

治疗应以非手术疗法为主，局麻后在牵引下使手掌略向尺侧偏斜，术者用拇指由桡侧向尺侧推挤骨折片，当触及骨折处并显示裂缝消失，再将患手放归原位，一般可获得满意的复位。闭合复位失败的，则开放复位，以螺丝钉或克氏针固定。术后用前臂石膏托进行保护。

4. 预后

此种损伤的预后一般良好。因属关节内骨折，有引起创伤性关节炎的可能，应注意预防。尤其注意解剖对位是获得优良疗效的关键。

（九）尺骨茎突骨折

尺骨茎突骨折多与科利斯骨折伴发，但少数情况下也可单发，多由腕关节过度桡偏所致。常伴有三角软骨损伤，后期易残留腕痛及腕部无力等后遗症，应注意。

诊断多无困难，治疗可采用尺偏石膏托固定 4 ～ 5 周，拆石膏后再用护腕保护 4 ～ 6周。尺骨茎突骨折与科利斯骨折伴发者，术中用克氏针复位固定。后期疼痛加剧及功能受限者，可将其切除。如果是三角软骨损伤（可用造影证实），仅将三角软骨切除即可。

尺骨茎突骨折何时需要手术治疗目前存在争议，一般认为尺骨茎突的撕脱骨折及稳定的尺骨颈骨折预后较好，而当尺骨茎突基底部骨折伴 TFCC 和关节囊损伤导致下尺桡关节不稳，出现脱位或半脱位时，预后较差。术中固定桡骨远端之后，可以通过被动活动下尺桡关节来判断是否存在关节不稳，如有不稳则需固定尺骨茎突或在术后选择 4 周的石膏外固定制动。

（十）Chauffcur 骨折

1. 概述

桡骨远侧关节而的桡侧或尺侧斜形骨折，并伴有尺桡下关节分离的（主要为尺侧型）为 Chauffeur 骨折。多由掌部着地、暴力沿腕骨传导所致，根据骨折部位不同分为尺侧型及桡侧型。

2. 诊断与治疗

诊断及鉴别诊断主要依据 X 线片。以非手术疗法为主，牵引下用双手掌部对患腕的尺侧与桡侧同时加压，即可获得复位。手法复位失败者可行开放复位结合克氏针内固定术。

第六节　股骨干骨折

股骨干骨折是临床上常见骨折之一，约占全身骨折的 6%，男性多于女性，呈 2.8 : 1。多发生于 20 ～ 40 岁的青壮年，其次为 10 岁以下的儿童。股骨是体内最长、最大的骨骼，且是下肢主要负重骨之一，如果治疗不当，骨折可引起长期的功能障碍及严重的残疾。股骨骨折治疗必须遵循恢复肢体的力线及长度，无旋转，尽量保护骨折局部血运，促进愈合；采用生物学固定方法及早期进行康复的原则。目前有多种治疗股骨干骨折的方法，骨科医师必须了解每一种方法的优缺点及适应证，为每位患者选择恰当的治疗。骨折的部位和类型、骨折粉碎的程度、患者的年龄、患者的社会和经济要求以及其他因素均可影响治疗方法的选择。

股骨干骨折应包括小转子下 5cm 的转子下骨折，骨干骨折及股骨髁上部位的骨折，此 3 个组成部分的解剖及生物力学特点各有不同，诊断治疗前，应考虑到各个部位的解剖特点。股骨是人体中最长的管状骨。骨干由骨皮质构成，表面光滑，后方有一股骨粗线，是骨折切开复位对位的标志。股骨干呈轻度向前外侧突的弧形弯曲，其髓腔略呈圆形，上、中 1/3 的内径大体一致，以中上 1/3 交界处最窄。股骨干为三组肌肉所包围，其中伸肌群最大，由股神经支配；屈肌群次之，由坐骨神经支配；内收肌群最小，由闭孔神经支配。由于大腿的肌肉发达，股骨干直径相对较小，故除不完全性骨折外，骨折后多有错位及重叠。股骨干周围的外展肌群，与其他肌群相比其肌力稍弱，外展肌群位于臀部附着在大转子上，由于内收肌的作用，骨折远端常有向内收移位的倾向，已对位的骨折，常有向外弓的倾向，这种移位和成角倾向，在骨折治疗中应注意纠正和防止。否则内固定的髓内钉、钢板可以被折弯、折断，螺丝钉可以被拔出。股动、静脉在股骨上、中 1/3 骨折时，由于有肌肉相隔不易被损伤。而在其下 1/3 骨折时，由于血管位于骨折的后方，而且骨折断端常向后成角，故易刺伤该处的动、静脉。

一、损伤机制

股骨干骨折多为高能创伤所致，如撞击、挤压、高处跌落。另一部分骨折由间接暴力所致，如杠杆作用、扭转作用等。前者多引起横断或粉碎性骨折，常合并多系统损伤，后者多引起斜面或螺旋形骨折。儿童的股骨干骨折可能为不全或青枝骨折。

股骨干上 1/3 骨折时，骨折近段因受髂腰肌，臀中、小肌及外旋肌的作用，而产生屈曲、外展及外旋移位；远骨折段则向后上、内移位。

股骨干下 1/3 骨折时，由于膝后方关节囊及腓肠肌的牵拉，骨折远端多向后倾斜，有压迫或损伤动、静脉和胫、腓总神经的危险，而骨折近端内收向前移位。

二、分类

根据骨折的形状可分为：

Ⅰ型：横行骨折，大多数由直接暴力引起，骨折线为横行。

Ⅱ型：斜形骨折，多由间接暴力所引起，骨折线呈斜行。

Ⅲ型：螺旋形骨折，多由强大的旋转暴力所致，骨折线呈螺旋状。

Ⅳ型：粉碎性骨折，骨折片在 3 块以上者（包括蝶形的）。

Ⅴ型：青枝骨折，断端没有完全断离，多见于儿童。因骨膜厚，骨质韧性较大，伤时未全断。

Winquist 将粉碎性骨折按骨折粉碎的程度分为 4 型：

Ⅰ型：小蝶形骨片，对骨折稳定性无影响。

Ⅱ型：较大碎骨片，但骨折的近、远端仍保持 50% 以上皮质接触。

Ⅲ型：较大碎骨片，骨折的近、远端少于 50% 接触。

Ⅳ型：节段性粉碎骨折，骨折的近、远端无接触。

最严重的粉碎或节段性骨折也可分为 3 种类型：①为单一中间节段骨折。②短的粉碎节段骨折。③为长节段多骨块的粉碎骨折。节段骨折意味着节段骨折块区有中度缺血，为不稳定骨折，内固定治疗更为复杂。

从治疗观点来看，分类上最有意义的是骨折的部位。在中段骨折，骨的直径相对一致，容易用髓内钉固定，同样也适合于牵引治疗。由于有肌肉包绕及软组织合页的作用易于维持骨折甚至粉碎骨折的稳定。而股骨远近端较宽，皮质结构较差，并有可造成畸形的肌肉附着即造成内固定和牵引维持位置的困难。

三、临床表现及诊断

一般有受伤史，受伤肢体剧痛，活动障碍，局部畸形肿胀压痛，有异常活动。结合 X 线片一般诊断并不困难。特别要注意以下几点：①股骨骨折常出血量较大。闭合性骨折据估计约在 1000 ～ 1500mL，开放性骨折则更多，由于失血量较大及骨折后的剧烈疼痛，须注意发生创伤性休克的可能。②股骨干骨折患者局部往往形成较大血肿，且髓腔开放，周围静脉破裂。在搬运过程中常又未能很好制动，髓内脂肪很易进入破裂的静脉，因而在股骨干骨折的患者，应注意脂肪栓塞综合征的发生。③由交通伤等强大暴力导致股骨干骨折的患者，在做出股骨干骨折诊断之后，应注意有无其他部位的损伤，尤其是在髋关节部位，须排除髋关节骨折脱位，股骨颈及转子间骨折。因在有股骨干骨折情况下，髋部损伤常失去典型畸形。X 线应包括上、下髋膝关节。④常规的远端血运及运动检查排除神经血管的损伤。在股骨髁上骨折时应注意股动脉损伤的可能。有时骨折本身并没有引起神经损伤，但如伤后肢体处于外旋位，腓骨头最易受压，常可发生腓总神经麻痹。⑤由挤压伤所致股骨干骨折，有引起挤压综合征的可能性。

四、治疗

股骨干骨折的治疗方法有很多，现代生物医用材料、生物力学及医疗工程学的发展，为股骨干骨折的治疗提供了许多方便和选择。在做出合适的治疗决策前，必须综合考虑骨折的类型、部位、粉碎程度和患者的年龄、职业要求、经济状况及其他因素后，再酌情选择最佳疗法。保守治疗的方法包括：闭合复位及髋人字石膏固定、骨骼持续牵引、股骨石膏支架等。近十年来，手术疗法随着内交锁髓内钉的发展和应用，取得了令人鼓舞的进步。但总的来说，不外乎以下方法：首先是内固定装置系统，包括传统髓内钉，又可分为开放性插钉和闭合性插钉、内交锁髓内钉和加压钢板固定等；其次是骨外固定装置系统，此系统仍在不断改进及完善中。现从临床治疗角度进行分述。

（一）非手术治疗

以下病例选择非手术疗法已达成共识。

1.新生儿股骨干骨折

常因产伤导致，可采用患肢前屈用绷带固定至腹部的方法，一般愈合较快，即使有轻度的畸形愈合也不会造成明显的不良后果。

2.4 岁以下小儿

不论何种类型的股骨干骨折均可采用 Bryant 悬吊牵引，牵引重量以使臀部抬高离床一拳为度，两腿相距应大于两肩的距离，以防骨折端内收成角畸形，一般 3～4 周可获骨性连接。

3.5～12 岁的患儿

按以下步骤处理：

（1）骨牵引

Kirshner 针胫骨结节牵引，用张力牵引弓，置于儿童用 Braunes 架或 Thomas 架上牵引，重量 3～4kg，时间 10～14 天。

（2）髋人字石膏固定

牵引中床边摄片，骨折对位满意有纤维连接后，可在牵引下行髋人字石膏固定。再摄片示骨折对位满意即可拔除克氏针。

（3）复查

石膏固定期间应定时摄片观察，发现成角畸形时应及时采取石膏楔形切开的方法纠正。

（4）拆除石膏

一般 4 ～ 6 周可拆除石膏，如愈合欠佳可改用超髋关节的下肢石膏固定。

（5）功能锻炼拆除石膏后积极进行下肢功能训练，尽快恢复肌力及膝关节的功能。

4. 13 ～ 18 岁的青少年及成人

方法与前述基本相似，多采用胫骨结节持续骨牵引。初期（1 ～ 3 天）牵引重量可采用体重的 1/8 ～ 1/7，摄片显示骨折复位后可改用体重的 1/10 ～ 1/9；在牵引过程中应训练患者每日 3 次引体向上活动，每次不少于 50 下。牵引维持 4 ～ 6 周，再换髋人字石膏固定 3 个月；摄片证明骨折牢固愈合后方能下地负重。

（二）手术治疗

保守疗法对于儿童骨折的治疗比较满意。因为股骨周围骨膜较厚，血供丰富，且有强大的肌肉包绕；成人股骨干骨折极少能被手法整复和石膏维持对位的。持续牵引由于需要长期卧床易导致严重的并发症，加重经济负担，目前已成为不切实际的做法。现代骨科对股骨干骨折的治疗，在无禁忌证的情况下，多主张积极手术处理。

1. 髓内钉固定术

（1）概述

Kumschier 介绍髓内钉内固定用于股骨干骨折，创立了髓内夹板的生物力学原则。目前，关于股骨髓内钉的设计和改进的种类很多，但最主要集中在以下几方面。

①开放复位髓内钉固定或闭合插钉髓内钉固定。

②扩大髓腔或不扩髓穿钉。

③是否应用交锁。

④动力或静力型交锁髓内钉。

为了便于权衡考虑和适当选择，有必要对这几方面进行阐述。

（2）开放插钉的优点（与闭合插钉相比）

①不需要特殊的设备和手术器械。

②不需要骨科专用手术床及影像增强透视机。

③不需早期牵引使断端初步分离对位。

④直视下复位，易发现影像上所不能显示的骨折块及无移位的粉碎性骨折，更易于达到解剖复位及改善旋转的稳定性。

⑤易于观察处理陈旧性骨折及可能的病理因素。

（3）不足之处（与闭合复位相比）

①骨折部位的皮肤表面留有瘢痕，影响外观。

②术中失血相对较多。

③对骨折愈合有用的局部血肿被清除。

④由于复位时的操作破坏了血供等骨折愈合条件，并增加了感染的风险。

（4）扩髓与否

一般认为，扩髓后髓内钉与骨接触点的增加提高了骨折固定的稳定性，髓腔的增大便于采用直径较大的髓内钉，钉的强度增大自然提高了骨折的固定强度。扩髓可引起髓内血液循环的破坏，但由于骨膜周围未受到破坏，骨痂生长迅速，骨折愈合可能较快。因此对于股骨干骨折，多数学者主张扩髓，扩髓后的骨碎屑可以诱导新骨的形成，有利于骨折的愈合。对于开放性骨折，由于有感染的危险性，应慎用或不用。有文献报道，扩髓及髓内压力的增加可导致肺栓塞或成人呼吸窘迫综合征，因此对多发损伤或肺挫伤的患者不宜采用。

（5）内交锁髓内钉

内交锁髓内钉是通过交锁的螺钉横形穿过髓内钉而固定于两侧皮质上，目的是防止骨折旋转、短缩及成角等畸形的发生。但是髓内钉上的内锁孔是应力集中且薄弱的部分，易因强度减弱而发生折断。因此，应采用直径较大的髓内钉，螺钉尽可能远离骨折部位，螺钉充满螺孔，延迟负重时间。不带锁髓内钉以 Ender 钉、Rush 钉及膨胀髓内钉为代表，临床上也有一定的适应证。内交锁髓内钉通过安置锁钉防止了骨折的短缩和旋转，分别形成静力固定和动力固定；由于静力型固定的髓内钉可使远、近端均用锁钉锁住，适宜于粉碎、有短缩倾向及旋转移位的骨折。静力型固定要求术后不宜早期负重，以免引起髓内钉或锁钉的折断导致内固定失败。动力型固定是将髓内钉的远端或近端一端用锁钉锁住，适用于横形、短斜形骨折及骨折不愈合者，方法为一端锁定，骨折沿髓内钉纵向移动使骨折端产生压力，因而称为动力固定。静力固定可在术后 6～8 周短缩及旋转趋势消除后拔除一端的锁钉，改为动力型固定，利于骨折愈合。总之，由于影像增强设备、弹性扩髓器等的应用，扩大了内交锁髓内钉的应用范围。股骨内交锁髓内钉的设计较多，比较多见的有 Grosse-Kempf 交锁髓内钉、Russell–Taylor 交锁髓内钉及 AO 通用股骨交锁髓内钉，这几种髓内钉基本原理及手术应用是相似的。

现就交锁髓内钉在股骨干骨折的应用作具体介绍。

①手术适应证

a. 一般病例：股骨干部小粗隆以下距膝关节间隙 9cm 以上之间的各种类型的骨折，包括单纯骨折、粉碎性骨折、多段骨折及含有骨缺损的骨折；但 16 岁以下患者的股骨干骨折原则上不宜施术。

b. 同侧损伤：包含股骨干骨折的同侧肢体的多段骨折，如浮膝（股骨远端骨折合并同侧胫骨近端骨折）。

c. 多发骨折：包括单侧或双侧股骨干骨折或合并其他部位骨折，在纠正休克等呼吸循环稳定后应积极创造条件手术，可减少并发症，便于护理及早期的康复治疗。

d. 多发损伤：指股骨干骨折合并其他脏器损伤，在积极治疗危及生命的器官损伤之同时，尽早选用手术创伤小、失血少的髓内钉固定。

e. 开放骨折：对一般类型损伤，大多无须选择髓内钉固定；粉碎型者，可酌情延期施行髓内钉固定或采用骨外固定方法。

f. 其他：对病理骨折、骨折不愈合、畸形愈合及股骨延长等情况也可采用髓内钉固定。

②术前准备

a. 拍片：拍股骨全长正侧位 X 线片（各含一侧关节），必要时拍摄髋关节及膝关节的

X线片，以免遗漏相关部位。

b.判定：仔细研究X线片，分析骨折类型，初步判断骨折片再移位及复位的可能性和趋势，估计髓内钉固定后的稳定程度，决定采用静力型固定或动力型固定。同时应了解患者患侧髋关节及膝关节的活动度，有无影响手术操作的骨性关节病变，尤其是髋关节的僵硬会影响手术的进行。

c.选钉：根据术前患肢X线片，必要时拍摄健侧照片，初步选择长度及直径合适的髓内钉及螺钉。一般而言，中国成年男性患者常用钉的长度为38～42cm，直径11～13mm；女性常用钉的长度为36～38cm，直径10～12mm。在预备不同规格的髓内钉及锁钉的同时，尚需准备拔钉器械及不同规格的髓腔锉等。此外，必须具备骨科手术床及X线片影像增强设备。

d.术前预防性抗生素：术前1天开始应用，并于手术当日再给1次剂量。

③麻醉方法：常用连续硬膜外麻醉，也可采用气管插管全身麻醉。

④手术体位

此手术体位一般采取患侧略垫高的仰卧位。也可将其固定于"铁马"（骨科手术床）上，后者的优点包括：

a.为麻醉师提供合适的位置，特别是对严重损伤的患者，巡回护士、器械护士及X线片技术员也满意用此位置。

b.对患者呼吸及循环系统的影响较小。

c.复位对线便于掌握，特别是易于纠正旋转移位及侧方成角畸形。

d.便于导针的插入及髓内钉的打入，尤其适用于股骨中下段骨折。

仰卧位的缺点：对于近端股骨要取得正确进路比较困难，尤其是对于一些肥胖患者。此时为了使大粗隆的突出易于显露，需将患肢尽量内收，健髋外展。

侧卧位的优点：容易取得手术进路，多用于肥胖患者及股骨近端骨折。缺点：放置体位比较困难，对麻醉师、巡回护士、器械护士及X线片技术员都不适用；术中骨折对线不易控制，远端锁钉的置入也比较困难。

无论是采用哪种体位，均应将患者妥善安置在骨科专用手术床上，防止会阴部压伤及坐骨神经等的牵拉伤等。

⑤手术操作步骤

a.手术切口及导针入点：在大粗隆顶点近侧做一个2cm长的切口，再沿此切口向近侧、内侧延长8～10cm，按皮肤切口切开臀大肌筋膜，再沿肌纤维方向做钝性分离；识别臀大肌筋膜下组织，触诊确定大粗隆顶点，在其稍偏内后侧为梨状窝，此即为进针点，选好后用骨锥钻透骨皮质。

正确选择进针点非常重要，太靠内侧易导致医源性股骨颈骨折或股骨头坏死，甚至引起髋关节感染；此外可造成钉的打入困难，引起骨折近端外侧皮质骨折。进针点太靠外，则可能导致髓内钉打入受阻或引起内侧骨皮质粉碎性骨折。

b.骨折的复位：骨折初步满意的复位是手术顺利完成的重要步骤，手术开始前即通过牵引手法复位；一般多采用轻度过牵的方法，便于复位和导针的插入。应根据不同节段骨折移位成角的机制来行闭合复位，特别是近端骨折仰卧位复位困难时，可采取在近端先插入一根细钢钉作杠杆复位，复位后再打入导针。非不得已，一般不应做骨折部位切开复位。

对于粉碎性骨折无须强求粉碎性骨块的复位，只要通过牵引，恢复肢体长度，纠正旋转及成角，采用静力型固定是可以取得骨折的功能愈合的。

c. 放置导针、扩大髓腔：通过进针点插入圆头导针，不断旋转进入，并保持导针位于髓腔的中央部分，确定其已达骨折远端后，以直径 8mm 弹性髓腔锉开始扩髓，每次增加 1mm，扩大好的髓腔应比插入的髓内钉粗 1mm。扩髓过程中遇到阻力可能是将通过髓腔的狭窄部，通过困难时可改用小一号的髓腔锉，直到顺利完成为止。要防止扩髓过程中对一侧皮质锉得过多引起骨皮质劈裂造成骨折。

d. 髓内钉的选择和置入：合适的髓内钉的长度应是钉的近端与大粗隆顶点平齐远端距股骨髁 2～4cm，直径应比最终用的髓腔锉直径小 1mm。此时，将选择好的髓内钉与打入器牢固连接，钉的弧度向前，沿导针打入髓腔；当钉尾距大粗隆 5cm 时，需更换导向器，继续打入直至与大粗隆顶平齐。打入过程中应注意不能旋转髓内钉，以免此后锁钉放置困难，遇打入困难时不能强行，必要时重新扩髓或改小一号髓内钉。

e. 锁钉的置入：近端锁钉在导向器的引导下一般比较容易，只要按照操作步骤进行即可，所要注意的是导向器与髓内钉的连接必须牢固，松动将会影响近端钉的置入位置。远端锁钉的置入也可采用定位器，临床实际中依靠定位器往往效果并不理想，这可能是由于髓内钉在打入后的轻微变形影响了其准确性，一般采用影像增强透视结合徒手技术置入远端锁钉，为减少放射线的照射，需要训练熟练的操作技巧。

（6）Kuntscher 钉

Kuntscher 钉是标准的动力髓内钉，其稳定性取决于骨折的完整程度及钉和骨内膜间的阻力，但适应证有所限制：一般只适宜于股骨干中 1/3、中上 1/3 及中下 1/3 的横断或短斜形骨折。此项技术在半个世纪以来，其有效性和实用性已被数以万计的病例证实。一方面，其具有动力压缩作用，有利于骨折早日愈合；另一方面，由于交锁髓内钉需要在 C 形臂 X 线机透视下进行，部分医院仍不具备该设备，加上锁定孔处易引起金属疲劳断裂及操作复杂等问题，因此传统的 Kuntscher 钉技术仍为大众所选用。现将这项技术简述如下：

①适应证：适用于成年人，骨折线位于中 1/3、中上 1/3 及中下 1/3 的横断形、闭合性骨折，微斜形、螺旋形者属相对适应证，开放性者只要能控制感染也可考虑。该术式的优点：操作简便，疗效确实，患者可以早日下地。

②操作步骤

a. 先行胫骨结节史氏钉骨牵：持续 3～5 天，以缓解及消除早期的创伤反应，并使骨折复位。

b. 选择长短、粗细相适合的髓内钉：梅花形髓内钉最好，一般在术前根据 X 线片显示的股骨长度及髓内腔直径选择相应长短与粗细的髓内钉，并用胶布固定于大腿中部再拍 X 线片，以观察其实际直径与长度是否合适，并及时加以修正。

c. 闭合插钉：骨折端复位良好的，可在大粗隆顶部将皮肤做一个 2cm 长切口，使髓内钉由大粗隆内侧凹处直接打入，并在 C 形臂 X 线机透视下进行，其操作要领与前者相似，不赘述。

d. 开放复位及引导逆行插钉：牵引后未获理想对位者，可自大腿外侧切口暴露骨折端，在直视下开放复位及酌情扩大髓腔；然后将导针自近折端髓腔逆行插入，直达大粗隆内侧穿出骨皮质、皮下及皮肤，再扩大开口，将所选髓内钉顺着导针尾部引入髓腔并穿过两处断端，使钉头部达股骨干的下 1/3 处为止。中下 1/3 骨折患者，应超过骨折线 10cm。钉尾部留置于大粗隆外方不可太长，长 1.5cm 左右，否则易使髋关节外展活动受阻。通常 1 年后将钉子拔出，操作一般无困难，原则上由施术打钉者负责拔钉为妥。

e. 扩大髓腔插钉术：有条件的也可选用髓腔钻，将髓腔内径扩大，然后插入直径较粗的髓内钉以引起确实固定和早期下地负重。但笔者认为如此操作对骨组织的正常结构破坏太多，拔钉后所带来的问题也多。因此在选择时应慎重，既要考虑到内固定后的早期效果，又要考虑到拔除髓内钉后的远期问题。

f. 术后：可以下肢石膏托保护 2～3 周，并鼓励早期下地负重，尤其是对于中 1/3 的横形骨折者；但对中下 1/3 者，或是斜度较大者则不宜过早下地，以防变位。

有资料显示，欧美等发达国家近年对长管状骨骨折，又重新恢复了以髓内钉治疗为主流的趋势，其中包括交锁髓内钉等也日益受到重视。但就股骨干骨折而言，还有其他的一些可选用的手术方法。

2. 接骨板螺钉内固定术

既往认为接骨板螺钉固定术的适应证为手术复位髓内钉固定不适合的患者，如股骨上 1/3 或下 1/3 骨折者，最近对股骨干骨折切开复位接骨板螺钉固定的观点已有所不同。由于传统髓内钉满意的疗效，以及当前闭合性髓内钉手术、特别是交锁髓内钉技术的发展，人们看到更多的是接骨板螺钉内固定的缺点。没有经验的骨科医师可能会造成一些力学上的错误，如钢板选择不当、太薄或太短、操作中螺钉仅穿过一层皮质、骨片的分离等，尤其是当固定失败、发生感染时，重建就成了大问题，并且接骨板的强度不足以允许患者早期活动。此外，由于钢板的应力遮挡导致的骨质疏松，使得在拆除内固定后仍应注意保护骨组织，逐步增加应力才能避免再骨折。这些方面严重地影响了接骨板螺钉内固定术在股骨干骨折中的应用和推广，学者建议应慎重选择。

3. Ender 钉技术

Ender 钉治疗股骨干骨折曾风行多年，操作简便，颇受患者欢迎。但其易引起膝关节病而不如选用髓内钉。因此，近年来已较少采用。

4. 外固定支架固定术

关于外固定支架，国内外有多种设计，其应用的范围适用于股骨干各段、各种类型的骨折，对开放性骨折、伤口感染需定期换药者尤其适用。应用外固定支架患者可早期下地活动，有益于关节功能的恢复。应注意防止穿针孔的感染和手术操作中误伤血管神经。由于大腿部肌肉力量强大，宜选用环形或半环形的支架，单侧支架很难维持对位对线，除非伴有其他损伤需卧床休养的病例。

五、并发症

（一）内固定物疲劳弯曲和折断

若骨折的类型是粉碎或有骨缺损时，在骨折粉碎或缺损区必须早期植骨，以获得因骨愈合而得到骨性支撑，防止钢板应力集中而发生疲劳弯曲和折断。而对于股骨交锁髓内钉，若术后 2 年骨折不愈合，则需要扩髓、更换较粗型号的髓内钉。

（二）开放骨折合并感染

在开放骨折软组织损伤严重，伤口感染的机会较多，必须做细致清创，然后根据开放损伤的类型选择内或外固定。伤口污染严重，除放置引流外，可局部灌洗，以预防感染，早期不宜作内固定的开发骨折，可暂先用外固定器固定，待伤口确无炎症表现，再做切开复位内固定。

（三）畸形愈合

股骨畸形愈合很常见，通常是由于不对称肌力的牵拉、重力作用造成的成角畸形，最常见的是向前外成角，形成向内翻的弧度，其原因是外展肌和屈髋肌的牵拉使近骨折端向前外移位，内收肌的牵拉将远骨折端向内移位所造成。骨折畸形愈合常见于用石膏或牵引治疗的方法，尤其在骨折牢固愈合前负重极易发生。一般骨折有向前 15° 成角尚可接受，可由髋膝活动来代替，而向外弧度则不能接受，膝关节将承受过度的不正常的负荷。成角畸形在骨折尚未牢固愈合前可用石膏楔形切除或折骨术来纠正，过大的畸形则需手术纠正和内固定。短缩不应超过 2cm，否则步行时将出现明显的跛行。

（四）迟延愈合和不愈合

迟延愈合通常与骨折未能得到稳定的固定和创伤或手术造成的局部血运障碍有关。治疗时必须改善固定方式，以维持骨折端的稳定，并鼓励患者作肌肉收缩活动来改善局部血液循环。若钢板对侧有骨缺损，则必须植骨。股骨的不愈合治疗则取决于其病理特点。肥大型的骨折不愈合，表明骨折区有良好的血运和成骨能力，骨折不愈合是由于固定不良造成，改善固定条件绝对必要，往往可采用加压内固定的方式使骨折端达到稳定的固定，骨折即可愈合。萎缩型骨折不愈合，常由于感染所致，局部血运和成骨能力极差，除须牢固的固定外，植骨是绝对必要的。对于具有窦道的感染性骨折不愈合，通常采用先闭合伤口的方法，待感染稳定半年后再重新内固定和植骨。目前由于抗菌技术的进展，有学者主张采用更为积极的治疗方法，在扩创的同时，局部植入直径小于 5mm 的松质骨块或骨条。骨折常用外固定架固定，能闭合伤口者，可用灌洗的方法来控制感染，不能闭合伤口者可开放换药，直至伤口闭合，骨折常在 3～6 个月愈合。

（五）再骨折

防止再骨折的有效措施是逐渐增加骨折部位的应力，使骨小梁结构能按所受应力方向排列，得到良好塑形。在骨折牢固内固定后，由于应力遮挡或钢板下血运障碍所致的骨质疏松，该部位骨的修复往往需较长时间，根据临床和实验观察表明，内植物取出通常需在 18 个月以上，取出钢板后，骨组织再按所受应力塑形。为防止钢板取出后再骨折，应有 2～3 个月的保护，避免激烈运动。再骨折的治疗：Carr 报道 6% 是用闭合方法，1% 用开放方法治疗；由于再骨折是一种应力骨折，用负重石膏支具或单纯内固定维持对线即可，无须植骨。

（六）膝关节功能障碍

股骨干骨折后的膝关节功能障碍是常见的并发症。其发生的主要病理改变是由于创伤或手术所致的四头肌损伤，又未能早期进行四头肌及膝关节的功能锻炼，膝关节长期处于伸直位，以致在四头肌和骨折端间形成牢固的纤维性粘连。术中可见股中间肌瘢痕化，且与股骨间形成牢固的粘连，粘连之股中间肌纤维在膝关节伸直位时处于松弛状态，屈曲时呈现明显紧张。其他病理改变有膝关节长期处伸直位固定而造成四头肌扩张部的挛缩。关节内的粘连则常由于长期制动造成浆液纤维素性渗出所致，粘连主要位于髁间窝和髌上囊部位，有时甚至是膝关节功能障碍的主要原因。

第七节　股骨颈和股骨转子间骨折

一、股骨颈骨折

股骨颈骨折系指由股骨头下至股骨颈基底部之间的骨折。股骨颈骨折对骨科医师一直是一个巨大的挑战。

（一）应用解剖

股骨头呈圆形，约占一圆球的 2/3，完全为关节软骨所覆盖，在其顶部后下有一小窝，称为股骨头凹，为股骨头韧带附着处，股骨头可由此获得少量血供。股骨颈微向前凸，中部较细。自股骨头中点，沿股骨颈画一条轴线与股骨下端两髁间的连线，并不在同一平面上，正常情况下，前者在后者之前，两者形成的角度，叫前倾角（图 4-12），平均 13°～14°，其中男性 12°～20°，女性 13°～22°。股骨颈与股骨干之间成一角度，称颈干角（图 4-13），成人为 125°，其范围在 110°～140° 之间。

1.骨小梁系统

股骨颈内部承受张应力、压应力、弯曲应力和剪应力。骨小梁的分布方向和密集程度也因受外力的不同而不同。股骨头颈部有 2 种不同排列的骨小梁系统：一种自股骨干上端内侧骨皮质，向股骨颈上侧做放射状分布，最后终于股骨头外上方 1/4 的软骨下方，此为承受压力的内侧骨小梁系统；另一系统起自股骨颈外侧皮质，沿股骨颈外侧上行与内侧骨小梁系统交叉，止于股骨头内下方 1/4 处软骨下方，此为承受张力的外侧骨小梁系统（图 4-14）。上述 2 种骨小梁系统在股骨颈交叉的中心区形成一个三角形脆弱区域，即 Ward 三角区，在老年人骨质疏松时，该处仅有脂肪充填其间，更加脆弱。从股骨干后面粗线上端内侧的骨密质起，由很多骨小梁结合成相当致密的一片骨板，向外侧放射至大转子，向上通过小转子前方，与股骨颈后侧皮质衔接，向内侧与股骨头后内方骨质融合，以增强股干颈的连接与支持力，称为股骨距，也称真性股骨颈。研究指出它的存在不仅加强了颈干连接部对应力的承受能力，而且还明显加强了抗压力与抗张力两组骨小梁最大受力处的连接，在股骨上段形成一个完整合理的负重系统。股骨上端的力学结构是典型力学体系，自重轻而负重大，应力分布合理，受力性能极佳，骨小梁的排列能最大限度地免疫弯曲应力。股骨距在股骨颈骨折时内植入物放置位置方面及股骨头假体的置换技术方面，均具有重要意义。

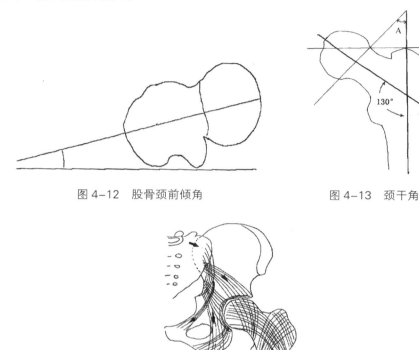

图 4-12　股骨颈前倾角　　　　　　　　　　图 4-13　颈干角

图 4-14　股骨颈骨小梁

2. 股骨头及颈的血供

成人股骨头的血运主要来自股深动脉的旋股动脉，外侧和内侧旋股动脉通过股骨的前后方在转子的水平相吻合，从这些动脉特别是旋股内侧动脉分出上、下支持带动脉。上支持带动脉又分出上干骺动脉和外骺动脉，而下支持带动脉变成下干骺动脉。闭孔动脉通过髋臼支分出圆韧带动脉，其终端为骨骺内动脉。自股骨干和转子部的动脉穿进股骨皮质下，止于股骨颈近端，外骺动脉和内骺动脉分别供应股骨头外 2/3 和内 1/3 的血运，而下干骺动脉主要供应股骨颈的血供。上支持血管是股骨头的最重要的血运来源，而下支持带血管则仅营养股骨头和颈的一小部分。圆韧带血管对股骨头血供的重要性各家意见不一，作用尚不明确。

股骨颈骨折后，进入股骨头上方的外侧骺动脉因骨折而中断，骨折移位使支持带血管撕裂，髓内出血，髋关节囊内压增高压迫支持带血管等因素，使股骨头的血供遭受损害。骨折后股骨头坏死与否主要与其残存血供的代偿能力有关。股骨颈骨折通常位于整个关节囊内，关节液可能妨碍骨折的愈合过程。因为股骨颈上基本无外骨膜层，所有愈合必须来自内骨膜，滑液内的血管抑制因子也可抑制骨折的修复。这些因素连同股骨头无稳定的血液供应便使得愈合无法预测。因此，股骨颈骨折应早期复位及内固定，以利于骨折后扭曲的支持带血管重新开放，坚固的内固定有利于重建一些血管的连续性。

（二）损伤机制

老年患者骨量明显下降和松质骨结构异常，最终导致骨的力学强度下降，以致股骨颈成为骨质疏松性骨折的好发部位之一。另外，老年人髋周肌群退变，反应迟钝，不能有效地抵消髋部有害应力，加之髋部受到应力较大（体重的 2～6 倍），因此当遭受轻微外力，如平地滑倒或绊倒，由床上或座椅上跌伤，均可形成骨折。

青壮年股骨颈骨折，往往由于严重损伤如车祸或高处跌落。关于损伤机制有两种解释：一是外力从侧方对大转子的直接撞击；二是躯干倒地时下肢旋转，而股骨头卡在髋臼窝内不能随同旋转，股骨颈抵于髋臼缘。正常股骨颈部骨小梁的方向呈狭长卵圆形分布，长轴线与股骨头、颈的轴线一致，有利于在正常生理情况下承受垂直载荷，但难以对抗上述横向水平应力而易于发生断裂。

过度过久负重劳动或行走等极限应力作用于股骨头，使股骨颈的骨小梁发生显微骨折，可最终导致疲劳骨折。

（三）分类

股骨颈骨折有多种分型方法。

1. 按骨折部位

（1）头下型

骨折线完全在股骨头下，整个股骨颈在骨折远段。这类骨折对血供损伤严重，临床多见。

（2）头颈型

骨折线的一部分在股骨头下，另一部分则经过股骨颈。由于遭受剪应力，此型临床最常见。

（3）经颈型

全部骨折线均通过股骨颈中部。此型临床甚为少见。

（4）基底型

骨折线位于股骨颈基底部，其后部已在关节囊外。此型血供保留最好。

2. 按骨折移位程度（Garden 分型）

见图 4-15。

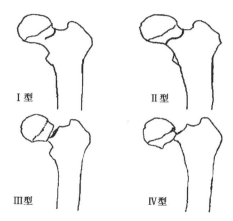

图 4-15 股骨颈骨折 Garden 分型

Ⅰ型：不完全性的嵌插骨折，股骨头斜向后外侧。

Ⅱ型：完全的无移位骨折。

Ⅲ型：完全骨折并有部分移位，可通过股骨头向骨小梁方向作出判断，但两骨折块尚保持相互间的接触。

Ⅳ型：骨折块完全移位。

3. AO 分型系统

股骨颈骨折被分为股骨头下无或微移位型（B1 型）、经颈型（B2 型）、移位的头下骨折（B3 型）。这些类型又可进一步分型：B1 型骨折又有外翻 15° 及以上的嵌插（B1.1）、外翻小于 15°（B1.2）、无嵌插（B1.3）；经颈型（B2 型）骨折又分颈基底部（B2.1 型）、伴内收的颈中型（B2.2 型）、伴剪切的颈中型（B2.3 型）；有移位的股骨头下骨折（B3 型）又分为中度外翻合并外旋（B3.1 型）、中度垂直翻转及外旋移位（B3.2 型）、显著移位（B3.3 型）。B3 型骨折的预后最差。见图 4-16。

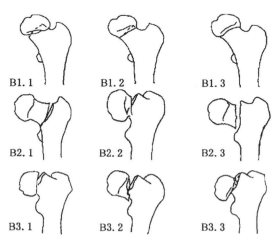

图 4-16 股骨颈骨折 AO 分型

目前临床上 Garden 的分型系统应用最为广泛，但无论应用哪一种分型系统，均应把嵌插骨折从无移位的股骨颈骨折中区分出来。这类骨折具有明显的稳定性，可行保守治疗或非手术治疗，因为几乎所有的嵌插骨折均可愈合，但有 15% 以上可发生再移位，因此对这类患者可选用闭合多枚螺钉固定，防止再移位的发生。对 Garden Ⅱ 型，由于无嵌插，也就是骨折本身没有固有的稳定性，如不行内固定，则几乎所有骨折均发生移位。

（四）临床表现

对老年人摔跌后诉髋部或膝部疼痛者，应考虑股骨颈骨折的可能。对移位明显的股骨颈骨折诊断并无困难，体格检查时可发现大转子上移至髂前上棘与坐骨结节连线以上，腹股沟韧带中点下方有压痛；患肢轻度屈曲，内收并有外旋，短缩畸形，但肿胀可不明显；叩击患者足跟时可致髋部疼痛加重。X 线检查可明确诊断，并进一步判断类型。多数患者伤后即不能站立和行走。部分骨折端嵌插的患者症状很轻，下肢畸形也不明显，极易漏诊，对此类患者，应 CT 或 MRI 检查，也可嘱卧床休息，2 周后再次摄片复查。

（五）治疗

1. 治疗原则

骨折复位、固定、功能锻炼是治疗骨折的基本原则。年轻患者应首先考虑选择促进骨折愈合的治疗方法。

对高龄患者，属头下或经颈型骨折，估计骨折难以愈合者，方可考虑采用人工关节置换术。

2. 治疗方案

（1）非手术治疗

①股骨颈基底部骨折，可考虑使用牵引的方法进行治疗，缺点是卧床时间较长，老年患者有引起其他并发症的可能。

②年老体弱患者，无法耐受手术治疗者，可在疼痛缓解后，鼓励患者坐起或坐轮椅活动，避免卧床时间过久而出现其他致命的并发症，不必过多考虑骨折的治疗。

③无错位的嵌插型骨折，估计骨折能够愈合者。

（2）手术治疗

①手术指征

适应证：股骨颈骨折中大部分为错位的不稳定性骨折，复位和内固定是治疗该类骨折的基本原则。若无禁忌证，均适合手术治疗。

禁忌证：a. 年老体弱，不能耐受手术者；b. 身体有其他系统疾病，不适宜手术者。

②手术时机复位、内固定应在骨折后 1 周内进行，避免时间过久疤痕因素而影响骨折的复位；若行人工关节置换术也应在允许的情况下尽早手术，以利于患者术后尽快康复。

③手术方式、术中关键环节等

a. 牵引复位闭合打钉内固定：牵引复位可在 C 型臂 X 光机透视下进行，内固定钉可选择空心螺纹钉、三刃钉或加压螺纹钉，基底部骨折尚可考虑使用 DHS 进行内固定，对年轻患者同时可考虑对骨折断端进行骨移植，包括带血管蒂的髂骨移植和带股方肌的骨瓣移植，目的就是对骨折进行复位固定，并促进骨折的愈合。对年轻患者，应首先选择此类方法进行治疗。

b. 人工关节置换术：适用于高龄患者（65 岁以上），目的是减少患者的卧床时间，有利于并发症的预防，促进患者的康复。

④术前准备

a. 入院后检查项目：常规进行骨盆照片和股骨颈正侧位照片，一般不需要 CT 或 MRI 检查。

b. 术前专科准备事项：须根据患者年龄、骨折类型、身体状况决定治疗方法。

⑤术后观察及处理

a. 术后一般处理：术后无须特殊体位，24 小时拔除引流。

b. 术后专科处理：专科的特殊处理。

术后第二天患者即可进行患髋的功能锻炼；内固定者根据骨折的愈合情况决定负重行走时间；人工关节置换者 3 天可允许下地负重行走。

c. 术后并发症的观察与处理

骨折不愈合：对年轻患者，可采用骨移植以促进骨折的愈合；对年长患者，可考虑进行人工关节置换术。

股骨头缺血性坏死：出现这种情况时，目前只能选择进行人工关节置换术。

人工关节脱位：先进行手法复位，手法复位失败再考虑切开复位；复位后维持下肢牵引 3 周。

⑥出院随访

a. 注意事项：内固定者根据骨折的愈合情况决定负重行走时间，避免过早负重造成内固定失败；人工关节置换者应避免做髋关节内收和过度屈曲，以防人工关节脱位。

b. 复查项目及时间周期：内固定者每 3 个月检查一次 X 线照片，直至骨折完全愈合。

c. 随访规范化：人工关节置换者每年复查一次 X 线照片，以观察人工关节的使用情况。

二、股骨转子间骨折

股骨转子间位于关节囊外，大、小转子之间。这个区域的骨头主要是骨松质，具有良好的血供，因此骨不连的风险要低于股骨颈骨折。股骨距是股骨嵴的近端延续，位于股骨颈和股骨干连接部的后方。在站立负重时，股骨距持续承受应力，将应力从髋关节传导至股骨干。

大多数股骨转子间骨折发生在低能量损伤的老年人中。股骨转子间骨折患者的体格检查和影像学检查与股骨颈骨折患者一样。股骨转子间骨折的患者往往在大转子间有更明显的压痛。

（一）分型

股骨转子间骨折的 Evans 分型于 1949 年提出，它着重强调后外侧皮质的完整性对于取得稳定复位的重要性。这个分型并没有良好的重复性，也许简单地将骨折分为稳定骨折或不稳定骨折是一个更好的分型方法。不稳定骨折包括后中部骨皮质粉碎、转子下骨折和反转子间骨折。

（二）合并损伤

在老年患者中通常合并的损伤包括桡骨远端骨折、肱骨近端骨折、硬膜下血肿、心肌梗死和脑血管意外。

（三）治疗

1. 非手术治疗

非手术治疗通常仅限于无法行走且手术风险太高或活动时仅轻微疼痛的老年患者。如果选择非手术治疗，尽早让患者从早期卧床过渡到轮椅活动，以减少长期卧床的并发症（如血栓栓塞性疾病、肺不张、肺炎）。如果骨折已畸形愈合，而患者的身体状况较前改善，可考虑行重建手术。另一种选择是给予患者持续的骨牵引，以确保在骨折愈合期间保持骨折的对线。后一种治疗方法在护理上非常困难，并且需要承担长期卧床发生的各种并发症的风险。

2. 手术治疗

事实上，手术治疗适用于几乎所有可耐受手术的患者。只要患者的各项生理状态包括心肺功能、体液和电解质紊乱得到评估和治疗后，就可以进行手术。

最早用于治疗转子间骨折的工具是固定角度钉板固定，如 Jewett 三翼钉。这些装置可以提供骨折的固定，但骨折端无法加压。失败原因通常为螺钉穿入髋关节，螺钉从股骨头切出或内固定断裂。为了解决不稳定骨折的高失败率，在尝试重建后内壁骨质中，复位技术得到了发展。如 Hughston-Dimon 内移截骨术、Sarmiento 外翻截骨术、Wayne County 侧移复位术。下一代的内固定物如 Massie 钉，类似现在的滑动鹅头钉，使得螺钉固定在股骨头中，在滑动钢板的滑槽中压缩。这样的设计提高了骨的接触，但由于股骨头的固定质量较差和螺钉锋利的边缘，仍存在螺钉切出的风险。现代的滑动鹅头钉通过大直径的拉力螺钉外螺纹提高了股骨头的内固定强度（图 4-17）。

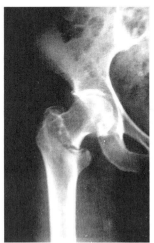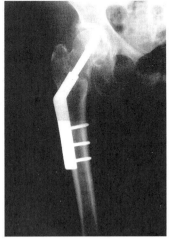

图 4-17　因稳定转子间骨折接受滑动鹅头钉固定，术前和术后 3 个月随访的 X 线片

①滑动鹅头钉

在置入滑动鹅头钉前，应先取得骨折的复位。这通常在牵引床上通过患肢持续牵引完

成。下肢处于内旋位，通过正侧位的 X 线片来检查复位情况。应注意避免旋转不良、内旋对线和下沉。下沉可通过在髋关节下放置支撑物或手术中使用提升装置来纠正。复位后，经外侧入路到达股骨近端。接下来进行拉力螺钉的置入，应特别注意的是，螺钉的位置在正位和侧位应同时位于股骨头中心。螺钉应放置在软骨下骨质 1cm 以内，尖顶矩大于 2.5cm 时，内固定失败风险增大。钢板角度通常为 130°～ 150°。钢板角度增大的优点是可增加螺钉与滑槽间的滑动及减少成角运动。缺点包括螺钉置入股骨头中心难度增高，螺钉的放置所致远端皮质压力增高。最常使用的 135° 钢板可以提供合适的螺钉放置，并且可以降低皮质的应力增加。新一代的置入物可以调整钢板的角度来适配患者的解剖结构。下一步是置入滑动钢板。尽管生物力学研究已经表明两孔的滑动钢板也许能提供足够的固定强度，但这是假定两个螺钉都能够把持住骨质。如果存在任何疑问，应使用 4 孔钢板。如果大转子出现粉碎或移位，复位和固定可通过张力带技术达成。如果大转子没有复位，外展功能可能需要代偿，这会导致 Trendelenburg 步态。

②髋关节髓内钉

髋关节髓内钉由 1 个滑动髋螺钉搭配 1 个髓内钉构成。理论上的优势包括有限的骨折部位暴露和较滑动鹅头钉更小的屈曲力矩。研究表明，髋关节髓内钉与滑动鹅头钉在手术时间、失血量、感染率、螺钉切出率或螺钉移位上没有显著差异。最近的研究显示，针对股骨转子间骨折，髓内钉的使用率迅速增加。髓内钉在钉尖或远端锁定螺钉进针点处发生股骨干骨折的风险增高。

③假体置换术

假体置换术已用于粉碎性、不稳定的转子间骨折。假体置换术是一种创伤更大的手术，失血量更多，同时也存在髋关节骨不连的风险。对于某些患者，特别是那些患有严重骨质疏松的患者，常见于终末期肾衰竭患者，假体置换相对于切开复位内固定术有一个更好的预期。假体置换也可以作为内固定失败的补救措施。

④术后管理

术后患者应尽早活动，并且通常允许患者的髋关节适当负重。在患者可以下床行走前，应持续进行预防血栓的治疗。

（四）并发症及其治疗

在血栓栓塞性疾病和死亡率方面，转子间骨折基本上和股骨颈骨折相同。由于转子间具有良好的血供，骨坏死和骨不连的风险比股骨颈骨折明显要低。

1. 股骨近端的外翻移位

股骨近端的外翻移位通常发生在那些缺乏对后内壁进行重建的不稳定骨折中。这可能导致置入物断裂、螺钉切出、螺钉穿入关节或钢板外侧与股骨的分离。导致这种并发症的潜在原因包括螺钉放置偏前上、不当的扩髓导致形成第 2 个钉道、缺乏稳定的复位、骨折的极度塌陷（超过内固定装置的滑动极限），以及由于严重骨质疏松而导致的螺钉固定不牢。处置方式包括切开复位内固定翻修术、关节置换术或患者接受无痛关节融合、畸形愈合。

2. 旋转畸形

远端的骨折块过度偏内或过度旋转都可导致旋转不良。在不稳定骨折复位过程中，应避免过度内旋远端骨折块，并且进行内固定时应确保下肢处于中立或轻度外旋位。

3. 骨不连

使用滑动鹅头钉治疗转子间骨折发生骨不连的概率约为2%。症状包括臀部或腹股沟的疼痛。治疗可进行内固定翻修手术或关节置换。

4. 螺钉—套筒脱离

螺钉—套筒脱离是一个罕见的并发症。如果螺钉—套筒的接触不充分，可使用加压螺钉来避免发生螺钉—套筒脱离。如果加压螺钉停留在原位，则可能发生螺钉退出的风险，引起相应的症状，需要再次手术取出螺钉。

5. 失血

行转子间骨折内固定手术，当采用股骨近端的外侧入路时，出血常发生在切开股外侧肌时，出血最有可能来自股深动脉的分支。

（五）注意事项

1. 股骨颈基底部骨折

股骨颈基底部骨折是发生在关节囊外的骨折，更接近于转子间骨折。可以使用空心螺钉或滑动鹅头钉固定。如果使用滑动鹅头钉固定，股骨头存在旋转的倾向，特别是在骨质良好的患者中。为了对抗旋转，在置入拉力螺钉前，应在拉力螺钉导丝上方置入防旋螺钉。

2. 反转子间骨折

反转子间骨折的骨折线为内上斜向下外（图4-18）。在反转子间骨折中，髋关节螺钉的滑动轴线与骨折线平行，这与转子间骨折滑动轴线垂直于骨折线正好相反。正因为如此，滑动鹅头钉无加压的作用，并且近端骨折块相对于股骨干可能发生潜在移位，这使得滑动鹅头钉成为一种次优的内固定方式。这种形式的骨折更适宜采取髓内钉或固定角度装置，如95°动力加压髁螺钉或角度钢板。

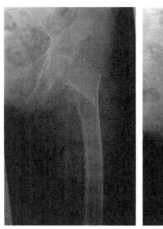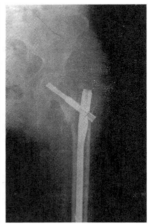

图4-18 因反转子间骨折接受髓内钉治疗的术前、术后X线片

3. 严重骨质疏松

存在严重骨质疏松的情况下，股骨头和股骨干的内固定强度可能不够。甲基丙烯酸甲酯已被用于强化内固定强度。可以使用股骨近端的锁定钢板。另外，可以行关节置换术来代替内固定。

4. 大转子骨折

仅大转子发生骨折比较罕见，通常发生在大转子承受持续直接击打的老年患者中。患者通常表现为站立负重或活动髋关节时，髋关节外侧或臀部产生疼痛。这种骨折通常采取非手术治疗，通过辅助装置来使得患肢有限负重。手术治疗通常仅适用于骨折移位程度较大的年轻患者。

5. 小转子骨折

小转子骨折可发生在青少年中，当髂腰肌强力收缩时可导致小转子撕裂。通常对症治疗。在老年患者中，小转子骨折应被视为股骨近端病理性损害的特殊征象。治疗应以患者的病变性质和范围为依据。如果不涉及病理性改变，治疗主要是对症治疗。

第八节 髌骨骨折

一、损伤机制与分类

髌骨骨折的发生率约1%，以青壮年多见。大多数髌骨骨折发生在屈膝时用力收缩股四头肌的创伤事件或膝前遭受的直接打击，如由汽车仪表盘撞击或棒球杆打击也会引起髌骨骨折。通常，骨折时髌骨受力越大，粉碎越严重，切开复位和内固定的难度越大。

髌骨骨折的分类根据其受伤机制可分为4个基本类型：横断型、粉碎型、纵型和撕脱型（图4-19）。

二、临床表现

通常在创伤事件后患者会有膝部疼痛，常可见擦伤和肿胀。大多数患者由于伸膝装置不完整而不能主动伸膝，在移位的髌骨骨折处，常可在骨折块之间摸到缺损。

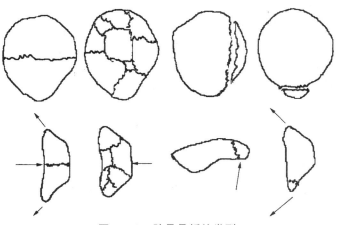

图 4-19 髌骨骨折的类型

多块髌骨骨折可有骨擦感，但没有骨擦感不能除外骨折。如果膝部肿胀明显，穿刺抽吸有助于缓解疼痛，并可向关节内注射麻醉剂以便进行膝韧带的彻底检查。

髌骨骨折应拍摄前后位、侧位及轴位 X 线片，对骨折进行影像学检查和评估。横形骨折在侧位 X 线片上最清楚，而垂直型骨折、骨软骨骨折及关节面不平最好在轴位 X 线片上观察。有时需要对比观察对侧膝关节的 X 线片，以便将急性髌骨骨折与二分髌骨鉴别开来，二分髌骨是由于髌骨上外侧部分未融合所致，一般为双侧。

三、治疗

如骨折无移位，关节面无严重破坏，内、外侧支持带无撕裂可用非手术治疗；骨片分离或关节面不整齐均须手术治疗。一般认为骨片分离小于 3mm，关节面不一致少于 2mm 可接受非手术治疗。如分离或关节面不一致较大则需手术治疗。经长期随访，非手术治疗具有良好的疗效。对于髌骨骨折的治疗观点不一，特别是髌骨切除术。因为髌骨切除后，股四头肌的作用范围，牵拉膝关节的旋转中心被缩短，需要较大的股四头肌收缩力来完成同样程度的膝关节伸直。髌骨的存在增加了膝关节旋转中心的范围，也增加了髌骨股四头肌的力学优势，使膝关节伸直作用更为有效。对髌骨切除术的异议有：

（1）虽然膝部活动可能恢复得相当快，但股四头肌的强度恢复较慢。

（2）髌骨切除后忽视锻炼，股四头肌明显萎缩可存在达几个月。

（3）膝关节的保护能力消失。

（4）髌骨切除处有病理性骨化存在。

Burton、Thomas 等指出应注意后一种并发症，较小的骨化临床表现可能不明显，但较大的可以发生疼痛和活动受限，严重的病例新骨形成足以使股四头肌肌腱的弹性消失及膝关节屈曲活动受阻；因为髌骨切除术的缺点，对非粉碎性横形骨折可做解剖复位及内固定。如果髌骨近侧或远侧已粉碎，则切除小骨片，保留较大的骨片并重建伸膝装置。如粉碎较为广泛，关节面不可能重整，则不得不做髌骨全切除。许多医师的经验证明，即使是髌骨复位并不十分理想，但经适当的功能训练后，其关节功能仍能达到较好的水平。因此，保留髌骨应是髌骨骨折处理中的重要原则。

若关节面整复完成，可用各种方法做内固定，如环形钢丝结扎、骨片间钢丝结扎、螺丝钉或钢针或 AO 张力带钢丝技术。国内的记忆合金抓髌器技术经大量的临床病例证实在掌握合适的适应证和操作技术的基础上是十分有效的。骨科医师对内固定方法的选择可有所不同，但都希望有足够坚强的固定以能早期活动。髌骨骨折处理后的早期活动对预防关节粘连所致的关节活动度损失至关重要。

（一）非手术治疗

经 X 线片证实髌骨骨折线无明显移位的，可以通过伸直位的长腿石膏固定使其自然愈合。此外，中医对髌骨的正骨方法与工具对髌骨骨折的保守治疗也有较好的效果。X 线片随访以防止再移位是非常重要的。通常固定 6 周可获得较牢固的骨愈合。期间的股四头肌训练和去除固定后的 ROM 训练对功能恢复具有积极的作用。

（二）手术治疗

若皮肤正常，手术可以在伤后 24 小时内进行。皮肤有挫伤或撕裂伤最好住院并立即手术。如皮肤挫伤伴有表浅感染，宜延迟 5～10 天后手术，以避免手术创口的感染。

髌骨骨折的常用手术径路通常是采用髌前横向弧形切口，长约 10cm，弧形尖端向远侧骨片，使有足够的显露以整复骨折，并能有利于修复破裂的股四头肌扩张部。如果皮肤有严重挫伤，应避开伤处。向近侧和远侧掀开皮瓣，显露整个髌骨前面、股四头肌联合肌腱和髌腱，如骨片有明显分离并有股四头肌扩张部撕裂，必须小心显露内侧和外侧，去除所有分离的小骨片，检查关节内部，注意是否有骨软骨骨折存在。冲洗关节腔，去除凝血块及小骨片，用巾钳或持骨钳将骨片做解剖复位，并采用合适的方法将骨片做内固定。

（三）张力带钢丝固定

AO 推荐应用髌骨骨折张力带钢丝固定的原则治疗横形髌骨骨折。其固定原理是以钢丝的适当位置，将造成骨片分离的分力或剪力转化成经过骨折处的压缩力，可使骨折早期愈合及早期进行膝关节功能锻炼。通常用两根钢丝：一根按惯例的方法环扎，另一根贴近髌骨上极横形穿过股四头肌的止点，然后经过髌骨前面到髌腱，再横形穿过髌腱到髌骨前面即张力面，最后修复撕裂的关节囊。这种状况下，膝关节早期屈曲活动可在骨折断面间产生压缩力，使髌骨关节面边缘压缩在一起或用钢丝"8"字形交叉于髌骨前面。粉碎性骨折可再用拉力螺丝钉或克氏针做补充固定。

（四）改良张力带

改良张力带是目前治疗横形骨折较多使用的方法。显露髌骨后，仔细清除骨折表面的凝血块和小骨片，检查支持带撕裂的范围和股骨滑车沟，冲洗关节腔。如果主要的近侧和远侧骨片较大则将骨片整复，特别要注意恢复光滑的关节面。将整复的骨片用巾钳牢固夹持，用两根 2.4mm 的克氏针从下而上穿过两端骨片钻孔，两枚克氏针应尽可能平行，连接上下两端骨片，并保留克氏针的末端使略为突出于髌骨和股四头肌腱附着处。将一根 18 号钢丝横形穿过股四头肌肌腱附着处，尽可能使骨片密合，深度须在克氏针突出处，然后经过已整复的髌骨前面，再将钢丝横形穿过下端骨片的髌腱附着处，深度也须在克氏针突出处，钢丝再返回到髌骨前面，将钢丝的两个末端拧紧必要时另外再用一根 18 号钢丝做"8"字形结扎，将 2 枚克氏针的上端弯转并切断。克氏针截短后，再将其已弯曲的末端嵌入钢丝环扎处后面的髌骨仁缘。间断缝合修复撕裂的支持带，术后不做外固定。2～3 天后，允许患者扶腋拐行走。如果支持带没有受到广泛撕裂，5～7 天后膝关节可做轻柔的活动。如已做广泛的支持带重建，活动须延迟 2～3 周。

（五）钢丝（或肋骨缝线）环形结扎固定

钢丝或缝线环扎法是一种传统的髌骨骨折治疗方法。目前此法已被坚固的固定并使关节能早期活动的方法如张力带法等替代。钢丝穿过髌骨周围的软组织，不能取得坚固的固定，如使用该方法，须在 3～4 周后才能进行膝关节活动。但对于一些粉碎的髌骨无法以克氏针固定的情况下，钢丝环扎仍是可取的。

1. 手术方法

先在髌骨外上缘穿入 18 号不锈钢丝，在髌骨上极横形经过股四头肌膜。可用硬膜外针头在以上部位穿过，然后将 18 号钢丝穿入针芯内，再将针头从组织中退出，18 号钢丝就在针头径路上引出。再在 2 个骨片内侧缘的中部，相当于髌骨的前、后面之间，以同样方法将钢丝内侧端穿过。接着将钢丝的内侧端由内向外沿着髌骨远端横行穿过髌腱，并再使钢丝沿着髌骨到髌骨外上缘，这样就可使髌骨缝合。如果钢丝只通过肌腱而不经过骨片，固定就不牢固，因为在张力下钢丝可使软组织切断，造成骨片分离，尤其是缝合位于后方基底处，更易造成前方分离。将钢丝的位置处于髌骨前、后面之间的中心位可阻止骨片向前、后张开，相近的骨片可用巾钳或持骨钳将它们保持在正确位置，然后将钢丝收紧后再将两端拧紧。骨片整复后，要特别注意关节面的关系，并在关节囊缝合前直接观察和触诊。最后切断残余钢丝，将残端埋入股四头肌腱内。钢丝两端拧紧之前，先在钢丝插入处将其前面一部分拧紧，再把缝合后露在外面的钢丝两端拧紧，使钢丝两端都产生压力并通过骨折部位起固定作用。

2. 术后治疗

术后用石膏托固定，鼓励患者做股四头肌训练，几天后可使患者在床上做抬腿锻炼。10 ～ 14 天拆线，用石膏筒将膝关节置于伸直位。如果小腿肌肉有控制力，可允许患者用拐杖行走。横形骨折在 3 周拆除石膏，可做轻度活动锻炼；6 ～ 8 周肌肉力量恢复时即可不用腋拐。骨折愈合后在大多数情况下应拔除钢丝，否则其会逐渐断裂而致疼痛和取出困难。

（六）记忆合金聚髌器

记忆合金聚髌器利用记忆合金在常温下的记忆原理，设计了爪形髌骨固定装置。将髌骨整复后，将聚髌器置于冰水中使其软化，将其固定钩稍拉开并安装于髌骨前面，使其设计的钩状爪固定髌骨的上下极，待恢复体温后，记忆合金硬化并恢复原状，从而获得牢固固定。

（七）髌骨下极粉碎性骨折的处理

髌骨下极撕脱是髌骨骨折中常见的类型。表现为髌骨远端小骨块的粉碎性骨折，留下了较为正常的近侧骨片。这个骨片是伸膝装置的重要部分，应该保留。由于后期发生髌骨关节炎的情况很多，因此要仔细地将髌腱缝合于骨片上，注意避免骨片翘起和尖锐的骨片边缘磨损股骨滑车沟。

横形切口显露骨折，清除关节内的小骨片和软骨碎片，如果近侧骨片较大应将其保留，修整关节囊和肌腱的边缘，切除粉碎骨片，保留一小片髌骨远极的小骨片深埋于肌腱中以便于定位。修整近侧骨片的关节缘并用骨挫挫平。在近侧骨片的关节面正好位于关节软骨前面向近端钻两个孔，用 1 个针头穿过附着于髌腱上的小骨片远侧，引入 18 号钢丝，再将钢丝两端穿过已钻孔的近侧骨片，将钢丝拉紧，这样可使髌韧带内的小骨片翘起呈直角方向连接于相对的骨折面。如果缝合钢丝位于骨折处后面，髌腱可与骨片的关节缘基本相连，因此可阻止小骨片切翘起，使其粗糙面不会接触股骨。也可用粗缝线代替钢丝结扎。

偶尔也有髌骨近端粉碎性骨折，留下远侧骨片大半，若这个骨片具有光滑的关节面也应保留，并按已叙述过的方法处理，但应考虑到大部分髌骨下极没有关节软骨覆盖。如果残余的髌骨小于1/2，应把残余髌骨完全切除，尽可能保留大部分髌骨和髌腱，清除关节内的骨片并冲洗清创，用18号不锈钢丝穿过髌骨边缘和髌腱缝合，并将内、外侧关节囊及股四头肌扩张部重叠缝合，钢丝收紧，将肌腱末端完全外翻于关节外面。缝紧时，钢丝能形成直径约2cm的环形，咬断拧紧后的钢丝残端并埋入股四头肌腱内，间断缝合关节囊，并将股四头肌腱和髌腱末端重叠缝合，将伸膝装置稍缩短。术后将膝关节保持伸直位，以维持伸膝装置张力。

第九节 膝部损伤

一、股骨髁上骨折

股骨髁上骨折较为多见，且因易引起腘动脉的刺伤而为大家所重视和警惕。该血管一旦受损，肢体的坏死率在全身大血管损伤中占首位，因此在处理时务必小心谨慎。

（一）损伤机制

多为以下两种暴力所致。

1. 直接暴力

来自横向的外力直接作用与股骨髁上部，即可引起髁上骨折。

2. 间接暴力

多是在高处坠落时，如膝关节处于屈曲位，可引起髁上骨折，但这种暴力更易引起髁部骨折。

该处骨折以横形或微斜形为多，螺旋形及长斜形者少见，也可呈粉碎性或与髁部骨折伴发。因骨折远侧端受强而有力的腓肠肌作用而向后方屈曲移位，易引起腘动脉损伤（图4-20）。

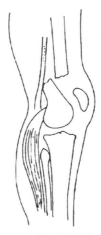

图 4-20 腘动脉损伤示意图

（二）诊断

此处骨折在诊断上多无困难，除外伤史及症状外，要特别注意足背动脉有无搏动及搏动强度，并与健侧对比。同时注意足趾的活动与感觉，以确定腘部的血管及神经有无被累及。X 线片即可显示骨折的类型及移位情况。

（三）治疗

以非手术疗法为主。复位不佳、有软组织嵌顿或血管神经损伤者，则需开放复位及内固定（或复位后采用外固定）。

1. 非手术疗法

一般采用骨牵引及石膏固定。

（1）骨牵引

与股骨干骨折牵引方法相似，只是需将牵引力线偏低以放松腓肠肌以便有利复位。如胫骨结节牵引未达到理想对位，则改用股骨髁部牵引，使作用力直接作用到骨折端。如有手术可能的，则不宜在髁部牵引，以防引起感染。

（2）下肢石膏固定

牵引 2～3 周后改用下肢石膏固定，膝关节屈曲 120°～150° 为宜；2 周后换功能位石膏。拆石膏后加强膝关节功能锻炼，并可辅以理疗。

2. 手术疗法

（1）手术适应证

凡有下列情况之一者，即考虑及早施术探查与复位。

①对位未达功能要求者。

②骨折端有软组织嵌顿者。

③有血管神经刺激、压迫损伤症状者。

（2）开放复位

根据手术目的不同可采取侧方或其他入路显示骨折断端，并对需要处理及观察的问题加以解决，包括血管神经伤的处理、嵌顿肌肉的松解等，而后将骨折断端在直视下加以对位及内固定。复位后呈稳定型的，一般无须再行内固定术。

（3）固定

单纯复位的，仍按前法行屈曲位下肢石膏固定，2～3 周后更换功能位石膏。须内固定的可酌情选用"L"形钢板螺丝钉、Ender 钉或其他内固定物（图 4-21），然后外加石膏托保护 2～3 周。

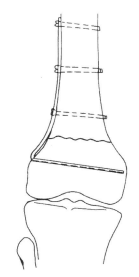

图 4-21 股骨髁上骨折内固定示意图

二、股骨髁部骨折

股骨髁部骨折包括股骨髁间骨折、内髁或外髁骨折、内外髁双骨折及粉碎性骨折等。在处理上根据骨折部位及类型不同而难易不一，预后也相差较大。

（一）损伤机制

与股骨髁上骨折基本相似。其中直接暴力多引起髁部的粉碎性骨折，而间接暴力则易招致"V"形、"Y"形或"T"形骨折。同时易合并膝关节内韧带及半月板损伤。

（二）诊断及分类

依据外伤史、临床特点及X线片，髁部骨折的诊断均无困难，应注意有无血管神经损伤伴发。临床上一般将其分为以下4型：

1. 单髁骨折

单髁骨折指内髁或外髁仅一侧骨折，其又可分为以下两型（图4-22）：

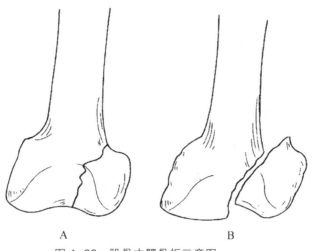

图4-22 股骨内髁骨折示意图

A. 无移位型；B. 移位型

（1）无移位型指无移位之裂缝骨折，或纵向移位不超过3mm，旋转不超过5°。

（2）移位型指超过前述标准的位移。

2. 双髁骨折

髁骨折指内外髁同时骨折，形状似"V"形或"Y"形，也可称"V"形骨折或"Y"形骨折。一般多伴有不同程度的位移（图4-23）。

3. 粉碎型

一般除股骨髁间骨折外，多伴有髁上或临近部位骨折，其中似"T"形者称"T"形骨折（图4-24）。粉碎性骨折端移位多较明显，治疗上也较复杂（图4-25）。

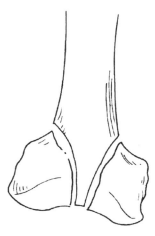

图 4-23　股骨双髁骨折示意图

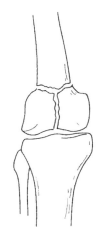

图 4-24　股骨髁部"T"形骨折示意图

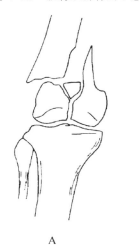
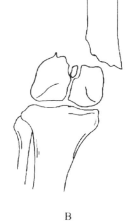
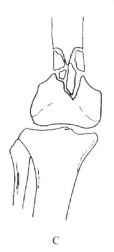

　　A　　　　　　　　　　　　B　　　　　　　　　　　　C

图 4-25　股骨髁部粉碎性骨折示意图

4.复杂型

指伴有血管神经损伤的髁部骨折，各型有移位的骨折均有可能发生。

（三）治疗

根据骨折类型、移位程度、可否复位及医师的临床经验等不同，在处理上差别较大，但仍应采取较为稳妥的方式。

1.对位满意者

包括无移位的骨折及虽有移位但通过手法复位已还纳原位、基本达到解剖对位的，可采取非手术疗法。患肢以下肢石膏固定，但应注意避免内外翻及旋转移位。

2.对位不佳者

应及早行开放复位结合内固定术。其内固定方式根据骨折类型不同而具体掌握。常用的方式包括：

（1）拉力螺丝固定：用于单髁骨折（图 4-26）。

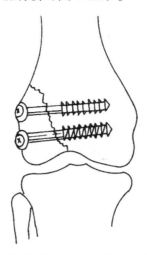

图 4-26 股骨单髁骨折拉力螺钉固定示意图

（2）单纯骨栓固定适用于单髁骨折。

（3）骨栓结合钢板螺丝钉固定多用于"T"形、"Y"形、"V"形及粉碎性骨折（图 4-27、图 4-28）。

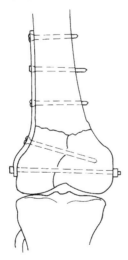 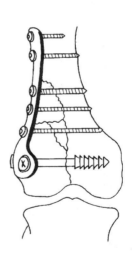

图 4-27 股骨髁部"T"形骨折内固定示意图　　图 4-28 股骨髁部粉碎性骨折内固定示意图

（4）"L"形（Moore 式）钢板

使用范围同前，但固定牢度不如前者，可加用拉力螺钉（图 4-29）。

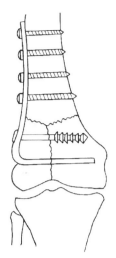

图 4-29　股骨髁部骨折"L"形钢板结转合拉力螺钉固定示意图

（5）其他内固定

根据骨折的类型、移位情况、施术条件及医师个人习惯等不同可酌情选用长螺丝钉、钢丝及其他内固定物，以求恢复关节面之完整而有利于下肢功能的康复。

3. 合并其他损伤

应酌情处理。

（1）血管伤

多因骨折端刺激胭动脉引起血管痉挛所致，破裂者较少见。先予以牵引下手法复位，如足背动脉恢复或好转，可继续观察，择期行探查术（可与开放复位及内固定同时进行）；如复位后足背动脉仍未改善，且疑有动脉损伤的，则应立即手术探查。

（2）神经损伤

以观察为主，除非完全断裂的，一般多留待后期处理。

（3）合并膝关节韧带伤

原则上应早期处理，尤其是侧副韧带及交叉韧带完全断裂的。对半月板破裂，不宜过多切除，仅将破裂的边缘或前角、后角部分切除即可。

三、半月板损伤

半月板对于膝关节的正常功能是必不可少的。内侧半月板比较大，呈"C"形，外侧半月板较小，呈"O"形。半月板具有多种功能，如承重、吸收震荡、稳定关节、润滑关节等，有些是已知的或已经证实的，有些是理论上的推测。半月板可加强关节在所有平面上的稳定性，是非常重要的旋转稳定器。半月板的血管供应主要来源于内、外侧膝上及膝下血管。这些血管的分支在滑膜和关节囊组织内产生半月板周围毛细血管丛。根据血供情况分为：红红区（完全在血管供应区内）、红白区（血管区的边缘）和白区（无血管区）。

（一）损伤机制及损伤类型

半月板损伤通常是当关节部分屈曲，遭受旋转性外力而导致。当膝关节屈曲时，股骨在胫骨上强力内外旋的过程中，股骨将半月板压向后方和关节的中央。后方坚强的周边附着部可防止半月板损伤，但如果附着部发生拉伸或撕裂，半月板的后部被压向关节的中心并卡在股骨和胫骨间，当关节突然伸直时就会发生半月板损伤。如足球运动员的射门动作、煤矿工人的蹲位工作，都容易造成半月板损伤。

损伤类型：①纵裂；②中 1/3 撕裂；③前角撕裂；④前 1/3 撕裂；⑤后 1/3 撕裂；⑥层裂。

（二）临床表现

1. 外伤史

只有部分急性损伤病例有外伤史，慢性损伤病例可无明确外伤史。

2. 多见于运动员与体力劳动者，男性多于女性。

3. 疼痛

急性损伤后膝关节出现剧痛，伴伸不直，并迅速出现关节肿胀。

4. 弹响与交锁

急性期过后关节肿胀消退，关节功能有恢复，但总感觉关节疼痛，活动时明显，并出现关节弹响；有时在活动时突然出现"咔嗒"一声，关节无法伸直，忍痛挥动几下小腿，再听到"咔嗒"一声，关节又可伸直，此现象称为"关节交锁"。根据半月板损伤程度，交锁可以偶尔发生，也可以频繁发生，影响日常生活与运动。

5. 体征

主要有关节间隙压痛，压痛点往往提示损伤部位所在；肿胀往往是积液于滑膜腔内所致，量多者可见浮髌试验阳性；慢性者可见股内侧肌萎缩，系关节疼痛致失用性所致。

（三）诊断性试验

在关节屈伸和旋转活动过程中听到或触到咔嗒声、弹跳或交锁，在诊断上都是有价值的，应重复试验并准确定位。如这些声音位于关节线，则半月板可能有撕裂。必须区分来源于髌骨、股四头肌装置或髌股关节沟的声音。已有许多手法检查试验，但 McMurray 试验和 ApLey 研磨试验可能是最常用的。所有试验的基本目的是在膝关节手法检查时诱发并定位摩擦。

1. McMurray 试验

患者仰卧，用力将膝关节屈曲成锐角。检查内侧半月板时，检查者可通过一只手触摸关节后内缘，同时另一只手握住足部。保持膝关节完全屈曲，小腿尽可能外旋，然后慢慢伸直膝关节。当股骨经过半月板撕裂处时，可听到或感到弹响。检查外侧半月板时，手触及关节后外侧缘，小腿尽可能内旋，然后缓慢伸直膝关节，同时听或感觉弹响。MeMurray 试验产生的弹响通常是由于半月板后边缘撕裂引起的，常发生于膝完全屈曲至屈膝 90° 间。如膝关节伸展至更大角度时发出弹响，且弹响确切定位于关节线，则提示半月板中部和前部发生撕裂。因此当出现弹响时，膝关节的位置有助于损伤定位。弹响位于关节间隙的 MeMurray 试验阳性是半月板撕裂的辅助证据，但 MeMurray 试验阴性不能排除撕裂。

2. Apley 研磨试验

患者俯卧位，屈膝90°，大腿前方抵在检查台上，然后将足和小腿向上牵拉使关节分开，旋转小腿使旋转应力作用于韧带上，当韧带撕裂时，此步试验中常出现疼痛；然后，使膝关节处于同样体位，在关节缓慢屈、伸过程中下压并旋转足和小腿，半月板撕裂时，关节间隙处可出现爆裂声和疼痛。虽然 MeMurray 试验、Apley 试验以及其他试验不能确定诊断，但它们的作用非常重要，均已成为膝关节的常规检查方法。

一侧半月板撕裂可在同一膝关节的对侧间室产生疼痛，这最常见于外侧半月板后部撕裂，这种现象产生的机制现在还不清楚。

3. 下蹲试验

这是另一个有用的试验，是指足和小腿完全内旋或外旋时重复做数次全蹲。根据半月板撕裂的部位，在膝关节的内侧或外侧产生疼痛。内旋位疼痛提示外侧半月板损伤，而外旋疼痛提示内侧半月板损伤。然而疼痛在内侧关节间隙或外侧关节间隙的定位比旋转位置有更可靠的定位价值。这个试验常常作为普查使用。

（四）影像学检查

1. X 线检查

前后位、侧位、髌骨轴位 X 线片应作为常规检查。普通的 X 线片不能作出半月板撕裂的诊断，但对排除骨软骨性游离体、剥脱性骨软骨炎和其他类似半月板撕裂的关节内紊乱是很重要的。

2. 关节造影

在诊断半月板病变时，关节造影的作用通常与进行关节造影的医生的兴趣和经验直接相关。不用关节造影术就失去了一个极有价值的诊断手段，但对每个损伤的关节均常规进行关节造影同样是错误的。随着 CT 和 MRI 扫描的改进，关节造影检查膝关节已经很少使用。

3. 核磁共振成像（MRI）

对评价膝关节损伤时，MRI 已基本上取代了关节造影。常规的 MRI 膝关节检查包括：自旋回波序列的矢状面、冠状面以及惯常采用的轴位平面。半月板系由纤维软骨构成，在所有脉冲序列上均表现为低信号结构。MRI 检测半月板撕裂的敏感性及特异性通常可超过90%。Polly 等在一项前瞻性研究中采用关节镜检查进行对照，比较了 MRI 诊断的准确率，发现 MRI 对于内侧半月板撕裂的确诊率为98%，对于外侧半月板是90%，如对韧带进行全面检查，则对 PCL 撕裂的确诊率是100%，对 ACL 撕裂是97%。其他诊断性检查：超声、同位素扫描、计算机辅助断层扫描（CT）。

4. 膝关节镜

关节镜的问世在半月板损伤检查中有很高的准确率，而且能够达到诊治兼顾，这大大拓宽了关节镜的适应证。

（五）诊断

根据临床表现，结合辅助检查结果诊断并不困难。需与侧副韧带损伤、关节内游离体、髌软骨软化、髌骨对线不良和髌股关节炎等鉴别。

（六）治疗

1. 非手术治疗

急性半月板损伤如果撕裂在边缘部，经过 4 ～ 6 周的制动治疗常可自愈，症状和体征消失，但应继续限制活动，逐渐恢复运动训练。制动期间应加强股四头肌锻炼，以促进关节积液吸收，有利于康复。若症状、体征持续存在的，则考虑关节镜诊治。

2. 手术治疗

由于关节镜外科的进步，关节镜下处理半月板损伤已成为常规，以往的开放手术已被禁止。由于关节镜兼有诊断和治疗的作用，对急性半月板损伤若怀疑合并有交叉韧带或软骨损伤可能的，现多数主张手术治疗为主。手术方式有半月板全部切除、部分切除（图 4-30）以及半月板成形手术和半月板修复手术等。根据镜下所见选择合适的手术方案。能部分切除者尽量不做全部切除。

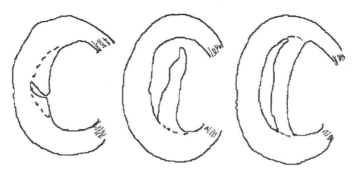

图 4-30 半月板部分切除术

（1）随着对半月板解剖结构、生理功能、损伤后修复机制的深入研究，尽可能地保留和修复损伤的半月板，已成为半月板损伤治疗的首要原则。

半月板的修复是近年研究较多的课题，主要方法有：①半月板修补术，包括各种关节镜下缝合方法、Fast-Fix 技术、半月板箭等可吸收内固定物的应用、激光以及其他黏合剂等都被运用于关节镜手术中。②半月板重建术，自体游离骨膜、股四头肌肌腱、关节滑膜、自体肋软骨和髌前脂肪垫、股部的阔筋膜条、1/3 的髌韧带都曾被作为半月板替代物，这种自体半月板替代物移植的优点是取材方便，无须消毒，但临床效果并不肯定。同种异体半月板移植来代替已经无法保留的半月板目前仍停留在实验阶段，到临床推广仍有一段距离。组织工程技术近期研究发现，半月板组织，包括传统观点认为没有自身修复能力的半月板内缘无血运区的组织细胞，并非惰性细胞，它们具备潜在的再生能力。1985 年，Webber 等采用 Green 消化分离透明软骨细胞的方法，成功地将纤维软骨细胞从半月板组织的胞外基质成分中消化分离出来，经体外单层培养发现其增生分裂十分活跃，从而为研究半月板组织工程和基因工程奠定了基础。利用可降解生物材料与种子细胞（纤维软骨细胞）复合移植到体内组织缺损部位，完成组织缺损的修复和再造，是组织工程学的基本方法。目前常用的骨软骨组织工程支架材料主要有两类：一类是人工合成材料，有聚羟乙酸（PGA）、聚乳酸（PLA）等；另一类是天然衍生材料，有胶原、纤维蛋白凝胶等。两类材料各有其优缺点，故开发和选择适当的细胞种植材料是利用组织工程技术治疗半月板损伤的前提。

（2）术后处理

①术后用大棉垫包扎患肢，抬高患肢，2天后解除。②术后即开始股四头肌锻炼，直腿抬高锻炼，2周后完全负重行走。③行半月板修补术者，术后需行石膏或膝关节支具屈膝15°～20° 4～6周，并在固定期内行股四头肌等长锻炼，以防肌肉萎缩。

（3）主要并发症

①关节积液：可因操作粗暴或术后过早下地负重引起，一般能自行消退，如积液较多，可在严格无菌操作下抽出液体后弹力绷带加压包扎。②关节感染：少见，但一旦感染后果严重，早期制动，行全身抗生素应用，穿刺排脓，冲洗；晚期需切开排脓，抗生素溶液灌洗。③关节紊乱和疼痛：多因股四头肌萎缩引起，一般通过股四头肌锻炼和理疗可好转。④神经疼痛：少见，见于隐神经髌下支损伤后神经瘤所致，明确后切除瘤体症状即可消失。

四、半月板囊肿

半月板囊肿相对少见。Passler等在1160例膝关节镜手术中仅发现16例半月板囊肿（1.4%）；Mills和Henderson在1246例稳定的、无骨关节炎的但存在内侧半月板撕裂的膝关节中，发现有20例半月板囊肿（1.6%）。

病因：①创伤，它可造成半月板组织内的挫伤和出血，从而导致黏液样退变。②随年龄而发生的退变，这导致局部坏死和黏液样退变形成囊肿。③半月板组织内形成的滑膜细胞包涵体，或组织化生，细胞分泌黏液导致囊肿形成。④滑膜细胞经纤维软骨的微小撕裂移位到半月板内，导致酸性黏多糖蛋白分泌，形成半月板囊肿的内容物。

（一）临床表现

沿关节线可触及的痛性肿块具有诊断意义。慢性疼痛通常是最突出的症状，活动时加重，有的夜间疼痛。大多患者可沿外侧关节间隙发现一个肿块，肿块大小随活动程度而变化，一般屈膝15°～30°时增大，屈膝超过90°时变小甚至消失。当囊肿伴有半月板撕裂时，就可出现半月板损伤的临床表现及典型的体征，如交锁、咔嗒声、弹响和膝打软。在一些罕见的病例中，较大的囊肿可从后方腘窝处显露出来，并可能与腘窝囊肿相混淆。

（二）辅助检查

X线一般是正常的，但病程长的病例可以看到继发于囊肿侵蚀出现的胫骨缺损。MRI可以清楚显示半月板囊肿和同时存在的损伤。

（三）鉴别诊断

对所有可以引起膝关节线周围出现肿块的疾病进行鉴别，如外生性骨疣、膝关节周围滑囊炎和腱鞘囊肿等。

（四）治疗

对无症状的患者可以不予处理。保守治疗，包括囊肿内注射药物或抗炎药物治疗，仅能暂时缓解症状。手术治疗是有症状半月板囊肿的首选。最近推荐的治疗方法是在关节镜下行半月板部分切除术和囊肿减压术。MeLaughlin 和 Noyes 推荐经有限的外侧切口切除囊肿，随后经开放的切口修复半月板周缘的撕裂，在关节镜下修复向中央部延伸更远的撕裂。他们认为这种技术可比单纯关节镜技术保留更完整的半月板结构和功能。

五、盘状半月板

盘状半月板是一种形态学的半月板异常，一般外侧半月板多于内侧。据报告，盘状外侧半月板的发生率在我国、日本和韩国患者中为 26%，而在其他国家的患者中不到 1%；内侧盘状半月板的发生率为 0% ~ 0.3%。

（一）分类

目前被广泛接受的 Watanabe 等的分类系统，按照外侧胫骨平台覆盖的程度和后方半月板胫骨附着部是否正常，将外侧盘状半月板分为完全、不完全和 Wrisberg 型。Wrisberg 韧带型盘状半月板通常在大小和形状上接近正常，除了 Wrisberg 韧带外，无后部附着。Wrisberg 型盘状半月板常见于更年轻的患者。

（二）临床表现

盘状半月板由于形态学的变异导致其在活动过程中极易损伤，发生变性或撕裂。有些盘状半月板可无症状，关节线疼痛是主要表现。活动时出现弹响的发生率为 95%。典型的查体表现是在最后 15° ~ 20° 的伸直过程中，可以触及关节线上的"撞击"。伸直角度的丢失、突发疼痛、行走障碍、关节线压痛以及可触及的关节线上的肿块均有助于诊断。典型的持续发生的关节交锁常见于 Wrisberg 韧带型盘状半月板。

（三）辅助检查

X 线片可见关节间隙增宽、股骨外髁发育不良和外侧胫骨平台的杯状改变。MRI 连续3 个层面的扫描见到弓形的影像、半月板增厚和 3 个 5mm 层厚的序列扫描中出现半月板前后角的连续是盘状半月板的影像学特征。

（四）鉴别诊断

需与半月板损伤鉴别，青少年患者还应与骨软骨炎鉴别，MRI 或关节造影有助于鉴别。

（五）治疗

在行关节镜检查手术中偶尔发现的无损伤的、完全或不完全型盘状半月板及没有症状的盘状半月板不需要治疗。出现症状是手术的适应证。虽然关于半月板的切除量目前尚有争论，但一般我们倾向于保留足够的半月板边缘以防止继发性的骨关节炎。对于 Wrisberg 型盘状半月板，由于其缺乏足够的胫骨后部附着，因此一般采用关节镜下半月板修复或后角附着点的固定，以避免继发性的关节退行性病变。

六、膝关节骨软骨损伤

膝关节损伤大都会造成不同程度的关节软骨损害。软骨的创伤可以是软骨的直接损伤，如手术操作中器械对软骨的创伤，但更多见的是间接损伤所致，关节内骨折、半月板损伤和交叉韧带损伤等大多伴有关节软骨面的损伤。由于关节透明软骨在结构与功能上的特殊性，使得关节软骨面的修复成为近年来活跃的研究课题。关节镜对关节面损伤的直接观察可以比包括 X 线片、CT、MR 等任何其他的检查手段更明确地评价关节面损伤的程度，并可以在关节镜下直接进行必要的手术处理或是在关节镜辅助下进行切开手术，以更小的创伤更准确地修复关节软骨。

（一）诊断与处理原则

关节镜检查是关节面损伤最好的诊断方法。通过关节镜术不仅可以对损伤或病灶的部位、大小、骨软骨块的形态和是否已发生坏死等情况做出准确的评价，还可以通过关节镜技术将正常的骨软骨块在局部清创后复位并进行镜下内固定或将游离体和已坏死的骨软骨块去除并进行病灶基底的清创，以促进关节软骨面的修复。

此外，高分辨率的 MR 也可获得准确的诊断信息。对伴有软骨下骨的损伤或骨折的病例，X 线片、CT 有明确的诊断价值。

骨软骨骨折的整复要通过手术治疗。如果是儿童骨折且没有移位，可试用保守疗法。如为成人，游离骨片通常要切除。骨软骨骨折的骨片通常来自股骨外髁或髌骨内侧面，手术目的是防止由于内部紊乱而致关节进一步损伤。若骨片很大，应尽可能地修复。一般软骨骨片很小，无法将其固定在原位，当骨软骨片较大时，可使用沉头螺丝钉固定，固定时不要使钉头突出关节面而进入关节内再造成损伤。如果诊断和手术都被延误，骨片的边缘和缺损已成为钝圆形，则不可能达到恢复原位的要求。骨片切除时，切除处的松质骨面应该是光滑的。锐性切除、分离磨损的软骨边缘，以斜形削除为佳，不要影响负重面。

对于关节软骨面的划伤、割伤和轻度挫伤一般不需特殊处理。通过减少负重和使用 CPM 训练，以及适当的对症处理可获得满意疗效。

（二）不同类型关节骨软骨损伤的评价与治疗

对临床骨科医师而言，许多软骨损伤在没有关节镜的观察和诸如 MR 等高分辨率辅助诊断结果的帮助下是难以获得准确诊断的。在关节镜下对关节软骨损伤的描述可按照软骨划伤和挫伤、软骨裂伤或软骨骨折、软骨缺损及关节内骨折的分类进行。

1. 软骨挫伤

软骨挫伤是关节软骨损伤的最常见的类型。在急性或亚急性的关节损伤中，膝关节镜下可发现损伤的软骨出现表浅的缺损和明显的摩擦痕迹，较长时间后可以发现局部的软骨发生纤维化或瘢痕软骨修复。在半月板破裂的病例中，几乎均可以观察到在与半月板破裂的部位相应的股骨和胫骨的关节面有程度不等的软骨挫伤与磨损。同样，在交叉韧带断裂或慢性膝关节不稳定的病例中，也都有类似的表现。

对未达全层的软骨挫伤和划伤，可在关节镜下进行局部的修整使其成为光滑的表面，去除可能成为游离体的软骨片，并处理同时存在的膝关节内其他病损。

2. 软骨划伤（割伤）

软骨的划伤经常由膝关节的开放或关节镜下手术操作所致。在关节镜操作过程中，使用任何金属器械的粗暴动作，包括镜头移动不慎均可造成关节软骨面的划伤，轻微的划伤在关节镜下可以见到表浅的划痕和 1 条被掀起的较薄的膜状软骨，关节镜下将其去除后一般不致引起症状。而较深大的划伤则可导致术后恢复期延长和损伤软骨的瘢痕化。

3. 软骨裂伤（软骨骨折）与软骨缺损

软骨裂伤或软骨骨折以及由其引起的关节软骨面的缺损是较严重的关节软骨损伤，通常由较大的直接或间接暴力造成。关节镜观察可发现关节软骨裂伤、掀起、软骨下出血，有时软骨骨折片脱落成为关节内游离体，而关节面出现软骨缺损。值得注意的是，对关节损伤的病例，当关节镜下发现有较大的软骨缺损时，一定存在软骨的游离体，而软骨片在 X 线片上并不显影，术前难以定位，一定要仔细寻找软骨的骨折片，并将其形态、大小与关节面缺损区加以对照，因为 1 个较大的关节面缺损可能存在数个软骨的骨折碎片。对新鲜的软骨骨折可考虑在开放或镜下复位与固定，而对后期的软骨缺损则需要通过局部清创、磨削或以骨软骨、骨膜或软骨膜进行二期修复。

4. 关节内骨折

关节内的骨折不可避免地影响到关节软骨。部分闭合性的关节内骨折，如交叉韧带的胫骨止点的撕脱骨折、胫骨平台骨折或陈旧性关节内骨折都伴有关节软骨的损伤。在处理骨折和韧带撕裂时需考虑到关节面的重建。对已通过 X 线片明确了关节面骨软骨骨折的病例，如果骨折块直径大于 10mm，且位于功能区，则可以通过切开手术的方法进行内固定。通常采用前内侧切口获得良好的显露，将骨折基底清除后，将带有软骨面的骨软骨块复位，以沉头螺钉固定，注意使螺钉尾部沉入关节软骨平面以下。将复位后的软骨面与正常软骨面的结合缘修整光滑。早期病例采用克氏针固定常见并发症是克氏针断裂（即使用石膏固定也可发生克氏针断裂）。此外，皮肤上克氏针针眼的感染也十分常见，目前普遍提倡用沉头空心螺丝钉后，手术并发症日趋减少。术后患者须扶拐避免完全负重 8 周，以防止损伤胫骨关节面，并结合 CPM 训练及相应的康复训练。

5. 关节面软骨骨折性游离体

关节面软骨的剥脱可导致关节内游离体的产生。而较大的软骨性游离体将产生诸如交锁等体征。游离体可能存在于髌上囊、髁间窝、内外侧沟甚至滞留在腘窝内。

（三）关节面缺损的修复手术

如关节软骨面较大和较深的创伤未获得及时处理，脱落的骨软骨块已坏死，关节面可能残留缺损，并将因此出现明显的临床症状和体征。时间久后必然将导致创伤性骨关节炎的结果。近年来，相继有学者报道了各种不同的手术方法修复关节软骨面负重的缺损。

1. 关节内自体骨软骨移植

Muller、Yamashita 等采用取自同侧膝关节带正常关节软骨的自体骨软骨移植修复膝关节负重面缺损的方法已经被膝关节外科医师广泛接受。Matsusue 等报道了使用关节镜进行移植手术的技术，被认为是目前解决膝关节负重区中等范围缺损的较理想的方案。应该注意的是，大块的骨软骨移植，其软骨面将发生退变。

手术方法：无论是开放手术或关节镜手术，其移植物获取和植入方法均相同。以特制的直径 5 ~ 7mm 的环形取骨器获取外侧髁前外侧缘或髁间凹前上缘带软骨面的圆柱状自体骨软骨块；在缺损区用相对应直径的打孔器打孔，使与移植物相匹配。将移植物紧密嵌入使移植的软骨面与关节面相平或稍低。对较大的缺损，可使用几个移植物充填。

2. 自体骨—骨膜移植

骨膜移植诱导透明软骨再生已经动物实验和临床实践所证实。但骨膜移植在修复膝关节骨软骨缺损时存在的技术上的问题，如缺损深度的充填和骨膜的固定等尚难以解决。吴海山等报道采用取自胫骨上端的自体骨骨膜移植修复膝关节骨软骨缺损的技术也获得了满意的疗效。

手术方法：

（1）前内侧入路显露膝关节，取出游离体，暴露缺损区。

（2）将缺损区清创并修凿成标准的几何形状，精确测量其大小与深度。

（3）在切口远端的胫骨干骺端凿取带骨膜的骨块，并精确修整使其与缺损区相匹配。

（4）以紧密嵌入法将骨膜骨移植物植入缺损区，使骨膜面稍低于正常关节软骨面；也可采用环锯法和矩形凿法获取移植物，以得到更紧密的固定（图4-31）。

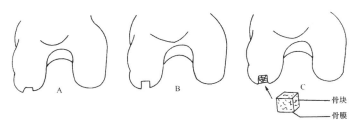

图4-31　自体骨骨块移植修复关节凹缺损示意图
A. 病变部位；B. 切除边缘及病变组织；C. 骨块植入

第五章　骨科损伤中西医结合诊疗

第一节　损伤急救

一、急救技术

创伤急救首要的目的是维持伤员的生命。现场急救的第一步是检查患者的全身情况、神智、呼吸及脉搏。对于重伤的患者，还必须注意维持其呼吸道的通畅。若患者有呼吸、心跳的异常，则需要清除呼吸道异物、行人工呼吸和心外按压等。

进行正确的伤情判断，并在此基础上采取及时正确的抢救措施极为重要。抢救措施主要包括通气、止血、包扎、固定及转运五大技术。

（一）正确判断伤情

正确判断伤者的伤情是现场急救的首要任务。其次是使开放性创面免受再污染、减少感染，以及防止损伤进一步加重。在伤情评估的过程中，主要注意以下几个方面：

（1）判断伤者有无颅脑损伤；

（2）判断伤者有无脊柱损伤；

（3）判断有无骨折；

（4）判断有无胸、腹部脏器损伤。

伤情评估可依 A、B、C、D、E 的顺序进行：

A. 气道情况（Airway）：判断气道是否通畅，查明呼吸道有无阻塞。

B. 呼吸情况（Breathing）：呼吸是否正常，有无张力性气胸或开放性气胸及连枷胸。

C. 循环情况（Circulation）：首先检查有无体表或肢体的活动性大出血，如有则立即处理；然后是血压的估计，专业医护人员可使用血压计准确计量。

D. 神经系统障碍情况（Disability）：观察瞳孔大小、对光反射、肢体有无瘫痪，尤其注意高位截瘫。

E. 充分暴露（Exposure）：充分暴露伤员的各部位，以免遗漏危及生命的重要损伤。

（二）正确进行现场急救

1. 通气措施

（1）解开衣领，迅速清除伤员口、鼻、咽喉的异物、凝血块、痰液、呕吐物等。

（2）对可能有下颌骨骨折而无颈椎损伤的伤员，可将颈项部托起，头后仰，使气道开放。

（3）对于有颅脑损伤而深昏迷及舌后坠的伤员，可将舌拉出并固定，或放置口咽通气管。

（4）对喉部损伤所致呼吸不畅者，可作环甲膜穿刺或切开，紧急现场气管切开置管通气。

2. 止血

止血的方法主要有局部压迫止血、动脉压迫止血和止血带止血三种手段。

（1）局部压迫止血

方法是使用纱布、绷带、三角巾、急救包等对伤口进行加压包扎。如果在事故现场无上述材料，可以使用清洁的毛巾、衣物、围巾等覆盖伤口，包扎或用力压迫。也可采用加垫屈肢止血法进行止血。

（2）动脉压迫止血

对于局部压迫仍然无法达到止血目的的伤者，可以采用动脉压迫止血的方法。即依靠压迫出血部位近端的大动脉，阻断出血部位的血液供应以达到止血目的。

（3）止血带止血

如果采用局部压迫止血无法达到目的，而压迫动脉不便于伤员的转运时，可以使用专用止血带进行止血。

3. 包扎

包扎的主要目的：①压迫止血；②保护伤口，减轻疼痛；③固定。现场包扎使用的材料主要有绷带、三角巾、十字绷带等。如果没有这些急救用品，可以使用清洁的毛巾、围巾、衣物等作为替代品。在包扎过程中，如果发现伤口有骨折端外露，请勿将骨折断端还纳，否则可能导致深层感染。

4. 固定

固定的主要目的是防止骨折端移位导致二次损伤，同时缓解疼痛。在现场急救中，固定均为临时性的，因此一般以夹板固定为主，可以用木板、竹竿、树枝等替代。如果事故现场没有这些材料，可以利用伤者自身进行固定：上肢骨折者可将伤肢与躯干固定；下肢骨折者可将伤肢与健侧肢体固定。

5. 转运

转运是现场急救的最后一个环节。正确及时的转运可能挽救伤者的生命，不正确的转运可能导致在此之前的现场急救措施前功尽弃。

对于昏迷伤者，最重要的是保持伤者的呼吸道通畅。对于有脊柱损伤的伤者，搬动必须平稳，防止出现脊柱的弯曲及旋转扭曲。运送脊柱骨折伤者，应使用硬质担架。有颈椎损伤者，搬运过程中必须固定头部。对于使用止血带的伤者，必须在显著部位注明使用止血带的时间。如无条件，需向参与转运者说明止血带使用的时间。

（三）开放性损伤清创技术

应用手术刀、剪、钳，遵循一定的程序，清除受污染和无活力的组织及异物，使污染的伤口变成基本无菌的创口的过程叫清创术。

1. 清创术的目的

清除伤口的异物、坏死组织及污染物，使污染伤口变成干净伤口，缝合伤口使之一期愈合，恢复皮肤黏膜完整性。

2. 清创术的原则

（1）一期缝合

伤后 6～8 小时以内的伤口经彻底清创后可一期缝合。

（2）二期缝合

伤后 8～24 小时（或超过 24 小时）的伤口，伤口未感染的仍可清创，缝合与否或延期缝合应视具体情况而定。

（3）开放处理

已经感染，不能清创或不能彻底清创的，予敞开伤口，清除坏死组织异物，冲洗引流，更换敷料，等待延期缝合。

3. 清创术的操作

（1）麻醉

根据情况采取创口局部麻醉、神经阻滞麻醉、全身麻醉等。

（2）创口清洗

①无菌软毛刷蘸无菌肥皂水或碘伏溶液，仔细刷洗伤口周围 15cm 以上的皮肤，生理盐水冲洗，重复 3 次以上。②剪除伤口内较大的异物，用无菌纱布覆盖伤口，用脱脂剂清除伤口周围的油脂。③取出覆盖纱布，压力水反复冲洗创面，用无菌纱布覆盖。

（3）消毒

消毒包括创口内的冲洗及创口缘皮肤的消毒。清创后使用生理盐水冲两次，然后用 3% 过氧化氢溶液冲洗或浸泡，最后再用盐水冲两次，冲洗完毕后要更换手术台最上层敷料，换新器械及更换手术人员手套。手术视野用 0.1% 新洁尔灭酊涂擦三遍。

（4）铺置无菌巾。

（5）止血

彻底止血，可避免创腔积血及术后感染，或植皮坏死。

（6）清创

用刀子或剪子去除受污染和失去生机的组织，创口边缘可切除 0.1cm。清创应有顺序，按层次进行，要熟悉解剖结构，掌握判断组织的能力。要无创操作，须扩大切口时要考虑切口原则。

4. 术后处理

（1）根据全身情况输液或输血。

（2）合理应用抗生素，防止伤口感染，促使炎症消退。

（3）注射破伤风抗毒素；如伤口深、污染重，应同时肌肉注射气性坏疽抗毒血清。

（4）抬高伤肢，促使血液回流。

（5）观察伤肢血运、伤口包扎松紧是否合适、伤口有无出血等。

（6）伤口引流条，一般应根据引流物情况，在术后 24～48 小时内拔除。

（7）伤口出血或发生感染时，应立即拆除缝线，检查原因，进行处理。

二、创伤性休克

休克（shock）系各种强烈致病因素作用于机体，使循环功能急剧减退，组织器官微循环灌流严重不足，以致重要生命器官机能、代谢严重障碍的全身危重病理过程。创伤性休克是指机体遭受到严重创伤的刺激和组织损害，通过"血管－神经"反射所引起的以微循环障碍为特征的急性循环功能不全，以及由此导致组织器官血流灌注不足、缺氧和内脏损害的综合征。休克多属中医"脱证"和"厥证"范畴。

（一）病因病理

1. 亡血失津

突然内外出血，如吐血、咯血、便血或外伤出血，或暴吐暴泻，均可使阴液亏耗，阳失所依，阴阳失衡，欲脱欲离。

2. 阳气耗散

喘证日久，耗伤肺肾，或肺脾肾久病不除，功能失司，或年迈体衰，过汗亡阳，致阳气耗散，神明失主而发为本证。

3. 邪毒内陷

外感邪毒，正不胜邪，毒陷营血，脉络瘀滞，或邪毒内侵，脏气受损，致毒聚脉络，气血瘀结于内，清气难入，浊阴难除，脏腑升降失常，阴阳不相维系，欲脱欲离而成本病。

（二）临床监测

1. 观察临床表现

（1）精神状态

能够反映脑组织灌注情况。

（2）肢体温度、色泽

能反应体表灌流的情况。

（3）脉搏

休克时脉搏细速出现在血压下降之前。

2. 血流动力学监测

（1）血压

血压是休克诊断及治疗中最重要的观察指标之一。

（2）心电监测

（3）中心静脉压

对于需长时间治疗的休克患者来说，中心静脉压测定非常重要。

（4）肺动脉楔压

3. 肾功能监测

休克时，应动态监测尿量、尿比重、血肌酐、血尿素氮、血电解质等。

4. 呼吸功能监测

监测指标包括呼吸的频率、幅度、节律、动脉血气指标等。

5. 生化指标的监测

休克时，应监测血电解质、血糖、丙酮酸、乳酸、血清转氨酶、氨等血液生化指标。

6. 微循环灌注的监测

监测体温与肛温差、红细胞比容、甲皱微循环等。

（三）治疗

总的治疗原则：消除创伤的不利因素，弥补由于创伤所造成机体代谢的紊乱，调整机体的反应，动员机体的潜在功能以对抗休克。

1. 一般处理

（1）患者平卧，保持安静，避免过多搬动，注意保温和防暑。

（2）对创口予以止血和简单清洁包扎，以防再污染，对骨折要做初步固定。

（3）适当给予止痛剂。

（4）保持呼吸道通畅。

2. 有效止血和补充血容量

3. 中医治疗

（1）中药内治

气脱宜补气固脱，急用独参汤；血脱宜补血益气固脱，用当归补血汤或人参养荣汤加减；亡阴宜益气养阴，用生脉散合增液汤加减；亡阳宜温阳固脱，用参附汤加减。现中医急诊，常用独参汤、参附汤、四逆散、生脉散，均已制成注射剂用于抢救休克。

（2）针灸

针灸时常选用涌泉、足三里、人中为主穴，内关、太冲、百会为配穴，亦可用电针间歇性加强刺激。艾灸选择大敦、隐白、百会、神阙、气海、关元等穴。

4. 其他治疗

（1）纠正酸中毒，维持酸碱平衡。

（2）应用血管活性药物。

（3）维护心、肺、肾功能。

三、脂肪栓塞综合征

脂肪栓塞综合征（fat embolism syndrom，FES）是指人体受到严重创伤，特别是长管状骨骨折以后的，以进行性低氧血症、皮下及内脏有出血、意识障碍、呼吸困难为特征的症候群。

（一）病因病理

脂肪栓塞综合征的具体发病机理目前还未十分清楚，综合为机械性和化学性两种学说。机械学说认为损伤后的骨髓或软组织局部的游离脂肪滴，由破裂的静脉进入血液循环，机械栓塞小血管和毛细血管，造成脂肪栓塞。化学学说认为创伤后机体应激反应通过神经－体液效应，释放大量儿茶酚胺，使体内脂酶活性增加，产生甘油和游离脂肪酸，以致过多的脂肪酸在肺内积累，而游离脂肪酸的毒性作用造成一系列病理改变，导致呼吸困难综合征、低氧血症。近来有些学者认为，鉴于脂肪栓塞往往发生于长期低血压或休克的患者，因而认为脂肪球可能是由于肝脏的缺氧造成脂肪代谢的障碍而形成。

（二）临床表现

1. 爆发型

伤后短时间清醒后迅速昏迷，或在长管状骨骨折复位时发生昏迷，有时出现痉挛，1～3天内死亡。临床诊断困难，往往在尸解后才能明确诊断。

2. 完全型或典型症候群

损伤后12～24小时后由意识完全清醒转向模糊不清，高热、脉搏快、呼吸急促、胸闷，甚至皮下点状出血，睑结膜及皮肤在外观上有特殊点状出血点，多在前胸及肩颈部，通常有心动过速和发热。

3. 不完全型或部分症候群

临床症状轻微，有骨折创伤史，伤后1～6天，可出现轻度发热、心动过速、呼吸快等非特异症状，或仅有轻度至中度低氧血症，而缺少症状和相应的实验室检查依据，大多数患者数日后可自愈。

（三）诊断与鉴别诊断

1. 诊断

（1）常见头、颈、胸部皮肤或黏膜部位的点状出血。

（2）呼吸急促，X线示肺部弥漫性阴影。

（3）非颅脑外伤引起的昏迷、惊厥、抽搐等脑部症状。

（4）辅助检查

①血氧分压下降，低于60mmHg（正常为95～100mmHg）；②无明显出血情况下血红蛋白迅速下降。

（5）其他临床体征及实验室检查

脉搏加快，血小板下降，尿中有脂肪滴，血沉加快（超过70mm/h），血清脂酶增加，血中游离脂肪酸增加。

2. 鉴别诊断

（1）休克

脂肪栓塞一般血压不下降，没有周围循环障碍，血液不但无休克时的浓缩，反而会出现稀释，但有血红蛋白下降、血小板减少、血细胞比容减少。晚期二者均有弥散性血管内凝血现象。

（2）颅脑损伤

有头部外伤史，可以表现为典型的"昏迷—清醒—再昏迷"病象，第二次昏迷往往逐渐发生，而且有颅内高压的表现；常有血压增高，心率缓慢，呼吸减慢，临终期才出现去大脑强直，腰椎穿刺、MRI、CT等检查有阳性表现。昏迷期可检查出局部神经体征。

（3）挤压综合征

患者有受压和解除受压症状加重的特征，受压部位明显肿胀，出现休克，肾功能往往受累及。

（4）败血症

多见于开放性损伤，而脂肪栓塞综合征多见于闭合性骨折。可有弛张热，白细胞升高或降低，血培养可发现致病菌。

（四）治疗

对骨折进行确实稳妥的固定，减少断端对组织的再损伤，以减少脂肪栓子的来源。

1. 呼吸支持。

2. 药物治疗

目的是维持有效循环容量，预防肺水肿。

3. 骨折的治疗

应根据骨折的类型和患者的一般情况而定，对严重患者可做临时外固定，对病情许可者可早期行内固定。

4. 脑缺氧的预防

为保护脑功能，保证减少脑组织和全身耗氧量，降低颅内压，防止高温反应等作用，应给予头部降温或进行冬眠疗法。更重要的是纠正低氧血症。

5. 预防感染

可按常规用量，适当选用抗生素。

四、挤压综合征

挤压综合征（crush syndrome）是指四肢或躯干等肌肉丰富的部位遭受外界重物长时间（1小时以上）挤压，造成的肌肉组织的缺血坏死，出现以肢体肿胀、肌红蛋白尿、高血钾为特征的急性肾衰竭。

（一）病因病理

躯干或肢体严重受压，致肌肉缺血性坏死；肌红蛋白、钾离子、酸性代谢产物等大量进入血液循环，导致肾功能障碍。

主要病理过程：

1. 低血容量休克，肾血流量减少。

2. 应激反应释放的大量血管活性物质导致肾微血管持续痉挛收缩，进一步导致肾小管缺血坏死。

3. 肌肉坏死产生大量肌红蛋白尿、钾、肌酸、磷、镁等有害的代谢产物沉积于肾小管，加重肾脏的损伤。

（二）临床表现

1. 全身症状

患者出现头晕，胸闷，腹胀等症状。严重者可出现心悸，甚至发生面色苍白、四肢厥冷。

2. 主要特征表现

（1）休克

部分伤员早期不出现休克，或休克期短而未发现。有些伤员因挤压伤强烈的神经刺激和广泛的组织破坏，以及大量的血容量丢失，可迅速产生休克，而且不断加重。

（2）肌红蛋白尿

这是诊断挤压综合征的一个重要条件。

（3）高钾血症

（4）代谢性酸中毒

（三）诊断与鉴别

对有肢体受压史的患者应注意：①详细采集病史，记载致伤原因和方式，肢体受压和肿胀时间，伤后有无"红棕色""深褐色"或"茶色"尿的历史，伤后尿量情况，相应的全身症状等。②体检和伤肢检查，测定血压、脉搏对判断有无失血、体液丢失以及休克极为重要，应对伤肢进行仔细检查。③尿液检查，包括常规、比重及尿潜血的检验。

凡①②③项检查是阳性结果的，可以诊断为挤压综合征，应及时处理。如有条件，应做肌红蛋白测定，凡结果阳性者即可确定诊断。凡①②两项阳性而尿检阴性者，列为可疑诊断，或者诊断为筋膜间隔区综合征，继续密切观察。

挤压综合伤患者多有合并伤，而有时合并伤需紧急处理。要注意合并伤能掩盖挤压综合征，应结合患者症状及病史进行鉴别诊断。

（四）治疗

1. 现场急救处理

抢救人员应及时解除患肢肿物压迫，伤肢制动，降温，适当包扎。如现场不能处理者，应及时转运。

2. 早期预防措施

受压超过 1 小时以上的伤员，应碱化尿液，补充血容量。伤肢早期切开减张，避免肌肉缺血坏死持续加重，减少肌肉坏死释放的有害物质进入血液循环，也有利于伤肢的功能恢复。

3. 伤肢处理

（1）早期切开减张

适应证为：①有明显挤压伤史；②有 1 个以上筋膜间隔区受累，局部张力高，明显肿胀，有水疱及相应的运动、感觉障碍者；③尿液肌红蛋白试验阳性（包括无血尿时潜血阳性）。

（2）截肢

适应证为：①患肢无血运或血运严重障碍，估计保留后无功能者；②全身中毒症状严重，经切开减张等处理，不见症状缓解，并危及患者生命；③伤肢并发特异性感染，如气性坏疽等。

4. 急性肾衰竭的治疗

（1）防治水中毒。

（2）预防高钾血症。

（3）纠正酸中毒。

（4）营养支持。

（5）选择既有效，对肾脏毒性又小的抗生素。

5. 中医治疗

挤压综合征应根据其临床特点，辨病与辨证相结合，予以中药治疗。

（1）瘀阻下焦型

多见于发病初期。治宜活血化瘀，通关开窍，清泄下焦。方用化瘀通淋汤，或桃仁四物汤加皂角通关散。

（2）水湿潴留型

多见于肾衰竭少尿期。治宜化湿利水，益气生津，兼以活血化瘀。方用大黄白茅根汤加味；或用经验方：牵牛子、冬瓜皮、大腹皮、生黄芪、石斛、天花粉、桃仁。

（3）气阴两虚型

多见于肾衰竭多尿期。治宜益气养阴固肾，方用：黄精、石斛、芡实、山茱萸、覆盆子、五味子、生黄芪、党参、甘草、广木香。

（4）气血不足型

见于尿毒症已解除的恢复期患者。治宜益气养血，通络活络。方用八珍汤加减，或用经验方：生黄芪、党参、木瓜、当归、川芎、鸡血藤、桃仁、广木香。

五、筋膜间隔区综合征

筋膜间隔区综合征（compartment syndrome，CS）是指在肢体骨和筋膜形成的间隔区内，因各种原因造成组织压上升，致血管受压，血液循环障碍，肌肉、神经组织严重供血不足，甚则发生缺血坏死，最终导致这些组织功能损害，由此而产生的一系列症候群。常见于前臂掌侧和小腿闭合性严重损伤。

（一）病因病理

筋膜间隔是由骨、骨间膜、肌间隔和深筋膜等组织结构组成，间隔区内部有肌肉、血管、神经等通过。任何情况下间隔区内部的容积减少（外部受压）或内容物突然增大（组织肿胀或血肿），均可导致筋膜间隔内组织压力急剧升高，使肌肉、血管、神经等组织受到挤压。

（二）临床分类

1. 濒临缺血性肌挛缩

严重缺血的早期。经过积极处理及时恢复血液供应，可避免发生或少量发生肌肉坏死，不影响或较少影响患者肢体功能。

2. 缺血性肌挛缩

时间较短的完全缺血，或程度较重的不完全缺血，虽经过积极处理恢复血液供应后，仍有部分肌肉坏死，由纤维组织修复，形成瘢痕挛缩，出现特有的畸形，如爪形手、爪形足等。

3. 严重的完全缺血组织坏疽

大量的肌肉坏死，无法修复。

（三）临床表现及诊断

1. 局部症状

（1）疼痛

剧烈疼痛可视为该综合征的最早而且可能是唯一的主诉。

（2）肤温升高

皮肤略红，肤温稍高。

（3）患肢远端脉搏和毛细血管充盈时间

发病时可在其远端摸清动脉的搏动，毛细血管充盈时间仍属正常。若任其发展，肌内压继续升高，远端脉搏也将逐渐微弱，肢体苍白或发绀，直至无脉。

（4）感觉异常

受累神经支配的区域出现感觉过敏或迟钝，晚期感觉消失。

（5）肌力变化

肌力初则减弱，进而功能逐渐消失。

上述表现可概括为"5P征"：Painless（疼痛转无疼），Paralysis（肌肉瘫痪），Pallor（潮红转苍白或发绀），Pulselessness（无脉），Paresthesia（感觉异常）。

2. 全身症状

发热、口渴、心烦、尿黄、脉搏增快、血压下降等，在已发生肌肉坏死的情况下才出现。筋膜间隔区综合征的发病一般均比较迅速，严重者大约24小时即可形成典型的症状和体征。

3. 局部症状

疼痛及活动障碍是主要症状。在筋膜间隔区综合征的早期，其疼痛是进行性的，不因肢体固定或其他处理而减轻疼痛，由于该肌肉损伤、肿胀，主动活动发生障碍。

4. 体征

肿胀、压痛及肌肉被动牵拉痛是本病的重要体征。肢体肿胀是筋膜间隔区综合征最早的体征，肌腹处明显压痛是筋膜间隙内肌肉缺血的重要体征。

（四）治疗

1. 切开减压法

由于筋膜间隔区综合征是间隔区内压力上升所致，合理的治疗是早期减压，使间隔区内组织压下降，静脉血液回流，使动、静脉的压力差增大，有利于动脉的血运，并使小动脉开放，组织重新获得血流供应，从而消除缺血状态。

2. 中医治疗

（1）中药治疗

筋膜间隔区综合征可辨证分为以下类型：

①瘀阻脉络型：治宜活血化瘀，疏通脉络。方用圣愈汤加减。

②肝肾亏虚型：治宜补肝益肾，滋阴清热。方用虎潜丸加减。外治可选用八仙逍遥汤、舒筋活血洗方或旧伤洗剂，熏洗患肢。

（2）理筋手法

轻症用理筋手法治疗效果较好，重症则疗效欠佳。

（3）练功及牵引

上肢可用健手协助患手做伸指、伸腕、握拳动作，也可两手相交，掌心向下或向前做翻腕动作。下肢可练习伸趾、屈趾及踝关节背伸、跖屈活动。将患肢置于支架上牵引，亦有一定疗效。

六、儿童骨骺损伤

骨骺损伤是指累及骨骺生长板（骺板）的损伤。骨骺损伤常同时波及骨骺或干骺端。

骨骺通常分为两大类：一类为位于长骨骨端的关节内骨骺，如股骨头、肱骨小头、桡骨小头等，为承受压力骨骺。这类骨骺对长骨纵向生长及关节形态发育生长十分重要，如损伤可引起畸形。另一类为关节外骨骺，是大肌肉、肌腱或肌群附着点，为承受拉力骨骺，如肱骨内、外上髁，股骨大、小粗隆等（图5-1）。

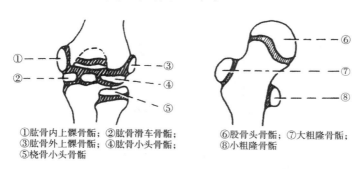

①肱骨内上髁骨骺；②肱骨滑车骨骺；
③肱骨外上髁骨骺；④肱骨小头骨骺；
⑤桡骨小头骨骺　　　⑥股骨头骨骺；⑦大粗隆骨骺；
⑧小粗隆骨骺

图5-1　骨骺类型

骨骺一般由骨骺、骺板及干骺端3部分（图5-2）组成：骨骺由关节软骨和继发骨化中心（化骨核）组成，是长骨两端关节形态和大小发育的主要部位，其数目各部位不尽相同。骺板是骨骺与骨干之间的骨骺生长板（骺板、骺板软骨）。骺板是长骨纵向生长和人体逐渐增高的关键部位。骨干两端与骺板连接处称为干骺端，其外观呈漏斗状，外周为薄层多孔隙的皮质，中间部分的松质骨为以钙化软骨基质为轴心的索状骨小梁组织。

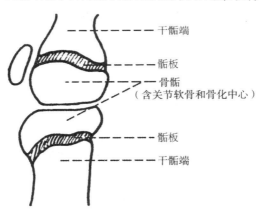

干骺端
骺板
骨骺
（含关节软骨和骨化中心）
骺板
干骺端

图5-2　骨骺的解剖结构

骺板的组织结构可大致分为3层（图5-3）：

①生长层（软骨生长层）：生长层又可分为静止区和柱状区。生长层细胞间有丰富的软骨基质和纵行的胶原纤维（犹如混凝土中的钢筋），因此，其强度在骺板各层中相对较坚韧。②成熟层（肥大细胞层）：成熟层软骨细胞已成熟并失去增殖能力，软骨细胞继续增大并仍呈圆柱状排列。该层细胞体积增大，各细胞柱靠近，软骨基质及胶原纤维减少，

处于钙化与非钙化的交界处。③转化层（退化细胞层）：此为软骨内骨化的预备钙化层，成熟的肥大细胞开始退化，胞膜破裂，细胞解体。转化层基质有钙化和骨化，故其坚韧度较肥大细胞层又有所增加。

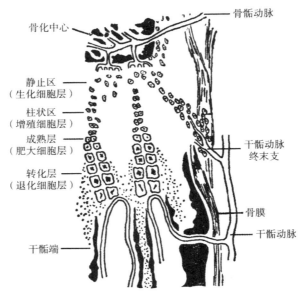

图 5-3　骺板的组织结构

骨骺及骺板的血液供应（图 5-4）：

①骨骺的血液供应：骨骺血管（E-血管）以两种形式进入骨骺，较常见的类型是骨骺周围有骨外膜包绕者，而骨骺完全位于关节内，外有关节软骨覆盖者较少见，如发生骨骺分离，血管易受损伤，可引起骨骺和骺板缺血。②骺板的血液供应有3个来源：骨骺系统、干骺系统（M-血管）及软骨周围系统。

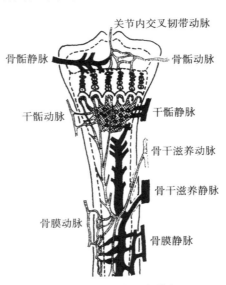

图 5-4　骨骺的血液供应

儿童骨骺、骺板及骨膜均有其特殊的血液供应系统。如某一部位血液来源受损中断，将影响该部位的生长能力。不同部位的血液供应受损，对生长的影响亦各不相同。

（一）病因病理

1. 病因

造成骨骺损伤的外力有 4 种：剪切力、牵拉力（撕脱力）、劈裂力和挤压力。上述暴力可以单独作用导致骨骺损伤，但多数综合作用。此外，某些疾病，如佝偻病、骨骺炎、维生素 C 缺乏病（坏血病）以及内分泌失调等可使骺板结构破坏，强度下降，在遭受轻微外力甚至无外伤史的情况下，出现骨骺分离、滑脱，如股骨头骨骺滑脱。

2. 骨骺损伤类型及临床特点（表 5–1、图 5–5）

表 5–1 骨骺损伤类型、损伤机理、X 线征象及预后

类型	损伤机理及特点	X 线征象	常见部位及发生率	预后
Ⅰ型（骨骺分离）	①损伤由剪切应力造成，分离发生在骺板的成熟层细胞肥大区或钙化区。软骨生长层留在骨骺一侧，故不引起生长障碍；②多见于幼小婴儿；③骺板周围骨膜肥厚，且多未受损，故骨骺移位轻	①骨核移位但程度轻；②骺板厚度有时可能增宽或为部分增宽（呈张开状）	股骨头、桡骨下端、桡骨上端、腓骨下端、肱骨上段，占15.9%	骨骺及干骺端无骨折，周围骨膜大部分完好，手法复位容易，预后良好
Ⅱ型（骨骺分离伴干骺端骨折）	①损伤常由剪力和扭转力引起，整个骺端骨块从骨干分离，骨骺分离线亦经肥大区，干骺端骨块可呈三角形或薄片状；②多见于 10～16 岁的少儿；③骨块的骨膜往往保持完整（凹侧），而对侧骨膜则破裂	骨折线经骺板折向干骺端，骨骺连同小块骨向一侧移位，多有成角趋向（向骨膜断裂侧成角）	桡骨远端、肱骨近端、肱骨远端，占48.2%	手法复位容易，预后良好
Ⅲ型（骨骺骨折）	①损伤由关节内剪力所致，属关节内骨折。骨折线自关节面穿过骨骺和骺板，再沿骺板的薄弱区（肥大区）延伸至骺板的边缘，造成部分骨骺及骺板脱离主骨。②患儿平均年龄14～15岁。③骨折较稳定，一般移位不大	骨折线纵向穿越骨骺，然后横穿骺板，骨骺骨折块轻度向伤侧移位	胫骨远端（内或外侧）、肱骨小头、胫骨上端，占4%	对位良好，骨骺血供未受影响，患儿年龄较大者（生长潜力小），预后良好；反之则差
Ⅳ型（骨骺及干骺端骨折）	①损伤由劈裂或牵拉暴力造成，亦属关节内骨折。骨折线涉及骨骺、骺板和干骺端；分离的骨折块包括部分骨骺、骺板及干骺端。②发生于肱骨外髁者多为10岁以下的儿童；如骨折发生在胫骨远端，则多为13岁以上的青年。③骨折移位一般较明显	骨折线多呈斜形贯穿骨骺、骺板和干骺端；骨折块移位程度一般较明显	肱骨外髁、胫骨远端，占30.2%	骨折波及骺板全程，影响生长带，故意引起生长发育障碍和关节畸形
Ⅴ型（骺板挤压伤）	由强大的挤压暴力造成骺板软骨细胞严重损伤或骨骺营养血管广泛损伤，相当于骺板的压缩性骨折	早期X线摄片常为阴性；往往至晚期出现畸形方能做出诊断	踝关节和膝关节	预后差，骺板生发层的损伤导致晚期骨骼变形和关节畸形

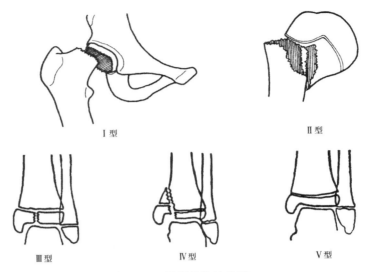

图 5-5　骨骺损伤的类型

（1）股骨头及桡骨头骨骺分离虽多属 Ⅰ 型损伤，但由于其骺动脉多被破坏，故预后较差。Ⅰ 型骨骺分离尚可见于内分泌紊乱、佝偻病、骨骺炎、维生素 C 缺乏病等引起的病理性损伤。

（2）Ⅴ 型骨骺损伤因早期 X 线表现阴性，常误诊为关节扭伤，往往待畸形出现后，回忆既往外伤史，方做出"迟到的诊断"。因此，凡小儿关节骨骺附近的损伤肿痛持续一段时间，X 线片虽表现为阴性，即应怀疑有本型损伤的可能。患肢应避免负重 3 周，以免加重损伤。此外，尚需向家长说明病情及后果，建立定期随访，以便及时诊断，及时治疗。

（二）诊断与鉴别诊断

1. 把握儿童骨骺损伤的规律

（1）儿童关节部位损伤应首先考虑骨骺损伤。

（2）好发年龄：骨骺损伤绝大多数发生在化骨核出现后，好发年龄为 13～15 岁的少年，其次为学龄儿童。

（3）骨骺损伤类型与发病年龄有明显关系：其一，年龄小者易发生骨骺分离，年龄大者易发生骺端骨折。其二，年龄越大，骨骺分离的程度越小。

（4）Ⅱ 型及 Ⅳ 型骨骺损伤发病率高：两者分别为 48.2% 和 30.2%，共占全部骨骺损伤的 78.4%。

（5）发病部位比较集中，以桡骨下端、肱骨下端、胫腓骨下端最为多见，约占 80%。

2. 重视临床检查

大多数患者有不同程度的外伤史。骨骺损伤移位明显者，局部存在不同程度的肿胀和畸形。无移位或移位很少的骨骺损伤，一般肿胀较轻，亦无畸形。但骺板平面一定存在局限性压痛。化骨核尚未出现或刚出现的部位如发生骨骺损伤，即使行 X 线摄片检查，亦可能无明显征象，或只有很少的征象（图 5-6）。

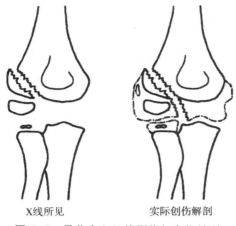

X线所见　　　　　　　实际创伤解剖

图 5-6　骨化中心 X 线影像与实物差别

3.熟知骨骺损伤的 X 线表现及基本内容

X 线检查是诊断骨骺损伤的重要手段。

（三）治疗原则

治疗儿童骨骺损伤时，必须综合考虑下述问题：

1.损伤类型及复位要求

对Ⅰ、Ⅱ型损伤，因其生长层多无损伤，闭合复位容易，预后良好，故Ⅰ、Ⅱ型损伤复位如有困难，允许有轻、中度的前后或内外侧方移位（日后自行塑形的可能性大）。Ⅲ、Ⅳ型损伤属关节内骨折，并可能伤及骺板，整复要求恢复关节面的平整。骨折端对位不良会产生骺板早闭和骨桥形成，造成生长障碍而出现畸形，故应首选手法复位，尽可能达到解剖复位，否则应切开复位。而对于Ⅴ型或其他型疑合并Ⅴ型者，应避免负重 3 个月，并需将预后的真实情况向家长说明，建立长期定期随访，一般每 6 个月摄 X 线片检查一次，直至肯定患肢无生长障碍为止。

2.受伤年龄及部位

生长旺盛期的患者，即 1～3 岁和 12～15 岁两个年龄阶段的儿童骨骺损伤，以及生长能力强的部位，应避免反复整复，强求解剖对位。另一方面，15 岁以上的青少年骨骺即将闭合，骨骺或生长能力弱的部位发生骨骺损伤，如桡骨上端、胫骨下端等，即使骺板损伤，一般不会引起严重的畸形，畸形的出现多由于整复不良引起。因此，对此部分患者应强调良好的复位。

3.复位时间

骨骺损伤的最佳复位时间是 1 天之内，或 1～3 天，最迟不能超过 10 天。

4.复位注意事项

施行手法复位时，操作必须轻柔、准确，禁用纵向挤压、扭转、撬拨手法，避免粗暴手法和反复复位。对Ⅱ型骨骺损伤应在充分牵引下解除嵌插挤压（可同时解脱软组织嵌夹）后再行复位，严禁在重叠未拉开之前强行推挤或施行过度折顶等粗暴手法。

行手术复位者，则必须避免用粗硬器械撬拨骺板，对Ⅲ、Ⅳ型骨骺损伤应力争恢复关节面的平整光滑。此外应避免剥离骺端表面的软组织，以免软骨膜损伤。内固定物最好置于干骺端，必要时可只用细克氏针穿过骺板，严禁用螺钉及粗钢针贯穿骺板。

（1）骨骺损伤手术治疗的指征：疑有骨膜或关节囊等软组织嵌夹在骨折断端之间者；受伤时间超过4天以上的陈旧性骨骺损伤；移位大，复位困难且不稳定的Ⅲ、Ⅳ型损伤；开放性骨骺损伤。

（2）骨骺损伤手法复位后的固定时间：Ⅰ、Ⅱ、Ⅲ型的固定时间为同龄儿童干骺端骨折的1/2；Ⅳ型的固定时间与同龄儿童于骺端骨折相同（3～6周）。

5. 骨骺损伤后期生长障碍的处理

儿童骨骺损伤后，如未得到及时正确的治疗，将可能造成骨骺生长发育的停滞或延缓，形成迟发性畸形。临床上往往需要手术矫形，其处理原则见表5-2。

表5-2　骨骺损伤后期生长障碍的处理

损伤特点	畸形	处理原则
骺板一侧损伤，该侧骨生长停止，或延迟生长；或在两骨并列部位，其中一骨骨骺生长停止	偏向患侧的成角畸形或合并短缩畸形	采用张开式切骨矫正术（年幼儿童可能需做多次）；患骨延长，健骨缩短或阻止健骨骨骺生长
单骨组成部位骨骺损伤，伤肢肢体骨骺生长停滞或延缓	两侧肢体不等长	肢体均衡术：伤侧肢体延长，健侧肢体缩短，或两者同时施行

第二节　颅骨骨折

颅骨骨折（fracture of skull）指颅骨受暴力作用所致颅骨结构改变。颅骨骨折的伤者，不一定都合并严重的脑损伤；没有颅骨骨折的伤者，也可能存在严重的脑损伤。颅骨骨折按骨折部位分为颅盖与颅底骨折；按骨折形态分为线形与凹陷性骨折；按骨折与外界是否相通分为开放性与闭合性骨折。开放性骨折和累及气窦的颅底骨折有可能合并骨髓炎或颅内感染。

一、病因病理
撞击、跌仆、打击、挤压等直接暴力使颅骨变形而折裂。间接暴力多引起颅底骨折。

二、临床表现
1. 线形骨折
颅盖部的线形骨折发生率最高，主要靠颅骨X线摄片确诊。单纯线形骨折本身不需特殊处理，但应警惕是否合并脑损伤；骨折线通过脑膜血管沟或静脉窦所在部位时，要警惕硬脑膜外血肿的发生，需严密观察或 CT 检查。骨折线通过气窦者可导致颅内积气，要注意预防颅内感染。颅底部的线形骨折多为颅盖骨折延伸到颅底，也可由间接暴力所致。根据发生部位，线形骨折可分为：

（1）颅前窝骨折

累及眶顶和筛骨，可有鼻出血、眶周广泛瘀血斑（"熊猫眼"征）以及广泛球结膜下瘀血斑等表现。若脑膜、骨膜均破裂，则合并脑脊液鼻漏，脑脊液经额窦或筛窦由鼻孔流出。若筛板或视神经管骨折，则可合并嗅神经或视神经损伤。

（2）颅中窝骨折

可有鼻出血或合并脑脊液鼻漏、脑脊液耳漏；常合并第Ⅶ、Ⅷ脑神经损伤、垂体或第Ⅱ、Ⅲ、Ⅳ、Ⅴ、Ⅵ脑神经损伤；若骨折伤及颈动脉海绵窦段，可因动静脉瘘的形成而出现搏动性突眼及颅内杂音；破裂孔或颈内动脉管处的破裂，可发生致命性的鼻出血或耳出血。

（3）颅后窝骨折

当累及颞骨岩部后外侧时，多在伤后 1～2 日出现乳突部皮下瘀血斑（Battle 征）；若累及枕骨基底部，则可在伤后数小时出现枕下部肿胀及皮下瘀血斑；枕骨大孔或岩尖后缘附近的骨折，可合并后组脑神经（第Ⅸ～Ⅻ脑神经）损伤。

颅底骨折的诊断及定位，主要依靠上述临床表现来确定。

2. 凹陷性骨折

见于颅盖骨折，好发于额骨及顶骨。成人凹陷性骨折多为粉碎性骨折，婴幼儿可呈"乒乓球凹陷"样骨折。骨折部位的切线位 X 线片，可显示骨折陷入颅内的深度。CT 扫描则不仅了解骨折情况，还可了解有无合并脑损伤。

三、诊断

1. 外伤史。

2. 头痛，局部肿胀瘀斑，或在眼眶、乳突部、枕下等处出现瘀斑。

3. 鼻、耳或咽部出血或有脑脊液流出，有视神经、面神经、嗅神经或展神经损伤征象。

4. X 线片可显示骨折，但颅底骨折因骨折线较细或投照位置的影响，X 线片上或不能显示，因此，X 线片示无骨折时不能排除。CT 扫描更易发现骨折线。

四、治疗

1. 外治

（1）复位

多不需复位，如凹陷性骨折的深度超过 0.5cm 则必须复位。儿童"乒乓球凹陷"样骨折多需手术撬起整复或摘除。

（2）外用药

肿胀瘀斑处外敷活血消肿、续骨止痛药膏，如三色敷药。

（3）清创

开放性骨折应清创，颅底骨折应采取 45° 的头高位，脑脊液漏严禁堵塞，也不可冲洗，尽可能避免打喷嚏和咳嗽，以防逆行感染和颅内积气。

（4）手术

适应证：①合并脑损伤或大面积的骨折片陷入颅腔，导致颅内压增高，CT 示中线结构移位，有脑疝可能者，应行急诊开颅去骨瓣减压术。②因骨折片压迫脑重要部位引起神经功能障碍，如偏瘫、癫痫等，应行骨折片复位或取除手术。③在非功能部位的小面积凹陷骨折，无颅内压增高，深度超过 1cm 者，为相对适应证，可考虑择期手术。④开放性骨折的碎骨片易致感染，需全部取除；硬脑膜如果破裂应予缝合或修补。

2. 内治

以活血化瘀、上清头面为原则。

常用方药：防风、荆芥、白芷、蔓荆子、细辛、当归、川芎、炙没药、苏木。

第三节　颞颌关节脱位

颞颌关节脱位（dislocation of temporomandibular joint）多发于老年人，尤以身体虚弱的女性多见。构成颞颌关节的结构有下颌骨的髁状突、喙突和颞骨的下颌窝、关节结节（图 5-7）。

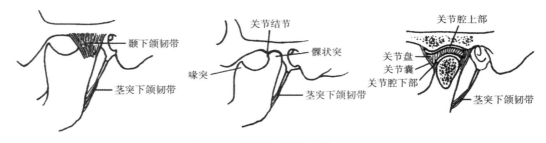

图 5-7　颞颌关节解剖结构

一、病因病理

当颞颌关节大幅度运动或受外力作用，使髁状突过度移动，超出了关节的正常运动范围，而脱离下颌窝，滑至关节结节前方。此时可发生咬肌的反射性痉挛和颞下颌韧带的紧张，使髁状突上移而嵌顿在关节结节的前方，关节盘被夹在髁状突与关节结节之间以致不能自行复位，此即为颞颌关节前脱位（图 5-8）。脱位后关节囊常被拉长，偶尔也可被撕裂。

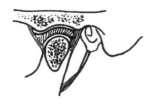
①正常闭口状态，髁状突位于下颌窝内

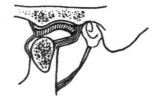
②大开口状态，髁状突与关节盘滑至关节结节之下，此为一不稳定状态

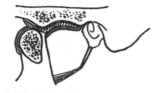
③髁状突脱至关节结节前方，关节盘被夹在髁状突和关节结节之间

图 5-8　颞颌关节前脱位的机理与病理

1.张口过度

大张口时，髁状突与关节盘滑至关节结节之下（此为一不稳定位），如过度张口，则髁状突有可能越过关节结节滑至其前方，导致双侧前脱位。

2.暴力打击

在大张口的基础上，下颌部遭受外力打击（如拳击）则可造成颞颌关节双侧前脱位；如下颌体遭受侧方外力打击，则可能造成受打击侧单侧前脱位。

3.咬食过硬较大的食物

当单侧上、下臼齿间咬食过硬较大的食物时，可导致双侧咬肌及颞下颌韧带不平衡，使下颌骨向一侧扭转，亦形成单侧前脱位。

二、临床表现与诊断

患者常以手托住下颌部就诊，功能障碍表现为语言不清、吞咽困难、流涎不止，口呈半开状，不能主动张合，单侧前脱位者，口半开程度较双侧前脱位为小。双侧前脱位者局部畸形为下颌骨下垂，颏部前突，下齿列位于上齿列之前，咬肌痉挛，呈块状突出，面颊扁平。单侧前脱位者则表现为口角歪斜，下颌部偏向健侧，患侧低于健侧。触诊时可在耳屏前扪及凹陷，可于颧弓下触及髁状突。

三、治疗

1.手法复位

（1）口腔内复位法

首先应向患者说明复位动作，以取得患者的配合，使之尽量放松，并提示其在复位后不要用力咬合；然后令患者坐矮凳上，头靠墙。局部轻轻揉按颊车穴，以松弛局部肌肉的紧张。术者双拇指裹上数层纱布（防止复位时被患者咬伤），然后伸入患者口中，分别压在两侧下齿最后两个臼齿上；其余四指在外面托住下颌体。准备就绪后，术者两拇指用力向后下方按压；余指托住下颌骨向上、向前端托，成一弧形动作（图5-9）。复位成功时可感到一明显的弹响，此时迅速将两拇指滑向外侧，并退出口腔外，以免被咬伤。如为单侧前脱位，在进行复位时，健侧的手可不用力。如一次复位不成功，可于双侧咬肌内注入1%普鲁卡因2～5mL，使肌肉松弛后再行复位。

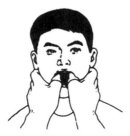 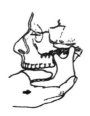

①手法复位示意　　　　　　　②复位过程透视

图5-9　颞颌关节脱位的手法复位

（2）口腔外复位法

本法适用于年老齿落者。术者双拇指置下颌角前（患者往往感觉下颌部酸胀，口内流涎，咬肌松弛）由轻而重向下、向后按压；余指托住下颌体配合拇指动作。

（3）单侧口腔外复位法

患者头部偏向健侧45°，术者一手掌托颌部，另一手拇指按压下颌角前方，余指放于颈后，向后下方按压推送；托颌部的手以协同动作向后推挤下颌部。

2. 固定方法

固定的目的是保持复位的位置，使拉长的关节囊得以修复，以防止发生再脱位。具体方法是用绷带兜住下颌部，使关节固定于张口度≤1cm的位置上（图5-10）。固定时间一般为1周左右。固定期间嘱患者不要过度张口，应进软食或流食。

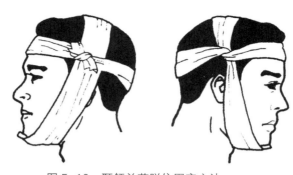

图5-10　颞颌关节脱位固定方法

3. 药物疗法

外用舒筋药水，如舒筋止痛水、茴香酒涂擦患处关节周围。患者可内服舒筋活血汤加减。

四、预后与康复

新鲜脱位患者如能及时复位，妥善固定，一般预后良好。老年人因其体质虚弱，咬肌及颞下颌韧带松弛，故易发生颞颌关节脱位。且一旦发生脱位后，则又可由于修复不良而形成习惯性脱位。此外，青壮年患者亦可由于反复多次脱位而形成习惯性脱位。

第四节　颈部扭伤

因各种暴力使颈部过度牵拉或扭转，或暴力直接打击，引起颈部软组织损伤者，称为颈部扭伤（sprain of cervical part）。临床以胸锁乳突肌和斜方肌上部损伤多见，青壮年发病率较高。

一、病因病理

颈部扭伤，多因颈项在外力的作用下突然过度前屈、后伸或旋转而发生。如乘车时猝然减速所致头部猛烈前冲，球类运动员在快速奔跑时头部突然后仰，以及跌仆、嬉闹时颈部过度扭转等，均可使颈部突然扭转或过度屈伸，肌肉骤然收缩或过度牵拉，造成颈项部肌肉起止点或肌腹部分纤维撕裂伤而形成颈部扭伤。

二、临床表现

患者有明显的外伤史。伤后颈部疼痛，可向肩背部放射，颈部活动时疼痛加剧，常伴有酸胀感。多数患者为颈部一侧疼痛，头偏向患侧。部分患者因损伤波及颈神经根，可出现手臂麻木疼痛、局部沉重感，或伴有头痛、头胀等症状。

检查时在痛处可触及痉挛的肌肉，如条索状、板块状，局部有轻度肿胀或压痛，颈部活动受限。重者头歪向患侧，颈部活动受限，以旋转侧屈受限明显。X线检查可排除颈椎骨折和脱位。

三、诊断与鉴别诊断

根据患者的外伤史、临床表现及影像学检查等，可明确诊断。X线检查仅见颈椎生理弧度改变，无颈椎骨折脱位。但重症患者出现颈神经根刺激症状时，应做MRI或CT检查，以排除隐匿的颈椎骨折脱位或韧带等损伤。

颈部扭伤临床应与落枕和自发性寰枢关节半脱位鉴别：落枕在成年人发病率较高，颈部症状多发生于晨起之后。无明确的外伤史，但多有感受风寒的病史。自发性寰枢关节半脱位多见于儿童，常有咽炎史，颈部疼痛，活动受限，头颈偏斜，寰枢关节张口位可显示寰椎侧块与齿状突间隙不等宽。

四、治疗

颈部的治疗主要是解除因外伤疼痛引起的颈项部肌肉痉挛。手法和牵引具有良好的疗效；使用药物、理疗等方法，能够加速缓解肌肉痉挛，消除症状。

1. 手法治疗

损伤较轻、肿胀不明显者，采用捏拿、点按、揉、摩擦、旋扳和拔伸等手法。每日 1 次，每次 20 ～ 30 分钟，7 次为 1 个疗程。

2. 牵引与固定

急性颈项部扭伤，症状严重，头颈偏歪明显或伴有关节紊乱者，可用枕颌带牵引或以颈托固定。枕颌带牵引悬重 2.5 ～ 3.5kg，每日 1 次，每次 30 分钟。

3. 药物治疗

损伤初期以祛瘀活血生新为主，兼有头痛头晕者酌用疏风祛邪药物，内服可用防风芎归汤加减。损伤中期，以舒筋活络止痛为主，可用舒筋活血汤加减。后期宜温经通络，如症状好转时可服小活络丸。外治药以祛瘀止痛为主，局部肿胀者可外敷祛瘀止痛类药膏，不肿胀者可外搽红花油或正骨水等。

4. 其他疗法

局部热敷、理疗或针灸可缓解症状。针灸治疗的常用穴位有风池、大椎、合谷、昆仑等。用泻法，不留针。

五、预后与康复

本病早期治疗，预后良好，多无后遗症。临床症状减轻后，即可做颈项部屈伸、旋转等功能锻炼。在治疗期间患者需有意识地放松颈部肌肉，尽量保持头部于正常位置，避免长时间伏案低头工作。睡眠姿势要正确，枕头不要过高、过低或过硬。要避免感受风寒湿邪。

第五节 肋骨骨折

肋骨骨折（fracture of rib）常见于中老年人。儿童肋骨弹性大，不易骨折。成年后，肋骨弹性逐渐降低，骨折的可能性增加。老年人常常患骨质疏松症，骨质松脆，轻微暴力就可导致肋骨骨折。

一、病因病理

1. 致伤机制

直接暴力和间接暴力均可造成肋骨骨折，肌肉牵拉偶可导致骨折。

（1）直接暴力

直接暴力如棍棒打击或车辆等撞击、挤压等（图5-11），可使肋骨于受力处向内弯曲折断（图5-12），尖锐的骨折断端可刺破胸膜和肺而导致气胸和血胸。

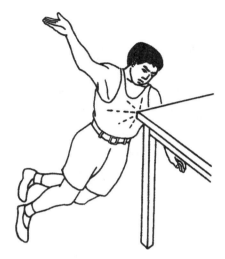

图 5-11　直接暴力骨折的受伤形式

（2）间接暴力

间接暴力如塌方、重物挤压及车轮碾压等形成前后挤压的暴力可使肋骨腋段向外过度弯曲、凸起而折断（图5-13）。骨折断端偶可刺破皮肤，造成开放性骨折。

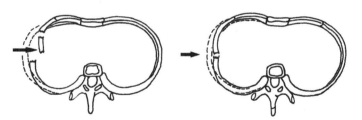

图 5-12　直接暴力致肋骨骨折的移位特点

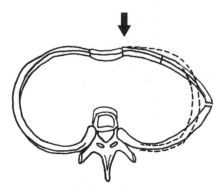

图 5-13　间接暴力致肋骨骨折的移位特点

骨质疏松症患者（常见于高龄老人），轻微暴力，甚至咳嗽、打喷嚏等轻微的肌肉牵拉力量就可导致肋骨骨折。转移性骨肿瘤、甲状旁腺功能亢进、多发性骨髓瘤、骨结核等也会使肋骨骨质遭受破坏，在轻微的暴力下就可发生骨折，甚至是自发骨折。这种骨折称为病理性骨折。

2.病理分型

骨折可发生于一根或多根肋骨。其中一根肋骨一处骨折称为单处骨折，一根肋骨两处骨折称为双处骨折，多根肋骨两处以上骨折称为多根多处骨折。单处骨折对呼吸运动影响较小，但多根多处肋骨骨折可使局部胸壁失去完整的肋骨支撑而软化，称为浮动胸壁（图5-14）。临床上出现反常呼吸，吸气时未骨折肋骨上举，正常部分胸廓扩大，胸膜腔内压降低，胸壁软化区因负压吸引反而内陷；呼气时未骨折肋骨下降，胸廓缩小，胸壁软化区因胸膜腔内压升高而外突（图5-15）。这样就降低了肺的通气功能。呼吸时两侧胸膜腔压力的不均衡导致纵隔扑动，严重影响肺通气和循环功能，严重时可发生呼吸和循环衰竭。

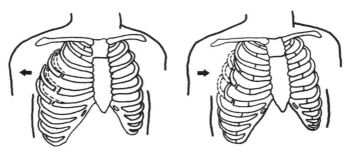

图5-14 多根肋骨多处骨折形成的浮动胸壁

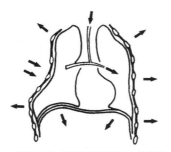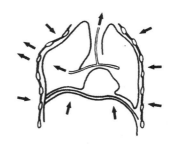

①吸气时，正常部分胸廓扩大，胸膜腔内压降低，胸骨软化区反而内陷　②呼气时，胸廓缩小，胸壁软化区外凸

图5-15 反常呼吸示意图

3.并发症

（1）气胸

胸部外伤时，空气由胸壁伤口、肺或支气管的破裂口进入胸膜腔可造成气胸。气胸分为闭合性、开放性和张力性三种。

空气由肺的破裂口进入胸膜腔，随着积气和肺萎陷程度的增加，肺表面破裂口缩小，直至吸气时也不开放，空气不再进入胸膜腔，称为闭合性气胸。闭合性气胸对于肺通气和换气功能影响不大。

　　锐器（刀、破碎的玻璃等）或弹片火器损伤胸壁和胸膜壁层，形成破裂口，外界空气经此破裂口随呼吸自由进出胸膜腔称为开放性气胸。开放性气胸会导致纵隔扑动。吸气时，伤侧胸膜腔负压消失，肺被压缩而萎陷，两侧胸膜腔压力不等而使纵隔向健侧移位，健侧肺扩张因而受限；呼气时，纵隔向伤侧移位（图5-16）。纵隔扑动影响静脉血流回心脏，引起循环功能严重障碍；含氧低的气体在两肺内重复交换，造成严重缺氧。

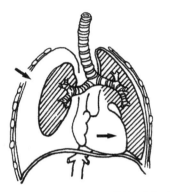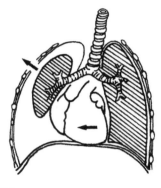

图 5-16　张力性气胸

　　若气管、支气管或肺破裂口处形成活瓣，空气随吸气进入并积累于胸膜腔中，导致胸膜腔内压力不断升高，高于大气压，称为张力性气胸，常见于较大肺泡的破裂或较大较深的肺裂伤或支气管破裂。裂口与胸膜腔相通，且形成活瓣。胸膜腔内空气随呼吸逐渐增加，压力不断升高，伤侧肺渐萎陷，将纵隔推向健侧，挤压健侧肺，产生呼吸和循环的严重障碍。张力性气胸会导致呼吸循环衰竭（图5-17）。

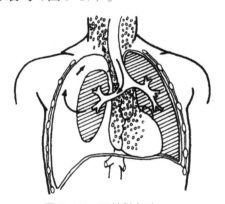

图 5-17　开放性气胸

　　（2）血胸

　　胸部损伤可造成胸膜腔内积血，称为血胸，可与气胸并见。积血主要来源于肺、胸壁血管及心脏或胸内大血管的损伤（图5-18）。血胸形成后，出血停止，称为非进行性血胸；如破裂的血管继续出血，症状逐渐加重，则称为进行性血胸。

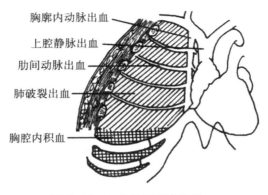

图 5-18　血胸及其形成原因

二、临床表现

肋骨骨折患者多有胸部挤压或撞击等外伤史，骨折处疼痛，在深呼吸、咳嗽和变换体位时疼痛加剧。疼痛常常导致患者呼吸变浅，咳痰无力，易于发生肺不张和肺内感染。查体时骨折处压痛明显，有时有畸形，偶尔可闻及骨擦音或有骨擦感。检查者两手分别置于胸骨和胸椎上，前后挤压胸廓，或双手置于胸廓两侧，左右挤压胸廓，如果诱发骨折处疼痛加剧，称为胸廓挤压试验阳性。多根多处肋骨骨折时，该部胸廓失去支持可出现反常呼吸。呼吸时两侧胸腔压力的不均衡导致纵隔扑动，患者呼吸困难、发绀，甚至休克。

并发闭合性气胸时，轻者可无症状，重者可出现胸闷、呼吸短促等呼吸困难症状。查体见患侧胸廓饱满，呼吸活动度降低，叩诊呈鼓音，呼吸音降低。并发开放性气胸时，患者出现明显的呼吸困难、口唇发绀、颈静脉怒张。伤侧胸壁可闻及空气进出胸膜腔的声音。气管移向健侧，患侧胸部叩诊呈鼓音，呼吸音消失。张力性气胸患者表现为严重呼吸困难、意识障碍、发绀。气管明显向健侧移位，皮下气肿多见，患侧胸廓饱满，叩诊呈鼓音，呼吸音消失。并发血胸患者会出现不同程度的低血容量休克的表现，并可出现肺受压萎陷所致的呼吸困难表现。查体见肋间隙饱满，气管移向健侧，患侧叩诊呈实音，听诊呼吸音减弱或消失。

三、诊断与鉴别诊断

结合胸部外伤史、胸部疼痛的症状、压痛及胸廓挤压试验等体征、X线表现多能明确诊断。X线片（肋骨正、斜位）可显示骨折肋骨的数量、部位和移位情况，但不能显示肋软骨骨折。由于肋骨特殊的解剖形态及其迂曲的走行，X线片上显示互相重叠明显，影响骨折的诊断。因此，在X线摄片未发现骨折线存在，而患者存在明确的胸部外伤史、典型的怀疑骨折部位压痛及胸廓挤压试验阳性的体征时，不可轻易排除骨折。三维CT重建可更明确地显示骨折的存在。

X线片或CT还可了解胸膜腔内积气、积血、肺萎陷程度及纵隔移位的情况。对于没有明确外伤史而发现肋骨骨折的患者，要考虑病理性骨折的可能，需要进行相关检查排查原始骨骼疾病。肋骨骨折主要与胸壁屏挫伤相鉴别。胸廓挤压试验与 X 线检查是重要的鉴别手段。

四、治疗

治疗的基本原则是镇痛与防治呼吸系感染。对于咳嗽无力，不能有效排痰或呼吸衰竭者，要行气管切开、吸痰和进行辅助呼吸。

1. 手法整复

单处肋骨骨折，因有其他肋骨支持和肋间肌固定作用，无明显移位或轻度移位，故一般无须手法整复。

（1）坐位整复法

让患者端坐，助手站在患者身后，用单膝顶住患者背部，双手抓其双肩，缓缓用力向后牵拉，使患者呈挺胸姿态。术者立于患者前方，一手固定健侧，另一手按住患处，用推按的手法徐徐将高突的骨折断端压平。如果是后肋骨折，术者可在患者背后将断端抚平。

（2）卧位整复法

如果患者身体虚弱，可让患者仰卧，背部垫枕，令其最大限度吸气，助手用力按压患者的腹部，术者按压骨折突起处，使之复位。

2. 肋间神经阻滞术

肋骨骨折疼痛剧烈，影响呼吸。非甾体类抗炎镇痛药的镇痛效果如果不够理想，可使用利多卡因或丁哌卡因进行肋间神经阻滞（图 5-19）。中枢性镇痛剂吗啡及其衍生物，因有抑制呼吸中枢和引起咳嗽的不良反应，不主张使用。

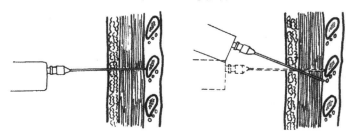

图 5-19 肋间神经阻止术

3. 固定

固定胸廓是为了减少呼吸等运动时肋骨断端的移位，减轻疼痛。多根多处骨折，出现反常呼吸的患者，肺通气功能受到严重影响，需要立即进行复位和固定，恢复胸廓的完整性，消除反常呼吸运动。

（1）胶布固定法

患者正坐，双上肢上举，深呼气，在呼气末屏气，使胸围缩至最小。用宽 7～10cm 长胶布，从健侧肩胛中线绕过患侧直至健侧锁骨中线，下一条覆盖前一条的上缘，相互重叠 1/2，呈"叠瓦状"自后向前、自下向上进行固定，固定范围包括骨折上下邻近肋骨（图 5-20）。对胶布过敏者禁用。

（2）宽绷带或胸带固定法

此方法适用于胶布过敏的患者和老年人、原患有呼吸系统疾患影响呼吸功能者。嘱患者深呼气，然后用宽绷带、弹力胸带或多头带固定骨折肋骨周围的胸廓。固定时间为3～4周（图5-21）。

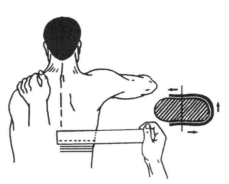 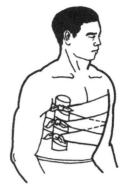

图5-20　肋骨骨折胶布固定法　　　　图5-21　肋骨骨折多头带固定法

（3）肋骨牵引法

此方法适用于因多根多处骨折造成浮动胸壁的患者。在伤侧胸壁放置牵引支架，局麻下用无菌铺巾钳抓持浮动胸壁中央一段游离段肋骨，并固定于牵引架上，或系上牵引绳进行滑动牵引，牵引重量为2～3kg。

4.药物治疗

（1）内治法

初期宜活血化瘀，理气止痛。伤气为主者，宜理气止痛，佐以活血化瘀，气逆咳喘者可加瓜蒌皮、杏仁、枳壳；伤血为主者，宜活血化瘀，佐以理气止痛；气血两伤者，宜活血化瘀，理气止痛并重，加用黄芩、桔梗、杏仁等宣肺排痰。中期宜补气养血，接骨续筋。后期胸胁隐隐作痛或陈伤者，应化瘀和伤，行气止痛。

痰液黏稠，难以咳出者，可行庆大霉素加 α-糜蛋白酶雾化吸入，也可应用盐酸氨溴索雾化吸入或静脉注射，以降低痰液黏度，使痰液易于咳出。合并肺内感染的患者，应进行痰细菌培养加药敏试验，全身应用敏感抗生素控制感染。

（2）外治法

早期选用消肿止痛膏，中期选用接骨续筋膏，后期选用狗皮膏或海桐皮汤熏洗。

5.手术

手术主要适用于开放性胸壁损伤和肋骨骨折。胸壁伤口要彻底清创，肋骨骨折需用不锈钢丝或记忆合金接骨板固定。如胸膜已经破裂，还需做胸膜腔引流术。

6.血气胸治疗概要

（1）闭合性气胸

少量气胸（肺萎陷≤30%），胸膜腔内积气可在1～2周内自行吸收，无须处理；大量气胸（肺萎陷＞30%），需行胸膜腔穿刺，抽出积气和行闭式胸膜腔引流（图5-22）。

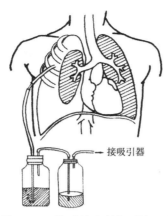

图 5-22　胸膜腔水封瓶引流示意图

（2）开放性气胸

急救处理要点是封闭伤口，将开放性气胸立即转变为闭合性气胸，赢得挽救生命的时间，迅速转运到医院。急救时可用无菌厚纱布或凡士林纱布填塞伤口，加压包扎，暂时阻止胸腔与外界空气相通。再进行抗休克、清创缝合和做闭式胸膜腔引流。

（3）张力性气胸

张力性气胸可迅速致死。急救时应用粗针头在第 2 ～ 3 肋间穿刺胸膜腔减压，并用一带孔的橡胶指套扎于针头尾端，作为活瓣或单向通气装置，进一步可安装闭式胸膜腔引流。

（4）血胸

非进行性血胸可行胸膜腔穿刺术（图 5-23）或闭式胸膜腔引流。胸膜腔穿刺术每次抽吸量应不超过 1500mL。进行性血胸应行手术探查。气、血胸均要应用敏感抗生素预防感染。

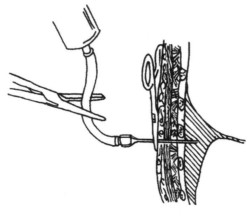

图 5-23　血胸穿刺抽吸示意图

五、预后与康复

鼓励患者尽早离床活动，主动深呼吸及咳嗽排痰，减少呼吸系统感染的发生。老年人要积极治疗骨质疏松症等原始疾病，日常生活中注意加强保护和锻炼，降低骨折的发生率和减轻损伤的程度。

第六节　急性腰扭伤

急性腰扭伤（acute sprain of lumbar part）系指腰部肌肉、筋膜、韧带及关节突关节的急性损伤，多由突然遭受间接外力所致，俗称闪腰、岔气，多发于青壮年和体力劳动者。急性腰扭伤若处理不及时或治疗不当，可使症状长期迁延，形成慢性腰痛。

一、病因病理

急性腰扭伤的发病机制，或因弯腰转身时突然扭闪，或因体位姿势不正确，或因弯腰提取重物用力过猛（图 5-24），致使腰部肌肉强烈收缩，从而引起腰部肌肉、韧带、筋膜或脊柱小关节过度牵拉、扭转甚至撕裂，及关节错缝。当脊柱屈曲时，两旁的竖脊肌收缩，以抵抗体重和维持躯干的位置，这时如负重过大，易使竖脊肌和腰背筋膜的附着部发生撕裂伤；当脊柱完全屈曲时，主要依靠韧带限制椎骨间的过度活动以维持躯干位置，韧带处于高度紧张而肌肉收缩力量不足，此时如负重过度，韧带易被牵拉致伤，甚至断裂。下腰椎关节突关节面介于冠状和矢状的斜位，关节囊比较松弛。腰部活动范围过大、速度过快时，椎间小关节受过度牵拉、扭转而间隙扩大，关节内负压增加，将关节滑膜吸入，此时如脊椎突然后伸，滑膜可能来不及退出而被嵌夹在关节面之间，造成小关节滑膜嵌顿，或关节突关节错位，引起腰部剧烈疼痛，活动功能障碍。

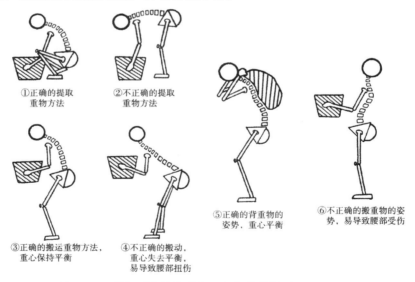

①正确的提取重物方法
②不正确的提取重物方法
③正确的搬运重物方法，重心保持平衡
④不正确的搬动，重心失去平衡，易导致腰部扭伤
⑤正确的背重物的姿势，重心平衡
⑥不正确的搬重物的姿势，易导致腰部受伤

图 5-24　搬运重物的姿势与腰部扭伤的关系

二、临床表现

患者有明确的外伤史，伤后腰部疼痛剧烈，部分患者受伤时腰部有电击感、组织撕

裂感或响声；深呼吸、咳嗽、转动体位均可诱发腰痛或加剧疼痛；部分患者伴有一侧或两侧的臀部及大腿放射痛；部分患者不能指出明确的疼痛部位；腰部活动受限，体位变动困难，立行时常用手托扶腰部。检查时可发现腰部肌肉紧张，大多数患者均有明显而固定的压痛点，严重者可出现腰椎生理弯曲消失或功能性侧弯。X线摄片可显示腰椎生理弯曲的改变或侧弯畸形。

三、诊断与鉴别诊断

根据患者的病史、临床表现，结合X线检查，一般均可明确诊断。但急性腰扭伤常导致腰部肌肉、筋膜、韧带、腰椎横突、椎间小关节等损伤，临床可通过确定压痛点及其相应的辅助检查来明确其受伤部位（图5-25）。常见急性腰扭伤的临床诊断及鉴别诊断详见表5-3。

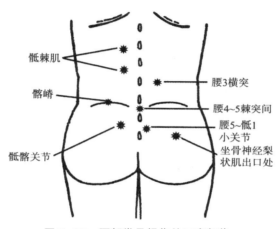

图 5-25　腰部常见损伤的压痛部位

表 5-3　急性腰扭伤的临床诊断与鉴别诊断

	腰肌及筋膜损伤	腰部韧带损伤		椎间小关节损伤
		髂腰韧带损伤	棘上、棘间韧带损伤	
病史	伤时常感到腰部有响声或有"撕裂"感，随即感腰部一侧或两侧剧痛	弯腰工作或负重时，外力使腰部骤然前屈，腰肌失力，自觉腰部有清脆响声或撕裂样感觉		多有腰部扭伤、闪腰或弯腰后立即直腰的病史
临床表现	疼痛多位于腰骶部，腰部屈伸活动困难，活动时疼痛加剧，腰部僵直，常以双手扶住腰部	疼痛位于腰骶部，有事牵涉一侧或双侧臀部及大腿后部，性质为反射痛；疼痛部位和性质较模糊	呈断裂样、针刺样或刀割样疼痛，局部可出现瘀斑肿胀，坐卧困难，伴下肢反射痛	伤后腰部即发生难以忍受的剧烈疼痛，表情痛苦，腰部不敢活动，惧怕他人搬动。膝腰关节常取半屈位，两手扶膝以支撑

		腰肌及筋膜损伤	腰部韧带损伤		椎间小关节损伤
			髂腰韧带损伤	棘上、棘间韧带损伤	
专科检查	压痛	棘突旁竖脊肌处、腰椎横突或髂脊后部	髂脊后部与第2腰椎间三角区	多在棘突或棘突间	棘突两侧深压痛
	脊柱腰肌	腰肌紧张，伤侧腰肌可肿胀。腰椎生理前凸改变，多呈强直位	肌痉挛主要发生于竖脊肌附着部和臀大肌。脊柱可有侧弯	腰部肌肉痉挛，棘突间距增宽	腰肌紧张、僵硬，脊柱呈僵直屈曲位，可有侧弯，部分患者可扪及偏歪的棘突
	功能障碍	各方向活动均受限，以前屈为主	屈曲、旋转功能障碍	屈曲功能障碍	腰部活动功能几乎完全丧失，尤以后伸活动功能障碍明显
	特殊检查	腰部扭伤有时伴下肢牵涉痛，多为屈髋时臀大肌痉挛，骨盆有后仰活动，牵动腰部的肌肉、韧带所致，故直腿抬高试验阳性，而加强试验为阴性，据此可与腰椎间盘突出症鉴别，必要时可通过 CT 或 MRI 检查予以鉴别。髂腰韧带损伤、棘上棘间韧带损伤时仰卧屈髋试验阳性。局部封闭后疼痛减轻或消失			

四、治疗

1. 手法治疗

急性腰扭伤者，可运用揉按、捏拿腰肌及压腰扳腿、揉摩舒筋等手法，行气活血，消肿止痛，舒筋活络。对椎间骨节错缝或滑膜嵌顿，需应用特定手法解除滑膜嵌顿，纠正关节紊乱。

（1）俯卧位扳压法

患者取俯卧位，术者用两手从胸背部至腰骶部的两侧，自上而下轻轻揉按，持续 3～5 分钟，以缓解腰肌紧张和痉挛。然后按压揉摩阿是穴、腰阳关、命门、肾俞、大肠俞、次髎等穴，以镇静止痛。最后术者用左手压住腰部痛点，用右手托住患侧大腿，摇晃拔伸数次后，用力做反向扳动。腰两侧俱痛者，可将两腿同时向背侧扳动。在整个推拿过程中，痛点应作为手法重点区，急性期症状严重者可每日推拿 1 次，轻者隔日 1 次。

（2）斜扳法

患者侧卧，患侧下肢在上，屈髋屈膝各 90°，健肢伸直，腰部放松。术者面对患者（或立其身后），两手（或两肘部）分别扳推患者的肩前部及臀上部，先轻轻使腰部扭转数次，然后两手交错扳推，待感到旋转有明显阻力时，再突然施加一个增大旋转幅度的扳推动作，此时常可闻及"咔嗒"声。

（3）坐位旋转复位法

患者坐于方凳上，腰部放松，两足分开与肩同宽。以向右侧旋转为例，助手面对患者站立，用两腿夹住患者大腿，双手按住大腿根部，以稳定患者坐姿。医生坐于（或弯腰立于）患者右后侧，右手自患者右腋下穿过，绕至颈后，以手掌扶住其颈项，左手拇指向左顶推偏歪的棘突，然后先使患者腰椎慢慢前屈至一特定角度（拇指下有棘突活动感）时，右手用力将腰椎向右侧屈旋转，左手拇指同时用力顶推棘突，常可闻及一"咔嗒"声和感到拇指下有棘突跳动感，提示复位成功。最后使患者恢复正坐，术者用拇指、食指自上而下理顺棘上韧带及腰肌。

2. 药物治疗

（1）内服药

气滞血瘀证治宜活血化瘀，消肿止痛，扭伤者侧重于行气止痛；气滞络阻证治宜理气通络，和营止痛；血瘀气阻证治宜行气消瘀。后期以补益肝肾，强壮筋骨为主。疼痛剧烈者可应用非甾体类抗炎镇痛药止痛。

（2）外用药

局部瘀肿热痛者，可用双柏散、消炎散外敷，如无瘀肿仅有疼痛者，则用狗皮膏、伤科膏药、伤湿止痛膏等外贴。

3. 封闭治

疗痛点局限者，可对患处封闭注射，7天1次，3～4次为1个疗程。往往可收到满意疗效。

4. 针灸治疗

常取阿是穴、肾俞、命门、志室、大肠俞、腰阳关、委中、承山等穴，予强刺激，留针3～5分钟，并可在腰部、骶部等痛点加拔火罐。

五、预后与康复

急性腰扭伤一般预后良好，但如治疗不及时或治疗不当，可导致慢性腰痛，加速椎间盘等组织结构退变。早期宜卧硬板床休息2～3周，以减轻疼痛、缓解肌肉痉挛、防止继续损伤，并配合各种治疗。后期疼痛缓解后，离床活动时佩戴腰围或宽布带保护，加强腰背肌功能锻炼，促进气血循行，防止粘连，增强腰椎稳定性。

第六章 股骨头坏死

第一节 股骨头坏死的病因与病机

股骨头坏死（ONFH）指由多种病因造成股骨头血液循环中断或受损，导致骨细胞、骨髓造血细胞、脂肪细胞等股骨头骨的有活力成分的不同程度死亡，并且坏死与修复同时进行，股骨头坏死区的力学强度逐渐下降，继而引起股骨头塌陷，最终发展为严重的骨性关节炎，患髋出现疼痛、功能障碍等症状。股骨头坏死是一种临床常见的致残率较高的骨科疾病，但目前对该疾病的病因及发病机制尚未完全明了（图6-1）。

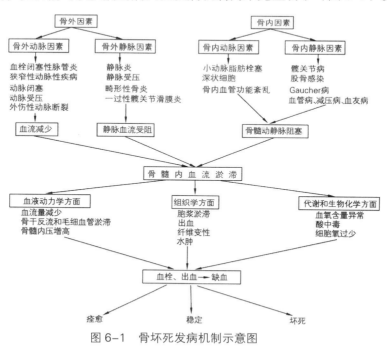

图6-1 骨坏死发病机制示意图

引起股骨头坏死的原因很多，一般可分为创伤性和非创伤性两大类。创伤性的如股骨颈骨折、髋关节脱位、髋部外伤等，可直接或间接损伤股骨头血运，从而导致股骨头缺血坏死；非创伤性者诱发的因素较多，而且多数疾病与其发病机制尚不明确，有的连病因也不清，称特发性股骨头缺血坏死。常见的诱发因素有：大量应用激素、长期酗酒、肾脏移植、慢性肝病、潜水病、镰状细胞性贫血、胰腺炎、高血脂、痛风、放射病及动脉硬化等血管狭窄疾患、结缔组织病，等等。

一、创伤性因素

任何一种有活力的组织，当遭到巨大的或连续不断的创伤后，均可造成血管组织损伤，并损害其供应的组织细胞活力。骨细胞在遭到缺血后2h，即失去合成核糖核酸能力，并开始丧失正常的生理功能。正常股骨头的血液供应主要依靠囊外动脉环发出的（股骨）颈升动脉，而其中最重要的供血支是外侧（股骨）颈升动脉（上干骺动脉和头骺外侧动脉）。血管环吻合支的数量少且薄弱，当一支供血被阻断，而另一支不能及时代偿时，即造成急性或慢性缺血，甚而坏死。

多数股骨头缺血性坏死与外伤有关，如股骨头囊内骨折、股骨颈骨折、髋关节脱位、髋臼骨折、股骨头压缩性骨折，这些外伤主要造成股骨头周围的血管损伤。如髋脱位可引起供给股骨头的血管断裂、扭曲、受压而失去血液供应，关节囊动脉、股骨头韧带动脉断裂；而股骨头颈骨折时，也可造成上述动脉血管的断裂或血管虽未断裂，但血管发生了扭曲或受压，也会阻断血液运输；若血管受到挤压、捻挫，血管内皮受到损坏而阻塞了血管，也会失去血液供应。

髋关节扭挫伤损伤了供给股骨头血液运输的血管时，也会发生上述结果。此外，外伤引起静脉血管损伤时，血液回流受到阻碍，瘀血不去，新血不行，也会导致股骨头缺血而坏死。这些血管受损伤后，股骨头部分失去血液运输，伤后血液运输阻断8h后即可造成缺血性骨坏死。由此可见，在有移位的股骨颈骨折中，骨坏死很早即可发生。股骨头缺血性坏死占股骨颈移位骨折的85%和无移位骨折的15%～25%。髋关节脱位造成股骨头缺血性坏死约有10%。有时对髋部的直接打击也会造成股骨头缺血性坏死。

（一）股骨颈骨折后股骨头缺血性坏死

股骨颈骨折后易发生股骨头缺血性坏死，其发生的时间，一般认为绝大多数在骨折后1～5年，最早可以在伤后2～3个月出现。其坏死发生率因统计的标准不同，发生率有显著差异，一般在20%～40%。股骨头缺血性坏死的范围初期多发生在股骨头的上外方，表现为局部骨密度增高，骨小梁不清晰，以后缺血性坏死区域扁平、塌陷。股骨颈骨折所致缺血性坏死的发生主要取决于股骨头供应血管的损伤程度，以及侧支代偿的能力。

股骨颈骨折后股骨头坏死的特点：

1.性别和年龄

男性与女性之比为2∶1，因为男性体力劳动较多，股骨颈骨折机会多于女性。儿童和青壮年发生率较老年人高，主要原因是儿童和青壮年股骨颈区骨质坚硬，发生股骨颈骨折所受的暴力较老年人大，故骨折错位程度明显，局部血管损伤严重。

2.骨折线的高度

骨折线越靠近股骨头则坏死率越高。因为外骺动脉沿股骨颈后上方头下横线远侧进入头部，因此骨折线如在该横线近侧或通过横线者，则该血管断裂，坏死率增高。根据报道，头下型骨折坏死发生率为 2/3。

3. 骨折端原始移位程度

原始移位重者供养股骨头的血管损伤机会增多，坏死率亦增高，而嵌顿型骨折后坏死率仅占 1/4。

4. 骨折后的复位与内固定

骨折后复位和内固定时间延迟，缺血性坏死率亦随之增加。早期手术者即使坏死也属部分坏死，出现坏死的时间也晚；而延期手术者，其坏死往往属于全头性的坏死且坏死出现较早。此外，复位和内固定质量的好坏，也与坏死率、坏死程度、坏死的发生时间有关。

5. 选择的治疗方法

多数学者认为，应当闭合复位，使用多针或螺旋针固定骨折。大多数人认为，开放手术会进一步破坏幸存的血液运输，尤其当大范围的剥离或后关节囊切开后，更易破坏后侧及后上侧的血液运输。因此对位好、骨折愈合好不等于不发生缺血性坏死。

（二）髋关节脱位后股骨头坏死

髋关节脱位多发生于青壮年，多由于强大的暴力所致。创伤性髋关节脱位属于髋关节的严重损伤，10%～30% 的患者髋关节脱位后引起股骨头缺血性坏死，因其能引起严重后果而引起人们的重视。髋关节在结构上是一个相当稳定的关节，只有强大的暴力才能使之脱位。脱位时的暴力使股骨头、髋臼、关节囊等组织均受到严重损伤，脱位后髋关节周围血管产生扭曲，静脉回流受阻，最后血栓形成，均将持续影响股骨头的血液运输。后脱位造成关节囊后下部撕裂，圆韧带与关节囊后上群血管受到不同程度损伤，股骨颈基底部关节囊撕裂，可导致（股骨）颈升动脉断裂。前脱位可损伤关节囊前方，亦可导致股骨颈基底部血管的损伤。中心脱位时股骨头及软骨下骨小梁微细骨折可中断骨内营养血管。髋臼顶部、后上部的完整是髋关节对下肢功能稳定性的不可缺少的条件，而髋臼顶部前下部则是股骨头正常运动范围的活动面，髋臼外伤骨折将不可避免地产生生物力学的改变和髋关节的退行性变，从而促使股骨头坏死的发生。加之脱位合并骨折时髋关节损伤更为严重，因此，脱位合并骨折比单纯脱位引起的股骨头坏死发生率高。复位时间越早，股骨头坏死率越低。如果脱位后最初几小时复位，则坏死发生率为 20%～30%；如果脱位超过 24h 再复位，坏死发生率接近 100%，提示外伤性髋关节脱位应及早复位。复位时正确操作和复位后的治疗是否恰当也可影响股骨头的血液供应。

（三）髋关节挫伤、扭伤后股骨头坏死

髋关节挫伤、扭伤是导致股骨头坏死的原因之一。据报道其发生率占股骨头坏死病例的 8%～36%。发病机制：直接暴力或间接外力均可造成髋关节损伤，进一步可造成股骨头的细微骨折；扭伤和挫伤均可导致关节囊损伤而累及血管；关节腔内的血肿、关节腔压力升高也可导致股骨头坏死，但在损伤当时 X 线片上不易被发现。

（四）髋臼骨折后股骨头坏死

髋臼骨折导致股骨头坏死，与其整复的时间及整复的质量有关，整复时间越早，效果越好。有些学者认为，6h 内整复者，坏死率为 5%；6～24h 内整复者，坏死率为 10%；

48h 内整复者，坏死率为 12.5%；72h 内整复者，坏死率为 13%；4 天内整复者，坏死率为 16%；6 天内整复者，坏死率为 20%。髋臼复位不良，关节面欠平整，或过早负重者，则易早期出现创伤性关节炎改变，坏死率明显增高。

二、医源性因素

临床上，某些疾病由于治疗上的需要，采用肾上腺类固醇皮质激素药物、放射治疗、复位手法或手术等措施后，均可引起股骨头缺血性坏死。

（一）激素性股骨头坏死

长期或间断大量使用或滥用肾上腺类固醇皮质激素（以下简称激素），能引起骨缺血性坏死，可单侧发生，亦可双侧发生。随着医学的发展，激素类药物在临床上应用越来越广泛，激素性股骨头坏死在国内外报道中也越来越多。自 1957 年 Pietrogrami 和 Mastromarino 报道第 1 例由于治疗天疱疮，连续 4 年服用激素而发生骨坏死的报道以来，世界各地相继有大量的逐年增多的报道。1960 年以前仅有 20 余例，到了 1978 年则猛增到 450 例以上。而我国激素性股骨头坏死的发病率，要大大高于国外。中国中医研究院骨伤科研究所报道，在其治疗的股骨头坏死病例中，有激素用药史者占 41%，其中双侧股骨头坏死病例的占 93%。近年来，由于器官移植及其他医疗新技术的开展，激素类药物作为免疫抑制剂，已经广泛应用于临床，股骨头坏死率也随之增高，有些报道统计，其发病率已高达 30%。股骨头坏死是激素类药物在临床广泛应用中被公认的并发症，激素性股骨头坏死的发病率目前已明显高于股骨颈骨折等外伤所致的股骨头坏死。据统计报道，激素性股骨头坏死的发生率已占整个股骨头坏死的 50%。尤其近年来由于医疗上使用激素和畜牧业使用激素等，造成激素性股骨头坏死患者大量增加，因此可称激素性生股骨头坏死，为科学发展性疾病。

激素性股骨头坏死的发病机制主要有以下几种学说：

1. 骨质疏松学说

长期使用激素最突出的副作用是引起骨质疏松症，使骨生成速度减慢，骨吸收增加。研究证明，激素能使原有成骨细胞的骨胶原合成减慢，并阻碍前成骨细胞向成骨细胞转变。同时激素直接刺激破骨细胞活动，间接地使甲状旁腺素分泌增多，从而减少钙从肠道吸收，影响肠道内钙的运送，使骨吸收增加。X 线片上显示骨质疏松，骨小梁纤细和消失。在此基础上，易因轻微压力而发生骨小梁细微骨折，受累骨由于细微损伤的积累，对机械抗力下降，从而出现塌陷。压缩区可出现被压缩的髓细胞和毛细血管，最终导致骨缺血性坏死。激素性股骨头坏死病理变化主要集中在软骨下区。最早的改变是骨髓造血细胞减少，骨髓水肿及脂肪细胞肥大。随着病程进展，软骨下脂肪积聚成片，造血细胞明显减少甚至消失，空骨细胞陷窝由散在消失到明显减少。上述变化说明激素并非直接作用于骨细胞，而是以一种间接的或继发的作用作用于骨细胞。骨细胞中的脂肪细胞坏死，可能是股骨头坏死的早期病变。

2. 血管和血流动力学变化学说

近些年来，不少学者认为，长期大量应用激素，可引起一系列血管及血液流变学上的变化。国内外学者通过实验研究，相继提出报道。1965 年哈斯蒂报道，激素能引起末梢动脉血管炎，血管内壁常因血液黏滞度增加和大量血小板形成情况下发生黏着，形成血栓，造成骨微循环障碍而发生缺血性坏死。国内的报道也证实了这一点。1983 年北京积水潭医院放射科报道，在给实验动物应用相当于中毒剂量 20 倍的大剂量激素后，可见关节软骨下血管周围出现脂肪细胞，使血管变形、移位、血流受阻；使软骨成熟发生障碍、关节软骨萎缩、变性，甚至软骨细胞坏死消失；骨皮质变为松质骨结构，骨松质更为疏松、硬化，哈佛斯管扩大，血管扩张增粗、充血，骨内微循环分布稀少，正常静脉窦网消失，骨皮质血管开头变形，呈现短粗、变曲扩张。1992 年西安医科大学第二附属医院骨科王坤正等人报道，大剂量应用激素 4 周后，毛细血管通透性明显增加，表现为血管边缘不清，超微结构观察可见血管壁肿胀，血管狭窄、破裂，内皮细胞线粒体肿胀，结构不清，表明血管内皮细胞发生损伤，通透性增加，毛细血管退行性变，致使股骨头毛细血管密度降低，微循环交换面积减少。此外，在动物实验中还发现小静脉和毛细血管内血流呈泥沙状流动，红细胞聚集，血液黏度升高，血中纤维蛋白原含量升高，并在血浆中形成网状结构，从而使血液黏度增加，微循环灌注量下降等。总之，大量长期应用激素所引起的血流动力学和血液流变学的变化，是引起股骨头坏死的一个重要因素。

3. 脂肪栓塞学说

血管内脂肪栓塞作为骨坏死的可能原因，由 Phemistor 等首先提出，目前这种学说已被多数人所接受。在临床检查、尸体解剖、动物实验中可以观察到，长期服用肾上腺皮质激素可使脂肪在肝脏沉积，而且脂肪球直径较大，因此认为，脂肪肝是栓子的来源。由于软骨下骨的终末动脉管径很小，脂肪球易于黏附在血管壁上，造成血管栓塞，这些栓塞在骨硬壳内会形成骨内高压，导致骨微循环障碍，而使骨缺血性坏死。多数学者认为，长期服用激素所产生的非创伤性全身脂肪栓塞，是造成股骨头缺血性坏死病因的理论是可以接受的，但其真正病理机制尚待进一步研究。

4. 骨内高压及静脉瘀滞学说

一些学者发现，坏死股骨头经减压后坏死有明显停止或好转，认为骨内高压在激素性股骨头坏死中起重要的作用。他们认为：激素导致高脂血症后，骨髓内出现脂肪细胞肥大，脂肪组织增生，逐渐压迫和取代红骨髓，使髓内有限空间缩小，一方面造成髓内压力增高，另一方面髓内血窦、毛细血管、小静脉受挤压，造成静脉血流受阻，引起髓内组织肿胀、渗液、出血，加重髓内高压并形成恶性循环，髓内静脉压升高，使动静脉压差缩小，直接影响骨组织内动脉血液供应，导致股骨头缺血性坏死。

激素引起股骨头缺血性坏死的有关因素：

①与原发疾病的关系，有以下三种情况：首先，坏死的发生与原发疾病密切相关。有文献报道，系统性红斑狼疮、类风湿性关节炎等疾患本身就可能伴有股骨头缺血性坏死，但服用激素治疗后，往往坏死率增加，坏死提前，坏死程度加重，因此认为这类疾病与骨坏死密切相关；其次，骨缺血性坏死是激素治疗的并发症，多为严重疾患如脑炎、心肌炎、重症肌无力、肾炎、肾移植术后等，本身并不会引起骨缺血性坏死，但为抢救生命、缓解症状或抑制免疫反应，必须长期使用大剂量激素，最终并发骨缺血性坏死；再者是滥

用激素，临床上滥用激素而造成骨缺血性坏死屡见不鲜，对某些良性关节疾病等，把激素作为"镇痛剂"，甚至作为"补剂"欺骗患者，最后导致髋关节严重致残，这种情况应引起高度重视。②骨缺血性坏死与激素的给药途径、服用时间、剂量的关系：各种用药途径均可导致骨缺血性坏死，虽然对使用激素的剂量和时间没有一致定论，但可以肯定的是与激素累积总量有密切关系，此外，服药时间与剂量大小个体差异较大，由于个体差异对激素的耐受程度等因素的影响，发病迟早、轻重也不尽相同。③激素与骨缺血性坏死发生部位的关系：激素引起骨缺血性坏死可以单发，亦可多发，好发部位依次为股骨头、肱骨头、膝关节、距骨、肘关节、头状骨和舟状骨等。若发生在股骨头，多为双侧患病，可高达80%，而且常常是一侧先发病，且病变相对严重。

（二）非甾体药物性股骨头坏死

长期大量服用非甾体药物，如吲哚美辛或其他止痛药物，可使股骨头坏死加速加重，这一事实已被越来越多的人所认识。这些药物对患病关节具有两方面作用：一是这些药物可使关节疼痛减轻，使保护性肌肉痉挛缓解，以致患者不注意保护患病的关节，结果使患病的关节继续受到过重的应力作用和损害，使其破坏和坏死加剧；二是这些药物可抑制前列腺素的产生，间接地影响软骨下骨质的修复，因为骨质的修复是以前列腺素所引起的炎症为动力的。这些非甾体药物不但有损于坏死骨质的修复，而且还会加速关节面的塌陷和碎裂，因此绝不可滥用。

（三）放射性股骨头坏死

由于长期或大剂量的接受射线照射后引起的成骨细胞坏死，包括骨质和骨髓的损害，以及因此引起的骨质吸收及修复不全所致。最常见于放射线治疗恶性肿瘤后，特别是盆腔部位的恶性肿瘤，因其放射治疗通常包括骨盆淋巴结、骨盆周围骨组织，这些组织是最常见的放射标靶的一部分。因骨内有高原子量的集合，如钙和磷对X线吸收有高度的系数，所以骨组织对放射线的吸收远远大于软组织，接受剂量越大，危险性越大，容易发生股骨头坏死，此类患者有放射线接触史或放射性治疗史。

其发病机制不是十分清楚，但放射线对骨组织的损害主要包括两方面：一是损伤骨细胞，如生血细胞、脂髓细胞、成骨细胞等；二是损伤血管，即造成血管内膜水肿、肥厚、管腔狭窄、血管壁硬化或钙化，甚至造成血管栓塞，引起股骨头缺血缺氧而发生坏死。在儿童时期，放射线可造成骨骺板损伤，引起骨质生长发育不良，进而导致骨坏死。

三、酒精中毒性因素

在引起股骨头缺血性坏死的各种病因中，慢性酒精中毒是一种重要因素。慢性酒精中毒所引起的股骨头坏死的发病率仅次于外伤性及激素性股骨头坏死。有关酒精中毒性股骨头坏死的临床报道日渐增多，动物实验的报道也相继出现，酒精中毒将会成为股骨头坏死的确定病因。所谓酒精中毒应包括酒精滥用和酒精依赖两方面，至于饮酒多长时间，每天饮酒量多少，由于个体差异及人种差异，酒精中毒的标准很难用简单的标准去衡量。但临床资料表明，各种酒类（啤酒、米酒、烈性酒）均可致病，其中以烈性酒每日饮酒250mL以上，且持续10年以上最易致病，且病变严重。

酒精中毒导致股骨头缺血性坏死是多种机制综合作用的结果，长期过度摄入酒精导致机体产生一系列的病理变化，但其中的病理变化尚未清楚。随着科学研究进展，学者们提出了以下多种学说。

（一）脂质代谢紊乱

酒精代谢主要在肝脏进行，并产生乙醛，导致脂质过氧化，而细胞膜和细胞器是过氧化脂质的重要损伤部位，通过影响细胞膜的通透性导致血管内皮细胞损伤，小动脉发生纤维变性和粥样硬化，导致股骨头局部缺血，加之酒精及其代谢产物的直接细胞毒性作用，使原本缺血状态下的骨细胞进一步受到损害，导致不可逆的变性坏死。目前普遍认为，饮酒过量引起脂代谢紊乱，与前 β 脂蛋白升高有重要关系。血脂中的 β 脂蛋白和前 β 脂蛋白，是全身动脉特别是股骨头软骨下区的小动脉硬化的主要因素，它们和钙结合沉积于动脉内壁，易引起血管硬化，使骨毛细血管基底膜发生变化，进而使骨微循环供血不足，出现股骨头坏死。

（二）脂肪肝和高脂血症

经过大量的临床验证，长期过量饮酒者血中谷氨酰转肽酶（GCT）、丙氨酸氨基转移酶（ALT）、天冬氨酸氨基转移酶（AST）升高，表明肝细胞损伤；三酰甘油（TG）和胆固醇（CHO）升高，表明高脂血症。患者血中三酰甘油过高，原因是消耗 NAD（烟酰胺腺苷二核苷酸）过多，脂肪酸氧化有困难，三酰甘油积聚而增高。当周围循环中的脂肪物质增多，聚集成脂肪球，使血流滞缓，容易栓塞于股骨头内微血管，导致股骨头缺血。脂肪肝是酒精中毒患者常见的并发症，Jones 认为酒精源性患者因为脂肪代谢紊乱引起脂肪肝，不断放出脂肪栓子进入血液。脂肪栓子滞留于股骨头软骨下血管床内，引起骨缺血而坏死。

（三）局部血管炎

通过大量的临床观察和动物实验证明，大量饮酒对慢性饮酒者，尤其是个体易感者，会出现血中游离脂肪酸（FFA）升高。当 FFA 升高时，就能发生局部血管炎。FFA 的升高，也是前列腺素升高的刺激因素，而这种前列腺素是炎症的有力介体。因此，FFA 增高时，前列腺素增高使局部发生血管炎，在股骨头微血管存在病变的情况下，局部血管炎会导致局部血栓的形成，这些综合因素协同作用的结果是发生骨血管闭塞。

（四）骨髓内脂肪细胞增殖肥大

研究发现，家兔在灌酒后出现股骨头髓内脂肪细胞增大、增多，灌酒 3 个月后脂肪细胞直径增大（$P < 0.05$），6 个月时明显增大（$P < 0.01$）。股骨头是一个坚硬而不能膨胀的骨腔室，根据 Starling 原理，增殖肥大的脂肪细胞既可直接压迫血窦，又可使骨内压异常升高，微循环淤滞，加重股骨头缺血，造成恶性循环，导致股骨头缺血性坏死。

（五）骨细胞脂肪变性

正常情况下骨细胞内没有脂肪滴出现，仅有一些尚未成熟的骨细胞或成骨细胞内可见微小脂肪滴。在给予家兔大剂量烈性酒后股骨头软骨下骨细胞内出现大量脂肪物质沉积，考虑是由于在高脂血症的条件下进入骨细胞内脂肪物质增多，而处于缺血缺氧状态下的骨细胞代谢活动降低，三酰甘油的水解和脂肪酸的氧化均难以进行，脂肪利用减少。骨细胞脂肪变性是股骨头坏死早期的一个变化过程，轻则导致骨细胞功能减退，骨基质生成减少，骨小梁变细、稀疏；重则骨细胞固缩、死亡，骨陷窝空虚。

（六）骨质疏松

饮酒可造成维生素 D 代谢紊乱，甲状旁腺功能减退，骨细胞的成骨反应减低，骨细胞破坏，软骨下出现微小骨折，引起局部骨内压升高和出血，导致骨代谢降低，成骨能力减低，发生骨质疏松，导致局部受力面积减少而产生高应力坏死。

（七）酒精诱导多能干细胞成脂分化

大量动物实验证明，大剂量饮用烈性酒后股骨头髓内脂肪组织增多同时出现肝脏脂肪变，表明骨髓内出现脂肪细胞变化的时间并不比肝脏脂肪变晚。这说明股骨头骨髓内的脂肪不是因为脂质从血管内漏出到达骨髓，然后再通过进一步的代谢过程进入骨细胞内，单纯脂肪栓塞不足以造成骨坏死。①酒精诱导骨髓基质细胞成脂分化：正常情况下，骨髓基质细胞主要分化为成骨细胞、骨细胞，而酒精对体外培养的骨髓基质细胞存在直接作用，可诱导骨髓基质细胞分化成脂，并抑制其成骨分化。②酒精诱导骨髓多能干细胞 –D1 细胞成脂分化：酒精能够诱导骨髓多能干细胞 –D1 细胞向脂肪细胞分化并减少成骨分化，给予 D1 细胞不同浓度酒精后，细胞内迅速出现脂滴积聚，分化为脂肪细胞显著增多，其数量随着酒精作用时间延长而增加。③酒精诱导 NIH–3T3 细胞成脂分化：NIH–3T3 成纤维细胞是一种多潜能干细胞，它相对地抵抗脂肪生成。大剂量饮酒可诱导 NIH–3T3 细胞分化成脂，并抑制其成骨分化。可见酒精对体外培养的骨髓基质细胞、D1 细胞、NIH–3T3 细胞存在直接作用，可诱导这些细胞分化成脂，并抑制其成骨分化。股骨头内脂肪堆积，其填塞作用将导致骨内压增高，造成动脉供血减少，静脉回流障碍，导致缺血。同时，成骨分化减少，骨修复不足，最终必将发生骨坏死，这可能是酒精性股骨头坏死的新的病理学机制。

四、髋关节发育不良性因素

髋关节发育不良引起的股骨头坏死，在整个股骨头坏死的病例中占有一定的比例，不可忽视。常见的髋关节发育不良有先天性髋关节脱位、先天性髋内翻、髋臼发育不良、扁平髋等，致使髋关节内应力分布不均，压力增加，出现慢性损害、营养不良等，最后导致骨缺血性坏死。

（一）先天性髋关节脱位

不仅是小儿中较为常见的下肢畸形，同时未经治疗的成人先天性髋脱位合并股骨头缺血性坏死的病例也不少，国内外都有这方面的报道。此病的发病原因尚不明确，可能与胚胎发育不良、胎位不正等有关，还有一定的家族史。先天性髋关节脱位的主要并发症之一，就是股骨头坏死。其主要病理特点是若发生于股骨头骨骺发生以前，则骨骺出现较晚，并有严重畸形；若发生于股骨头骨骺发生以后，则出现股骨头变大、变扁，甚至丧失正常形态或形成重度扁平髋，（股骨）头（髋）臼不对称，持重点变异，影响髋臼的发育，出现半脱位，晚期则发生退行性关节炎。由于骺板损伤，阻碍了股骨头上端发育，干骺端变短、增宽，而大转子骨骺发育正常，结果出现高位大转子及髋内翻，同时直接影响股骨头长度的生长，严重出现肢体不等长，最后发生股骨头坏死。

（二）先天性髋关节发育不良

主要是指尚未达到髋脱位水平的髋关节发育不良，造成股骨头缺血性坏死。女性多于男性，多在青中年发病，起病缓慢，病程迁延，发病常常是双侧，而股骨头发育多正常。其病理机制：①股骨头包容不佳，导致关节软骨营养障碍，另一方面使支持带血液运输减少而加重股骨头软骨下骨小梁缺血性坏死；②由于髋臼发育不良，使髋关节的应力分布发生异常，丧失髋臼和股骨头放射状分布压应力，股骨头失去了对内体重力的分散能力，使股骨头局部产生应力集中，引起关节压力增高，导致软骨软化，进而使软骨表面发生磨损、变薄，出现水平裂隙，并且失去细胞的营养供给，软骨破裂成小块，由于应力和摩擦，软骨出现全层破坏。应力最小的部位出现骨质疏松，应力最大的部位产生微细骨折和坏死。③由于髋臼不能完全包容股骨头，仅能包容正常位置的2/3，股骨头不能与髋臼形成同心圆，出现受力不均，局部受力过大，即髋臼上缘与股骨头接触为着力点，由于长时间负重摩擦，导致股骨头着力点下方骨小梁反复发生骨折塌陷，软骨下骨骨质密度增加，变硬，骨小梁增粗，呈象牙状改变，引起股骨头局部血液循环障碍、缺血、坏死。

（三）扁平髋再发股骨头坏死

扁平髋好发于3～12岁的儿童，多见于男童，以单髋发病多见，偶见双侧。由于在儿童时期股骨头骨骺的血液运输较差，在外伤的作用下，引起血液供应受限，发生缺血性坏死，骨小梁消失，股骨头变扁，股骨头软骨过度增生。血管再生后，死骨被纤维组织以不规则方式所替代，晚期出现骨化带，股骨软骨增宽，股骨头变扁，呈现致密扁平状阴影。随着病变的进展，股骨头因负重而发生分节状骨折或进一步变扁，股骨颈变短、变粗，股骨头干骺部出现局限性骨质疏松区，此时病变得以修复，股骨头坏死骨被吸收，新骨重新形成，股骨头逐渐恢复光滑整齐的外缘，但其已遗留下扁平的蘑菇状变形，髋臼也变扁、变浅，外形不规则，（股骨）头（髋）臼不对称，（股骨）头已不能被包容在髋臼内，过大的股骨头一部分被置于髋臼之外，而呈半脱位状态。这种异常的状态下会出现异常的运动。增高的关节内压、异常的力学作用及机械损伤，再度破坏了股骨头的供血，继而发生股骨头坏死，反复损伤，股骨头再度出现坏死。

五、血液系统性因素

血液系统疾病引起的股骨头坏死，在国外发生及报道较多，而在我国较为少见，具有明显的区域性，多见于非洲、阿拉伯半岛及地中海沿岸。在已有报道的血液病引起股骨头坏死病例中，有以下几种：镰状细胞性贫血病、戈谢病、血友病、地中海贫血等，均可引起股骨头缺血性坏死，主要是由于上述血液病的细胞过度增殖，阻塞或压迫血管，阻碍血液供应，造成关节内和骨髓内持续高压，最后造成骨坏死。这些疾病均有家族遗传、种族性，男女均可发生，多为青年人，双侧股骨头坏死多见。

（一）镰状细胞性贫血病引起的股骨头坏死

镰状细胞性贫血是一种遗传性血红蛋白疾病。本病又可简称SKC病，多见于中非热带地区，东南亚、印度、地中海沿岸，北美大陆也可见到。发病性别女性高于男性，多见于6～15岁青少年。本病的特点是在血液中存在血红蛋白–S并伴有骨坏死。镰状细胞贫血，是一种由于红细胞结构异常所引起家庭遗传性异常血红蛋白病，属隐性遗传。多见于黑色人种。正常人的血红蛋白HBA的B肽链第六个位上的谷氨酸，如被缬氨酸所取代，就形成异常血红蛋白 HBSS；如被赖氨酸所取代，就形成异常血红蛋白 HBSC。这两种异常血红蛋白，均属多聚血红蛋白，在缺氧时 HBS 被扭曲拉长，红细胞变成镰刀状、长半月状畸形，失去正常红细胞的柔韧性和变形性，无法通过毛细血管和血管窦交界处，并在低氧时产生小血管阻塞。如果血液黏滞性也同时增加，镰状细胞就更加镰形化，就会不断地发生组织血管的梗死。这种梗死如发生在骨内微血管时，会发生微血管的痉挛与栓塞，产生疼痛危象，进而产生骨缺血性坏死。当然，最易发生骨坏死的股骨头就会较多地发生股骨头缺血性坏死。

镰状细胞贫血引起骨组织发生病理改变主要有两个方面：①是由于溶血性贫血引起的造髓组织的增生，在组织学上表现为红髓广泛充满哈佛斯管，骨内膜吸收，骨皮质变薄，但通常无明显扩张，骨小梁吸收，骨质稀疏；②血管闭塞引起的骨梗死，在组织学上表现为红髓广泛充满哈佛斯管，骨内膜吸收，骨皮质变薄，但通常无明显扩张，骨小梁吸收，骨质稀疏。血管闭塞，在低氧情况下产生小血管阻塞、血栓形成和梗阻而引起骨坏死。骨梗死可出现骨危象，在早期组织学上的图像与骨髓坏死的图像相符合，而在放射线影像上却无明显改变。在症状发作后 10 ～ 40 天，骨膜下形成新生骨，并可出现不均匀的透光区。镰状细胞贫血多引起双侧股骨头坏死和塌陷，在成人的骨坏死与关节软骨塌陷类型与股骨颈头下型骨折引起的坏死塌陷相同。股骨头坏死的血管再生不完全，软骨下骨小梁断裂，在死骨与活骨区交界处，有明显纤维化或纤维软骨组织出现，相对应的活骨组织伸入到死骨骨小梁中去。而关节软骨在负重区可完全分离下来，有肉芽组织或纤维组织伸入到死骨骨小梁中去，与死骨片相连，说明它不是由于整个软骨下骨被肉芽组织所腐蚀的结果。

（二）戈谢病性股骨头坏死

戈谢病是一种葡萄糖脑苷代谢遗传性缺陷疾患，为常染色体隐性遗传，是由于 B- 苷缺乏而引起的葡萄糖脑苷脂积蓄所致，故又称脑苷脂病。此病在 1882 年被名叫戈谢的人所描述，故称戈谢病；1932 年又由 Pick 进一步阐述过多的葡萄糖脑苷脂积蓄于网状内皮细胞内使其变成典型的高雪细胞。该细胞为多边形或梭形，直径为 20 ～ 40μm，细胞核小并偏离在细胞的边缘，有 1 ～ 4 个细胞核，胞浆呈酸性，胞浆内有不规则的纤维质，细胞富有酸性磷酸酶，多在肝、脾、淋巴结和骨髓组织内聚集。而骨骼方面的变化则是1904 年由 Brill 所描述的，认为其发生的机制是由于高雪细胞聚集于骨髓腔内，并且这些异常细胞团块和生长变大，而使骨内毛细血管管腔受压狭窄。这样，髓腔内供血减少或阻断，进而使骨小梁坏死、吸收、增生，髓腔扩张、密度增高、囊性变、骨质疏松等一系列病理变化，晚期可有骨折使软骨凹凸不平，关节活动功能障碍，由于继发性骨质增生，在 X 线片上呈现斑点或条纹状密度增高影像，X 线片特点是骨髓特别膨大，呈烧瓶状、锥状或杵状。

（三）血友病性股骨头坏死

血友病是一种家族遗传性凝血紊乱性疾病，其自身可出现自发性出血，或轻微外伤即可导致出血倾向。由于缺乏凝血因子Ⅷ、Ⅸ、Ⅺ所致。其共同特点是凝血活酶生成障碍，凝血时间延长，引起严重出血，甚至危及生命。血友病患者的骨与关节系统的病理改变，总的来说可以分为两个时期：一期以急性关节腔内出血为主，其特征为常继发于外伤后，可无诱因，受累关节明显肿大，其邻近骨区同时受累；二期发生于一次或数次关节出血后，主要变化为慢性退行性关节病的表现。随着年龄增长，发病率渐增。血友病引起的股骨头坏死主要是凝血紊乱造成关节囊和骨内大量出血，关节囊内压和骨髓内压持续增高，压迫上干骺动脉以及髓内血管，导致股骨头坏死。初期可见关节内出血、积血及关节内压升高，继之进入全关节期。由于大量含铁血黄素、纤维素沉积在骨膜下层和关节软骨中，形成肉芽及绒毛样结构，形成一层血管翳，漫及关节面，吸收关节软骨。此时，关节囊肥厚和纤维化，并且有铁质在关节软骨内沉积，从而影响了软骨细胞的代谢，发生软骨细胞营养不良，软骨基质缺乏、变软，不能承受原有的机械压力，尤其是纵向压力，关节软骨发生坏死。同时，松质骨内也发生出血，骨小梁也出现坏死、吸收，形成囊变，呈现"假肿瘤"样改变。同样的机制也可见于干骺、骨干及骨膜内，结果关节发生变形变性，导致关节功能障碍及关节退行性变，最后发生关节纤维性或骨性融合。

（四）地中海贫血性股骨头坏死

地中海贫血系海洋性贫血疾病，因多发于西亚、南欧地中海沿岸区域，故称地中海贫血。此病是一组血红蛋白肽链量异常的血红蛋白症，为常染色体显性遗传病，具有种族史和家族史。主要特征是自幼进行性溶血性贫血，肝脾肿大，呈现小细胞低血红蛋白性贫血。此种贫血患者均有骨骼变化，红髓过度扩大，过度生长活跃，髓腔扩大，骨皮质菲薄，骨小梁吸收，纤维组织增生硬化。在儿童发生急性骨梗死，而成人发生慢性骨梗死。梗死常位于长骨端关节下区或骨干，如股骨头、肱骨头可发生节段性病损，股骨头关节软骨下皮质不连接，且有被压碎现象，形成皮质下不完全的坏死，骨密度增高，受累区周围有硬化区边，中央为密度减退区。

六、减压性因素

减压性股骨头坏死是由于在高气压环境下工作的人员快速减压，造成骨关节系统的缺血性坏死，常见于潜水员，故也称潜水病。目前由于现代加压装置的完善和严格执行减压措施，此病的发病率明显减少，临床上很难见到。本病是在 1888 年由澳大利亚的特怀纳姆首先报道的，以后相继有人提出报道。1911 年博斯坦和普拉特则首次描述了此病的 X 线特征。1913 年巴索尔报道过 3 例隧道工人发生骨坏死。1945 年塔梅斯、1966 年麦克勒姆、1970 年埃利奥特和哈里森、1984 年薛汉等相继报道了高气压工作人员发生骨坏死的情况，虽然他们的报道不尽相同，但多数学者的统计报道骨坏死的发生数值平均在 18%。

在高气压下工作的隧道工人、沉箱工人和潜水员，一般都是在 4 个绝对大气压条件下工作的。而在 2 个绝对大气压条件下较长时间工作的人，便可发生气压性骨坏死。在无加压设备的高空飞行员，飞行高度超过 5000 ～ 6000m 时，受到大气压急速减低的损害，也可发生本病。随着科学技术的发展，现代加压装置的完善，严格执行减压措施，此种骨坏死的发病率已明显减少，临床工作中已很少见到。其发病机制认为是血液中氮直接在骨的血管内产生气泡而形成气栓所致。在高气压下工作的人员，吸入的是压缩空气，其中氮气分压较高，呈物理状态溶解于机体组织中。肺泡中氮气分压与肺泡血液中的氮分压相等，经血液循环进行气体交换。在减压过程中，肺泡中的氮气分压迅速下降，而血液和组织中氮气分压暂时比较高，两者形成了一个压力差，此压力差将血液或组织中过饱和的氮气逐渐驱入肺泡中排出。

如果减压合理，体内溶解的氮气便从组织释放到血液中，然后再经肺泡缓慢排出体外，便不会发生病证。如果减压过速，或减压幅度过大，气压突然降低，处于物理状态的氮气就变成过饱和状态，不能及时通过肺泡排出，而形成气泡。此外，过多氮气的释放，超出了肺泡排出的能力，从而在血液中以氮气气泡的形式出现，造成各器官和组织的栓塞。因为氮在脂肪中的溶解度比在血液中的溶解度大，骨髓中大量脂肪减压时脂肪中溶解的氮将释放出大量气泡，它可能堵塞骨组织血管，造成骨髓小动脉、静脉的梗死，使骨髓内压力升高，骨组织的供血发生障碍，而造成股骨头坏死。气泡也可发生在骨髓腔内，由于骨皮质坚硬，气泡无法扩张，压力更大，而阻断血液运输，阻断了骨组织的血液供应，导致骨细胞发生不可逆转的改变，最后发生骨坏死。气压病引起的骨坏死最多发生于股骨上端（Op），殴包一头处，也可发生在胫骨上端，肱骨头及上端，多见双侧发病，病变多靠近关节面，常合并关节软骨的病变，负重受压后，极易塌陷。关节面更加凹凸不平，关节活动功能严重障碍而致残。

七、生物力学因素

近年来，临床研究发现生物力学因素在股骨头坏死过程中可能发挥重要作用。股骨近端以其特有的悬臂梁结构在人体运动过程中承受数倍于体质量的负荷，在传递外部载荷中发挥重要的生物力学作用。股骨头坏死相关生物力学理论有骨重塑理论（股骨头内小梁的形态结构和排列方式随外部载荷可逐渐改建。若股骨颈骨折时复位不良，可导致松质骨力学强度逐渐下降进而坏死）和 Frost 力学调控假说（股骨头内小梁结构在外部载荷下可发生不同程度的变形，若变形过大可导致微骨折增多、力学强度下降，进而进一步增大小梁变形程度而发生恶性循环，最终导致股骨头坏死）。生物力学因素在股骨头坏死发生发展中发挥作用，且已通过动物实验、临床试验、数字化骨科等方式得到验证。

（一）股骨头坏死相关生物力学理论

1. 骨重塑理论

Wolff 在《骨转化的定律》中写道，骨骼是一种自优化的器官，可以快速适应力学环境，按一定数学法则，以某特定的方式改变骨的内部结构和外部形态，达到以最简结构承担最大应力的目的。股骨颈骨折后复位不良和大量使用糖皮质激素导致的股骨头坏死中，其发生机制利用 Wolff 定律都可以得到有效解释，即由于骨质疏松或应力线改变，导致股骨头负重区的骨小梁难以承受原有应力强度而发生微骨折。随着有害应力的积累，微骨折超出骨质本身的修复作用，使得骨小梁的断裂成为不可逆过程，进而机体启动骨细胞凋亡等一系列反应，最终造成股骨头坏死和塌陷。

2. Frost 力学调控系统假说

1987 年，Frost 提出了著名的"力学调控系统假说"。该系统是由许多相关生物机制组合而成的类似"人体温度调节系统"的闭环系统，可根据外部机械应力的大小转换成相应强度并作用于骨内的生物信号，进而调节骨微结构。Frost 的核心理论为"力学调控"，即通过外界载荷刺激应力感受装置，使之产生不同的应变，进而控制骨代谢活动。

力学调控假说较好地解释了股骨头坏死的发生、发展过程。股骨颈骨折患者愈合后，随着下地负重，机体可感受到剧烈的应变变化，造成局部骨小梁微骨折，从而引起明显的骨修复、骨塑建和改建。由于这种不良刺激长期存在，会引起过度骨改建的发生，即松质骨向骨形成方向过度转化。此时骨小梁走向变得杂乱无章，形成相对各向同性的编织骨，使刚度明显上升，即硬化带的形成。当骨质增加无法补偿这种长期高应力刺激时，骨单位改建受阻，微骨折不能修复，出现创伤性炎症、炎性纤维肉芽组织浸润和增生。如此反复过载和过度应变可引起骨小梁发生显微镜下可见的疲劳损伤或微骨折，该微骨折可降低骨整体的力学性能。微骨折持续积累可导致自发应力骨折、成人股骨头坏死并塌陷等严重后果。

（二）生物力学因素在股骨头坏死发生发展中的作用

1. 动物实验验证

众多学者进行动物股骨头坏死造模过程中进一步证明了力学因素在股骨头坏死中的重要作用。Conzemius 等应用双足大型动物鸸鹋制作股骨头坏死模型，发现同样是将旋股内外侧动脉切断、剥离关节囊周边附着组织，并在股骨头内注射液氮的情况下，双足负重动物鸸鹋形成股骨头坏死成功率远大于四足动物。经组织学检查，坏死股骨头多处可见骨小梁骨折和塌陷，骨髓腔中充满纤维和肉芽组织，软骨面失去光滑外形，甚至有动物模型出现了新月征，完美地再现了人股骨头坏死进程，证明了机械应力在股骨头坏死形成中的重要作用。Hirano 等选用自发性高血压大鼠，通过损伤坐骨神经的方法减少大鼠髋关节负重，结果股骨头坏死的发生率明显降低，因此提出股骨头坏死与股骨头所受机械应力之间应有密切关系。为了进一步证实这一观点，Mihara 等将自发性高血压大鼠分别放入两组特质的笼子内，第一组大鼠正常站立进食，第二组大鼠在特制的笼子内无法站立而俯卧进食，结果显示站立组大鼠股骨头坏死发生率高达 40%，而非站立组仅为 5%，有力地证明了股骨头坏死与力学因素的相关性。

2. 临床验证

在临床工作中，众多学者逐渐意识到生物力学因素在股骨头发生发展中的作用。张义修认为，股骨头坏死不能单纯凭借血运不良进行解释，例如股骨颈骨折导致的股骨头坏死高发期在手术完成并完全负重后 1～3 年，有悖于缺血性股骨头坏死理论，即与创伤之始已遭受严重血运破坏，理应短期内发生坏死的推论有很大差距。马信龙等认为，股骨头坏死是由于应力分布改变导致骨小梁过度改建造成，并且为验证这一观点，对两例股骨颈骨折患者术前和术后 3、6、12 个月及取钉后的两侧髋关节分别行血流相、血池相、静态相检查，发现各时间点患侧股骨的血流灌注较健侧增加，证实生物力学因素较血运在股骨头发生发展过程中更应得到重视。

在股骨头坏死的临床治疗中，股骨头坏死与生物力学因素相关性也得以展现。股骨头坏死的治疗主要包括限制负重的保守疗法和手术治疗，其中限制负重作为非手术治疗的首要手段，对控制疾病恶化具有重要意义。Mont 等发现，限制负重后，35% 的 I 期股骨头坏死患者、31% 的 Ⅱ 期患者、13% 的 Ⅲ 期患者未出现塌陷，患者功能得到了极大改善。Koo 对采用非手术手段治疗股骨头坏死的患者进行随访，指出限制负重后有超过 22% 的患者在 2 年内可达到满意疗效。究其原因可能是股骨头坏死患者限制负重后进行康复活动可以产生适度的变形。根据 Frost "力学调控" 理论，适度的变形可以促进成骨及骨的改建，在股骨头内重新塑造力线，以增强股骨头抵抗外部载荷能力，避免股骨头塌陷，使疾病自限甚至逐步逆转病情。

手术治疗是股骨头坏死晚期不可避免的治疗手段，在整体治疗过程中具有重要地位，常见方法包括髓芯减压术。髓芯减压术是根据股骨头内压力升高导致股骨头缺血坏死的理论发展而来。Koo 对早期股骨头坏死患者采用髓芯减压和保守疗法进行随机对照研究后发现，两组患者塌陷率却无明显差别，分别为 78%、79%。甚至有学者认为，此术式下软骨下骨的机械支撑减弱，反而导致整体力学结构及性能进一步下降，恶化了坏死程度，加速了股骨头的塌陷。近年来，髓芯减压术在生物力学思想指导下，与钽棒、植骨材料相结合，通过人为改变股骨头内力线、加强股骨头整体力学性能对股骨头坏死早期患者进行治疗。Veillette 等认为，髓芯减压结合钽棒植入较单纯减压术短期内在保护股骨头形态方面效果较好，证实了力学因素在治疗股骨头坏死中的指导价值。

3. 数字化骨科方式验证

近年来，数字化骨科在微观或半微观水平迅猛发展，使得坏死股骨头的骨小梁空间形态变化、内部力学性能、手术方法选择和疗效预测方面得以稳步展开。

杨彬等利用多模态图像融合技术将 CT、MRI、X 线等医学图像经过配准后有机整合，构建了包括皮质骨、松质骨、关节软骨、股骨头坏死区、断裂骨小梁六部分的骨盆和股骨近端的三维模型，将坏死区域的空间结构和体积精确展现。Fraitzl 等纳入 339 例患者通过数字化手段测量偏心距，与健康者偏心距进行对比后，推测偏心距的大小与股骨头坏死有密切关系。杜长岭等利用虚拟数字技术测量了股骨颈骨折后股骨头的三维空间移位程度，发现 Garden Ⅰ 型股骨颈无移位型骨折的股骨头尚存在明显移位，与传统观点认为的 "无移位" 有极大出入，解释了无移位型股骨颈骨折同样具有股骨头高坏死率的现象。Volokh 等更是利用数字化场景虚拟技术进一步进行了股骨头坏死塌陷的预测，突破了临床医生仅凭经验和二维图像进行疾病预测的不足，为探讨生物力学因素导致股骨颈骨折后的股骨头坏死提供了又一有力证据。

八、其他因素

股骨头坏死是一个疑难而又复杂的疾病，其发病原因和致病因素是多方面的。除了以上几种较多见的发病原因之外，还有一些相对少见的发病原因和一些疾病能引起股骨头坏死。

（一）脂类代谢紊乱

随着众多学者对股骨头缺血性坏死的深入研究，已发现脂类代谢失调与股骨头缺血性坏死有非常密切的关系。脂类是脂肪和类脂的总称。在股骨头缺血性坏死中脂类代谢失调是一中间环节，多种原因均可引起体内脂类代谢的失调，从而导致股骨头坏死。在股骨头坏死的长期的研究过程中，很多学者发现脂类代谢紊乱与股骨头坏死有着十分重要的关系，其中包括脂蛋白异常和脂肪栓子。

1. 脂蛋白异常

通过蛋白电泳，人体内脂蛋白又可分为：① α-脂蛋白又称高密度脂蛋白（HDL），主要成分为蛋白质，与高脂血症无关；② β-脂蛋白又称低密度脂蛋白（LDL），主要成分为胆固醇；③前 β-脂蛋白又称极低密度脂蛋白（VLDL），主要成分为三酰甘油。后两种脂蛋白与动脉硬化有关。乳糜微粒与动脉硬化无关。β-脂蛋白和前 β-脂蛋白成为动脉血管壁硬化的主要影响因素，它们和钙结合而沉积于动脉内壁，引起血管硬化，使骨毛细血管基底膜变化，进而使骨微循环供血不足，出现股骨头坏死。

2. 脂肪栓子

关于脂肪栓子学说，已被多数人所接受。国外一些学者通过大量的实验研究，证实了脂肪栓子在骨坏死中的作用。琼斯和萨考维奇曾将脂肪滴入兔的主动脉内，前 5 周内观察到股骨头骨下小动脉和毛细血管内出现脂肪栓子，5 周后在 X 线片上可见干骺与骺之间出现坏死。组织学上发现骨细胞成分紊乱，髓脂坏死液化，骨髓出现非晶体碎片，骨小梁细微骨折，髓腔隙内有小死骨碎片。沙通在 154 例激素性骨坏死中，认为脂肪肝产生栓子，进入全身血循环，而导致骨的缺血性坏死。但是脂肪栓子学说的病理生理过程还需进一步研究和证实。

（二）痛风与高尿酸血症

痛风是一组嘌呤代谢紊乱的遗传性疾病，以血中尿酸盐增高为其特点。其如何引起股骨头缺血性坏死，目前尚不十分清楚。多数学者研究和报道认为，尿酸过高和痛风与股骨头坏死有密切关系。痛风是骨坏死直接原因或只是作为伴随的病理变化，有待于进一步研究。目前有几种学说：①痛风患者的血清碱性减低，能影响尿酸在血中的溶解饱和度，血中析出的尿酸盐沉淀于组织中；②尿酸有两种，一种尿酸的溶解饱和度为 180mg/L，另一种尿酸则为 80mg/L，痛风患者血清所含尿酸多属第二种，故易被沉淀于组织中；③高尿酸血症引起异常脂肪代谢导致动脉粥样硬化发病率增高，累及滋养股骨上端的血管；④高尿酸血症也可导致体内异常脂肪水平，从而引起骨脂肪栓塞。

另外，痛风性关节炎本身尿酸盐结晶沉积，也可侵蚀破坏关节软骨及软骨下骨质，在早期尿酸盐结晶可在急性发作后吸收不留痕迹，数年后，尿酸盐结晶沉积于关节面，侵蚀并取代关节软骨及软骨下骨质，形成界线清晰的穿凿样骨质缺损区。尿酸盐可沉积在关节囊、滑囊、软骨、骨质等组织，刺激血管发生急性炎症，使其充血、肿胀、瘀血、阻塞血管、软骨及骨质被吸收，最后出现骨坏死。

（三）结缔组织疾病

1. 系统性红斑狼疮

系统性红斑狼疮（SLE）能否引起骨坏死，目前尚未定论，虽然许多 SLE 患者都合并骨坏死，但在骨坏死前一般都有激素用药史。Dabis 在 1960 年首次报道 SLE 伴有股骨头坏死。Siemsin 认为炎症性动脉炎是疾病的病理生理基础，因为在 SLE 合并股骨头坏死的患者股骨头中有血和损害，包括内膜增生，血管周围细胞浸润和栓塞，在坏死带的附近骨内区域这些情况特别明显。同时 SLE 引起的高凝血症，或血小板减少症，引起栓塞性微血管病变也可能导致骨坏死。

2. 类风湿性关节炎

类风湿性关节炎（RA）是一种至今原因不明的慢性结缔组织疾病，是免疫介导损伤所引起的一种疾病。目前认为它的发生和持续发展与自身免疫系统有关，但如何引起股骨头缺血性坏死仍未明确。大多数学者认为，RA 所致的股骨头坏死绝大多数是由服用激素所引起的；也有人认为类风湿性关节炎引起局灶性血管炎或血管周围炎，导致内膜增殖，从而造成缺血性坏死。类风湿性关节炎的主要病理变化在滑膜，然后波及关节软骨和骨组织，导致关节强直、畸形，晚期可发生病理性半脱位或完全性脱位，使关节进一步受到侵害，继而发生股骨头坏死。

（四）糖尿病

糖尿病是全身性疾病，也可导致骨关节病变。糖尿病引起的股骨头坏死报道极少，发病机制不清，可能与以下因素有关：①糖尿病可引起蛋白及脂肪代谢紊乱，而发生脂肪栓塞及骨质疏松；②长期控制不良的患者由于长期负钙平衡，引起骨质疏松，加以末梢神经病变而出现深浅感觉消失，出现骨小梁断裂，继而引发骨坏死；③糖尿病引起动脉粥样硬化，出现骨循环变化，导致骨坏死。

（五）大骨节病

大骨节病是一种以软骨坏死为病理特征的地方性骨关节疾病。本病多发在山丘和山谷潮湿的地方，具有一定地域性和季节性。其发病机制还不是很明确，大多数学者认为是致病因子侵犯骨端软骨，破坏骺板，使骺板弯曲变形，厚薄不均匀，软骨细胞排列不齐，骨化紊乱或停顿，使骨的纵向生长受阻，骨端变粗，骨变形、短缩，人体矮小。到成年后骨端软骨面变薄，表面凹凸不平，骨小梁排列紊乱，出现坏死灶和空泡，进而股骨头塌陷、坏死。

（六）某些毒性物中毒

如铁、四氯化碳、砷、苯等。铁中毒又称血色病，多发生在南非，这是由于南非黑人大量饮用存放在铁容器中含有大量无机铁的啤酒所引起的。因为酒中含有大量无机铁，长期饮用引起铁中毒，是由于铁中毒或是酒精中毒引起的，还是二者兼有之，尚不清楚。目前认为，铁中毒导致股骨头缺血性坏死的原因是骨质疏松的结果，另外过多铁沉积在关节的滑膜，是否可继发骨坏死还需要进一步研究。

（七）静脉疾病

由于静脉疾病，静脉瘀滞，静脉回流障碍，成为股骨头坏死的一个重要因素。很多学者的临床研究和实验研究中都证实到这一点。从文献统计来看，诸如血栓性静脉炎、下肢溃疡、肢体石膏固定过久、术后下肢浮肿等。这类股骨头坏死的患者深静脉造影发现股总静脉、耻骨静脉和隐静脉等有完全或部分梗死，骨内造影有骨内静脉瘀滞或骨干反流，骨内压增高，血窦和小动脉压迫，进而股骨头缺血性坏死。但是关于静脉病变和骨坏死的关系，还需进一步研究。

（八）妊娠性股骨头坏死

曾有大量依据证实妇女怀孕后，肾上腺皮质功能明显增强，肾上腺皮质激素分泌增加，妊娠时非结合皮质醇水平 3 倍于未妊娠者，由胎盘产生的雌激素和黄体酮改变了肝脏中脂肪代谢，分解了内源性血浆脂蛋白，从而导致脂肪栓塞。在孕期，血清黄体酮水平增高很多，达到了皮质醇的水平。许多研究者均曾从胎盘组织中分离出皮质醇、皮质酮、醛固醇和其他皮质类固醇物质，这些物质的增加不仅导致股骨头坏死的发生，而且使股骨头坏死加重。此外，左侧髂总静脉经过右侧髂总动脉后面，受发育过程中胎儿的过度压迫，这一解剖学解释加上妊娠后几个月采用左侧卧位睡眠，最终导致这类患者的左侧受累发生率高；妊娠子宫不断压迫盆腔静脉丛，使髋内外静脉瘀血，髓内压升高，造成股骨头内外血液供应障碍而致股骨头缺血性坏死；同时妊娠期体重会逐渐增加，无疑增加了髋关节的负荷，股骨头所受的承重压力增大，坏死的股骨头病情会越发加重，甚至变形、塌陷。

九、股骨头坏死的病机

（一）创伤性股骨头坏死的病机

创伤性骨坏死的发病机制较为明确，系因为血供的直接中断或因血管损伤致囊内压升高所致。

1. 血管损伤

成人股骨头的血运主要来自股深动脉的旋股动脉。在关节囊外由旋股内外侧动脉组成动脉环。股骨头最主要的供血血管是旋股内侧动脉发出的上支持带动脉。其主干上升为骺外侧动脉。在股骨头的软骨与骨骺之间进入股骨头，供应股骨头至少 2/3 的血运。同时上支持带动脉位于关节滑膜返折下，紧贴骨面，移动度小。股骨颈骨折时极易伤及此动脉，因此该动脉损伤被认为是创伤性股骨头坏死的主要原因。但 Sugamoto 等发现一些股骨颈骨折的病例，经 DSA 证实上支持带动脉完全受阻后，股骨头仍有足够的血流。他们认为是下支持带动脉有很大的代偿作用。在相当一部分人群中存在此现象。由此可认为上支持带动脉损伤并不均能引起股骨头坏死。

2. 股骨颈骨折对血供的影响

股骨颈骨折的类型不同、移位程度不同致血管损伤程度不同，因而对血供产生不同的影响。Sugmoto 等认为股骨颈骨折后，由于移位程度不同，股骨头的血流动力学将出现两种形式：一种见于 Garden Ⅰ型与Ⅱ型患者。由于无移位或移位程度小，对血供影响不显著，血流动力学改变不明显。股骨头血流仍呈窦性，与心脏搏动同步，灌注量大，不会出现缺血性坏死。另一种见于 Garden Ⅲ型与Ⅳ型患者，股骨头血供明显减少，血流动力学改变显著，血流杂乱，不呈窦性，不与心脏同步，灌注量小。MRI 随访出现股骨头坏死塌陷。但是 Konishiike 等则认为 Garden 分型并不能确切反映血供改变情况，同一 Garden 分型的病例血供改变仍有不同。他们应用动态 MRI 发现股骨颈骨折发生后，股骨头血供有 3 种类型改变：Ⅰ型血流量无变化，Ⅱ型血流量减少，Ⅲ型血流完全中断。无移位的骨折全属Ⅰ型，而有移位的骨折则 3 种类型均存在，而以Ⅲ型为多。随访发现股骨头晚期塌陷发生的概率与该种分型相关性明显。

3.关节囊内压对血供的影响

髋关节创伤性脱位或股骨颈骨折的患者，由于髋关节囊内血管破裂，创伤引起的关节内渗出或由于骨折段的移位和旋转不良可造成关节内积血、积液致囊内压增高。由于股骨头的供血血管走行于关节囊内滑膜返折下，因此易受压阻塞致血供下降。血供的改变亦可致骨内压升高，阻塞供血血管的骨内部分。静脉同时受压，引起静脉压升高，组织灌注压下降。同时由于缺血缺氧造成毛细血管通透性增加，局部组织水肿，最终导致股骨头坏死。当囊内压升高至 250mmHg 持续 6h 后股骨头血流量下降 17%，部分患者可出现不可逆性坏死病理表现。Drescher 等认为关节囊内压高于动脉压持续 6h 是引起股骨头坏死的临界值，减压后再灌注的方式与创伤前无明显差别。无论骨折有无移位，关节囊内压于伤后 7～24h 压力最高，伤后 3～7 天开始下降，但伤后 1～2 周仍可以测到关节囊内压的增高。下肢处于伸直位时压力最高，于伸直内旋固定后压力会继续升高，但于屈曲位固定后压力下降。

（二）非创伤性股骨头坏死的病机

非创伤性骨坏死的发病机制研究由于缺乏纵向比较研究和理想的动物模型，目前仍不十分清楚。非创伤性骨坏死的病因有以下假说，如血管内凝血学说、脂肪栓塞学说、骨内高压与骨腔室综合征学说、高胆固醇及骨细胞脂肪变性坏死学说、微血管损伤学说、骨质疏松学说等，原因都是机械性原因、血栓栓塞和血管外压迫等阻断了血管的血流，导致缺血，最后出现骨细胞的坏死。

1.血管内凝血学说

血供中断可能是激素导致股骨头坏死的首要原因。近年来，骨内血管受损，血供中断在激素所致股骨头坏死的研究中引起广泛重视。许多学者相信，股骨头坏死不只是应用激素这一个原因，大量激素很少应用于健康人，而往往是给那些有明显系统性疾病失调的患者，特别是在系统性红斑狼疮、栓塞综合征、高脂血症 II 和 IV 型、血小板减少性紫癜、血浆蛋白原活化抑制剂增生症、慢性肾炎肾移植、骨胶原性血管疾病等，而这些疾病有一个共同特点就是存在潜在的血管炎或前凝血状况。Saito 等认为，激素和血管炎的共同作用是股骨头坏死最可能的原因。Glimcher 认为，除非患者存在潜在的使激素易感性疾病，否则应用激素不会导致股骨头坏死。许多动物实验研究也表明，单独应用激素并不能促成股骨头坏死，仅能导致骨内脂肪代谢失调及轻度骨内小动脉炎。而激素可加重潜在的血管炎。Matsui 等预先采用马血清制成动物血管炎，再用大剂量激素成功地诱导出了典型的骨坏死模型。小动脉是血管炎的靶器官，免疫复合物沉积在血管壁能引起血管炎，皮质类固醇能抑制胶原和弹性蛋白的生物合成，加重已有血管炎的血管收缩、血小板聚集和内皮细胞坏死，在小动脉断裂和栓塞的基础上引发骨组织出现缺血性坏死。1985 年，Jones 提出了非创伤性股骨头坏死的血管内凝血发病机制理论。近几十年的研究结果证实，激素除能影响免疫系统、炎症系统及脂质代谢系统外，尚能影响凝血及纤溶系统，即使用激素本身能引起血液性状发生改变。

近期研究结果表明，激素导致股骨头坏死与前凝血状况存在密切相关，前凝血状况的存在已成为激素导致股骨头坏死的一个不可忽视的因素。病理学研究表明，在激素诱发股骨头坏死前，骨内已存在组织学上表现的血栓形成。研究表明，在前凝血状况下应用激素能诱导出典型的激素性股骨头坏死动物模型。前凝血状况下应用激素是激素导致股骨头坏死的重要病理学基础。这些前凝血状况既有微循环中纤维蛋白溶解过少，促进了血栓形成，尤其是在伴有血浆蛋白原活化抑制剂增生者更是如此。Jones认为，前凝血状况的存在能造成软骨下区微血栓形成，而不能造成骨坏死，但这种异常的凝血状态能迅速被一些包括激素在内的病原因素激活而出现血管内凝血。他认为，血管内凝血这一中间机制，最可能成为最后通路，其最终促使骨内纤维蛋白血栓形成和骨髓内出血。由于血管内凝血消耗了大量凝血因子而引起反复性出血并继发纤维蛋白溶解，导致血管内皮细胞坏死及内皮下胶原暴露，促使小动脉痉挛。缺血再灌注性损伤引发多量氧化反应，诱发纤维蛋白溶解及氧自由基引起内皮细胞膜的脂质过氧化反应，导致小血管破裂，由于血管损伤、破裂，血供中断，最终导致骨组织出现缺血性坏死。

在临床研究中观察到并不是所有应用激素的患者都发生坏死，同时应用激素，用量相似，有人会发生骨坏死而有人却可幸免。医学上将前者称为骨坏死的易感人群。Zalavras认为凝血因子V突变率增高使血管内凝血发生概率大大增加，是非创伤股骨头坏死发病机制中的遗传危险因素。

2. 供应股骨头的主要血管外压增高学说

引起股骨头主要供血血管外压增高的原因有很多，其中一种原因是骨髓间充质干细胞向成骨细胞和脂肪细胞分化失衡引起的骨内压增高。成人正常骨髓中的骨髓间充质干细胞在特定基因的调控下能同时向脂肪细胞和成骨细胞分化。当骨髓间充质干细胞向脂肪细胞分化增多时成骨细胞分化减少，反之亦然。一旦受到激素、酒精等的刺激后即可发生脂肪变，发生脂肪变的股骨头骨髓内脂肪细胞增生肥大，从而引起骨内压力的持续增高。髓内供血系统的外压力增高会引起血管阻塞，从而引发股骨头坏死。同时，由于成骨细胞分化减少，使得股骨头骨的修复受阻，加速了股骨头坏死的发生。对于治疗早期股骨头坏死的髓心减压打压植骨术和支撑植骨术正是基于此理论发展起来的。股骨颈骨折后的关节内血肿能引起关节内压增高，影响股骨头血供。所以有学者主张伤后24h内应做血肿穿刺，特别对于移位型骨折做内固定治疗时应行前关节囊切开，以降低关节内压，保护股骨头血运。

3. 骨内高压与骨腔室综合征

该学说最早由Johnson提出，此后Ficat，Arlet及Hungerford进行了更为详细的研究。其理论基础是认为骨内循环类似于Starling阻流器，动脉供血不足或静脉回流受阻皆可致骨内压力异常增高，而且可压迫血管阻断血流，两者均可使骨供血减少，导致骨缺血和骨坏死。正常的髋关节内压为5.37kPa，如关节内压超过26.75kPa极易发生股骨头缺血性坏死。激素导致股骨头内压力增加的因素有：①骨髓腔内脂肪细胞肥大、集聚，压迫血管及血窦，血液回流受阻。②坏死细胞酶的产物，引起局部中毒。③前列腺素代谢产物增多，使血管通透性增加，导致局部炎性水肿。研究发现，家兔摄入大量激素后，股骨头内类似前列腺素E2的物质明显增加。大量摄入激素后，血清内脂类含量明显增高，总胆固醇、甘油三酯、磷脂、游离脂肪酸均升高，形成高脂血症。后出现骨髓内脂肪肥大，脂肪组织增生，逐渐压迫和取代红骨髓，使髓内有限空间缩小，一方面造成髓内压力增高，另一方面髓内血窦、毛细血管、小静脉受压，造成静脉血流受阻，引起髓内组织肿胀、渗液、出血，加重髓内高压并形成恶性循环。髓内静脉压升高，使动静脉压差缩小，直接影响骨组织内动脉血供，而导致股骨头骨细胞缺血死亡，此为"进行性缺血学说"。Ficat 认为，不管骨内压升高的起因和病理学过程如何，通常将最终导致骨内微循环堵塞和髓腔内淤滞。微循环血流速度过缓，灌注量下降，营养物质和氧的供给量减少，有毒代谢产物不能及时运走，造成组织细胞缺氧和酸中毒，最终导致骨细胞坏死。

Fieat 经过大量骨髓内压的测定，确定正常股骨大转子内压的最大极限为 4kPa。如压力超过此值，为股骨头坏死的早期指征之一。贾卫斗等将成人股骨头缺血性坏死 72 例的股骨近端分为 4 个区域观察，通过对股骨近端、大粗隆、股骨颈、股骨头中心及其负重区测试，结果表明：非创伤性股骨头坏死各期分区压力均高于创伤性股骨头坏死。Ⅰ、Ⅱ 期成人股骨头坏死其股骨头中心及负重区压力明显高于大粗隆及股骨颈，Ⅲ、Ⅳ 期股骨头中心及其负重区压力呈下降趋势，而大粗隆及股骨颈压力反而升高。但从理论上说，骨内压增高如果能引起骨坏死，则应是整个骨腔室内组织细胞的坏死，而骨坏死的发生部位却往往局限于负重区，呈局灶性改变。故仅用骨内压增高的理论仍难以解释这种现象。虽然对骨内高压是原发性病因还是继发性结果以及能否引起骨坏死尚有争议，但骨坏死（尤其早期骨坏死）伴有骨内高压的事实是无可争议的。

不同的报道结果可能与研究对象所处的病程阶段不同有关。Powell 等用髓芯减压术治疗早期非创伤性股骨头坏死 22 例（34 个髋关节），4 年后随访 18 例（29 个髋关节），未发生骨折，66% 的髋关节疗效良好。Hirano 等对 13 例激素诱导股骨头坏死和 24 例非激素诱导股骨头坏死股骨头标本，从组织学和形态学方面详细观察股骨头的上支持带动脉和静脉的病理组织学变化，结果发现，上支持带动脉的管腔在两组中均无狭窄的变化，回流静脉在激素组明显狭窄或堵塞，且狭窄的静脉数目无增多。Starklint 等对非创伤性股骨头坏死的股骨头的标本观察血管结构，用免疫组化方法发现，骨髓内静脉阻塞而非动脉系统阻塞，静脉内可见新生或陈旧纤维块堆积和血管周围向心性纤维化现象。这一发现进一步解释了非创伤性股骨头坏死骨内压增高，以及髓内造影时所见的整个静脉系统血流缓慢和髓内部分氧分压降低等现象。由此认为骨内环境失调是疾病过程中一个重要病理环节。其产生机制可因不同致病因素而异，但其最终结果是骨内血流动力学状态异常，因此在骨坏死的发生和发展过程中发挥了重要作用。进一步加深对骨内压的认识，必将有益于增进对骨坏死的病理生理过程的了解，从而指导骨坏死的诊断和治疗。

4. 高胆固醇及骨细胞脂肪变性坏死学说

过量饮酒及使用糖皮质激素后，导致体内脂质代谢紊乱，因此股骨头内骨细胞质会出现脂质沉积，并融合成脂肪滴，引起骨细胞的"占位性病变"，出现细胞核受压、裂解，以致死亡。1960 年，De' Seze 等首先报道了高脂血症与骨坏死的关系。相继许多学者在此方面做了大量研究工作。已证实，在实验动物和患者股骨头软骨下动脉内发现脂肪栓子。股骨头软骨下血管与软骨平面呈垂直行走并扩展为血窦，然后折转 180°，终止于骨静脉。应用激素后产生的高黏滞血液容易在此处滞缓，流向急度转弯，使脂肪栓子容易沉积，便于形成脂肪栓塞，使营养血管闭塞，继而出现骨细胞缺血坏死。近年来，已见用脂质清除剂预防激素导致的骨质疏松、骨坏死的报道。

正常情况下，骨细胞内没有脂滴出现，仅偶尔在一些未成熟的骨细胞和成骨细胞中可见少量微小脂滴。Wang 等发现，在长期摄入激素的兔中，股骨头内脂肪细胞量增加 25%。Kawai 等观察到，家兔短期摄入大量激素后，股骨头软骨下负重区近侧骨髓腔内充满增大的脂肪细胞，超微结构发现骨细胞胞浆内出现脂滴，并且逐渐增大，把骨细胞核挤向陷窝一边，随后细胞膜连续性丧失，骨细胞碎裂死亡，囊泡形成。在此之前，他在临床研究中也观察到了类似变化。骨细胞内脂肪细胞集聚是激素性股骨头坏死早期的一个重要病理学变化。激素首先导致大量脂肪在骨髓腔内堆积，在骨细胞周围的脂肪通过分解成小分子游离脂肪酸和甘油三酯进入细胞，在细胞内再聚合为脂肪。

另外，骨细胞内脂肪集聚也与骨细胞利用脂肪能力减低，脂肪消耗障碍有关。激素引起骨髓腔内脂肪细胞集聚，又可压迫血管及血窦，引起骨髓内压力增加，导致股骨头血流量减少，微循环灌注不足。一般认为，骨细胞脂肪变性较轻时，出现骨细胞退化及功能减低，较重时导致骨基质生成减少、骨质疏松、骨细胞死亡。Moskal 等对诊断为特发性股骨头坏死的 77 例（114 髋）检查血清中胆固醇水平，结果表明，血胆固醇较正常同龄人明显升高（$P < 0.01$）。贺氏、高氏等通过实验证实激素性股骨头缺血性坏死动物血清总胆固醇、甘油三酯、谷丙转氨酶明显升高。Cui 等用大剂量肾上腺皮质激素诱导小鸡股骨头坏死的动物模型中，脂质清除因子洛伐他汀（美降脂）能阻止培养的骨髓细胞中的类固醇诱导脂肪特殊基因表达，且可促进成骨细胞基因的表达。对洛伐他汀治疗组观察其软骨下骨，均无骨坏死和脂肪形成。王海彬等的研究表明，成熟的骨细胞脂肪变是激素性骨坏死的基础。Jones 则认为脂肪细胞肥大是由于缺血缺氧造成的细胞氧化磷酸化作用减低，钠泵功能失调，细胞外液转入骨髓脂肪细胞内而使其水肿变性的结果，是可逆性细胞损伤的最初表现。

Cui 在 Wang 研究的基础上提出：用激素（地塞米松）可直接诱导骨髓内的多种基质细胞成为脂肪细胞，并使之增生、肥大，而且比肝脏脂肪变还早。无论如何，骨内血管外因素在骨坏死的发生中可能具有重要意义。王义生等的研究证明激素诱导骨髓干细胞分化成脂肪细胞是股骨头坏死脂肪形成过多的主要原因。周谋望等经实验发现大剂量使用激素后，股骨头骨细胞内出现脂滴，骨细胞核受压，核固缩甚至消失。认为脂滴是由饱和脂肪酸组成的甘油三酯，多个脂滴会逐渐融合成大的脂滴，引起骨细胞内的"占位性病变"，出现细胞核受压、边聚，使细胞器功能受到干扰，进而引起核固缩、裂解，至细胞死亡。王新生等经实验发现在激素诱导的股骨头坏死的动物模型中有脂肪细胞增生肥大的情况。李雄等通过大剂量冲击应用和长期应用激素对股骨头坏死的观察也支持该学说。文良元等经研究发现皮质激素的使用能引起机体内脂代谢紊乱、高脂血症及脂肪变，继之出现股骨头内细胞的脂肪变、坏死，从而引起股骨头坏死。单独应用激素引起股骨头坏死的动物模型中，脂肪引及骨内脂肪栓塞易见。而在联合应用内毒素（LPS）及激素建立的 Shwartzman 模型中，组织病理学检查未见有脂肪栓塞和脂滴沉积，仅见血液高凝状态，因此认为高凝和高脂血症均为非创伤性股骨头坏死的发病机制。有学者通过 MRI 研究了股骨头缺血性坏死患者股骨近端的脂肪转化率：调查了 28 例患者 42 例坏死股骨头，并用 84 个正常股骨头作对照，发现病患组股骨近端脂肪转化率是 90.2%，对照组为 75.1%，差异有统计学意义。Conditioning Logis-tic 回归分析显示股骨近端的脂肪转化率每增加 5%，股骨头缺血性坏死的危险度（OR 值）提高 3.6 倍；股骨近端的脂肪转化率每增加 10%，股骨头缺血性坏死的 OR 值提高 12.9 倍。并确定股骨近端脂肪转化率 84% 为诊断股骨头缺血性坏死的标准。其敏感度为 79%，特异度 83%，阳性预测值 87%，阴性预测值 67%。

5. 微血管损伤学说

使用激素后，可引起体内高脂血症，脂肪分解，同时合并血内及骨内前列腺素 E_2 增多，导致骨内小血管炎症和损害，病变管壁脆性增加，以致骨内出血，股骨头血供中断。同时，坏死细胞释放的氧自由基可使骨间质胶原蛋白、黏蛋白破坏和骨细胞死亡。因此，糖皮质激素是股骨头坏死的危险因素，它可阻止股骨头内血管形成。Iio 等用气相色谱分析法测定非创伤性股骨头坏死区的异常脂质，研究了脂质和皮质类固醇对成骨细胞和血管内皮细胞的作用，认为脂质过氧化物通过抑制成骨细胞和血管内皮细胞的增殖，引起股骨头缺血。证实异常的脂质过氧化物在股骨头坏死发病中起一定作用。王氏采用墨汁动物灌注，观察激素性股骨头缺血性坏死动物股骨头微血管形态和密度，结果显示，股骨头血管明显充盈不良，近关节端最为明显，毛细血管稀疏区域和无毛细血管区域明显增多，单位面积内毛细血管密度明显下降。朱氏采用微细硫酸钡悬浮液动脉灌注，用软 X 线显微摄影机摄像观察微血管情况，结果显示各阶段股骨头内均未发现新血管。

6. 血栓形成和脂肪栓塞学说

Glueck 等通过对继发性股骨头坏死 31 例研究发现，74% 的患者有一个或更多的原发性易凝固性疾病，推测原发性、遗传性股骨头坏死易形成血栓，或低纤维蛋白原引起的股骨头血栓性静脉闭塞，引起静脉高压和缺氧，从而导致骨坏死。

Jones 等 1985 年首先提出了血管内凝血学说，把它作为非创伤性骨坏死发病过程中的一个中间环节。郑召民等的研究表明，血浆 SOD 活性下降，LPO 含量升高，说明氧自由基参与骨坏死的病理过程。氧自由基一方面损害骨内微循环，造成微血栓，引起缺血；另一方面可以直接损害蛋白，引起骨内细胞变性坏死。过量饮酒导致脂质代谢紊乱，可出现 SOD 活性降低、LPO 显著升高。正常情况下，体内自由基的产生与清除之间保持平衡。长期饮用大剂量烈酒后发生乙醇中毒，乙醇在体内代谢过程中产生的毒性作用可使自由基生成增多，导致自由基主要清除剂之一的 SOD 活性下降。而自由基具有强烈的引发脂质过氧化作用，使 LPO 的反应增强，膜受体、蛋白酶和离子通道功能障碍。细胞膜和亚细胞器是过氧化脂质的重要损伤部位，通过影响细胞膜的通透性导致血管内皮细胞损伤，小动脉发生纤维变性和粥样硬化，导致股骨头局部缺血。血栓形成需具备 3 个条件：①血流缓慢；②血液凝固性高；③血管内皮细胞受损。处于高危状态的髋关节病变患者，上述任何异常，均可导致血栓形成，从而引起股骨头坏死。激素能促进脂肪分解，抑制其合成，并抑制外周组织对糖的利用，长期大量应用激素能增高胆固醇及甘油三酯水平，导致高脂血症。

S.J.Parsons 等认为，血管内凝血可能是股骨头坏死的发病机制之一。血红蛋白病、Gauchers 病、超敏反应、内毒素反应、组织因子释放、低纤溶作用、肾上腺皮质功能亢进及高脂血症等疾病和反应都能激活血管内凝血，栓塞股骨头的供血血管，从而引发股骨头坏死。膜微粒参与了促凝血的相关途径，血小板和内皮细胞源性微粒与血液高凝之间存在密切的关系。各种能引起股骨头坏死的疾病可能最终都通过一个共同的途径——激活血管内凝血，从而引起股骨头内的血管栓塞和骨坏死。应用能反映机体凝血功能的相关分子标记物来筛查股骨头坏死的高危人群正是基于此理论发展起来的。此外，潜水员在发生减压病时释放的氮气、血液循环内的脂肪、患有镰状细胞病的患者体内的镰状变的细胞（镰刀状红细胞）等也可阻塞供应股骨头的血管。

过量饮酒导致高脂血症和脂肪肝，长期饮用大剂量烈性酒后可发生谷丙转氨酶（ALT）、谷草转氨酶（AST）和甘油三酯（TG）升高等肝细胞损伤现象及高脂血症。血中脂质增高则进入肝细胞的脂肪酸超过其代谢能力，使肝脏内的甘油三酯增多，堆积在肝脏内形成脂肪肝。一方面，肝脏释放出极低密度脂蛋白及乳糜颗粒供组织利用；另一方面，血内极低密度前 β 脂蛋白乳化不全，脂蛋白球相互联合，在周围血流中构成脂肪栓子造成血管栓塞，引起组织缺血坏死。当周围循环中的脂肪物质增多，聚集成脂肪球，使血流滞缓，而股骨头内的血管解剖特征及其负重的功能，易使脂肪栓子停留该处，造成微循环障碍，骨细胞缺血坏死。贺西京等经实验发现用激素诱导动物脂肪代谢紊乱可引起高脂血症和脂肪肝，股骨头髓腔内脂肪细胞增大、堆积，股骨头的小血管内脂肪栓塞，导致早期股骨头骨细胞坏死。王坤正等经实验发现激素药物能引起股骨头骨细胞发生脂肪变性和坏死，异常肥大的骨髓内脂肪细胞压迫股骨头小静脉可以引起毛细血管内血液瘀滞，最终导致股骨头坏死。

7. 骨质疏松学说

Wange 认为长期应用激素，可引起骨质疏松，这种现象在患者及动物模型中均可看到。在骨质疏松的基础上，通过机械应力使软骨下骨骨小梁发生微骨折，由于细微损伤的累积，对抗机械应力下降，从而出现塌陷，进一步压迫骨髓干细胞和微血管，最终发生骨坏死。过量饮酒后可以出现骨小梁变细、稀疏、面积分数降低，导致骨质疏松。饮酒可造成维生素 D 代谢紊乱，甲状旁腺和性腺功能减退，骨细胞代谢降低，成骨能力减弱，发生骨质疏松，导致局部受力面积减少而产生高应力。骨结构负重时引起股骨头内微小骨折而塌陷，压迫骨内小血管引起缺血性坏死。Soiomoni 等也发现长期应用激素可使骨生成速度减慢，吸收增加，导致骨质疏松。Spencer、Saito 等分别通过对 42 例、36 例股骨头坏死标本的观察，发现非负重区也有骨质疏松和骨小梁的骨折及血管受压情况。Saito 利用微血管造影和组织学切片检查发现负重区血管壁损害现象。林乔龄等通过研究认为骨质疏松是股骨头坏死的一个重要原因和病理过程。就激素引起的骨质疏松和股骨头坏死的关系问题，Jones 提出一个缺血阈值概念，激素引起的脂栓、脂肪肝和谷内脂栓的程度在理论上与阈值有关，在阈值以下为骨质疏松，在阈值以上为骨坏死。激素性骨质疏松的成因与激素对骨形成的直接抑制作用有关。最近更多的研究显示，激素引起的骨细胞凋亡可能是激素性骨坏死的发病机制之一。Weinstein 等在激素性股骨头坏死的软骨下半月征域发现丰富的凋亡骨细胞。而在激素性骨坏死早期，没有观察到与软组织坏死类似的细胞肿胀和炎性反应。Alert 等对 77 例激素性股骨头坏死中 68 例进行组织形态计量研究，提示同时存在骨质疏松。X 线显示骨质疏松，骨小梁纤细和消失。应力作用下骨小梁易骨折出血压迫血管，最后导致股骨头供血阻断，发生缺血坏死。

8. 遗传性因素

家庭性易栓症和低纤溶创伤性 ANFH 的关系愈来愈引起重视。自然抗凝机制的遗传缺陷（蛋白 C 和蛋白 S 的缺乏）、抗活性蛋白 C 和抗心脂抗体均与血栓形成倾向密切相关。蛋白 C 和蛋白 S 的缺乏对促血栓形成因子 V 的灭活作用降低，抗活性蛋白 C 的存在阻止活性蛋白 C 与 Va 因子的连接，导致促凝血活性升高。抗心脂抗体（IgG、IgA）属于抗磷脂抗体，可抑制前列腺素合成，使血小板数目减少，血管内皮细胞受损以及凝血酶原、蛋白 C 和蛋白 S 减少，使凝血系统紊乱血栓形成。血液中组织纤溶酶原激活剂活性降低而纤溶酶原激活物抑制剂活性增高，使纤溶活性降低。易栓症和低纤溶性致静脉血栓形成，静脉压升高，进而导致动脉灌注减少。

9. 氧自由基代谢紊乱

氧自由基代谢紊乱是导致激素性股骨头坏死的可能原因之一。采用极谱氧电极法和硫代巴比妥酸（TBA）比色法实验表明股骨头无菌性坏死患者红细胞 SOD 活性明显下降，血浆 LPO 含量增高，两者呈负相关。SOD 作为体内主要的自由基清除剂，能催化超氧化物及脂质过氧化物的还原，控制脂质过氧化物的水平。SOD 的减少，体内 LPO 的氧化和还原失控，脂质过氧化作用，可损害蛋白质结构。由此可认为股骨头无菌性坏死患者存在自由基代谢异常，自由基也可能参与股骨头无菌性坏死的病理过程。其机制可能与氧自由基导致蛋白质损害有关，使骨细胞和骨间质坏死。氧自由基作用于蛋白质可能通过修饰氨基酸残基，引起构像改变，使肽键断裂或交联，改变蛋白质对水解酶的敏感性，变性蛋白质的降解，使骨间质中胶原蛋白和黏蛋白破坏及骨细胞死亡而导致骨质坏死。

10. 二次碰撞学说

引发股骨头坏死的病因可以是一个或者多个。引发股骨头坏死的危险病因包括使用类固醇激素、酒精中毒、吸烟等各种慢性病因；遗传易感病因包括遗传性凝血功能障碍、Ⅱ型胶原基因突变等。

二次碰撞学说主要是指股骨头坏死是在有遗传易感病因的基础上再次受到危险病因"碰撞"的结果，也就是说股骨头坏死可能是遗传易感病因和各种危险病因综合作用的结果。一个或多个危险病因长期作用于机体引起相关基因突变，使血液处于高凝低纤溶状态，或者机体本来就有遗传性凝血功能障碍，此时若再受到一个危险病因作用后可引发血管内凝血，阻断股骨头血供，进而演变为股骨头坏死。A.Bjorkman 等通过实验证实：长期或大量的应用类固醇激素和酒精中毒能引发与凝血相关的基因的突变，导致血液处于高凝低纤溶状态，最终出现微循环栓塞而发生股骨头坏死。

第二节　股骨头坏死的病理与分期

一、病理变化

引起股骨头缺血性坏死的病理生理机制有许多，如血管的机械性损伤、动脉栓塞或血栓形成、静脉回流受阻和骨内压增加等，另外还有许多高危因素与该疾病有关，包括类固醇激素的治疗、嗜酒、凝血机制障碍、减压病和结缔组织疾病等。虽然各种类型的骨缺血性坏死的起病原因不同，病变程度也有差别，但其基本病理变化都是骨组织的血液循环障碍导致骨坏死以及随之出现的修复反应，且坏死与修复不是截然分开而是交织进行的。最终可发生骨组织塌陷及邻近关节退行性关节炎，大量研究表明，其病理特征是相似的。

（一）血管的病理改变

股骨头坏死的血管病变早期出现血管压迫和闭塞，血管内血栓形成，脂肪或气体栓塞。局部区域内血管数量减少，血管内膜增生，周围炎性细胞浸润，窦状血管充血、外渗，组织间隙内出血。激素的使用引起供应股骨头的动脉、静脉均发生一系列病理改变，继而发生股骨头坏死。

1. 血供减少

早期血管压迫和闭塞，血管内血栓形成，脂肪或气体栓塞，局部区域内血管数量减少，血管内膜增生，周围炎性细胞浸润，窦状血管充血、外渗，组织间隙内出血，在水肿的组织间隙中出现网状组织和坏死的红细胞及含铁血黄素颗粒等，骨缺血性坏死的标本中常可发现上述病理改变。有人对38例缺血性坏死股骨头进行了微血管造影及组织学检查，发现血管病变与骨坏死的区域相一致。

动脉病变主要表现为血管中层变性、平滑肌细胞坏死和内部弹力板层破裂，有人从Ⅰ期骨坏死的病人身上取得24份髓芯活检标本，这些病人没有症状，也没有影像学的异常，但有阳性骨扫描或MRI发现，组织学上一致的表现是存在新旧骨髓内出血，它们与骨小梁和骨髓坏死密切相关，经过染色后检查证实血管弹力纤维损伤。

静脉主要表现为内部板层的破坏和内膜增厚及血管腔闭塞。专家还发现经激素处理的兔子，可见静脉内膜有增生的泡沫细胞，免疫组织化学分析表明这些泡沫细胞来源于平滑肌细胞，电镜观察显示内皮细胞和平滑肌细胞均有损伤，因此认为静脉血流的淤滞更能解释缺血性坏死的股骨头内压力的升高，上支持带静脉的骨外段及骨出口处的管腔明显狭窄甚至阻塞。

骨髓内血管的损害，由于多种原因，组织病理学家还没有对这种病变给予适当的评价，他们更多地注意矿质化的组织，也由于在玻片上骨髓组织的质量很差，难以辨认清楚，但是血管窦的扩张、小动脉壁的增厚和动脉血栓形成是常常能观察到的。有人对股骨头缺血行显微摄影研究显示，重要的动脉硬化病变主要是在旋股后动脉及该动脉的分支。

上述病变在使用类固醇激素的病人或动物模型的标本中更为常见，使我们形成这种假设，血管壁的损伤、出血和随后的脉管损害，是最有可能导致骨缺血性坏死的原因。其他类型的骨坏死的病理改变也有血管病变，Legg-Calve-Perthes病与血管的压迫和闭塞有关；血管内聚集着新鲜的和陈旧的纤维血栓（主要集中在静脉系统内，其他的小血管塌陷，内皮细胞以纤维组织为中心丛集聚在其周围）与缺血坏死的股骨头有关；邻近的静脉、静脉窦、毛细血管、小动脉内可见纤维血栓和脂肪栓塞，继发的迅速扩散的氮气对骨髓脂肪组织的损害而诱发全身性的血管内凝血，气泡的表面聚集着脂肪和血小板，栓塞压迫与潜水性骨坏死有关。

2. 血供的重建

活体内的骨坏死后，机体即开始修复，血供的重建是修复过程的开始。增生的毛细血管连同成纤维细胞和巨噬细胞由邻近的活骨进入坏死区。在死骨邻近的活骨中，血管反应是最活跃的，死骨周围被间充质细胞和成纤维细胞充填，其中有新生血管形成，死骨周围的骨小梁被吸收，并迅速被纤维组织所替代。此过程以X线透亮带围绕着死骨为特征。同样的过程也可在死亡骨的中央不规则地发生，X线片中可见死亡骨内有小的透亮点，这是小的纤维组织巢。由于某些骨梗死灶的血管病变持续存在或者坏死范围太大，使得修复受阻，骨缺血缺氧在血管再分布后依然存在，这时骨坏死和修复进行对抗，如血供增多死骨被吸收，周围的增生的成纤维细胞及新生毛细血管侵入，成纤维细胞进一步分化形成骨细胞，逐步完成新生骨的"爬行替代"，最终清除死骨；如血供不足，死骨上沉积的新生骨也可坏死，X线上表现为骨密度增高，骨坏死范围进一步扩大，直至骨坏死与修复达到动态平衡，这时骨坏死可能是再也不能愈合。显微镜下检查可见病灶中央骨完全性坏死和局灶性钙质的沉积，周围有纤维血管组织长入，伴有胶原及浓密的钙质沉积，边缘性的瘢痕化和钙化造成周边性骨密度增高，这是骨梗死非常有特征性的征象。

3. 动脉病变

动脉病变主要表现在股骨头区域内的小动脉上，临床病理活检发现，小动脉病理改变主要集中在肌层，表现为弹性蛋白、胶原纤维变性和消失，内弹力层断裂，平滑肌细胞坏死。而动脉内皮层病理改变轻微，仅有轻微增厚，血管外层未见病变，坏死区血管数减少。

股骨头微血管造影检查发现，激素性股骨头坏死有外侧骺动脉损伤，损害部位在其进入股骨头内10.7mm处，股骨头内营养血管仍有部分未受累，并可见再生的修复血管，且修复血管范围随病情分期进展而增宽。许多动物实验研究表明，单独应用激素并不能促成股骨头缺血性坏死，仅能导致骨内脂肪代谢失调及轻度骨内小动脉炎，而激素可加重潜在的血管炎。在激素所致的兔股骨头坏死动物模型中观察到动脉结构的变化，发现小动脉口径变小。可见激素对股骨头动脉的损伤主要表现在血管内层的增厚、管腔变窄、血管炎的形成、血管数目的减少，影响了股骨头的动脉灌注。

4. 静脉病变

骨头近端的静脉分为4组，即上行注入下腔静脉的臀间和股骨颈后静脉以及下行注入股静脉的旋股内外侧静脉。此外，股骨干中心静脉窦也接纳一些干骺端小静脉，然后经滋养孔注入股静脉。由于股骨头特殊的血供走行，骨内外因素都可以引起股骨近端静脉回流障碍，造成股骨头静脉淤滞，而使血供减少，从而引起股骨头坏死。Hirano等对无临床症状的股骨头坏死患者的股骨头上支持带血管进行病理学检查，发现在激素治疗组回流静脉明显变窄。Nishimura等发现经激素处理的兔子，静脉壁出现类似于动脉粥样硬化动脉壁上的泡沫细胞，行免疫组织化学染色证明该细胞源自平滑肌细胞，对兔耳静脉内皮行扫描电镜观察，见静脉内皮不平，透射电镜检查见平滑肌细胞内肌丝变性，内皮细胞内空泡形成。因此认为激素损伤静脉内皮层，管腔改变，激素引起血液黏稠度的改变，加上特殊的静脉解剖走行，共同影响静脉回流导致血流淤滞，也是引起股骨头缺血性坏死的重要病理改变。

（二）血液流变学的病理改变

激素性股骨头坏死大量临床和实验研究表明，激素引起血液流变学改变，血液高黏滞、高凝、高脂血症、损伤血管内皮，在股骨头内产生血管内凝血，形成血栓，使股骨头缺血以致坏死。李峻辉等的实验提示，大剂量肾上腺糖皮质激素诱发的股骨头坏死可能通过激素引起脂质代谢紊乱，出现高脂血症，增加血液黏稠性和血小板聚集，血液循环障碍，形成脂栓，栓塞关节软骨下微血管，骨内压升高，导致股骨头缺血性坏死。姚永东等的实验研究认为，由于高脂血症的出现，低密度脂蛋白将游离的胆固醇带进红细胞膜，影响红细胞膜的黏弹性和红细胞的内黏度。上述二者使红细胞刚性增高，变形能力下降，难以通过因激素造成的炎症性小动脉，使血流淤积、组织缺氧，最终发生坏死。另外，高脂血症的形成使血中 β 及前 β 脂蛋白含量相对增多。脂质吸附于红细胞表面，可降低红细胞表面电荷，导致红细胞电泳时间延长及血小板聚集率增高。因而形成血液的高凝集状态，最终发生骨组织坏死。另有胡长根等的实验证实，长期大剂量使用糖皮质激素可抑制毛细血管的生长，减少股骨头微血管密度，血液灌注量减少，使股骨头血流量下降。这些实验结果表明，激素引起血脂异常导致血液循环障碍，激素可使血小板聚集，血管闭塞，局部酸性代谢物质积聚，毛细血管通透性增高，血浆外渗。骨髓间质水肿，骨内压升高，导致股骨头坏死。激素性股骨头坏死患者存在显著的血液流变学异常，表现为全血黏度增高，血浆还原黏度增高，血中脂蛋白的增多，红细胞变形能力下降，血小板聚集，血液呈高黏滞状态等。

（三）组织病理学改变

激素性股骨头坏死的组织病理学改变主要表现在骨细胞、成骨细胞、破骨细胞在坏死不同时期数量、形态的变化。

1. 骨细胞

激素性股骨头坏死的早期组织学改变是骨细胞固缩，空骨陷窝增多，骨髓腔内脂肪细胞增生和肥大，无典型的骨小梁和骨髓坏死。电镜下观察，激素首先引起骨细胞内脂质积累和超微结构的变化，然后才出现骨细胞形态改变。李月白的动物实验证明，激素性股骨头坏死骨细胞内脂质沉积，电镜下见股骨头软骨下区骨细胞内出现大的脂肪空泡，细胞核受压被挤到一侧边缘，骨细胞内固缩、死亡，骨陷窝空虚。

2. 成骨细胞

皮质激素抑制成骨细胞合成胶原，这一作用与激素的使用剂量及用药后时间间隔有关，生理剂量皮质激素可提高成骨细胞合成胶原的能力，超生理剂量或延长用药时间则抑制其合成。此外激素使成骨细胞合成 DNA 减少，促进胶原酶的合成，抑制类骨质的钙化过程，降低骨钙化率。李月白的实验还表明，大剂量地塞米松诱导骨髓基质细胞大量分化成脂肪细胞的同时，抑制了骨髓基质细胞分化为成骨细胞，而出现成骨分化减少，缺氧而死亡，激素抑制成骨分化的减少可能是激素性股骨头缺血性坏死的新的病理学机制。

3. 破骨细胞

皮质激素有促进破骨细胞功能，加速骨吸收的作用，而新生和转化态的破骨细胞功能可被大剂量激素抑制。动物实验结果表明，大剂量的激素在抑制成骨的同时，骨钙的重吸收也被抑制，提示大剂量激素有抑制破骨细胞功能的作用。Borcsok 等认为，糖皮质激素参与骨细胞功能的分化和破骨细胞的生成，从而调节人体骨的吸收和形成，超过生理浓度的糖皮质激素通过抑制成骨细胞的增殖和刺激骨吸收直接和间接地干扰骨的代谢平衡。可见激素可使骨细胞形态改变，固缩而死亡，成骨细胞减少，促进破骨细胞功能而影响骨的代谢功能。

（四）骨髓的病变

骨缺血性坏死最早的依据是骨髓的改变。

1. 骨髓水肿

假设缺血的时间有限（少于6h）或血流供应相对缺乏而不足以引起不可逆的骨坏死，那么这种暂时性的缺血缺氧也会损伤骨组织，可能会造成细胞的变性甚至一些细胞的点灶状坏死，加上病变区因血流再通所致长期的反应性充血和持续高血流供应引起的短暂脱钙作用，在放射线图像上表现骨透亮度增加和骨质减少，定量放射学检查证实为羟基磷灰石成分减少，组织学观察为嗜伊红淡染的液体，点状散布在存活的脂肪细胞之间。因而有人称之为短暂性骨质疏松，然而这种骨质减少不是骨质疏松病中骨总量减少，这种表现是存活的骨小梁在某种程度类似于短暂性骨质软化症中宽阔而不含矿物质的类骨质表现，其原因也许是骨髓缺血或骨内高压可促进围绕受累骨小梁周围的成骨细胞的增生，并促进其类骨质分泌。近年来由于应用MRI检查，研究者发现在骨缺血性坏死的MRI T1加权图像中表现为低信号影，T2加权图像中为高信号双边征，其表现类似于其他组织水肿的表现，因而近年来称之为骨髓水肿综合征。

2. 红骨髓坏死

缺血的第一个细胞证据应该是需要高氧饱和才能增生的造血组织的消失，然而红骨髓坏死在骨坏死标本的切片中并不常见，这是因为红骨髓在病变部位及老年病人中并不丰富，也可能是由于缺血首先引起骨髓细胞增殖的停止和单一的生血组织的消失。然而有时还可以观察到红骨髓的坏死，镜下的表现为凝固性坏死，为明显嗜酸性的均质结构，但要比黄骨髓坏死致密得多，其中可辨认出成排的细胞，在模糊细胞轮廓内有各种细胞结构和固缩破碎的胞核。

另一种红骨髓坏死镜下表现为颗粒状坏死，细胞结构已不再能够辨认，只可见颗粒状嗜酸性的核及弱嗜碱性的碎片。最后随着病情的进一步发展，一种更为晚期的变化是致密嗜酸性物质的积累，其中可辨认出胶原纤维的成分，但很难解释这是代表红骨髓组织的坏死，还是因为持续性或进展性缺血引起的反应性结缔组织坏死。

3. 黄骨髓（脂髓）坏死

黄骨髓内主要是脂肪细胞，其核消失即提示细胞的死亡，因为脂肪细胞的细胞核通常位于细胞的周围，而且不是总能被观察到，所以单个细胞的胞核消失不能被认为是脂髓的坏死。随着病情的进展，脂肪细胞会破裂，脂肪碎滴吞噬作用的出现即是有力证据，然而单个脂肪细胞的胞膜破裂可能是切片制作过程中人为现象。在骨缺血性坏死的标本中脂肪细胞的碎片和嗜酸性纤维蛋白样的网状组织共存现象很常见，因而有研究者认为，脂肪细胞有嗜酸性纤维蛋白样网状组织的出现，即被认为是坏死的征象，把它称为"脂髓嗜酸性网状坏死"，这种脂肪细胞已不再是真正的脂肪细胞，而只是巨噬细胞内的脂肪颗粒。这些巨噬细胞多为圆形或多面体形，淡染的颗粒状胞浆内含一位于中心的小而黑的胞核，称为泡沫细胞，常成群地积聚在一起。上述类似的病理组织改变也常见于脂肪坏死。另外，脂肪细胞的破裂造成脂肪骨髓常规切片大而圆的空腔，有一薄层膜或一圈的组织细胞把液化坏死区隔开，这是骨坏死的早期病变。

4. 坏死后骨髓再生

在动物实验中坏死骨髓的完全再生看起来是极有可能的，因而在人体也许可能实现，但是至今未见有人报道。我们常常见到的是骨髓中充填了新生的肉芽组织，另一方面也经常可以看到，骨缺血区和骨坏死灶、纤维和纤维血管、增生区域和骨形成区并存，这种替代性纤维变性常常是相当致密的，富含纤维缺乏细胞，常称之为"不活跃的致密纤维化"。这些纤维组织或多或少地填充着骨髓的空间，而且常常与骨髓坏死区域紧邻，但至今仍不清楚这种纤维变性究竟是骨坏死和骨再生的过渡阶段还是确实由真正无成骨活性组织构成的瘢痕。虽然在骨缺血和坏死当中常可见到骨髓纤维变性，但这既不恒定又不具有特征性，而且这种病变几乎在所有病变骨当中都可见到，如肿瘤转移病灶的周围。

（五）骨病变

1. 骨坏死

骨坏死的基本病理变化：骨小梁表面成排的成骨细胞消失，骨陷窝细胞空虚，骨细胞核消失，但骨结构仍可保持原来的支架。这些骨小梁的病变不如骨髓的病变那样明显和常见，通常只有一部分骨小梁表现为骨坏死，而且与骨髓的病变区域紧邻。如果所有的骨陷窝空虚，即骨细胞的核消失，并排除标本制作过程中的人为因素，骨坏死的诊断是显而易见的。骨小梁坏死后的结构和密度基本不变，只是选择性地在黏合线上产生裂隙，并且这些坏死的骨小梁在制作切片时很容易碎裂，这种现象在晚期骨小梁坏死中更为常见，提示这并非在坏死前已存在，而是继发于骨坏死。

部分的骨小梁坏死在常规染色的切片中很难确诊，唯一的征象是一些骨陷窝的空虚，然而我们知道完全正常的骨小梁也可以有一些空虚的陷窝，只是数量上的区别，因而只有当空虚骨陷窝的数量达到50%时才认为是骨小梁坏死，也有人认为是75%。当然更重要的是了解骨细胞的活性，因为有时一个死亡的骨细胞也可能被认为是存活的。大部分细胞予缺血2h即失去合成能力，于12～24h内除软骨外股骨头内所有细胞均死亡，因此，主张早期治疗股骨颈骨折，恢复股骨头颈的血液循环就可以最大限度地减少股骨头坏死的发生。

部分或完全坏死的骨细胞周围的骨质会因溶解而显得陷窝扩大，局部的骨密度下降，有时在完全坏死的骨小梁上可以见到一些切迹，可能由代表骨陷窝的吸收所致。

2. 坏死后骨的再生

骨的再生包括死骨的清除和骨的重建。死骨清除的基本病理改变是死骨表面或哈弗管周围成骨细胞消失，代之以很多的破骨细胞包围死骨，将骨溶解，形成骨缺损，随后骨小梁被破坏、中断、消失。

骨的重建常表现为在坏死骨小梁的表面被新生的骨组织所环绕，骨样组织和大量的成骨细胞不规则地分布在坏死的骨小梁表面，这种坏死骨和新生骨共存的现象是因为骨组织在长期而不完全的缺血条件刺激下形成的。

人们通过研究发现，骨折、移植与血管梗死后的死骨周围会发生修复，这种现象被称为"爬行替代"，用于说明先在死骨上生长一层活骨，而后最终清除死骨。在这种慢性不完全的缺血状态下，坏死骨小梁是否能全部被新生、存活的骨组织所代替仍不清楚，因为我们一般只能看到新生骨，而不能看到过多的新生骨造成缺血加重导致的新生骨死亡，这也许是临床上骨缺血坏死不易治愈的原因。我们采用中西医结合的方法对坏死的股骨头予以中药内服、外用结合，以改善新生骨的血液供应，增加股骨头颈部位的血液循环，达到缓解和治愈股骨头坏死的目的。在这一方面，我们已经取得了良好疗效。

（六）关节软骨病变

1. 关节软骨坏死

骨血运中断引起骨坏死的同时，其关节软骨也大部分坏死，但也有在相当长的时间内不发生或出现区域性软骨坏死。有的表现为局部关节软骨增生活跃，使软骨增厚达 1 ～ 2 倍。所以，关节软骨的营养除软骨下血管襻和滑液外，还可能有关节软骨自身坏死的因素存在。

由于关节软骨坏死的时间和程度不同，关节软骨坏死时的肉眼观察也不相同。早期关节面凹凸不平，坏死区软骨塌陷，失去正常光泽，变黄或棕褐色，弹性降低，关节软骨变薄、皱褶、卷曲或破裂，裸露出下面骨质。有时为增生肥大、结节状，关节边缘骨质及软骨均有肥厚，使关节骨端也出现肥大性改变。

镜检时关节软骨坏死表现为软骨细胞染色变淡，细胞结构模糊，继而软骨细胞消失，软骨囊空虚，最后坏死的关节软骨变为无结构的均匀基质。根据软骨坏死的程度不同表现也不同，大致可分为下列五种情况：①关节软骨柱的局部细胞坏死，存活的软骨细胞分散，软骨柱行间的距离加大，并有中断现象；②关节软骨细胞层次不全，增生层软骨细胞坏死或肥大层软骨细胞消失；③关节软骨变薄时，有时看到切线层软骨剥脱；④全层软骨细胞消失，仅遗留一层无结构的均匀基质；⑤严重的关节软骨坏死，全层皲裂、脱落而显露下面的骨质。

关节软骨的坏死，使第一、第二层的软骨细胞数量大为增殖，软骨细胞有丝分裂，胶原纤维纵向撕裂。蛋白黏多糖减少，关节面软骨粗糙或裂纹，但"潮线"仍存在，以后向第三层发展，"潮线"断裂，软骨下血管增生，最后胶原纤维排列方向紊乱，软骨细胞膜消失，软骨细胞内只见溶酶体和颗粒体。软骨基质也丧失，软骨下骨小梁增粗。骨端逐渐呈现蘑菇状肥大变形，即关节软骨增生骨化，表示关节软骨有部分坏死。而骨端肥大表明髓内尚有血运通达。

2. 关节软骨增生

发生关节软骨坏死的情况下，一般都可以见到坏死骨周围或边缘有软骨细胞增生。关节软骨增生的方式基本上分为两种：①关节软骨细胞以"外加"的方式生长，似关节软骨的增生层和肥大层的软骨细胞数目增多，关节软骨全层变厚；②软骨细胞分裂，在一个软骨囊内，形成同族性软骨细胞群，少者数个、数十个，多者达百余个，这种同族的软骨细胞在一个软骨囊内，拥挤排列，形成一个圆形的细胞团块。很多这样的软骨细胞团，可使关节表面隆起，呈结节状或绒毛样改变。这两种软骨增生的方式，都经常在软骨坏死的边缘出现，因此，可以认为关节软骨增生是软骨坏死的反应。关节软骨增生X线片显示关节间隙增宽。随着软骨细胞增生、肥大、基质钙化，继而关节软骨深层的血管侵入肥大软骨，细胞退化区发生软骨内成骨，这种病理改变是使骨端增大发生蘑菇状变形的病理过程，也是形成创伤性关节炎的重要组成部分。

（七）关节周围软组织反应

骨缺血性坏死时关节周围软组织也缺血，随后关节软组织新生血管再生，发生一系列增生改变。髋臼窝脂肪块内分散在脂肪细胞之间的结缔组织活跃增生，包裹在脂肪块表面和伸入关节间隙内，可与坏死的关节软骨发生粘连，可在关节软骨表面形成一层软骨，可呈结节状、舌状、绒毛样突向关节内。关节囊内面的滑膜组织异常活跃增生，形成大量纤维组织，滑膜下未分化的间叶细胞也可形成带蒂的软骨体，随后软骨体中心钙化、骨化，形成关节内游离骨体。关节囊异常的增厚可超过正常关节囊厚度的几倍、十几倍，就是关节外周围肌纤维间的间叶细胞也活跃增生，在关节囊外形成大量软骨组织或纤维组织。关节周围骨膜增生，一方面产生大量的软骨组织，另一方面形成骨，随后发生一系列骨增生反应。这一系列关节内、外软组织增生反应，就是X线片所见到的关节周围软组织膨隆、密度增高的病理基础。后期这些软组织反应即显示塑形，关节囊逐渐变薄。骨与软骨的坏死和创伤性关节炎，二者有着不可分割的联系。前者是因，后者是果。临床X线诊断为创伤性关节炎的含义，应是指骨坏死与骨增生、软骨坏死与软骨增生以及关节周围一系列软组织增生反应的综合病理改变。

二、病理分期

无论哪种原因造成骨缺血坏死，其组织病理学的表现基本一致，但由于骨组织缺血的持续时间，丧失血供的范围和程度等不同，发生骨坏死的病理变化有所不同。很明显，对于股骨头缺血性坏死病理发展的观察不可能像动物实验一样，至今所获得资料仍然很有限，而且股骨头缺血性坏死的病理改变远比实验性骨缺血性坏死复杂，尤其是临床所见的病变常常是慢性不完全缺血的病例，不同的时间和不同的区域我们可见到真正的缺血区域，也可见到继发性反应病变和重建的现象。有人对200多例股骨头缺血坏死髓芯减压活检的标本，其中80%X线表现为股骨头正常，行髓芯减压取得的活组织标本病理证实为放射线前期的骨坏死，并将股骨头缺血性坏死的病理演变过程分为四期。

（一）第一期：骨髓细胞和骨坏死

股骨头缺血6h后髓腔造血细胞出现坏死，细胞轮廓清晰及核固缩，还可见到颗粒状嗜酸性核，少见碱性碎片，静脉窦充血，血浆渗血，间质出血，出现坏死的红细胞和含铁血红素，说明有陈旧性出血，间质有水肿，骨细胞和成纤维细胞增生，表现为松嫩的纤维组织。2天后出现坏死的证据是骨细胞核消失，陷窝空虚。此时切片时易破裂，偶尔有骨小梁完全性坏死，骨溶解吸收，陷窝扩大。镜下未见破骨细胞。这种骨吸收机制不同于生理性破骨细胞活动所致。有研究者认为，骨陷窝内骨细胞损失达75%方为骨小梁坏死。缺血 2～5 天后可见到骨髓腔内脂肪细胞坏死，细胞核消失，脂肪细胞破裂，融合成脂小囊，吞噬细胞对脂肪碎片的吞噬作用明显加强，镜下还可见到较大、空虚、圆形的腔，是脂肪细胞坏死、液化所形成。但坏死的骨组织肉眼上未见异常，骨小梁坏死后仍保持原有的支架，密度不变，骨质的坚硬度正常。

（二）第二期：坏死骨组织吸收与早期修复

该期从大体标本上可以见到坏死区呈灰白色，骨质脆软，关节软骨靠关节液营养未发生坏死。镜下可见各种坏死组织成分，周围有大量炎性细胞浸润，由于坏死灶周围活骨组织反应性充血而出现局部骨组织吸收，该期开始出现骨组织的修复性反应，在坏死灶周围出现原始的间叶细胞和毛细血管及一些胶原纤维——肉芽组织，这些肉芽组织由正常骨区向坏死区伸展，与破骨细胞一起清除死骨，而后这些肉芽组织被纤维组织替代。周围部分坏死的骨小梁被不等量、不规则的新生网状骨质所封闭、包绕，逐渐吸收坏死骨小梁，并取而代之。这个过程称为"爬行替代"。

（三）第三期：坏死骨组织的修复与重建

该期病变股骨头在肉眼上有明显的改变，出现关节软骨失去光泽，呈黄色或棕色，表面不光滑，有皱纹。有时软骨表面覆盖一层绒毛组织。在股骨头负重区可见关节软骨增厚。切面观坏死骨区呈灰白色，常见软骨下方有清楚的骨折裂缝，使软骨与下面骨质分离。紧贴软骨下面有一薄层松质骨，为致密的硬化骨。镜下可见坏死区的修复反应较第二期更加明显，在坏死的骨小梁间有大量的肉芽组织填充。这些肉芽组织与破骨细胞一道吸收坏死的骨组织，同时间叶细胞可分化成骨母细胞并形成新骨，从而完成"爬行替代"。由于"爬行替代"的过程较早发生于坏死区周围软骨下部分，故坏死骨被吸收得较早，而新生骨坚硬度较低，接受压力后就出现软骨下骨小梁骨折；由于关节软骨下方骨小梁骨折及修复组织的进入，可出现关节软骨表面皱纹。

（四）第四期：股骨头塌陷，髋关节骨性关节炎

一般认为，新修复的骨组织受压力作用后发生塌陷，往往修复能力越强，范围越大，塌陷率越高。将切下的坏死股骨头冠状切开，剖面大致可分为五层，其肉眼及镜下结构为：

第一层：关节软骨坏死。股骨头的关节软骨失去光泽，呈黄色、棕色或褐色，表面粗糙不平，有时覆有一层绒毛组织；在股骨头负重区可见关节软骨增厚、皱叠、塌陷、掀起、碎裂，严重者关节软骨消失，骨质外露，坏死软骨按压时下陷、松软、易推动，切面观软骨与下面骨质分离，紧贴软骨下面有一薄层松质骨，为致密的硬化骨。显微镜检查：在股骨头的不同部位有不同的病变，有的软骨增生肥厚，有的全层软骨细胞消失，仅有一薄层基质；有的全层软骨脱落骨面外露。在关节软骨增生区可见软骨细胞坏死，柱状排列的软骨细胞行间距加大，软骨柱层次缺如，软骨细胞总数减少，有些软骨细胞发生纤维变性。

第二层：软骨下坏死区。在关节软骨的下方可见松质骨被豆渣样坏死物质取代。碎屑有时可自软骨裂口逸出。由于软骨下骨的吸收，在死骨区的上方可见水平方向的间隙，死骨区边界较清楚，凹凸不平，清除死骨时一般无出血。显微镜检查：陷窝内骨细胞消失，陷窝扩大；骨髓成分被碎屑替代，在软骨细胞区有软骨内化骨形成，也有新骨形成。

第三层：纤维组织区。在无软骨覆盖的骨坏死区周围，有一层纤维组织包绕，呈灰蓝色，质软，有丰富的血管组织，纤维组织区有时不完整。显微镜检查：该区在靠近死骨的部分骨小梁消失，而靠近活骨区则有混合型骨小梁存在，有的地方能见到软骨内骨化。

第四层：新生骨形成区。为硬化、增厚、不规则的骨小梁组成，常位于头颈交界处，凸向股骨颈的骨质硬化带。显微镜检查：正常的骨细胞、骨髓细胞、死骨和碎屑，有大量的新骨沉积于老的骨小梁上，使骨小梁增粗。

第五层：正常松质骨区。为正常排列的骨小梁，血运丰富。显微镜检查：为充满正常骨髓细胞区。

骨软骨病的原因尚不太清楚，多数学者认为慢性损伤是重要原因。外伤使骨骺血管闭塞，从而继发骨骺缺血坏死，如胫骨结节骨软骨病、股骨头骨软骨病和椎体骨软骨病等，股骨头是骨软骨病最好发的部位，临床上把儿童股骨头缺血性坏死称为 Legg-Calv-Perthes 病或简称 Perthes 病。

典型的 Perthes 病的自然经过曾被描述成四期：Ⅰ期为初期或滑膜炎期；Ⅱ期为缺血性坏死期；Ⅲ期为再生期或修复期；Ⅳ期为残余期或后遗期。这些分期是以显著缺血的发作，骨的坏死、塌陷，然后是血管再分布和再生学说为基础的。目前，更合理的观点是松质骨由于创伤或缺血发生时被挤压塌陷，然后具有生物可塑性的股骨头受到更为严重创伤的因素下进一步塌陷，这可以是部分性的，或是整个骨骺受累。典型 Perthes 病自然经过的各期的时间被估计为Ⅰ期 2～4 年，Ⅱ期 1～2 年，Ⅲ期 3～4 年，此后为Ⅳ期。事实上，在本病急性受累期很少被观察到，可见到的是关节囊及滑膜增厚，股骨头及颈的软骨厚度增加，能感到这种增厚是关节腔增大所致。滑膜可能水肿及充血，此期内关节活动大为受限。与骺板直接邻贴的干骺端可能因血管分布增加而软化，早期股骨头骺的外表形象并不表现出其中将会有较明显变化的迹象。随后坏死的骨骺逐渐被纤维组织所替代，它造成 X 线片上在致密的股骨头中出现 X 线透亮的斑点现象，残余的骨骺仍可被逐渐置换。纤维区则被骨骼替代，但往往只在相当晚期才会发生。

三、对关节负重功能的影响

在血流中断几天之后，密质骨的骨陷窝呈现空虚现象，表明造骨的骨细胞已死亡，骨髓凝固、液化和萎缩。尽管如此，骨小梁的结构及矿物质含量仍保持而未改变。因此，早期在 X 线片上骨密度和骨小梁结构均看不出有何变化，此后如骨修复（血管再分布）并不发生，组织学和 X 线现象及生物力学持续无进一步的改变。

股骨头塌陷发生于坏死修复期，而不是缺血坏死的早期。生物力学和计算机技术的发展为股骨头坏死的研究提供了新的手段。有人对股骨头坏死的力学研究表明，塌陷的人体股骨头松质骨力学性能明显降低，但尚未观察塌陷前期的力学性能变化，因而难以深入分析股骨头塌陷的机制。有人用液氮冷冻法造成犬股骨头缺血性坏死，因不截断股骨颈，使坏死的股骨头较快地进入修复期，以便观察坏死修复过程中股骨头本身的材料力学动态变化，并观察分析了力学性能变化与同期 X 线及组织学改变之间的关系。

（一）股骨头坏死分期

根据股骨头坏死至塌陷过程中骨力学性能的动态变化及相应时期的 X 线和组织学改变，表明股骨头坏死后骨材料力学性能的变化大致可分为三期：

1. 坏死早期

组织学表现为骨髓腔细胞和骨细胞已丧失活力，但骨小梁结构尚保持完整，骨力学性能和 X 线片密度均无明显改变。

2. 塌陷前期

坏死区出现再血管化和新骨形成，修复反应从股骨颈向股骨头近侧延伸。X 线片出现密度改变，但股骨头外形仍完好。软骨下和中部松质骨的力学性能均下降，以松质骨的变化更为明显。

3. 塌陷期

组织学证明，股骨头近端已有大量新骨形成，但负重面软骨下区骨性修复不良，死骨和纤维肉芽组织并存，骨质吸收，骨小梁断裂。与塌陷前期比，此期软骨下骨的力学性能下降十分明显，而中部松质骨的变化不甚显著。

上述变化提示，股骨头坏死后并不立即发生明显的骨结构和力学性能改变。修复过程启动后才出现骨结构的损害和力学性能降低，最终发生股骨头塌陷。其原因可能是：①骨坏死修复时，成骨细胞增生的同时破骨细胞活性也增加，导致骨质吸收；②未完全矿物化和塑形的新生骨力学性能较低；③坏死骨与活性骨之间可产生应力集中。

（二）股骨头坏死的力学变化

人们在分析了股骨头坏死的力学变化后，认为坏死骨周围的应力集中是引起病情进展的主要原因。应力集中可导致股骨头内骨折，不仅影响局部力学性能，而且可阻断修复组织的延伸，故负重区软骨下骨板往往难以得到骨性修复。对坏死股骨头的软骨下骨和中部松质骨分别做了力学测定，证明负重区软骨下骨力学性能的降低与股骨头塌陷的关系更为密切。随着软骨下骨板力学性能的显著下降，松质骨遭受更大的应力，并随软骨下骨板的折裂而塌陷。

研究结果表明，股骨头坏死的修复反应具有两面性：有利的一面是使坏死区恢复活力；不利之处是修复过程中可出现骨结构的变化和力学性能的降低，而力学性能的改变可能是股骨头塌陷最直接的原因。

股骨头坏死早期并无明显症状，通常至后期股骨头塌陷时才产生临床症状，这在文献中已有大量报道。但对股骨头塌陷的发生机制，还存在一些争论和不明之处，比较突出的争议是坏死修复过程与后期塌陷的关系。一种意见认为，股骨头塌陷的主要原因是坏死区再血管化不充分，其依据是股骨头坏死的原因就是缺血，塌陷的股骨头内仍有未被修复的死骨，这一观点目前被多数学者所接受；持不同见解者则认为，坏死本身并不会引起股骨头塌陷，坏死后过强的修复反应才是导致股骨头塌陷的主要原因，修复能力越强，塌陷率越高，因此，修复反应是有害的。其理由是：①股骨头塌陷并不发生于坏死早期，而发生于出现修复反应以后；②核素检查提示塌陷的股骨头有高代谢反应；③青少年修复能力强，塌陷率也高。我们认为，这两种观点都难以满意地解释坏死与塌陷过程中的种种复杂现象。其主要原因可能是股骨头坏死塌陷须经历一个较长的、复杂的病理过程，且存在一定的个体差异。而许多作者由于研究对象和观察手段的局限性，往往只看到整个病理过程的某个阶段或某一方面，因而容易得出片面的甚至十分矛盾的结论。

（三）股骨头坏死与股骨头塌陷

综合各家研究，我们认为股骨头坏死与股骨头塌陷之间存在密切的关系。股骨头修复过程及其结局与缺血性坏死的严重程度有关。通过对股骨颈骨折后的股骨头进行核素骨显像随访和 X 线观察，以及股骨头坏死后不同时期的组织学检查，研究者发现股骨头坏死后的修复反应大致可分成两种结局：①缺血坏死的范围小，修复反应出现早，成骨活跃者可在较短的时间内完成骨性修复。核素骨显像表现为骨折早期就出现高代谢反应，但数月后逐步趋于正常，X 线片上无明显密度改变，不发生塌陷。②缺血严重、坏死范围广的股骨头，修复反应出现较迟，但至后期却表现为强烈的、持续的高代谢反应。组织学表现为髓腔血管及细胞增生活跃，但这种增生反应随部位而定，股骨头近颈侧部在髓腔增生的同时伴有活跃的成骨活动，新骨丰富。而负重面软骨下坏死区的髓腔内有血管和细胞成分增生，但新骨形成很少。至后期，髓腔内肉芽组织发生纤维化，坏死的骨小梁未得到骨性修复，甚至数年仍留有被纤维结缔组织包绕的死骨中心。即使已被新生骨覆盖，新骨中的死骨内仍不能完全吸收，在人体和动物股骨头内均能见到这种现象。这说明人和其他高等动物对股骨头坏死的修复能力是有限的。这在病理学概念上属于不完全修复或不完全再生。因此，我们认为股骨头坏死的修复应分为骨性修复和纤维修复两种类型。坏死区完成骨性修复者一般不发生塌陷；而纤维性修复者，如果范围较大并位于负重区时，可由于局部的力学性能降低而发生塌陷。

股骨头坏死塌陷是生物因素和力学因素综合作用的结果。在股骨头坏死塌陷机制研究中，以往的文献主要根据股骨头血管的解剖特点和缺血坏死后的组织学改变，从生物学方面进行研究。但尚有一些难以解释的问题，如临床上非创伤性骨坏死不仅可发生于股骨头，也可发生于肋骨头、股骨内外髁等部位，但绝大多数病例仅股骨头发生塌陷，其他部位并不塌陷。就股骨头本身而言，坏死塌陷的部位多位于负重区，往往与受累血管的分布不相一致。近年来，随着生物力学和计算机技术的发展，一些研究者应用生物力学的手段来研究股骨头坏死塌陷。UM 等运用有限元方法分析股骨头坏死的力学变化，认为坏死骨周围的应力集中是引起病情进展的主要因素。Ferguson 的研究表明，软骨下坏死骨与活骨之间可产生应力集中。软骨下骨板的完整性被破坏以后，坏死的松质骨遭受更大的应力，并随软骨下骨板的骨折而塌陷。Brown 等对 9 例属中、后期坏死的股骨头进行了力学测定，从不同期的股骨头中切取 5mm 的松质骨行单轴压缩试验。结果表明，由于病期及再生血管化程度不同，个体差异较大，但其平均值与正常对照值有明显差别，坏死区松质骨的屈服强度降低 52%，弹性模量降低 72%。有研究者对坏死股骨头的软骨下骨板和松质骨分别进行了力学测定，进一步揭示了坏死修复过程中股骨头不同部位力学性能的动态变化，证实负重面软骨下区的骨结构破坏最明显，说明骨结构的损害与力学性能的降低有密切关系，这与文献报道一致。

我们认为，在股骨头坏死塌陷的发生和发展过程中，骨代谢与骨结构和骨力学性能的变化有密切关系，其机制为：坏死修复时胶原酶活性升高，胶原分解代谢增强，使骨组织的主要有机成分——胶原的质量和数量降低，并影响钙盐的沉积，骨结构遭到破坏。死骨和活骨交界处，囊性变和硬化骨交界处，均可产生应力集中，并形成股骨头内骨折。股骨头内骨折一方面进一步影响力学性能，另一方面又可阻断修复组织的延伸。因此，股骨头坏死塌陷是生物因素和力学因素综合作用的结果。综合文献及多项研究结果，我们认为，从股骨头本身的生理功能出发，股骨头坏死的治疗原则应该是在致力恢复股骨头活力的同时，采取积极的措施保护或恢复其力学性能，防止后期的节段性塌陷。

四、对局部及全身的危害

股骨头缺血性坏死后，骨在化学成分上会发生一系列变化。通过骨生化检测可了解骨代谢的总趋势，进而表明骨坏死过程中确实存在骨形成和骨吸收的问题，并应与病理检查相一致。

目前对骨坏死的生化研究还较少。有研究者做过 61 只兔的对照实验，因为骨组织的主要成分是胶原纤维、基质（氨基己糖）和水以及无机盐（钙和磷），胶原占 90% ~ 95% 的骨有机质，可通过羟脯氨酸测定，氨基己糖是黏多糖的主要成分，经过多糖链和蛋白结合为蛋白多糖。以羟脯氨酸（C）代表胶原，氨基己糖（H）代表基质，用 H/C 值作为"骨的生化年龄"。实验结果表明，氨基己糖含量于术后 4 周开始升高，并且在 14 ~ 18 周时与健侧含量有显著差别，这说明有大量基质生成和软骨形成。股骨头的羟脯氨酸含量在整个实验过程中变化不显著，仅在手术后 2 周含量有明显升高，这可能与血肿形成及吸收有关，类似骨折后的情况。无机盐：钙的含量虽然在健侧变化较大，但是手术侧在 12 周以后一直降低，并且在 16 周后其含量明显降低，术后 20 周更为显著，钙 / 羟脯氨酸比值（H/C 值）在手术侧从 12 周后也开始降低，在 12 周和 20 周明显下降。

H/C 值先有增高，表明有大量有机质形成和软骨形成，以后又有下降，表明结缔组织成熟和衰老过程，也是新骨形成和成熟的表现。应指出，新生骨含有较多的氨基己酸，是不够成熟的和机械强度较差的表现，因而容易发生塌陷。随着骨组织的不断成熟，H 逐渐下降，C 不断增多，新生骨质机械强度增强。钙 / 羟脯氨酸比值正常为 2.5，于实验手术后 20 周明显下降，表明骨坏死后有血运重建，造成骨盐吸收。此外，成骨过程中胶原成熟在先，钙盐沉积在后，钙 / 羟脯氨酸比值下降，说明修复的新生骨质量尚未正常，软弱易塌陷，如果有钙和羟脯氨酸的绝对值下降，而其比值正常，说明有生理性骨萎缩（老年）。如果比值均有下降，而且以钙的绝对值下降明显，以至影响到钙和羟脯氨酸比值下降者，说明骨坏死后有血运重建，骨钙吸收或修复是钙盐沉积较胶原形成缓慢的原因所致。有研究者曾提出，股骨头缺血性坏死中出现的新生骨小梁有交织骨和黏合线，故影响其机械强度，从生化测定中证实了股骨头修复组织是一种不够成熟的骨组织，所以其机械强度较差，容易在负重部位发生塌陷。这恰与临床上股骨头缺血性坏死的病人股骨头修复能力越强塌陷率越高的事实相符合，即年轻人的股骨头塌陷率比老年人高。

骨缺血性坏死的病理学研究以往主要集中在病理组织学方面。随着现代科学技术的发展，病理形态的研究已逐渐深入亚细胞领域和分子水平（分子病理学）。现代生物学、生物力学、生物化学、免疫学等新兴学科不断建立，与股骨头缺血性坏死的病因、股骨头的塌陷、畸形的发展等方面的研究都有密切关系，现在已开始从这些方面着手对股骨头缺血性坏死进行研究，但还是起步阶段，不能说已对本病的发生机制及其本质获得多大认识。留给我们的任务还很繁重，阐明或获得日益深入认识本病的日期还在未来。

第三节 股骨头坏死的临床分型

一、股骨头坏死的发病过程与临床分型

（一）股骨头坏死的发病过程

股骨头坏死是一个病理演变过程，初始发生在股骨头的负重区，应力作用下坏死骨骨小梁结构发生损伤即显微骨折以及随后针对损伤骨组织的修复过程。造成骨坏死的原因不消除，修复不完善，损伤—修复的过程继续，导致股骨头结构改变，股骨头塌陷、变形，关节炎症，功能障碍。

股骨头坏死发病过程可分为以下四个阶段：

Ⅰ期：临床上无症状，X线检查无异常发现，通过病理活检或骨髓显影才能作出诊断。

Ⅱ期：患者显示异常不规则骨质密度增高影，主要为死骨区相对增高、周围骨质疏松的结果。

Ⅲ期：以股骨头塌陷并伴有患区明显不规则骨质密度增高为新骨形成修复的表现。

Ⅳ期：为晚期变化，股骨头明显变形，X线检查见斑块状骨质疏松区及硬化区变化，伴有继发性骨关节的改变。

（二）股骨头坏死的病理分期

股骨头缺血性坏死在病理形态学上分为四期：

Ⅰ期（坏死期）：此期骨骺血液供应阻断，早期骨细胞呈变形坏死，在陷窝内消失，但骨小梁结构未见改变，骨髓成分见造血细胞出现颗粒状坏死，静脉窦充血，间质出血或水肿，骨小梁开始呈灶状坏死、骨溶解吸收、陷窝扩大。

Ⅱ期（修复期）：此期可见新生血管及新生纤维组织长入坏死区、形成肉芽组织。在坏死骨小梁一侧，出现破骨细胞，骨质出现吸收现象，而另一侧出现成骨细胞及开始新骨形成，构成所谓潜行性代替现象。

Ⅲ期（坏死骨组织主要修复期）：此期修复从坏死区向内扩展，坏死骨小梁间有较多增生的间叶细胞、新生毛细血管及胶原纤维填充，同时坏死区的间叶细胞可分化为骨母细胞及形成新骨，坏死骨组织逐渐吸收，为新生骨所替代，从而完成爬行替代。

Ⅳ期（股骨头塌陷，髋关节骨性关节炎）：爬行替代过程中，新生血管长入、肉芽组

织变为纤维组织，新生骨逐渐变为成熟骨，一般坏死不明显，如果坏死区较明显特别是关节软骨的坏死由纤维组织或纤维软骨所替代，不能承担负荷，可引起畸形。一般认为新修复的骨组织受压力作用后发生塌陷，往往修复能力越强，范围越大，塌陷率越高，多在坏死骨与正常骨交界处。

（三）股骨头坏死的影像学检查分期

1. X 线检查

表现根据发病时间的长短和骨质改变的轻重，股骨头坏死 X 线表现可分为早、中、晚三期。

（1）早期

可见骨质弥漫性稀疏，股骨头无变形，关节间隙不窄，但骨密度不均匀，有局限性骨密度增高、硬化，而且范围不等。在骨密度增高区的边缘有斑片状密度减低区，或股骨头持重区的软骨下骨折，表现为新月形或带形透光区，典型者呈削苹果皮样改变，对早期诊断很有帮助。

（2）中期

股骨头轻度变形，关节面塌陷，正常的弧形曲线消失，出现台阶征，骨密度仍不均匀，出现囊样破坏区，周围可有新骨增生，此期关节间隙可正常或变窄。

（3）晚期

股骨头明显变形、塌陷、压缩、变平、密度不均匀，常见骨质硬化与囊状相间。股骨颈粗短，关节间隙变窄，关节周围如髋口缘及股骨头边缘有明显骨赘形成，且伴有脱位。

2. 核素扫描图像

多数学者根据目测及定量比值结果将核素髋关节显像分为五期：

0 期：股骨头、股骨干放射性分布正常，头干比值为 2.49 ± 10.7。

Ⅰ期：股骨头可见局限性放射性分布减低区，头干比值低于正常。

Ⅱ期：股骨头可见局限性减低区，周边有环形或新月形放射性浓聚带，头干比值减低区接近或低于正常，浓聚带高于正常。

Ⅲ期：整个股骨头呈球形或类球形明显浓聚，头干比值明显增高。

Ⅳ期：股骨头、颈呈不规则浓聚，有时内侧不对称，头干比值也明显增高。

3. MRI 检查

（1）早期

T1WI 及 T2WI 上，在股骨头高密度影像中，有一呈条带状弯曲或环形的低密度影，位于股骨头的边缘。其内包绕一与正常股骨头内脂肪组织相近的高密度区。在 T2WI 上可见因关节液形成的高密度影，股骨头外形正常，关节间隙正常。

（2）中期

股骨头内病变区稍显不均，部分病例股骨头轻度变扁、塌陷，有关节积液，在 T2WI 上形成高密度影像，T1WI 在股骨头上部软骨下方可见局限性低至中等密度信号区，周围有环形低信号带环绕，T2 加权像上局限性低至中等密度信号区转为高信号，环形低信号带宽度变窄。

（3）晚期

T1WI 与 T2WI 像上股骨头内大片不规则、不均匀信号，其间有斑点状高信号影，在 T2WI 上亦可见关节液形成的高密度影，股骨头变扁、塌陷，关节间隙变窄。

（四）股骨头坏死的临床分型

依据一个完善可靠、准确度高、可重复性好的分期体系确定股骨头坏死阶段以及坏死范围、坏死部位和髋臼受累的情况，同时对不同坏死阶段的预后作出预测，对制订一套合适的临床治疗方案具有十分重要的意义。股骨头缺血性坏死的分期方法有很多，目前被广泛接受的分期体系有：Ficat 体系、Florida 体系、Pennsylvania 体系、日本骨坏死研究会体系、ARCO 分期体系和 Pittsburgh 体系。

1. Ficat 体系

Ficat 分期体系是最早对 ANFH 进行分期的体系，是目前为止临床应用最为广泛的分期体系，共分六期：

0 期：指患者无症状，X 线片正常，属"可疑期"，多见于另一侧髋关节已诊断为骨坏死时。

Ⅰ 期：X 线片表现正常，50% 患者有腹股沟区压痛及大腿放射痛，且伴随髋关节部分活动受限，骨的功能性检查可检测出阳性结果。

Ⅱ 期：X 线片上有骨重建的迹象而股骨头外形及关节间隙仍无改变，表现为坏死区骨质疏松、骨硬化和囊性变，髓芯活检肯定有组织病理学改变，临床症状明显。

过渡期：介于 Ⅱ 期和 Ⅲ 期之间的过渡期病损，表现为软骨下骨折（新月征）及股骨头局灶样变扁。

Ⅲ 期：X 线片显示股骨头内硬化、囊性变，股骨头塌陷，有新月征，关节间隙正常，临床症状加重。

Ⅳ 期：X 线片显示股骨头塌陷，关节间隙变窄，主要表现为进行性关节软骨丢失和髋臼骨赘形成等骨性关节炎特征，髋关节疼痛明显，各项活动受限。

Ficat 等阐述了骨的功能性检查是早期诊断不可缺少的。骨的功能性检查包括测量股骨转子间髓内压、髓内静脉造影和髓芯活检。该分类体系将症状和体征与分期相关性进行了研究，对骨和骨髓扫描做了介绍，但是并未纳入整个分类体系。该体系也未强调对坏死范围的测量和定量检查。

2. Florida 分期

1973 年，Marcus 根据 Florida 大学及其他大学的病理研究资料，将特发性股骨头坏死分为六期，即 Florida 分期体系。MRI 在当时还没有出现，故对 X 线片不能显示的坏死病灶没有涉及，也没有提及核素扫描和坏死病灶的定量分析。

1996 年，Enneking 在美国杜克大学召开的国际性骨坏死专题研讨会上结合 Florida 体系、Philadelphia 体系、Ficat 体系和日本提出的亚型分类及影像学研究进展制订了一个标准明确、客观、命名统一的分类体系。

该分期体系共四期：

Ⅰ 期：无或有 X 线片改变，但其最低标准应为 MRI 阳性。

Ⅱ 期：其最低标准是轴向 CT 有软骨下骨折（新月征）表现者。

Ⅲ期：X 线片示股骨头圆度丧失，但无正常关节软骨的高度丢失或其他关节炎表现，为该期最低标准。

Ⅳ期：最低标准是关节软骨高度丢失或在任何一侧关节显示退行性变关节炎表现（滑膜炎、持续性渗出、软骨下增生、邻近关节的囊样改变以及骨赘增生）。一旦出现退行性改变，则病理性损伤将不可逆转且持续发展。

该体系是一种能够阐明最低客观标准的统一分期体系，与国际骨循环研究会的推荐更为一致，具有明确的客观标准。

3.宾夕法尼亚大学分期体系

1984 年，Steinberg 根据股骨头坏死的 X 线片、放射性核素骨扫描检查并结合 MRI 表现，提出一个新的 ANFH 分期方法，即宾夕法尼亚大学分期体系（后称 Pennsylvania 体系或 Philadephia 体系）。该分期是股骨头缺血性坏死分期方面最主要的也是最新的一种分期方法。

该分期体系的重要改进在于不仅有放射性核素骨扫描，而且包含了 MRI，涉及病灶的测量与关节面受损情况，还根据坏死骨的范围又把各期分为 A（＜15%），B（15%～30%），C（＞30%）3 种亚型，并具体地列举了 7 个分期，如表 6-1 所示：

表 6-1　宾夕法尼亚大学分期体系

分期	具体内容
0 期	X 线片、放射性核素骨扫描、MRI 均正常
Ⅰ期	X 线片正常，放射性核素骨扫描或 MRI 正常
	A：轻度（股骨头受累＜ 15%）
	B：中度（股骨头受累 15% ～ 30%）
	C：重度（股骨头受累＞ 30%）
Ⅱ期	X 线片显示骨坏死的异常表现（如股骨头内的囊性变或硬化）
	A：轻度（股骨头受累＜ 15%）
	B：中度（股骨头受累 15% ～ 30%）
	C：重度（股骨头受累＞ 30%）
Ⅲ期	X 线片显示软骨下骨塌陷（新月征），但无股骨头塌陷
	A：轻度（新月形骨折的长度＜ 15%）
	B：中度（新月形骨折的长度 15% ～ 30%）
	C：重度（新月形骨折的长度＞ 30%）
Ⅳ期	X 线片显示股骨头扁平
	A：轻度（表面塌陷范围＜ 15%，凹陷＜ 2mm）
	B：中度（表面塌陷范围 15% ～ 30%，凹陷 2 ～ 4mm）
	C：重度（表面塌陷范围＞ 30%，凹陷＞ 4mm）

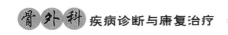

分期	具体内容
V期	X线片显示关节间隙变窄或髋臼软骨发生改变
	A：轻度（表面塌陷范围＜15%，凹陷＜2mm）
	B：中度（表面塌陷范围15%～30%，凹陷2～4mm）
	C：重度（表面塌陷范围＞30%，凹陷＞4mm）
VI期	晚期退行性变，股骨头和髋关节的退变进一步加重，逐步发展为关节间隙的消失和关节面的显著变形

该体系有两个最主要的特点：①第一个将MRI作为骨坏死分期的明确方式，成为该分类的重要组成部分；②第一次将测量坏死形状、大小的方法引入骨坏死的分期体系。该分类体系于1992年被美国骨科医师协会髋关节分会所接受。

4.国际骨循环研究学会分期体系

国际骨循环研究学会（association research circulation osseous，ARCO）分期体系是目前临床应用比较广泛的分期方法之一。它综合了Ficat和Arlet的4期分期体系、日本研究会的坏死定位分期体系以及宾夕法尼亚大学分期体系，指出分期是明确疾病进展的方法，应该包括病变的实际侵袭，从0期至终末期都应覆盖在内。

ARCO特别强调在报道研究及临床结果时必须具备以下几点：①采用Harris髋关节记分法作为临床定量标准；②采用ARCO国际分期作为分期标准；③X线片及MRI的细分类；④报告保留原有股骨头的治疗结果。该分期体系的最大优点在于将ANFH的临床分期与坏死部位和坏死面积定量分析相结合，较前述方法更为系统和全面。因此，对确定疾病的诊断、指导临床选择治疗方法和判断疾病预后具有很高的价值（表6-2）。

表6-2　2019国际骨循环研究学会分期体系

ARCO分期	影像学表现	影像学特征
I	X线正常，MRI异常	MRI：带状低信号包绕坏死区，骨扫描中有冷区
II	X线和MRI均异常	骨硬化、局灶性骨质疏松或股骨头囊性改变等细微表现，无软骨下骨折、坏死区骨折或股骨头塌陷
III	X线或CT示软骨下骨折	软骨下骨折、坏死区骨折和（或）股骨头塌陷
III A（早期）		股骨头塌陷≤2mm
III B（晚期）		股骨头塌陷＞2mm
IV	X线示骨关节炎表现	关节间隙变窄，髋臼改变和关节破坏

5.日本骨坏死研究会体系

1986年，日本骨坏死研究会对Ficat和Arlet的分期体系进行了改良，根据股骨头坏死位置、类型和关节表面受累情况将 Ficat Ⅱ 期和Ⅲ期进行了细分，并将坏死部位与疾病预后联系起来。A 型病灶位于股骨头内侧，进展慢，预后好；B 型病灶位于中心，预后一般；C 型病灶位于股骨头的外侧，预后最差。1996 年通过对原有标准诊断坏死的敏感性和特异性进行分析之后，进行了进一步的修订。2001 年在厚生省特别疾病研究会骨坏死工作组的主持下，对原有标准进行了进一步的修订。

其中，坏死的分型是根据股骨头 MRI T1WI 中央冠状面图像或正位 X 线片分为 4 型：A，B，C1，C2。坏死边界是根据股骨头 MRI T1WI 中央冠状面图像的低密度带或股骨头正位 X 线片硬化线边界。

A 型：占据范围不超过关节负重面内侧 1/3；

B 型：占据范围不超过关节负重面内侧 2/3；

C1 型：占据范围超过关节负重面内侧 2/3；

C2 型：超出负重面外侧到达髋臼边缘，而 C1 型没有超过。

A、B 型比起 C 型来说，病情进展发生塌陷的可能性很小。修订后的分期方法是按照 ARCO 分期体系。

但是该体系在日本以外的国家很少应用。

6. Pittsburgh（匹兹堡）体系

有些学者认为建立一个统一的分类体系有重要意义，但是如果分类体系过于繁琐，则不利于临床和研究的应用。因此对以上分期体系提出了自己的见解并提出新的简洁的分期体系。

Anton 通过对 Florida 分期体系、Ficat 体系和 Philadelphia 分期体系的可靠性和可重复性进行对比研究，得出结果，认为在以上包含 4 期或 6 期的分期体系中，以"半月征"为特征的Ⅲ期和以关节间隙狭窄为特征的Ⅴ期的可靠性和可重复性值得商榷。根据作者的经验和以上对比研究，推荐 Pittsburgh（匹兹堡）分期体系。

该体系根据 3 个主要特征作为划分标准：① MRI；②股骨头结构；③股骨头外形。

Ⅰ期：X 线片正常，MRI 有异常表现。该期与其他分期体系的Ⅰ期相一致。

Ⅱ期：MRI 有异常表现，X 线片有异常表现（包括囊变、硬化、半月征），股骨头外形正常。该期包括其他分期的Ⅱ期和Ⅲ期表现。

Ⅲ期：MRI 有异常表现，X 线片有异常表现，股骨头外形异常（包括扁平、关节面塌陷或退行性变和关节间隙狭窄）。该期与其他体系的Ⅳ、Ⅴ和Ⅵ期相关。

二、股骨头坏死的中医辨证分型

中医将股骨头坏死归属"骨蚀""骨痹""骨萎"的范畴。中医认为本病发病的关键在于肝肾亏虚、血瘀两个方面。本病的发生主要是因为外伤导致瘀血，以至血行不畅，不能濡养筋骨，筋骨失养而不荣；劳累过度，耗气伤血，气血不足，不能濡养关节、筋骨，日久则发为本病；肾在体合骨，生髓，肝在体合筋，肝肾亏虚，亦伤及筋骨。

中医学采用分期辨证施治。在初期给予理气止痛、活血化瘀，以逐瘀祛邪、消除症状为主；中期补气养肾、和营扶正、调理脏腑功能为主；后期给予补益气血、益肾壮骨，侧重调补全身状况。这三期的划分是依据骨折三期辨证，以消、和、补为其三期治则的。笔者认为临床上分期的掌握相对比较困难，而且骨坏死的病理改变要比骨折病理变化复杂，大致可以认为初期相当于 Ficat Ⅰ～Ⅱ期，中期相当于 Ficat Ⅲ期，后期相当于 Ficat Ⅲ～Ⅳ期。通过分类分期，可使治疗更明确简捷，当然临证当以主症表现、X 线检查为依据，进行辨证治疗。

（一）三期四型分型

股骨头坏死在祖国医学中并无病名记载，根据其临床症状、体征以及现代影像学检查，符合祖国医学中关于"骨蚀""骨痿""骨痹"等描述，以风、寒、湿、热、痰、瘀痹阻气血为基本病机，辨证上采用早（气滞血瘀型）、中（肝肾亏虚型）、后（气血两虚型）三期辨证。鉴于创伤性与非创伤性股骨头坏死的病机之不同而其病理转归却一致，我们将早期股骨头坏死分为两型，即气滞血瘀型和痰瘀阻络型，中期为经脉痹阻型，后期为肝肾亏虚型。

气滞血瘀型：本型以创伤多见，髋部创伤损伤了局部血络，致使气血运行受阻，气血郁阻于股骨头内，"不通则痛"，股骨头得不到濡养，故"不荣则痛"，治当活血化瘀，通络止痛。

痰瘀阻络型：该型以应用皮质激素和饮酒多见，这些因素都可导致血脂水平的升高，升高的血脂是血中痰浊。痰瘀为体内病理产物，随气血循行周身，阻于局部血络，致使正常气血不能营养股骨头，而致股骨头发生坏死，治当活血化痰，逐瘀通络。

经脉痹阻型：早期治疗不及时，随着病情发展，进入中期经脉痹阻型，气血及痰瘀不但郁阻于局部，而且向外瘀阻于经过髋部的经脉，经脉不能正常运行气血而拘急，经脉痹阻故见髋关节功能活动明显受限，治当补气活血，化痰通络。

肝肾亏虚型：病至后期，气血不足，肝肾亏虚，肌肉萎缩，经脉进一步痹阻不通，股骨头长期没有气血的营养，又加上长期负重，导致股骨头塌陷，髋关节功能进一步受限，屈伸不利，关节强直，治当补益肝肾，佐以活血化痰。

（二）国家中医药管理局分型标准

1994 年国家中医药管理局统一了股骨头坏死的诊断标准，将股骨头坏死分为 5 种类型，并发布了《中医病证诊断疗效标准》。具体内容如下：

肝肾不足型：髋部隐痛，缠绵不愈，关节活动不利，有僵硬感，下肢、腰背酸软无力，失眠，健忘，急躁易怒，口干欲饮，面色潮红，舌淡，苔白，脉沉细。

风寒湿痹型：髋部疼痛，关节难以屈伸，喜温热，畏寒怕冷，遇寒加重，并伴有麻木感，舌淡，苔白腻，脉弦。

气滞血瘀型：髋部疼痛，痛如针刺，时轻时重，痛处固定不移，夜间加剧，关节屈伸不利，髋部活动轻微受限，舌质紫暗，有瘀斑，脉涩。

气血虚弱型：髋部疼痛，若隐若现，喜揉喜按，肌肉萎缩，下肢痿软无力，筋脉拘急，髋关节活动明显受限，伴神疲气短、心悸，舌淡红，苔薄白，脉细弱。

痰湿型：髋部疼痛、重着，痛处固定，关节肿胀散漫，屈伸不利，伴有肌肤麻木，舌淡，苔白腻，脉濡缓。

第四节　股骨头坏死的临床诊断

股骨头坏死是骨科领域常见的难治性疾病，是股骨头血供中断或受损，引起骨细胞及骨髓成分死亡及随后的修复，继而导致股骨头结构改变，股骨头塌陷，关节功能障碍的疾病。

一、股骨头坏死诊断原则与程序

（一）诊断原则

临床诊断一般根据患者的症状、体征、髓芯活检、骨内压测定和髋关节检查，而髋关节 X 线、CT、MRI 等检查也有一定的诊断价值。

股骨头缺血性坏死诊断主要通过以下三个步骤进行：

1. 怀疑阶段

患者有患髋疼痛和髋关节活受限，X 线检查可以正常或接近正常。

2. 可能阶段

根据血流动力学或放射性核素、CT、MRI、DSA 检查进一步证明股骨头缺血性坏死的可能，MRI 检查是临床较为常用、无损伤而且准确率很高的检查方法，准确率几乎可以达到 100%。

3. 确诊阶段

主要根据病变经组织学活检证明是股骨头缺血性坏死。

（二）诊断方法要点

股骨头坏死可通过询问病史、临床查体、X 线摄片、磁共振成像（MRI）、核素扫描、计算机体层成像（CT）等方法进行诊断。

临床诊断应仔细询问病史，包括髋部外伤、应用皮质类固醇、饮酒或贫血史等。对临床症状要明确疼痛部位、性质、与负重的关系等。查体应包括髋关节旋转活动情况。

股骨头坏死早期临床症状并不典型，内旋髋关节引起疼痛是最常见的症状。股骨头塌陷后，可出现髋关节活动范围受限。

体征：局部深压痛，内收肌止点压痛，部分病人轴叩痛可呈阳性。早期由于髋关节疼痛，Thomas 征、4 字试验阳性；晚期由于股骨头塌陷、髋关节脱位，Allis 征及单腿独立试验可呈阳性。其他体征还有外展、外旋受限或内旋活动受限，患肢可以缩短、肌肉萎缩，甚至有半脱位体征。伴有髋关节脱位者还可有 Nelaton 线上移，Bryant 三角底边小于 5cm，Shenton 线不连续。

（三）诊断标准

1. 主要标准

（1）临床症状、体征和病史

以腹股沟和臀部、大腿部位为主关节痛，髋关节内旋活动受限，有髋部外伤史、皮质类固醇应用史、酗酒史。

（2）X线片改变

股骨头塌陷，不伴关节间隙变窄；股骨头内有分界的硬化带；软骨下骨有透X线带（新月征，软骨下骨折）。

（3）核素扫描示股骨头内热区中有冷区。

（4）股骨头MRI的T1加权像呈带状低信号（带状类型）或T2加权像有双线征。

（5）骨活检显示骨小梁的骨细胞空陷窝多于50%，且累及邻近多根骨小梁，有骨髓坏死。

2. 次要标准

（1）X线片示股骨头塌陷伴关节间隙变窄，股骨头内有囊性变或斑点状硬化，股骨头外上部变扁。

（2）核素骨扫描示冷区或热区。

（3）MRI示等质或异质低信号强度而无T1像的带状类型。

符合两条或两条以上主要标准可确诊。符合一条主要标准，或次要标准阳性数≥4（至少包括一种X线片阳性改变），则可能诊断。

（四）股骨头坏死入院标准及依据

股骨头坏死的治疗是一项复杂的系统工程，绝不是一方一药可治疗的疾病，如治疗不当将导致患者病情加重，丧失工作能力，因此在治疗中要科学正确掌握住院标准，正确给予治疗。入院标准及依据如下：

（1）急性、暴发性股骨头坏死。

（2）股骨头出现断裂带，股骨头有崩解破碎趋势。

（3）髋关节间隙变窄，功能受限，髋关节有滞锁趋势者。

（4）股骨颈骨折并发股骨头坏死出现吸收、塌陷者。

（5）股骨头吸收、髋关节结构不稳定者。

（6）股骨头坏死头臼结构破坏，功能障碍者，需做头臼模造改建、重塑髋关节结构者。

（7）股骨头坏死头塌陷，持双拐难以行走，疼痛难以忍受者。

（8）髋关节半脱位，需改建臼盖者。

（9）股骨头坏死导致骨盆倾斜，下肢不等长者。

（10）小儿股骨头坏死骨骺核破碎、吸收、缺损，髋关节结构改变者。

（11）髋关节结构变异导致股骨头坏死需功能适应性改建髋关节结构关系者。

（12）股骨颈骨折手术穿针固定后骨不连合并股骨头坏死者。

（13）股骨头坏死置换人工股骨头，骨质疏松头下沉、松动者。

（14）类风湿关节炎、强直性脊柱炎合并股骨头坏死，髋关节功能障碍者。

（15）药源性股骨头坏死，关节破坏，股骨头形态改变，功能障碍者。

二、病史采集与体格检查

（一）原发病史

1. 创伤性股骨头坏死

多见于股骨颈、股骨转子间、股骨头和单纯髋臼骨折以及髋关节脱位等较为严重的损伤。受伤以后大多数都有医院检查，X线片、牵引、复位、固定以及手术治疗等经过，以及治疗效果的好坏，如复位是否满意，有无复位、畸形愈合、内固定还在体内等，都应追问与回忆，特别注意处理的时间、次数和质量。另外，髋部扭挫伤等是一些较轻微的外伤，需要较详细提示和询问，由于这些外伤常常不引起患者的注意，记忆不太深刻和清楚，所以要反复追问，才能回忆起来。凡是由于创伤引起的股骨头坏死，大多数都是单侧股骨头发病，而且必定是受过伤的一侧发病，很少有双侧发病。

2. 激素性股骨头坏死

患者有明显的使用激素类药物的历史，不论是因为其他何种疾病，短时间大剂量应用或较长时间的小剂量或维持量应用激素者，均可发生股骨头坏死。其发生股骨头坏死的急缓，与应用激素药物剂量及总量的大小有关。发病最快者可在应用激素药物后3个月开始发病，最慢者可在用药后3年发病。多有在应用激素类药物的同时，与非激素类抗炎止痛药物长期交替使用的历史，也有些患者还常伴有轻微髋部外伤史。激素药物引起的股骨头坏死多是双侧股骨头坏死。虽然在患者就诊的某一阶段是单侧坏死，但是最终还是双侧股骨头坏死。1973年Steinberg报道60%为双侧发病，1976年Catfl报道42%～72%为双侧发病；1993年杨淮云等报道在32例患者中，有30例为双侧发病，占93.75%；1997年张连喜等报道的3515例激素性股骨头坏死患者中，双侧发病3318例，占94.39%，这是激素药物性股骨头坏死的显著特点。

3. 乙醇性股骨头坏死

患者多有短期大量饮酒或长期小量饮酒史，甚至酗酒史。多见于饮酒10年以上，年龄30～50岁的中青年。患者通常多为久居潮湿阴冷的地区，常常具有饮酒御寒驱湿的习惯。据统计，长年酗酒者发病率10%～20%，伴有胰腺炎、脂肪肝、营养不良及外伤者发病率更高。

4. 减压病股骨头坏死

患者为高气压下工作的隧道工、沉箱工和潜水员，一般都是在4个绝对大气压下工作的，而在2个绝对大气压下工作5年以上的人，便可发生本病。另外，无加压设备的高空飞行员，飞行超过5000～6000m时，受到大气压急速减低的损害，也可发生本病。

5. 放射性股骨头坏死

患者具有长期放射线接触史或放射治疗史。放射性物质主要有三类：X线、γ射线和中子流电离辐射。其中，X线属于外照射，常常首先导致皮肤体表的损伤，逐渐损伤皮下和肌肉、骨骼组织。另两者属于放射性核素物质导致的内照射，常由于长期超量蓄积于体内而直接损伤骨组织。最常见的是接受放疗的女性生殖系统肿瘤的患者，主要对子宫颈、子宫体、卵巢、输卵管和阴道的肿瘤进行放射治疗，往往累及骨盆及附近的淋巴结和骨组织，包括股骨头及髋臼，导致髋周血供改变，引起股骨头的坏死。

6. 血液系统疾病引起的股骨头坏死

（1）镰状细胞贫血病

此病常见于青少年，6～15岁多见，女性发病率高于男性，具有种族性，黑人常见，同时具有家族遗传性。此病有较长时间的潜伏期，有间歇性疼痛发作和溶血危象。疼痛与危象常与红细胞变为镰状或长半月状的时期相关。局部可出现假风湿性病象，长管状骨区可出现明显肿胀和局部压痛，可有慢性皮肤营养性溃疡。患者全身症状为溶血性贫血，肝脾肿大，黄疸，乏力，有时可有胃肠道刺激症状，腹痛，恶心、呕吐等。有时也可表现为肺感染、心力衰竭、脑血栓或骨动脉梗死等症状。急性骨梗死时，可出现疼痛和压痛、发热、白细胞下降等症状；出现继发感染时，有骨髓炎的表现。若发生在髋周尤其是股骨头，则可导致股骨头的坏死病变。

（2）血友病

主要表现为出血，特点是延迟、持续而缓慢的渗血，可自发出血，但主要是轻伤后出血不易停止。因子Ⅷ、Ⅸ缺乏出血较重，二者临床表现无差别；因子Ⅺ缺乏症状轻，自发性出血者甚少见。因子浓度越低，出血越严重。如为髋周外伤则伤口渗血不止，或局部血肿伴压痛、关节肿胀、压痛、活动障碍，导致股骨头的坏死，反复关节出血患者可见髋关节畸形及功能障碍。

（3）地中海贫血

遗传性溶血性贫血，是由于血红蛋白中的珠蛋白合成减少或不能合成，致使血红蛋白的组成成分改变，从而表现为临床症状轻重不等的慢性进行性溶血性贫血。其中以 B 和 OL 珠蛋白生成障碍性贫血较为常见。患者常并发支气管炎或肺炎。当并发有含铁血黄素沉着时，因过多的铁沉着于心肌和其他脏器（如肝、胰腺、脑垂体、骨骼等），从而引起相应脏器损害的表现，如股骨头坏死，它是贫血和铁沉着造成的结果，是导致患者发病的主要原因之一。

（4）戈谢病

由于葡萄糖脑苷脂在单核巨噬细胞系统各器官中大量沉积引起组织细胞大量增殖而发病。本病为常染色体隐性遗传，以犹太人中多见，国内已有不少报道。本病起病隐匿，病程缓慢，常以肝脾大和贫血就诊。随病情进展，可出现皮肤、眼和骨关节症状，但无神经系统症状。疾病中期在暴露部位的皮肤呈现特殊的棕黄色。部分患者骨关节症状出现较早，可有骨和关节隐痛。疾病晚期，贫血显著，白细胞与血小板明显减少，常合并感染和有皮肤黏膜出血倾向。淋巴结亦可轻度肿大。两眼球结膜出现对称性棕黄色楔形斑块，此征多只见于成年人。骨和骨髓浸润可致骨痛，关节肿痛，有时需与风湿性关节炎鉴别。化骨核愈合较晚。患者髓腔增宽、普遍性骨质疏松，并可见局限性骨质破坏；典型所见是股骨远端膨大，有如烧瓶样，常合并股骨颈和脊椎压缩性骨折。贫血和炎性介质沉积于髋周血管及骨组织，最后导致股骨头的坏死。

（5）髋关节发育不良引起的股骨头坏死

①先天性髋关节脱位：在新生儿或婴儿期，由于没有下地行走，症状多不明显，若怀疑病变，需做相应体检，如髋外展受限，蛙式试验阳性，完全脱位时，Ortolani征阳性可确诊。至幼儿时期，患儿开始走路时间较正常幼儿晚，单侧脱位者，双侧臀下皱褶高低深浅不对称，患肢短缩，臀部变宽，大粗隆凸加大，步态蹒跚或鸭步行走，儿童时期体征更加明显，畸形步态更加严重。

②先天性髋内翻：本病是发育畸形疾病，出生数月即可发现，女性多于男性。往往在患儿开始行走后，出现跛行摇摆步态，形如鸭步，多由于畸形导致臀肌肌力减弱形成。患者颈干角变小，股骨颈变短，可在股骨头下缘形成股骨颈假关节。逐渐形成髋关节不稳，最后导致股骨头坏死。

③先天性髋关节发育不良：多见于中青年女性患者，起病缓慢，病程迁延，发病常常是双侧，而股骨头发育多正常，主要表现为髋臼的发育不良，表现为髋臼平浅，倾斜度大，对股骨头的包容不够，甚者呈半脱位伴有髋外翻，扭曲和牵拉周围血管加重股骨头的缺血，导致坏死。

④Legg-Calve-Perthes病：好发于3～12岁的儿童，其中以5～7岁为高发年龄段，多见于男童，以单髋发病为多。患儿多为遭受髋关节的各种外伤，如挫伤、扭伤和撑伤等，多为股骨头骨骺血运较差，导致血供受限，引起缺血坏死。此时可有局部疼痛和功能障碍，但不很明显，患儿及家属根本不能回忆。随着病变发展，股骨头负重而进一步变扁，股骨颈变短粗，股骨头逐渐恢复光滑整齐的外缘，但此时髋臼变扁变浅，外形不规则，头臼不对称；反复损伤，股骨头再度坏死，出现渐进性疼痛，活动受限。

（二）自觉症状

1. 疼痛

股骨头坏死早期可以没有临床症状，而是在拍摄X线片时发现的。最早出现的症状是髋关节或膝关节疼痛，疼痛可为持续性或间歇性。站立行走时加重，有自腹股沟向膝部放射痛，休息后减轻。骨折或脱位复位后，逐渐或突然出现膝关节疼痛、钝痛或酸胀不适等，常向腹股沟区或臀后侧或外侧或膝内侧放射，该区有麻木感。疼痛性质早期多不严重，但逐渐加重，也可受到外伤后突然加重。经过保守治疗后可以暂时缓解，但经过一段时间会再度发作。早期疼痛多由于髋关节充血、水肿、炎性渗出（致痛物质）、髋关节囊肿胀所致，晚期疼痛多由股骨头及髋臼等骨质改变导致的骨性关节炎而痛。原发疾病距离疼痛出现的时间相差很大。例如：减压病常在异常加压后几分钟至几小时出现关节疼痛，但X线片上表现可出现于数月乃至数年之后。长期服用激素常于服药后3～18个月之间发病。乙醇中毒的时间很难确定，一般有数年至数十年的饮酒史。股骨颈骨折并脱位，疼痛发生的时间为伤后15个月至17年，其中80%～90%的患者在伤后3年内发病。

2. 活动受限

早期患者髋关节活动正常或轻微丧失，表现为外展和内旋活动障碍，特别是内旋。这是一个重要体征。如骑自行车患髋跨坐上车困难，盘腿下坐患髋受限，穿鞋及打结鞋带不能进行，进一步出现下蹲困难。在平卧位伸髋及屈膝屈髋90°位进行屈伸、内收、外展及内旋检查，双侧对比，才能发现。随病情发展活动范围缩小，晚期由于关节囊肥厚挛缩，髋关节向各方向活动严重受限，髋关节融合，出现髋关节僵直。

3. 跛行

早期患者由于股骨头内压增高及无菌性炎症，可有间歇性跛行，多为自主保护性或疼痛反射的一种表现，多休息后好转。以后逐渐出现进行性缩短性跛行，慢步下也会跛行，必须依拐行走，多由于缺血性髋病导致。晚期患者由于股骨头塌陷、骨性关节炎及髋关节半脱位可有持续性、永久性跛行。儿童患者跛行更为明显。骨性关节炎患者由于疼痛及晨僵，常有跛行，晚期由于屈曲、外旋、内收畸形，跛行加重。

4. 特殊症状

创伤性股骨头坏死患者创伤治愈后，大部分在 1 年以后出现患侧髋关节疼痛或不适，大多在 18 个月至 2 年内出现髋关节疼痛，少部分患者在 3～4 年后才出现症状。减压病股骨头坏死患者在急性加压并在减压后数小时内发病。轻者主要表现为关节可持续性疼痛，重新加压后，疼痛可消失。重者可出现明显的全身症状，如突发恶心、呕吐、低血压等，甚至猝死。急性减压病发病 18 个月以后，逐渐出现患侧髋关节疼痛或不适，大多在 2 年内出现髋关节疼痛，少部分患者在 4 年后才出现症状。放射性股骨头坏死患者主要表现为髋关节周围疼痛，而且疼痛较重，往往与原发的肿瘤性疼痛难以区分。疼痛往往发生在放射治疗后 1 年左右，患侧在负重或休息时疼痛减轻，可以与肿瘤性的夜间休息疼痛区别。血液系统疾病造成的股骨头坏死患者还具有特征性症状。海洋性贫血患儿出生时无症状，至 3～6 个月开始出现症状，呈慢性进行性贫血，溶血严重时出现黄疸及肝脾肿大，上述症状随年龄增长而日益明显。由于骨髓代偿性增生导致骨骼变大，首先发生于掌骨，以后为长骨和肋骨，1 岁后颅骨改变明显，表现为头颅变大、额部隆起、颧高、鼻梁塌陷，两眼距离增宽，形成海洋性贫血的特殊面容。血友病患者最常见的是皮肤黏膜出血，多发生于轻伤之后，如出现鼻衄及拔牙后出血等顽固的持续的渗血，可长达数日或数周之久。皮肤、黏膜及肌肉出血可形成血肿和皮肤瘀斑。甚者内脏出血，可有呕血、便血、尿血及咯血，颅内出血少见。关节出血，为血友病的特有症状，发生率为 70%～80%，常反复发生。镰状细胞性贫血为溶血性贫血，肝脾肿大、黄疸、乏力，有时可有胃肠道刺激症状、腹痛、恶心、呕吐等。有时也可表现为肺感染、心力衰竭、脑血栓或骨动脉梗死等症状。急性骨梗死时，可出现疼痛和压痛、发热、白细胞下降等，出现继发感染时，有骨髓炎的表现。

（三）体格检查

1. 局部深压痛

常见于腹股沟中点和内收肌止点压痛，其次为臀后外旋肌群区压痛，但不放射。在急性无菌性炎症期压痛加重。

2. 局部叩痛

常见于股骨大转子，其次为足跟部叩痛。在急性无菌性炎症期表现明显。

3. 局部肿胀

急性炎症期髋关节有肿胀，系充血、渗出所致。非急性炎症期无明显肿胀。

4.髋关节功能障碍

患髋的外展、外旋或内旋动作受限，后期由于髋关节畸形而各个方向功能活动均受限。

5.髋关节功能试验

（1）Thomas 征阳性

患者仰卧位，将健侧髋膝关节极度屈曲，同时腰部贴近床板，患髋呈屈曲畸形。而患髋下肢"伸直"时，腰部前凸明显加大即为阳性。

（2）"4"字试验阳性

患者仰卧，健侧下肢伸直，患肢屈曲外旋，使足置于健侧膝上方，医生一手压住患侧膝关节，另一手压住健侧髂前上棘，髋关节产生疼痛为阳性。

（3）Allis 征阳性

患者仰卧位，双下肢髋膝关节屈曲，两足并齐置于床面，观察双膝高低差，如一侧低于另一侧即为阳性，说明患者已经处于股骨头坏死晚期。

（4）单腿独立试验（Trendelenburg 征）阳性

患者患侧腿单腿站立，骨盆下降低落，髋关节疼痛，健侧单腿站立正常，或令患者患肢单腿站立并跳跃时，髋关节疼痛即为阳性。

（5）Ortolani 试验阳性

患者仰卧位，屈髋屈膝关节各90°，检查者手掌扶患侧膝关节，使髋关节同时外旋，健侧膝关节可以靠近床面（成人正常情况时不能），而患侧膝关节则不能靠近床面。如能接触床面先有一滑动声响，检查者可明显感到，此为暂时关节复位声。

（6）Ober 征阳性

患者侧卧，受检的患侧在上，使健侧膝髋关节屈曲至90°，或抱膝于胸前，患侧伸髋、屈膝，嘱患者将患髋内收，如有伴阔筋膜张肌或髂胫束挛缩者则内收受限，患侧膝关节不能接触床面或引起腰椎向患侧侧凸以代偿者为阳性。

（7）骨盆倾斜

早期由于疼痛而产生保护性姿态，病变后期，股骨头颈真正变短粗时，由长期代偿性倾斜发展为永久性失代偿倾斜。

（8）步态异常

早期跛行多由于髋关节疼痛、骨盆倾斜、患肢假性短缩所致；晚期由于股骨头变扁、颈变短、髋关节半脱位畸形所致。双侧同时病变则表现为鸭步。

（9）患肢短缩

早期由于疼痛而产生保护性姿态，而非下肢真性短缩所致。病变后期，股骨头颈真正变短粗或髋关节半脱位时，下肢短缩明显。

（10）臀肌及大腿肌肉萎缩

病变后期，由于患肢长期功能活动减少，出现患侧臀肌及大腿肌肉失用性萎缩。

（11）髋关节半脱位

如大粗隆凸出、沈通线不连续、Nelaton 线上移、Bryant 三角底边小于5cm。

（12）特殊体征

髋关节发育不良患者由于患肢短缩，肌萎无力，便会出现跛行。病情较轻者跛行不明显，但令患者快走或跑步时则明显表现出来，如为双侧发病者则表现步态蹒跚或呈"鸭步"。放射性股骨头坏死患者可见腹股沟区皮肤淋巴结水肿，皮肤颜色广泛变暗、菲薄和色素沉着，触之皮肤丧失柔软弹性，变得硬韧，并有过敏性压痛，逐渐出现慢性顽固性溃疡面，若合并感染，坏死皮肤会出现经久不愈的窦道，甚至出现鳞状上皮癌性改变。创伤性股骨头坏死患者髋周外伤则伤口渗血不止，或局部血肿伴压痛。

三、中医诊断

股骨头坏死中医上属于"骨痹""骨萎"及"骨蚀"范畴。《灵枢·刺节真邪》："虚邪之于身也寒，寒与热相搏，久则内著，寒胜其热，则骨痛而肉枯，热胜其寒，则烂肉腐肌为脓，内伤骨为骨蚀。"认为此病属"骨蚀"。《素问·痿论》："肾气热，则腰脊不举，骨枯而髓减，发为骨痿。"认为属"骨痿"。《素问·长刺节论》："病在骨，骨重不可举，骨髓酸痛，寒气至，名曰骨痹"，认为属"骨痹"。《灵枢·刺节真邪篇》中云："虚邪之入于身也深，寒与热相搏，久留而内著，寒胜其热，则骨疼肉枯，热胜其寒，则烂肉腐肌为脓，内伤骨为骨蚀。"《脾胃论》也指出："脾病则下流于肾，则肾乏无力，是为骨蚀，令人骨髓空虚足不能履也"。故其病机为创伤致瘀、血供不足、慢性劳伤，或寒湿凝结，或肝肾亏虚，或气血不足。以血瘀、肝肾亏虚最为关键。

《素问·阴阳应象大论》曰："善诊者，察色按脉，先别阴阳，审清浊而知部分；视喘息，听音声，而知所苦；观权衡规矩，而知病所主；按尺寸，观浮沉滑涩，而知病所生。以治无过，以诊则不失矣。"强调中医望闻问切四诊合参的重要性。

（一）望诊

股骨头坏死患者的望诊在四诊中占有重要地位，重点望患者的局部有无畸形，肌肉有无萎缩，关节活动度有无功能障碍。

1. 跛行

早期股骨头坏死的患者全身没有明显外在症状，局部可有跛行步态，早期患者由于股骨头内压力增高可呈间歇性跛行，晚期由于股骨头塌陷及髋关节半脱位可有持续性跛行。

2. 骨关节畸形强直

骨性关节炎患者由于疼痛及晨僵，常有跛行，晚期由于屈曲、外旋、内收畸形，跛行加重。髋关节或膝关节强直出现行走障碍。

3. 局部皮肤

外伤引起，可在局部发现手术疤痕。局部肌肉萎缩。

4. 望面色及舌

长期饮酒者可见舌苔厚腻，舌体胖大；内有瘀血者，可见舌体有瘀斑，舌色紫暗，舌苔发黑，面色黧黑。后期患者，气血亏虚，可见面色萎黄、少神之貌。

5. 旋转屈伸检查

旋转即用手握住下肢轻轻地旋转，以观察伤处有无疼痛及活动障碍。屈伸通过外展内收、外旋内旋以及屈伸等观测关节活动有无障碍。同时测量下肢，了解无有下肢的缩短及肌肉萎缩。

（二）闻诊

股骨头坏死的患者的闻诊在于听声音。

（1）前期往往表现为痹证疼痛，患者呻吟作痛；后期疏于痿证，患者声底气却。

（2）根据患者的特点观察软组织、肌肉、韧带的异常弹响。股骨头坏死患者髋关节出现的弹响一般于感受风邪筋急有关，髋关节囊松弛或紧张可造成弹响，骨关节炎也可听到粗糙的关节摩擦音。

（三）问诊

股骨头坏死患者的问诊：主要是问病史，生活史；是否有长期饮酒史、外伤史及长期激素药物服用史等股骨头坏死的诱因和原因。问疼痛，疼痛是股骨头坏死早期的主要症状之一，应问清疼痛的部位与性质，凡20～50岁的成年人，腹股沟或髋部疼痛，并向大腿放散（或一侧膝痛、活动后髋痛），缓慢地进行性加重，夜间疼痛明显，经一般药物治疗无效，且有过外伤史或酗酒史或应用激素史，或有其他引起股骨头坏死的诱因和疾病者，应首先考虑本病。

1. 儿童股骨头坏死

部分患儿有髋关节暂时性滑膜炎病史，部分患儿有髋关节轻度损伤（如髋关节闪伤等软组织损伤）病史，个别病儿2～3周内有感染（感冒）等病史。故多数股骨头无菌性坏死病儿可追查出有髋关节突发性疼痛、跛行、骨盆倾斜等与后期股骨头坏死有紧密关联的因素。

2. 成人创伤性股骨头坏死

这类患者往往可追溯患有股骨颈骨折经过、髋关节脱位、髋关节其他损伤等病史。其中股骨颈骨折发生股骨头坏死率为30%～40%。特别值得注意的是很多股骨颈骨折当时已经经过正确而恰当的保守或手术内固定等治疗，而且经近期及中期随访观察被定位愈合者，但却在后期发生股骨头坏死。其中在第三年左右发生晚期股骨头坏死率最高，以股骨颈骨折行手术切开三翼钉、螺旋钉内固定后，而远期股骨头发生坏死率最高。另外，个别患者病史不清，而实际在数年前可能有轻度损伤病史，而不为人们注意。

3. 非创伤性股骨头坏死

如长期服用皮质激素类固醇激素类药物或非类固醇消炎镇痛药，能引起骨质疏松，服药后骨质疏松疼痛减轻又易于股骨头发生细微骨折而最终并发股骨头无菌性坏死，故此很多股骨头无菌性坏死患者都可追溯到长期或大量应用类固醇皮质激素类药物的病史。此外由于很多病（包括很多因素）最终都能引起股骨头产生无菌性坏死，如局部过量X线照射、气压病（减压后）、酒精中毒、血液病（镰刀状血细胞贫血症）、肝脏病、糖尿病、胰腺病、痛风、肾上腺皮质功能亢进症、下肢血栓性脉管炎等。这些患者均可追及相关病史，如高空作业、潜水作业、深隧道作业、高压氧舱作业的工作人员、长期饮酒习惯等。此通过病史的收集还可作为股骨头无菌性坏死的鉴别与排除的依据，如结核病史等。

（四）切诊

1. 脉诊的意义

诊脉是中医临床不可缺少的诊察步骤和内容。脉诊之所以重要，是由于脉象能传递机体生理病理信息，是窥视体内功能变化的窗口，可为诊断提供重要依据。通过诊脉可以了解气血的虚实，阴阳的盛衰，脏腑功能的强弱以及邪正力量的消长，为治疗指出方向。脉诊在临床中的意义，归纳起来有四个方面，即辨别病性、阐述病机、指导治疗和推断预后。

（1）辨别病情

历代医家在长期临床实践中，总结出很多脉的形态特征和主病范围，使一些脉象的临床意义比较明确，各有特定的诊断意义。例如：浮则为表，沉则为里，数则为热，迟则为寒等，在一定程度上反映证的病理特点，是临床辨证和证候鉴别诊断的重要指标之一。

（2）阐述病机

以脉象论述病机，如《金匮要略·水气病脉证并治》曰："寸口脉沉而迟，沉则为水，迟则为寒，寒水相搏。趺阳脉伏，水谷不化，脾气衰则鹜溏，胃气衰则身肿。少阳脉卑，少阴脉细，男子则小便不利，妇人则经水不通，经为血，血不利则为水，名曰血分。"这便是从寸口脉沉迟、趺阳脉伏、少阴脉细的脉象特征及其与相应脏腑的联系，阐述水气病的形成机制是由肺、脾、肾三脏的气化功能失调所致。

（3）指导治疗

脉证合参辨明病机，对确定治则、选方用药有着重要的作用。例如咳嗽一症有多种疗法，"咳而脉浮者，厚朴麻黄汤主之……脉沉者，泽漆汤主之。"（《金匮要略，肺痿肺痈咳嗽上气病脉证并治》）"脉沉而弦者，悬饮内痛；病悬饮者，十枣汤主之。"（《金匮要略·痰饮咳嗽病脉证并治》）上述咳嗽病的三种不同治疗方法的制订，主要是根据脉象。脉浮者为饮邪上逆，病位偏表，病势向上，故用厚朴麻黄汤宣肺散饮，降逆平喘；脉沉者，是病在里，沉脉又主水邪，故用泽漆汤逐水通阳，止咳平喘；脉沉而弦，悬饮，故用十枣汤攻逐水饮，使邪去而症自平。

（4）推断预后

观察脉象推断疾病进退和预后，必须结合症状，脉证合参。例如：外感病脉象由浮转沉，表示病邪由表入里；由沉转浮为病邪由里出表。久病脉象和缓，或脉力逐渐增强，是胃气渐复，病退向愈之兆；久病气虚或失血、泄泻而脉象虚大，则多属邪盛正衰、病情加重的征兆。

2. 股骨头坏死患者的切诊

沉细无力脉象：提示肾气不足，髓减骨弱，骨骼失养。

沉涩脉：提示气滞血瘀，久病气虚，血运无力，渐致瘀血内停等。

弦脉：提示肝郁气结，久病情志抑郁，肝失疏泄，气机淤滞等。

沉迟脉：提示里寒，久病肾阳不足，脾肾阳虚，不能温煦形体，形寒肢冷的阳虚外寒症等。

紧脉：提示寒邪凝滞，寒邪于整齐相搏，脉道紧张拘急的剧痛和宿食积滞等。

3. 摸诊

摸压痛和肿块。股骨头坏死常在髋关节腹股沟及局部有深压痛，内收肌群挛缩紧张，髋部局部有叩击痛，部分有足跟叩击痛，还可出现肌群弹性降低，臀部肌肉萎缩，或有髋部肿胀、肌肉僵硬等。以上均为气滞血瘀、气虚血瘀，无力行血使肌肉关节失养所致。

股骨头坏死辨证分型：为了统一证候诊断标准，1994 年由国家中医药管理局制定发布《中医病证诊断疗效标准》，将股骨头坏死中医证候分为 5 型：气滞血瘀型、风寒湿痹型、痰湿型、气血虚弱型、肝肾不足型。

气滞血瘀型：髋部疼痛，夜间痛剧，刺痛不移，关节屈伸不利。舌暗或有瘀点，脉弦或沉涩。

风寒湿痹型：髋部疼痛，疼痛遇天气转变加剧，关节屈伸不利，伴麻木，喜热畏寒。苔薄白，脉弦滑。

痰湿型：髋部沉重疼痛，痛处不移，关节漫肿，屈伸不利，肌肤麻木，形体肥胖。苔腻，脉滑或濡缓。

气血虚弱型：髋疼痛，喜按喜揉，筋脉拘急，关节不利，肌肉萎缩，伴心悸气短，乏力，面色不华。舌淡，脉弱。

肝肾不足型：髋痛隐隐，绵绵不休，关节强硬，伴心烦失眠，口渴咽干，面色潮红。舌红，脉细数。

该分类方法较为全面，反映了本病中医辨证标本虚实的特点。另 2002 年版《中药新药临床研究指导原则（试行）》中将 ONFH 分为筋脉瘀滞型和肝肾亏损型；郝贵华将 ONFH 辨证分为气滞血瘀型、风寒湿痹型、痰湿型、气血虚弱型和肝肾不足型；王进等将 ONFH 分为 3 型论治：脉络痹阻型、气虚血瘀型、肝肾不足型。

（五）中医辨证

采用中医学传统理论进行辨证分型，以八纲辨证为主，此类分型亦为临床常用。然而究竟分为几型，众多医家颇不一致，根据现有报道，分为四型至十余型不等。笔者认为，临床辨证纷繁复杂，千变万化，再细的分型方法也不可能完全概括，但提纲挈领的分型，对于诊病论治仍然是需要的。笔者在分析对比各类分型的基础上，结合自己的心得，提出以虚实为纲的分型，供同道参考。

1. 实证

（1）气滞血瘀型

多见于中青年患者，有髋关节脱位、股骨颈骨折等髋部外伤史。患髋疼痛，呈胀痛或刺痛，痛处固定，向膝部放射，跛行，久坐久卧后疼痛加重，适当活动后疼痛减轻，但大幅度活动后疼痛又加重，夜间加重，患髋活动度减小，舌紫黯或有瘀斑，脉细涩或沉弦。

（2）湿热内结型

多见于长期较大量饮酒、吸烟、素体肥胖或喜食甘醇厚味的患者。髋部持续作痛，时有灼痛，下肢沉重，口干舌燥，手足心热，小便黄赤，大便干结，舌质红，苔黄腻，脉滑数。

2. 虚证

（1）气血两虚型

多见于病程较长或年老体弱的患者，或由气滞血瘀型转化而来。髋关节长期功能障碍，跛行，或行动困难，甚则大部分时间卧床，髋部钝痛，有时疼痛沿大腿内侧向膝部放散，休息时疼痛减轻，活动后加重，病侧肌肉萎缩，面色苍白，唇甲淡白无华，气短乏力，舌淡苔薄白，脉细弱。髋部刺痛，喜按，筋脉拘急，关节不利。

（2）肝肾阴虚型

多见于素体阴虚、体格偏瘦的患者，亦常由湿热内结型转化而来。髋部疼痛较轻，活动时加重，休息后减轻。患肢肌肉萎缩，腰膝酸软，自汗或盗汗，头昏耳鸣、健忘失眠，精神萎靡不振，五心烦热，舌红少苔，脉细数无力。

（3）肾阳虚型

多见于素体阳虚的患者，有部分学者认为激素型股骨头坏死大多属此型。髋部钝痛，活动后加重，畏寒肢冷，腰膝酸软无力，跛行，精神萎靡，面色发白或黧黑，或泄下完谷，浮肿，腰以下为甚，小便清长，夜尿多，小便余沥不尽，舌淡胖苔白，脉沉弱。

3. 虚实夹杂

（1）气虚血瘀型

多见于年龄较大的患者，老年人有时仅受较轻微的旋转外力便可引起骨折，引发髋关节胀痛，刺痛不剧烈，或只感觉轻微疼痛。主要为功能障碍，严重者任何方向活动都不自如，甚至卧床或扶拐行走，伴有轻度肌肉萎缩，面色无华，少气懒言，舌质暗红，苔薄白，脉沉无力。

（2）寒湿阳虚型

多见患病初期。患者平素贪凉，有反复感受风寒，或久居寒冷潮湿之地等病史。疼痛与天气变化相关。股骨头坏死多不塌陷，合并髋臼坏死，关节间隙变窄，功能障碍明显，疼痛时轻时重，可累及其他关节肿胀变形，以至僵硬不得屈伸。因其疼痛遍及周身关节，故名历节病。大部分患者属于稳定期，面色发白，头昏耳鸣，畏寒，汗出，腰腿酸软，小便清长，夜尿多，小便余沥不尽，脉沉细弱，舌质淡，苔薄白。

以上所述实证与虚证都是相对的，病情有其自身发展变化规律，实与虚并非一成不变。从临床实践中笔者体会到，股骨头坏死之病，对于中青年患者而言，常表现为由实证向虚证转化的过程，其中的寒湿痹阻型易转化为肾阳虚型，实热内结型易转化为肝肾阴虚型，气滞血瘀型易转化为气血两虚型。而年老体弱的患者则往往在患病初期即表现为虚证或虚实夹杂证。临证时应重视各种证型间的夹杂和转化。

（六）股骨头坏死分期辨证

1. 中医三期辨证

根据股骨头坏死的早、中、晚期，将股骨头坏死分为三型。即早期型、中期型及晚期型。

（1）早期（急性）期

患髋疼痛，肌痉挛，髋关节活动受限，X线片表现关节间隙变宽，股骨头的骨小梁较稀疏。时间为 4～6 周。早期以实邪为主，或为气滞血瘀，或为寒湿痹阻，或为痰瘀交阻，湿热内结。

（2）中期（坏死）期

患髋疼痛与肌痉挛加剧，肢体屈曲、内收，有轻度短缩，可出现创伤性关节炎症状。

X 线片示股骨头密度变高，呈囊样改变，股骨颈变粗、变短。时间为 1 ～ 1.5 年。中期多虚实夹杂，但仍以实邪为主。实邪不外痰瘀寒湿，正虚无非气血肝肾。

（3）后期（恢复）期

患髋疼痛、肌痉挛等症状缓解，但肢体有些内收、短缩，走路轻微跛行。X 线片表现股骨头密度均匀增高，有的可出现较清晰的骨小梁，股骨头变扁、变宽，成蕈状。后期以虚损或肝肾虚或气血虚为主要病机。

这种辨病结合辨证的分型方法与西医学结合较紧密，有助于推进对股骨头坏死的认识及治疗方面的中西医结合，以及用现代科学的手段研究中医方法认识、治疗股骨头坏死。但这种方法也有一定缺陷，不能机械地应用于所有的患者。由于股骨头坏死的病因多种多样，患者的体质、年龄差别甚大，因而在相同的病变阶段，其临床表现并不一致。例如有些老年患者，股骨头坏死的早期就表现出肝肾亏虚的征象，在辨证上应属虚实夹杂甚至是以虚证为主；而一些年轻患者，即使到了股骨头塌陷碎裂的病程晚期，仍然没有明显的虚证表现。因此在进行分阶段辨证时还要注意具体病例具体分析。

2. 分期辨证与 X 线片的关系

早、中、晚三期与证型一般的规律如上所述，由于人的个体差异很大，禀赋又有所不同，临床上可见 X 线片虽属于中期，但其人正气不虚，而出现气滞血瘀型证候，或其人正气虚弱，而出现肝肾不足、肾阳虚等证候。在治疗中应辨病与辨证相结合，见其证用其药，对于 X 线片分期与辨证不可硬套，而应灵活应变，以提高疗效。

（七）关于"血瘀"与"肾虚"

辨证是中医学认识疾病、诊断疾病以及治疗疾病的主要方法，辨证理论也是中医学理论的精髓所在。因此，在对股骨头坏死的中医学认识上，主要依据的仍然是辨证理论。然而随着中西医结合的发展，对股骨头坏死类疾病的深入认识，中医学对股骨头坏死的辨证也有了新的内容。具体地讲，目前中医学对股骨头坏死的辨证方法可以分为两类，即与西医学结合较多的分阶段辨证，也就是辨病结合辨证，以及传统的中医辨证分型。这两类辨证中有其共同点，就是都强调"肾虚"与"血瘀"是股骨头坏死的重要病机，或者说是股骨头坏死病变中的主要矛盾。各类专著、杂志上关于股骨头坏死的中医辨证的报道很多，但均未超出此范畴。

1. 血瘀

血瘀是研究中医治疗股骨坏死的重点课题之一。

《素问·调经论》曰："人之所有者，血与气耳""气主煦之，血主濡之"。气血是维持人体生存的至关重要的生命物质与生理功能。气为血之帅，血为气之母，血随气行，循于脉中，化生津液，濡养四肢百骸。气血畅达，机体方能健康强壮。反之，气机升降运行失常，导致气血凝滞，或经脉损伤，气血溢于脉外，则成为瘀血。瘀血是人体百病的病理基础。在股骨头坏死病变中，瘀血这一病机贯穿始终。外伤、寒热、痰湿及劳损等等各种原因，均可导致瘀血形成，致使股骨头失却精血濡养，而发生坏死。瘀血是一种全身性的病理改变，瘀血凝滞已久，脏腑功能失调，又可催生更多的病理因素，进一步加重股骨头坏死病变，以致骨枯髓空，股骨头碎裂塌陷。

大量临床和实验研究表明，不论何种原因引起的股骨头坏死，根本原因是股骨头内血液循环障碍及供血不足。如激素可引起血液高黏度、高凝、高脂血症，损伤血管内皮，在股骨头内产生血管内凝血，形成血栓，使股骨头缺血以至坏死；外伤、骨折则直接损伤股骨头的供血系统，导致股骨头缺血性坏死等等，这也从一个方面说明瘀血在股骨头坏死中的致病作用。当然中西医对瘀血的认识并不完全一致。

在股骨头坏死的临床辨证中，无论何种证型，均离不开瘀血这一重要病机。在处方用药中，活血化瘀法是必不可少的。而在中医治疗股骨头坏死研究领域，对于"血瘀"，至今一直是作为重点的致病因素加以研究，活血化瘀法也被作为治疗股骨头坏死的主要方法而研究。足见"血瘀"这一病理变化在股骨头坏死中的重要意义。

2. 肾虚

研究中医治疗股骨头坏死的另一个重点课题就是肾虚。

肾为先天之本，藏精生髓主骨。机体气血均由肾精化生。肾与骨的关系尤其密切。《内经》曰："肾主身之骨髓""其充在骨"，肾气、肾精充盈，气血才能充足，筋骨才能强盛。肾气肾精亏虚，则气血无源，骨将失去濡养之本。《素问·生气通天论》："岐伯曰：……因而强力，肾气乃伤，高骨乃坏。"《难经·第二十四难》："足少阴气绝，即骨枯。"古代医家这两段描述，很精辟地说明了骨骼的枯荣与肾的关系。股骨头坏死的发生、发展及转归，均与肾的虚实联系在一起。股骨头坏死，或因为病变日久耗伤肾气，或由于肾气不足血虚而瘀；尤其在股骨头坏死病变的转归中，肾气充足，可以促使新骨形成，坏死修复；肾气亏虚，则难以祛瘀生新，股骨头坏死就将向塌陷碎裂发展。

关于肾虚与各种类型股骨头坏死之间的相关性，众多学者做了大量的临床试验与基础研究，并取得了一定的成果。尤其是激素性股骨头坏死与肾阳虚的关系，学术上争论较大，至今尚无定论。

与血瘀一样，肾虚是股骨头坏死临床辨证中又一重要病机，或为肾阳虚，或为肝肾阴虚，或为肾气虚（气血两虚）。补肾填精、强筋壮骨在股骨头坏死的治疗中也是必不可少的。在研究领域，对肾虚的研究也正在不断深入进行。

总之，目前有关股骨头坏死的中医学研究中，血瘀与肾虚占有同样重要的地位。各医家对二者孰重孰轻，经验不同，看法不一。其实血瘀与肾虚是互为因果的。气血源于肾精，肾气不足，气血无以化生，必然产生或加重血瘀；而血瘀日久，也必然耗损肾气，导致或加重肾虚。在股骨头坏死这种周期较长的慢性疾病中尤其如此。可以说在股骨头坏死病变中，血瘀为病变之因，肾虚为病变之本，寒热痰湿、脾肺虚损等均可兼夹致病。

四、影像学检查

股骨头坏死是常见的骨病之一，继发于多种原因，如外伤、激素、感染等，其病理发展过程中有 3 个基本的病理表现，即死骨块、吸收带、新骨带。它是常规 X 线、CT、MRI诊断的基础。作为股骨头坏死的影像学诊断方法，最常用的是 X 线片，其次是 CT。而MRI 由于对早期股骨头坏死的发现要优于 CT，所以对于有症状而常规片和 CT 无异常发现的患者加做 MRI 是非常有必要的。而血管造影现在更多地成为一种治疗手段。由于股骨头坏死是一个坏死、吸收、再生的病理过程，所以在诊断治疗过程中如何综合运用不同的影像诊断手段来帮助了解病变发展的程度是骨科医生应该了解和掌握的。

（一）X 线检查

常规 X 线平片是股骨头坏死患者最早接受的基本影像诊断，且传统的 X 线片对股骨头坏死的分期非常重要。

成人股骨头坏死的早期 X 线片改变表现为：股骨头颈联结处硬化；股骨颈下表面骨膜增厚。

仅仅凭借 X 线片征象诊断早期股骨头坏死是困难的，认识早期征象并结合临床病史是进一步检查的依据。

对于股骨头坏死的 X 线平片的分期有很多，比如：Marcus 六期分法，Arlet、Ficat 和 Hangerfard 的五期分法，国内学者的四期分法，均不完全一致，但都代表了股骨头坏死的病理进程的一般表现。在晚期也基本统一为髋关节的继发退行性骨关节病。下面就比较有代表性的 Cruess 分期加以叙述。

Cruess（1986 年）将股骨头的病理进程分为五期，其各期的 X 线表现如下：

Ⅰ期：正常表现。

Ⅱ期：股骨头无变形，关节间隙正常，但股骨头内有透光区和（或）硬化，表现为骨密度不均匀。

Ⅲ期：股骨头负重区软骨下发生骨折，表现为软骨下带状或新月样透亮区。

Ⅳ期：股骨头轻度变形，软骨下骨组织塌陷，关节面的弧形曲线消失；出现阶梯征。

Ⅴ期：股骨头明显变形、扁平，关节面碎裂，关节间隙变窄，整个髋关节受累并伴有继发退行性骨关节病。

（二）CT 检查

CT 发现股骨头坏死早于 X 线平片。即使在坏死早期，股骨头完整无碎裂或有轻微的碎裂，星芒结构就已发生扭曲。

股骨头坏死的 CT 分期表现：

Ⅰ期：正常表现。

Ⅱ期：星芒征改变，骨小梁有扭曲变形，并有点样硬化改变，股骨头关节面有小的囊变区。

Ⅲ期：骨小梁变形加剧，出现大的囊肿样改变区，多发生于关节面负重区，关节边缘出现骨质增生硬化。软骨下透亮区和软骨下骨折，表现为"新月征"。

Ⅳ期：股骨头内骨小梁结构消失，只有大小不等的囊状破碎区，边沿有明显硬化带，部分骨结构有增生硬化，软骨下骨塌陷，股骨头变扁，髋臼周围出现骨质增生改变。

Ⅴ期：死骨裂解，关节面硬化，股骨头内出现高密度致密影，头、颈部皮质增厚，髋臼亦有广泛增生和囊变，股骨头可能出现脱位，关节间隙变窄提示继发骨关节病。

（三）MRI 检查

股骨头坏死的 MRI 表现：

早期：在平片和CT未发现异常的时候，MRI能显示股骨头有灌注缺损，T1加权像显示低信号强度。而T2加权为高信号，其表现类似水肿。此时病程为可逆的。

随着股骨头坏死进一步发展，在还没有修复或反应改变，MRI表现坏死区为伴反应性边缘的等脂肪信号区，即股骨头边缘部出现等脂肪密度区，并有环形边界，此时病程已经不可逆转。

中期：股骨头内病变区稍显不均匀，股骨头可以轻度变扁或塌陷，可伴有关节积液，表现为在T1WI时股骨头上部软骨下方局限性低信号区，在T2W1时呈高信号。

晚期：股骨头大部分或全部为低信号，中间夹杂有斑点样高信号，头变细、塌陷。在坏死区周围有低信号带。在坏死区和正常骨髓之间产生一个反应性交接面，表现为一个弯曲低信号带，之后此信号区增宽，在T1、T2加权像上均为低信号。T2加权时由于化学位移现象，高信号晚下降，同时在低信号的内侧又出现一相似的线状高信号，这就是所谓双线征。股骨头坏死时均伴有关节积液，量较正常多，但积液的多少与坏死的程度没有相关性。关节液在T1W1上是低信号，在T2W1为明显高信号。

（四）血管造影检查

针对股骨头坏死而行血管造影，更多的是一种介入治疗的手段。除了能直观显示病变区域血管的狭窄和闭塞以明确诊断和评估治疗效果外，还能将有效药物直接注入股骨头供血动脉而起到治疗效果。

股骨头缺血性坏死血管造影表现：

缺血型：主要表现为股骨头供血动脉的分支血管稀少或呈枯枝样改变。

淤血型：主要表现为早期团状血管增多、紊乱，静脉期呈糊状改变。

混合型：包含了缺血和淤血的表现。

（五）放射性核素检查

骨对放射性核素（^{99m}TC）的摄取主要取决于局部血供的完整性和新骨的形成。在骨坏死的早期由于局部无血供又无代偿，股骨头对放射性核素的摄取减少，所以表现为放射性缺损，在股骨头坏死的最初，ECT即可显示放射性缺损区，即"冷区"，以后随着组织修复和新骨形成，股骨头对放射性核素摄取增多，表现为异常放射性缺损（术中见骨硬化，无骨小梁结构为死骨）或浓聚区，即"热区"（术中所见为结缔组织或脂肪团，类结核干酪物）。据文献报道：骨坏死的早期，病灶区缺血，骨扫描呈低吸收信号，接着由于坏死组织引起周围正常组织炎症反应和毛细血管增生，在低吸收信号病灶的边缘出现高吸收信号环。有人形象地称之为"热中有冷"（Cold in Hot）。这是骨坏死的特征性骨扫描表现，即出现这一骨扫描信号就可诊断股骨头缺血性坏死。

放射性核素检查对股骨头缺血性坏死的早期诊断具有高度灵敏性，是一项安全、无创伤且有着很高价值的显像技术。自1989年中岛光太郎用放射性核素显像因子分析法诊断髋关节病收到了满意的结果后，骨显像已广泛地应用于临床，且骨三相显像和骨断层显像较X线方法早期检出，已被公认。马在松等认为骨扫描是一敏感性很高而特异性较低的重要的筛选性检查，因为它反映的是病变部位细胞代谢水平的变化，故在疾病的初期（症状出现后的最初几天）即可显示异常信号，而这时X线检查常是阴性的。因此，它对骨坏死的早期诊断及筛选有重要的意义。据刘吉华等资料，40 例患者 63 髋中，骨显像确诊、可疑和阴性的髋数分别为 36、23 和 0 髋，MRI 分别为 61、2 和 0 髋，X 线平片分别为 25、20 和 18 髋。已确诊髋数与可疑髋数之和占总髋数的百分率为检测阳性率，则骨显像、MRI 和 X 线片阳性率分别为 93.7%、100% 和 71.4%。两两比较 2 值分别为 2.32、9.31 和 18.73，$P > 0.05$、$P < 0.01$ 和 $P < 0.01$。可见，骨显像诊断早期股骨头缺血性坏死的阳性率与 MRI 相当，均高于 X 线平片。但核素骨显像同样也有它的缺点，它虽可以发现早期病变，但其特异性和解剖分辨率低，如果没有别的影像学检查辅助则误诊的概率很大，且定位不良。

1. 以往对股骨头缺血性坏死反射核素显像表现意见不一，大致有以下 3 种：

（1）Gregg PJ、Walder DN 认为坏死区呈放射浓聚表现。

（2）Calver R、Venugpal V 等认为坏死区表现为放射性缺损。

（3）Danigelisj A 等认为坏死早期为缺损，晚期为浓聚，即认为上述两种说法并不矛盾，只是他们各自观察了股骨头缺血性坏死的不同阶段。

2. Miki 根据非创伤性因素所致的股骨头缺血性坏死核素显像，将股骨头缺血性坏死分为四型：

Ⅰ型：放射性摄取正常。

Ⅱ型：放射性摄取量减少或完全缺如。

Ⅲ型：为混合型，即摄取量增加或减少混合存在。

Ⅳ型：为摄取量增加。

放射性物质摄取量增加是股骨头坏死骨周围有大量新生血管和肉芽组织将死骨吸收、移除的结果。Ⅱ型为早期，Ⅲ型为修复期，Ⅳ型为晚期。所谓晚期即大部分死骨与坏死的骨髓被吸收移除，并有新骨形成。这种分型反映了股骨头坏死的不同类型，又表明了骨坏死不同的发展阶段。

3. 有学者将患侧股骨头摄取放射性示踪剂的强度与健侧对比进行分级：

（1）病侧股骨头的放射性低于健侧为"0"级。

（2）相等者为"1"级。

（3）高于健侧者为"2"级。

4. 多数学者根据目测及定量比值结果将核素髋关节显像分为五期：

0 期：股骨头、股骨干放射性分布正常，头 / 干比值为 2.49 ± 0.7。

Ⅰ期：股骨头可见局限性放射性分布减低区，头 / 干比值低于正常。

Ⅱ期：股骨头可见局限性减低区，周边有环形或新月形放射浓缩带，头 / 干比值减低区接近或低于正常，浓聚带高于正常。

Ⅲ期：整个股骨头呈球形或类球形明显浓聚，头 / 干值明显增高。

Ⅳ期：股骨头、颈呈不规则浓聚，有时内侧不对称，头 / 干比值也明显增高。

5. 有学者认为将核素骨显像分为三期，即早、中、晚更为确切，但无论何种分期与 X 线等分期不完全相符。

早期：坏死股骨头表现为放射性缺损而无周围浓聚反应，头 / 干比值低于正常。

中期：坏死股骨头表现为放射性缺损区，周围有浓聚反应，形成所谓"炸面圈"征。头/干比值减低区接近或低于正常，浓聚区高于正常。

晚期：整个股骨头呈球形或类球形明显浓聚，有时可为不规则浓聚，头/干比值明显增高。

五、实验室诊断

（一）关节镜检查

股骨头坏死的治疗方法较多，治疗效果的评价较为困难，其原因之一是较难确定治疗部位的病理状况，因此我们有必要了解治疗前股骨头的形态和关节软骨的质量。然而，即使是借助现代影像学手段，也仍然不能直观地反映出关节软骨的真实情况，关节镜为我们了解关节内情形提供了新的手段。

1. 器械

关节镜、探针、各种手术器械及灌注吸引针。

2. 操作方法

（1）仰卧位

方法：①患者仰卧于手术牵引台上，患肢牵引（下肢牵引的力量为20～40kg，可致关节间隙达到7～8mm），对侧下肢处于屈曲外展位，会阴部垫好衬垫，以防压疮。②髋部常规消毒，并用消毒单包裹X线机的头部。③标识股动脉的走行和大转子以及髂前上棘的轮廓。④于股动脉外侧4cm和腹股沟韧带下约4cm做第一个入口。在X线透视的引导下将18号腰穿针沿向头侧倾斜呈30°～45°角方向穿入，顺着髋臼前壁进入髋关节，用30～50mL液体灌注，最大限度地扩张关节腔。⑤拔出穿刺针，在原入口的部位做一个皮肤切口，在X线的监视下，沿穿刺针方向插入一锐性套管针，在进入关节囊后换成钝性套管针，将关节镜连于套管，接上入水管用加压泵向关节内液体灌注。⑥使用30°、70°关节镜检查关节，可以观察到股骨头髋臼前部前缘。⑦为了取出关节内游离体可另作入口，此入口位于关节镜入口稍外侧或更外侧，同样用穿刺针在X线导向下插入关节内，再沿针的方向插入锐性和钝性套管针，为防止股外侧皮神经受损，应做皮肤有限的切开，显露并保护股外侧皮神经。

（2）侧卧位

患者仰卧并采用前入口时，很难观察到髋关节的后部，两侧卧位则可解决这个问题。①取侧卧位，置髋关节于外展位。②常规消毒铺巾，用25kg的力量将髋关节牵开。②标出股动脉、髂前上棘、腹股沟韧带，以及大转子的前部、后部和上部的轮廓。③在大转子上缘前方，在X线引导下将18号腰穿针穿刺进入髋关节，注入30～50mL液体扩张关节，沿同一方向插入锐性套管针，进入关节囊后，换为钝性套管针，拔出针芯，插入关节镜，接上入水管。④为了观察髋关节前角，可在髋关节前方选择一个入口，入针点在髂前上棘矢状线与大转子近侧顶点的水平线交点，针与头侧成45°，与内侧成20°，股外侧皮神经紧邻此口，为防止其损伤可在皮肤做小切口，分离皮下组织，以避开神经，当套管针穿过时可将神经推开。⑤还可在大转子后上角或大转子与前侧入口之间的任何地方做其他切口，关节镜可选择不同的入口进入，通过旋转患肢，使髋关节充分显露，关节镜最好选择 70° 或 90° 的。

（3）术中所见

股骨头坏死者的髋关节滑膜肥厚、充血、水肿，关节内常有不等量关节液，早期股骨头软骨常较完整。但随着疾病的发展，可出现软骨面皱褶、压痕，关节软骨下沉，软骨呈米黄色，甚至软骨龟裂、撕脱，骨质外露，表明股骨头已出现塌陷。更有甚者股骨头变形，头颈交界处出现明显增生，呈蕈状改变。髋臼表面软骨早期多无改变，个别病例有关节内游离体，晚期可见软骨损害。

3. 关节镜检查的意义

关节镜检查具有损伤小、操作简单的优点，可以直接观察髋关节内部病变，但其观察视野局限。在关节镜的监视下，观察股骨头关节表面的损伤情况，可以了解关节软骨是否有断裂，判断塌陷的程度，从而决定是否采用保留关节的手术或选择何种手术方法。在放大 20 倍的情况下，不仅可以观察到股骨头内骨组织坏死范围、程度，使治疗更加准确，避免了死骨的残留，而且还能在术中进行微观检查，使诊断更加明确，通过关节镜观察能直接取组织活检。镜检的同时，可以将一些小的骨赘及凸凹不平处用刨削器进行修整，取出关节内剥脱的软骨和游离体，处理滑膜的病变，使手术后疼痛症状得以缓解。

（二）骨组织内压力测定

骨内压是一种组织压力或间隙压力，称髓内压更为准确。股骨头缺血性坏死患者，由于股骨头静脉回流受阻，常有骨内压增高。

1. 器械

包括测压套管针、骨内压测量仪和骨内压记录仪，测压套管针为不锈钢制成，直径 3～5mm，针长 8～15cm。

2. 测压方法

①患者取仰卧位，常规消毒铺巾。②局部浸润麻醉，依次从皮肤、皮下组织到骨膜。③在 X 线导向下，将套管针于股外侧肌起点近侧 1.5cm 水平、与身体纵轴成直角方向插入至骨膜，然后用锤将针击入大转子 2cm 左右。④压力传感器置于与套管针高度相同，导管连接在压力传送器三通管上，接上抽满肝素化盐水 20mL 的针筒，导管和各部内必须排空气泡，确保整个器械充满液体，这时套管针取出后应有混有脂肪的骨髓血液充满套管针管腔内。⑤测压过程中，应嘱患者勿变动体位、咳嗽、喷嚏等，并尽量维持血压平稳。骨内压的正常搏动范围较大，最好健患侧同时测量进行对比。正常人股骨头骨内压平均为 25mmHg，高于 30mmHg 即为不正常；股骨近侧干骺端骨内压平均 17.2mmHg，范围为 12～26mmHg；股骨颈者平均为 18.7mmHg，儿童股骨近端的值略高于成人。

3. 压力试验

本试验为骨髓血管床容量的血液动力试验。方法：向转子内注入 5mL 生理盐水，将三通管中通向套管的开关开放，并且把通向压力传送器的开关关闭，使得导管与压力传送器相通，此时管内压测量仪显示的压力值和记录仪打印的压力曲线和相应数值称为注射压；注射 5min 后的压力称为加压试验压。一般正常骨和病变骨在注射后骨内压均升高，但病变骨的上升幅度明显大于正常骨，并且正常骨的注射压很快即下降至正常或接近基础压，而病变骨在 5min 后仍然下降幅度很小而且明显高于基础压。压力试验可以获得各种数据。首先应注意注入液体时的阻力，正常时液体注入如同静脉推注，骨内有病变存在时，注射阻力明显增大；其次注意疼痛，骨内注射时可以发生亦可以不明显发生疼痛；最后注意注射对骨髓内压力的反应，如果注射压力明显升高，压力 5min 后维持在 10mmHg，则为病理性的骨内压变化，判断本试验即为阳性。

值得注意的是，每个记录系统都有校准刻度的方法，在每次测量前校准刻度是非常必要的，只有这样才能保证记录数值的准确性和可靠性。在校准压力感受器后，将三通拨向空气端并将记录仪的指针设在零点；然后将三通转向，使测量部位与压力感受器连接，这时可以开始记录了。

4. 骨组织内压力测定的意义

压力试验可以使我们发现潜在的病理变化，当病变尚不足以使骨内压力发生病理变化时，进行本试验，可使骨髓血液循环超负荷而诱发局部压力升高，从而能早期发现病理变化，证明股骨头内静脉回流紊乱，并预示股骨头内有血液淤滞。

（三）髓芯活检

早期诊断可以防止股骨头塌陷，是治疗股骨头缺血坏死的关键。目前公认早期诊断的方法主要有 DSA、MRI、组织学检查、骨内静脉造影、放射性核素扫描、CT，组织学检查是诊断股骨头缺血性坏死的明确指标。髓芯活检亦称为核心活检、髓芯活检、轴心活检、岩心活检、中心活检，是一种直接取得病灶进行病理观察和镜检的手段。

1. 器械

长的空心钻头，前端为锯齿形，后端有便于操作的横向把柄。钻头直径一般为 8mm 或 10mm。空心圆钻表面有分度标记，以便测知插入的距离。

2. 操作步骤

步骤：①硬膜外麻醉，仰卧位，患侧垫高 40°。②股骨头处透视定位并作皮肤标记标明。③以股骨大转子外侧为中点作纵形切口暴露大转子基底部，沿阔筋膜张肌及股外侧肌纤维方向予以分开，暴露股骨外侧，于转子下用峨眉凿将外层皮质开口，沿缺口用空心钻持续旋转逐渐插入，方向指向股骨头上端部分，在 X 线导向下将器械推进，如股骨头明显硬化，可用铁锤轻轻锤击，以达软骨下 4～5mm 处为宜。④到达所要求的部位后，将空心钻钻头旋转数次，再继续旋转慢慢退出，标本随针芯一并退出，置于 10% 福尔马林缓冲液中。⑤髓芯残腔用生理盐水冲洗，股外侧肌、阔筋膜张肌及皮肤分层缝合，并置于引流管做负压引流，卧床休息。数天后可起床活动，3 周后负重。

3. 活体标本

标本长 5cm，为圆柱形骨质，肉眼观察标本的外形、结构、密度、颜色和坚固性。正常时股骨颈区骨质呈红色，头部呈黄色伴散在红色，股骨头近端部分较远端的股骨颈致密，标本对手的捏挤有抵抗性，仍可挤碎，标本坚硬如木或近乎液体均为病理征象。在股骨上端，由于标本取自股骨颈轴心线上，因此可看到平行但远端呈分散的骨小梁，在近端很容易看到平行骨小梁。

4. 光镜检查

电镜检查可早在缺血后 4h 发现细胞学变化，而用光镜检查至少需缺氧 24 ～ 72h，在细胞自溶前可以认识到其改变。最早可发现的骨坏死特征是出血，造血成分损失，脂肪细胞核缺失、微小脂肪囊泡和骨髓坏死，有时伴有纤维蛋白沉积。

（1）松质骨小梁

松质骨小梁由骨板组成，骨板内骨单位呈环形，结构不十分明显，骨小梁聚在一个区域内，区域里哈佛管相当少，内板形成弓状，沿骨小梁方向排列。骨小梁厚度 0.1 ～ 0.5mm 不等，并为 0.5mm 至数毫米厚的骨髓间隙所分隔，表面细胞很少呈活力现象，在特殊情况下才能偶尔见破骨细胞，骨小梁内无吸收性陷窝，且破骨细胞活动亦很少见，骨细胞平均分布于骨小梁的陷窝内，周围为坚强的细胞间质，有些陷窝为空虚状，或许因为组织切片时很薄导致切片制备过程中骨细胞出现散在存在，或者是因细胞的死亡所致。一般认为，如果陷窝空虚量超过 30% 时即为病理变化；但也有学者指出，依靠髓芯活检确诊需要找到至少 50% 的空虚骨陷窝。

在许多实验研究中，骨细胞核缺失被作为骨坏死的依据。但其敏感性与特异性均较低。骨细胞在光镜下常显示皱缩，而在常规处理的脱钙组织中，胞核固缩并不是细胞死亡的可靠征象，并且缺血后骨细胞核仍可在骨内持续存在。已有实验研究表明，在完全缺氧的情况下，骨细胞核在完全消失之前还可保持 48h 至 4 周。因此，细胞核的存在与否并不是判断骨活性的唯一标准。

（2）骨髓

骨髓包括造血细胞、脂肪细胞和间隙毛细血管及少许占据表面的结缔组织结构（包括血管周围的胶原纤维、网状纤维、少量网状细胞和组织细胞）。造血组织（红骨髓）很少占据整个骨髓间隙，它常与脂肪组织混合，呈斑点状分布各处，有时有很大的多核细胞——巨核细胞。脂肪细胞较大，有一扁平细胞核，其核居边缘，细胞圆形，当形成大片纯粹脂肪组织时为多边形，其直径为 20 ～ 100μm。脂肪细胞被周围的毛细血管所分隔，细胞间毛细血管有时为扁平，无功能，有时则为扩张和活动的。通过水和作用和脱水作用，血管窦、细胞间毛细血管和脂肪细胞相依存，形成一体。脂肪细胞可大可小。当出血时，间隙毛细血管扩张，脂肪细胞则萎缩。有学者认为脂肪细胞来自血管外膜的网状组织，在某种情况下有些骨髓细胞由网状组织支持和保护。脂肪细胞、网状细胞及内皮细胞之间的形态学和生理学之间的联系，在骨髓的生理学和病理学方面起着重要作用。

5. 髓芯活检的意义

髓芯活检所取标本为股骨头骨松质组织，对股骨头缺血性坏死早期诊断是很重要的。在取材的同时，它又进行了髓内减压，从而打破了静脉淤滞而造成缺血的恶性循环，对于股骨头的修复有利。从治疗角度来讲，通过髓芯活检减低了髓内压，可以缓解疼痛，防止病情的进一步发展，促进股骨头血管的再生。但是，如果髓芯活检没有到达坏死区域交界区，则标本上只能见到骨松质，这个时候不能作出诊断。这种假阴性结果是由于不适当取材造成的。活检能到达已证实坏死的交界区，将会显示坏死骨小梁及表面的新骨。

六、鉴别诊断

（一）髋关节骨关节病

本病亦有称之为肥大性关节炎、增生性关节炎、老年性关节炎、退行性关节炎、骨关节病等，分为原发性与继发性。原发性多见于 50 岁以上肥胖患者。常为多关节受损，发展缓慢。早期症状轻，多在活动时发生疼痛，休息后好转。严重时休息亦痛，与骨内压增高有关。髋部疼痛可受寒冷、潮湿影响而加重，常伴有跛行，疼痛部位可在髋关节的前面或侧方，或大腿内侧，亦可向身体其他部位放射，如坐骨神经走行区或膝关节附近，常伴有晨僵，严重者可有髋关节屈曲、外旋和内收畸形，髋关节前方及内收肌处有压痛，Thomas 征阳性。除全身性原发性骨关节炎及附加创伤性滑膜炎以外，血沉在大多数病例中正常。关节液分析：白细胞计数常在 1×10^9/L 以下。X 线表现为关节间隙狭窄，股骨头变扁、肥大，股骨颈变粗变短，头颈交界处有骨赘形成，而使股骨头成蕈状。髋臼顶部可见骨密度增高，外上缘亦有骨赘形成。股骨头及髋臼可见大小不等的囊性变，囊性变周围有骨质硬化现象，严重者可有股骨头向外上方脱位，有时可发现关节内游离体。但组织病理学显示股骨头并无缺血，无广泛的骨髓坏死。显微镜下可见血流淤滞，髓内纤维化，骨小梁增厚现象，这与血循环异常有关。这是与股骨头缺血性坏死的重要区别点。继发性髋关节骨关节炎常继发于髋部骨折、脱位、髋臼先天发育不良、扁平髋、股骨头滑移、股骨头缺血坏死、髋关节感染、类风湿关节炎等，常局限于单个关节，病变进展较快，发病年龄较轻。

（二）类风湿关节炎

类风湿关节炎在髋关节起病少见，出现髋关节炎时，患者上、下肢其他关节常已有明显的类风湿性病变。一般累及双侧髋关节，患者多为 15 岁以上的男性青年。患者可有食欲减退、体重减轻、关节疼痛、低热等前驱症状，常伴有晨僵，随后关节肿胀、疼痛，开始可为酸痛，随着关节肿胀逐步明显，疼痛也趋于严重，关节局部积液，温度升高，开始活动时关节疼痛加重。活动一段时间后疼痛及活动障碍明显好转。关节疼痛与气候、气压、气温变化有相连关系，局部有明显的压痛和肌肉痉挛，逐渐发生肌肉萎缩和肌力减弱，常有自发性缓解和恶化趋势相交替的病变过程。

类风湿关节炎是全身性疾病，除关节有病理改变外，逐渐涉及心、肺、脾及血管淋巴、浆膜等脏器或组织。患者可有类风湿皮下结节，常见于尺骨鹰嘴处及手指伸侧，在身体受压部位也可能见到。X 线表现可有关节间隙狭窄和消失，髋臼突出，股骨头骨质疏松、萎缩、闭孔缩小，关节强直，除髋关节外四肢对称性的小关节僵硬、疼痛、肿胀和活动受限。化验检查可有轻度贫血，白细胞增高，血沉加快，类风湿因子阳性，部分患者抗链球菌溶血素"O"升高，α_1 球蛋白在类风湿慢性期明显增高，α_2 球蛋白在类风湿早期即升高，病情缓解后立即下降，球蛋白升高时类风湿病情严重。类风湿患者血清免疫球蛋白（Ig）升高率为 50% ～ 60%，多为 IgG 和 IgM 升高，滑液凝块试验见凝块呈点状或雪花状。关节渗液的纤维蛋白凝固力差，滑膜和关节组织活检呈典型的类风湿病变。类风湿性髋关节炎常合并股骨头缺血性坏死，其原因：①可能为类风湿关节炎本身造成关节软骨面破坏，滑膜炎症，影响股骨头血运，造成股骨头缺血性坏死。②为治疗类风湿关节炎而应用激素。

（三）髋关节结核

患者多为儿童和青壮年。髋关节结核中，单纯滑膜结核和单纯骨结核都较少，患者就诊时大多数表现为全关节结核。发病部位以髋臼最好发，股骨颈次之，股骨头最少。患者有消瘦、低热、盗汗、血沉加快。起病缓慢，最初症状是髋部疼痛，休息后可减轻。由于膝关节由闭孔神经后支支配，儿童神经系统发育不成熟，由闭孔神经前支支配的髋部疼痛时，患儿常诉说膝部疼痛。成年时发病的髋关节结核，髋关节疼痛十分剧烈，夜不能卧，一直保持坐位，随之出现跛行。病侧髋关节有时可见轻度隆起，局部有压痛，除股三角外，大转子、大腿根部、大腿外上方和膝关节均应检查是否有肿胀，晚期患者可见髋关节处窦道形成。早期髋关节伸直、内旋受限，并有髋畸形，Thomas 征及 4 字征试验阳性。足跟叩击试验阳性。合并病理性脱位者大转子升高，患肢短缩，且呈屈曲、内收位。X 线检查对本病的早期诊断很重要，应拍骨盆正位片，仔细对比两侧髋关节。

单纯滑膜结核的变化有：①患侧髋臼与股骨头骨质疏松，骨小梁变细，骨皮质变薄。②由于骨盆前倾，患侧闭孔变小。③患侧的滑膜与关节囊肿胀。④患侧髋关节间隙稍宽或稍窄，晚期全关节结核关节软骨面破坏，软骨下骨板完全模糊。结核菌素试验适用于 4 岁以下的儿童。髋关节穿刺液做涂片检查和化脓菌及结核菌素培养，对本病诊断有一定价值，但髋关节位置深在，有时穿刺不一定成功。手术探查取组织活检，是最准确的诊治方法。

（四）化脓性关节炎

一般多发于婴幼儿和少年儿童，感染途径多数为血源性播散，少数为感染直接蔓延，起病急，全身不适，疲倦，食欲减退，寒战，高热，髋关节剧痛，活动时加剧，患肢常处于屈曲、外展、外旋的被动体位，久之可发生关节挛缩，甚至有半脱位或脱位。由于闭孔神经后支分布于膝关节处，亦可有膝关节疼痛，髋关节肿胀，触之饱满并有明显压痛。髋关节屈曲、内外旋、内收、外展均受限，足跟叩击试验阳性。Thomas 征阳性，白细胞及中性粒细胞分类增高，血沉加快，血培养可有致病菌生长，髋关节穿刺发现髋关节液呈血性浆液性或脓性混浊体，检查可发现大量白细胞、脓细胞，细菌培养可发现致病菌。X 线表现早期可见髋关节肿胀积液，关节间隙增宽。感染数天后脓肿可穿破关节囊向软组织蔓延，X 线可见关节软组织肿胀，主要表现为闭孔外肌及闭孔内肌征。关节软骨破坏后，关节间隙变窄，软骨下骨质疏松破坏，晚期化脓性病变从关节囊、韧带附着处侵入，形成骨内脓肿，很快出现骨质破坏，关节塌陷，关节间隙消失，最后发生骨性融合。

（五）强直性脊柱炎

常见于男性，20 ～ 40 岁多见。最多见于骶髂关节和腰椎，其次为髋、膝、胸椎、颈椎。髋关节受累者大都伴有骶髂关节、腰椎的病变。本病起病缓慢。多表现为不明原因的腰痛及腰部僵硬感，晨起重，活动后减轻，由于骶髂关节炎的反射，部分患者出现坐骨神经痛症状，以后腰腿痛逐渐向上发展，胸椎及胸肋关节出现僵硬，出现呼吸不畅，颈椎活动受累时，头部活动受限，整个脊柱严重僵硬。由于椎旁肌痉挛，患者站立或卧位时，为了减轻疼痛，脊柱渐呈屈曲位，患者表现为驼背畸形。

早期骶髂关节可有局部压痛，骨盆分离试验、挤压试验阳性，一般于起病后 3～6 个月才出现 X 线表现。骶髂关节最早出现改变，显示髂骨侧软骨下有磨砂样增生带。病变进一步向上蔓延，侵犯整个关节，关节边缘呈锯齿样，软骨下硬化带增宽，骨线模糊，关节间隙消失，骨性强直，脊椎的改变发生在骶髂关节病变之后。髋关节受累常为双侧，早期可见骨质疏松，关节囊膨隆和闭孔缩小。中期关节间隙狭窄，关节边缘囊性改变或髋臼外缘和股骨头边缘骨质增生（韧带赘）。晚期可见髋臼内陷或关节呈骨性强直。化验检查可有轻度贫血，血沉加快，血清碱性磷酸酶增高。最近研究表明，90% 以上的患者组织相容抗原 HLA-B27 为阳性。

（六）反射性交感神经营养不良综合征

本病简称为 RSDS，是一种肢体损伤后，以血管神经功能紊乱为起源的疼痛综合征，过去用过不少名称，如肢体创伤后骨质疏松、急性骨萎缩、Sudeck 骨萎缩、灼性神经痛、反射性神经血管营养不良等。交感神经营养不良的表现范围可能很大，常有一些致病因素，包括损伤，好像是很轻微的，或者是神经性，或心肺疾病，常常突然发生或突然加重，受累关节可有水肿。总的说来临床特征是伤肢剧烈地灼样痛，皮肤光亮、萎缩，易脱皮，皮肤苍白、发绀、浮肿或感觉过敏，皮温升高或降低。患肢关节运动受限，掌腱膜肥厚并可屈曲挛缩。另外有脱发，指甲变脆。X 线表现为骨质疏松，甚至出现进行性骨质减少，于近关节区更为明显。这种骨质疏松很像 Ⅱ 期的股骨头缺血性坏死，而后者的骨质疏松更广泛，且有小囊变。当 X 线未出现征象前，骨扫描显示吸收核素增加。活体组织学活检有时发现水肿，滑膜层细胞紊乱或增殖，毛细血管增生水肿，滑膜下纤维化。骨内血管壁增厚，骨小梁非常薄，骨髓呈局灶性破坏。骨内静脉造影也常表现为骨干反流，骨内静脉淤滞。总之，RSDS 是一种与骨坏死不同的疾病，两者血管变化的原发因素和细胞发生病理变化不同，但在组织学上造成的后果却有些相似。有人认为，RSDS 十分严重，且持续时间很长，是由于静脉淤滞而造成骨髓组织的实际坏死。

（七）髋关节色素沉着绒毛结节性滑膜炎

本病多见于青壮年，男女患病率无差别，患髋关节肿胀，逐渐加重。发病开始仅感局部不适，无髋关节疼痛，之后可有轻微疼痛，并出现关节活动受限。症状加重与缓解可交替出现，但总的趋势是疼痛逐渐加重。由于髋关节位置深，周围软组织肥厚，难以触摸到关节内的包块。但体格检查可发现患髋关节较对侧饱满，关节活动明显受限，可出现股四头肌的失用性萎缩。关节穿刺液可抽出血性或咖啡色液体，病理检查可见绒毛结节。术中切开关节囊，可见滑膜棕色或有棕黄绒毛和结节生长，伴有水肿、肥厚充血。

X 线片基本特征是早期骨侵犯，可见髋臼、股骨头及颈呈多囊性改变，可分为 3 种类型：

1. 大而多发囊肿型

颈部出现较大椭圆形囊肿，有硬化型，股骨头及髋臼可见多数小囊肿。

2. 骨关节炎型

关节间隙早期消失。股骨头与髋臼有弥漫性多发小囊肿。

3. 骨关节病型

关节间隙狭窄，可有骨赘形成及软骨下骨硬化。

（八）髋关节良性骨肿瘤

良性肿瘤生长于股骨头部很少，由于股骨头颈的截面小，相对所承受的压应力和张力较大，骨质密度大，有利于良性骨肿瘤的生长。

（九）髋关节的恶性肿瘤

侵袭力强的骨肿瘤可以侵蚀股骨头颈部，由于骨小梁的代偿性变化可出现类似良性病变的表现，股骨头颈血供差，肿瘤组织易发生坏死、液化，表现为囊性变，以软骨母细胞瘤最易侵犯股骨头部。本病常见于 10 ～ 20 岁的青少年，男性居多，以疼痛为主要症状。活动疼痛加剧。髋部病变位于股骨头骨骺中，可引起髋关节功能障碍。本病进展缓慢，可多年无明显进展，疼痛轻微，X 线片可见股骨头骨骺部或近骨骺端有一圆形或椭圆形的透亮区，为中心或偏心性生长，边缘清晰，可有硬化壁，很少有骨膜反应。肿瘤内可有斑点状或斑片状钙化阴影。

（十）常见误诊

1. 误诊原因

股骨头坏死是一种常见疾病，如果早期未作出正确诊断，得不到及时正确的治疗，股骨头将发生塌陷变形，引起髋关节功能障碍。但是 ANFH 早期症状和体征不明显，致使误诊率相当高。其常见的误诊原因有以下几种。

（1）病史询问不详细

股骨头坏死的病因及发病机制目前仍不十分清楚，且其病程长，发病年龄大者往往合并其他疾病，不少临床医师对该病缺乏认识，常常首先考虑其他常见疾病，只满足于了解当时症状部位，不详细询问诸如饮酒史、激素服用史、高脂血症、高尿酸血症、放射病及血液病病史，对整个病程不做全面分析，致使典型病例也难以及时确诊，早期症状和体征不典型者则更易误诊。

（2）早期症状不明显

ANFH 由于闭孔神经的分支同时支配髋关节及膝关节，髋关节病变激惹闭孔神经而引起膝关节反射性疼痛，故往往部分病例疼痛不在髋部，只表现为膝部疼痛。还有少数病例表现为腰骶部疼痛或臀、腿痛，疼痛一般开始很轻微，呈间歇性或持续性，逐渐加重，经休息、减少负重或应用止痛药物得以缓解，这些病例没有髋痛，若只注意疼痛部位的检查，就容易产生误诊。

（3）早期体征轻微

ANFH 在髋内侧内收肌结节处有压痛，4 字试验及 Thomas 征阳性，随病情发展渐出现髋外展后伸及旋转受限，跛行及行走困难，若不进行仔细的体格检查就会遗漏。

（4）早期 X 线片多无异常

虽然实验证实股骨头缺血 6 ～ 8h 即可发生股骨头坏死，但是 X 线片出现骨密度改变要在 2 个月或更长时间才表现出来，而且 X 线摄片的清晰度及阅片者的经验也影响问题的发现，Ficat Ⅰ 期患者的 X 线片上无异常变化，所以无异常所见的髋 X 线片并不能排除早期 ANFH 的存在。

2. 误诊分析

以下对几种易与股骨头坏死混淆的疾病进行分析。

（1）腰椎间盘突出症

自 18 世纪 Forst 提出 Lasegue 征（直腿抬高试验）以区别髋关节疾病和坐骨神经痛以来，髋关节疾病可出现腰椎间盘突出症类似症状而引起误诊一直受到临床医生的重视。在大量股骨头坏死临床诊治过程中常见到股骨头坏死患者被误诊为腰椎间盘突出症，主要原因有以下几种：①临床检查不仔细：Mc-culloch 提出的腰椎间盘突出症诊断标准是腿痛大于腰痛；神经支配区的感觉减退；直腿抬高小于正常的 50%；腱反射异常；加强试验阳性。而股骨头坏死的髋部症状除无神经感觉异常外，可出现类似症状，如：髋膝疼痛；髋关节被动活动疼痛或功能受限，直腿抬高小于正常；早期髋部被动活动痛，腱反射检查时因下肢肌紧张而引不出；早期屈踝时引发髋部被动活动疼痛被认为加强试验阳性。股骨头坏死常见髋关节疼痛、刺激闭孔神经产生反射性膝关节内侧疼痛；早期髋关节被动活动疼痛、晚期髋关节被动活动受限，但专科检查均无明确神经支配区症状。如果通过认真的临床检查是能避免误诊的。②过分依赖 CT、MRI 检查结果：由于 CT 等检查诊断腰椎间盘突出可因成像分辨率不高、CT 扫描切线与椎间隙不平行产生伪影、腰椎退变存在唇样增生或椎间盘四周膨起而发生假阳性。另外，无症状人群做 CT 或 MRI 检查时，有近 30% 可被诊断腰椎间盘突出。在没有严格的临床检查的情况下，出现定位错误，如果腰部 CT、MRI 的检查出现阴性结果，则可提示临床医生考虑其他疾病的可能，从而终止误诊过程；一旦出现假阳性结果或存在无症状椎间盘突出，则阻碍了对髋部的进一步检查，发生误诊。过分依赖其检查结果，将"腰椎间盘突出"等同于"腰椎间盘突出症"，成为误诊的关键因素。③可能存在的病理相关性：由于乙醇中毒和使用激素等因素而引起诸如脂肪栓塞、骨髓水肿、软骨下骨坏死以及软骨的退变等病理改变，不仅仅出现在髋关节，而且可以出现在椎体及其椎间盘，从而导致椎体的坏死和椎间盘退变或突出等改变。

基于以上的特殊病理改变可能导致非创伤性股骨头坏死人群中椎间盘退变或突出高于其他的人群，因此强化了此类误诊的趋势。股骨头坏死的致病因素同时可导致椎体的骨坏死。Jones 认为，椎间盘退变和原发性骨关节炎实际上是由先前存在的软骨下血栓形成及局限性骨坏死所致的继发性病变。有学者认为，非创伤性股骨头坏死的致病因素同为腰椎间盘退变或突出的危险因素，股骨头坏死与其并发的腰椎间盘的退变或突出可能存在病理相关性，其病理相关性是导致误诊和漏诊的内在因素。

（2）骨质疏松症

骨质疏松是普遍发生于老年人及绝经期后女性的一种代谢性骨量减少。其在股骨头部位的局限 CT 表现与早期股骨头缺血性坏死的局部 CT 表现较为接近或表现相同。均显示股骨头密度降低或密度不均，骨小梁稀疏、模糊、结构紊乱，骨小梁轮状辐射排列结构不清，甚至出现小囊状透光区，因此区分两者应该注意以下几点：①必须全面综合各种临床资料。

包括临床症状、化验室检查及必要的其他部位骨骼 X 线检查。②必须注意排除其他全身性疾病所造成的骨骼改变。特别要注意内分泌、代谢性疾病及血液病、肿瘤等的骨骼改变。③注意进行长期的前后对照观察，以发现病变的改变及进展情况。一般缺血性坏死的改变较快且明显，而骨质疏松症进展缓慢且随着钙剂的补充会出现骨质密度提高。④对可疑骨质疏松采用补钙及加强锻炼；而可疑缺血坏死病例可采用扩张血管、促进微循环改善及减低骨髓内压力等诊断性治疗。

（3）类风湿关节炎

误诊原因分析：①两者发病部位均多在髋关节。②两者临床表现相似，但风湿病髋关节破坏的髋关节疼痛、功能受限远比无菌骨坏死严重。③两者的基础疾病即病因有重叠，部分风湿病患者长期、大量不规则地应用糖皮质激素引起股骨头无菌坏死者临床上也不少见。④在风湿病髋关节破坏中晚期与股骨头无菌坏死的影像学检查不典型时不易区分，是误诊的主要原因之一。⑤非风湿病专科医生对风湿病尤其是常累及大关节、单关节等的认识较少，易把风湿病的髋关节滑膜炎、软骨及软骨下骨破坏与股骨头无菌坏死相混淆，这也是误诊误治的主要原因之一。

第五节　股骨头坏死的西医非手术治疗

一、牵引与石膏固定

对于股骨头坏死患者采用患肢牵引可减轻肌肉所产生的压力，对预防股骨头塌陷，具有明显疗效。对于儿童股骨头缺血性坏死一般牵引 3～4 周，可明显地缓解疼痛和增加髋关节的活动范围，特别是对疑为本病而不能立即确诊的病例尤为重要。既要观察又要治疗，对患儿有益无害，还可采用矫形支具，如 Newington 外展型支具、Toronto 支架等。

在股骨头骨骺缺血性坏死的早期，将股骨头完全放置在没有病变的髋臼内，既能缓解疼痛，解除组织的痉挛，使髋关节获得正常范围的活动，又可起到塑造和抑制作用，防止坏死股骨头的变形和塌陷。

对于儿童股骨头缺血性坏死也可采用石膏固定。其治疗的目的在于避免股骨头的机械压力，保持股骨头外形，并与髋臼形态相一致，使股骨头能深置髋臼内，以利股骨头的生物塑形，保持髋关节内和骨内压力，避免或减轻后期发生的骨关节病，使患儿日后的关节不痛，能够负重行走。

改良蛙式石膏外固定的治疗方法：将高分子绷带浸泡在 20～25℃ 温水中，1h 后挤压 2～3 次。在双下肢大腿自近端向远端环绕已加棉织套的肢体，每圈重叠 1/3～1/2；关节部位 5～7 层，制作成管形石膏，双膝关节固定在屈膝 15° 状态，双下肢之间用木棍将双下肢固定在外展 35°～45° 、旋内 5°～10° 的位置，形成改良的蛙式石膏，即可除去髋"人"字石膏身体部分的石膏固定，减少石膏固定的范围，使总体石膏的重量减少，给固定后的病情观察及护理带来方便。其目的是增加股骨头的包容，同时将股骨头深置于髋臼内，既能缓解疼痛、解除软组织痉挛，又有利于骨骺正常发育塑形，防止坏死股骨头的变形。一般行石膏固定后，患儿可回家康复，2～3个月回院复查，拆除石膏进行功能锻炼，根据X线结果更换石膏，随访1次，一般6个月患肢不负重，6个月后可下床进行功能锻炼，禁止剧烈跑、跳，最长时限3年，最短1年。

石膏固定护理：

1. 保持石膏塑形

有效性高分子石膏固定在10min左右即可硬化，无须长时间的硬化过程，固定后应给予安排舒适体位，早期注意暴露固定以便于观察，适当抬高患肢，不可压迫、牵拉，以促进血液、淋巴液回流，预防或减轻肿胀。

2. 防止石膏压迫

高分子绷带固定机体后，应观察肢体末梢血液循环、肿胀程度、皮温、颜色、感觉、指端或趾端活动情况。认真倾听患儿主诉，如患儿自诉疼痛难忍或麻木不适应，警惕石膏压迫防止石膏折裂、压疮。搬动患儿时注意从背部双手托住双大腿抱起，防止单个肢体搬动，以免引起石膏折断。每日检查石膏有无变形、折裂、松动、脱落及石膏边缘或骨突部位有无红肿、摩擦等早期压疮表现，以便早期发现，及时处理。

3. 加强按摩

高分子绷带比传统石膏薄，边缘尖锐，固定肢体后应将边缘修平整，并用棉布包裹，以防尖锐的绷带边缘刺破皮肤。可用手指蘸涂35%红花酒精或将适量肥皂膏伸入石膏边缘部位进行按摩，每日2次，以促进血液循环。

4. 生活护理

协助床上大小便，做到勤问、勤观察、勤换洗，儿童生命力旺盛，每天汗出较多，行石膏固定后，注意全身皮肤的清洁卫生，每天给予淋浴或擦身，尤其是颈部、腋窝、会阴部，保持全身皮肤和石膏的清洁、干燥。

5. 瘙痒处理

虽然高分子绷带致皮肤过敏现象较少，但应注意观察绷带边缘皮肤有无皮疹，若有应及时应用抗过敏药物。当石膏固定处皮肤出现瘙痒时，指导患儿和家长切忌用硬物插到管形石膏内进行搔抓，可使用拍打石膏震动的方法进行止痒。

二、药物治疗

对于股骨头坏死的治疗，目前仍然缺乏十分有效的手段，药物治疗主要基于对股骨头坏死的病因、病理改变和发病机制等方面的对症处理。目前，对股骨头坏死的认识还处于各种学说阶段，未形成一个统一的、可信的理论。药物治疗主要用于股骨头坏死早中期，对晚期效果不佳，特别是对股骨头已经塌陷并严重影响生活的患者，药物治疗临床效果不甚满意。

目前认为使用激素可导致脂质代谢紊乱，最终造成骨细胞损害而导致骨坏死。氯贝丁酯能活化脂蛋白分解酶，促进含丰富三酰甘油的脂蛋白的分解代谢，并减少肝脏分泌低密度脂蛋白，使血浆中的低密度脂蛋白和三酰甘油的浓度降低，氯贝丁酯还能抑制胆固醇和三酰甘油的合成，增加固醇类的排泄，从而有效地预防骨坏死的发生。双氢麦角碱能对毛细血管前动脉起作用，减少骨髓压力，对产生骨危象疼痛有明显作用。甲基磺酚妥拉明能扩张血管使血流量增加，对缺血的改善作用较强。另外，镇痛药物应采用非甾体类药物。但亦有长期应用吲哚美辛或其他止痛药物诱发股骨头坏死的报道。这些药物一方面可使关节疼痛减轻，以致使患者更多地使用患病关节；另一方面这些药物能抑制前列腺素产生，妨碍骨质修复。

（一）降脂药物

目前用于调节血脂代谢、预防股骨头坏死的降脂药物主要有他汀类和贝特类药物。

糖皮质激素引起的脂质代谢紊乱是股骨头缺血性坏死的诱因之一。目前认为糖皮质激素通过体内脂肪动员和组织细胞对血液中脂肪的抑制而诱发高脂血症，同时其还能诱导骨髓干细胞向脂肪细胞分化，最终导致股骨头内脂肪栓塞和微血栓形成，骨组织缺血坏死。他汀类药物是三羟基—三甲基—戊二酰辅酶 A 还原酶抑制剂，能竞争性地抑制胆固醇生物合成的限速酶，增加肝细胞低密度脂蛋白受体的表达和减少富含三酰甘油脂蛋白的合成和分泌。

Pritchett 观察了 284 例需要激素治疗的患者，在开始大剂量使用激素的同时即服用他汀类药物（洛伐他汀、氟伐他汀、阿伐他汀等）。经过平均 7.5 年的随访后，仅有 3 例患者（1%）发生骨坏死，结果提示他汀类药物可以预防骨坏死的发生。

王卫东等发现辛伐他汀与激素同时使用，可使实验动物血清甘油三酯和胆固醇含量与正常对照组相似，明显低于激素处理组。辛伐他汀可减轻激素所致的脂肪代谢紊乱和骨质疏松，提高血清中一氧化氮（NO）含量，而 NO 具备调节血管内皮细胞生长因子，促进血管生成的作用，从而起到预防糖皮质激素性股骨头缺血坏死的作用。

Cui 等在糖皮质激素诱导的鸡股骨头坏死模型上验证降脂药物的效用。单用激素组观察到股骨头软骨下骨坏死、吸收，脂肪细胞增生。激素和洛伐他汀联用组股骨头内脂肪细胞增生轻微，没有发现骨坏死。

敦先礼等通过实验表明辛伐他汀通过降低血脂和调节骨细胞自身的脂肪代谢紊乱及骨代谢平衡，对早期激素性股骨头坏死的发生、发展有一定的防治作用。梁红锁等设计试验发现普伐他汀可诱导激素性坏死股骨头内 VEGF mRNA 表达的上调，提示普伐他汀对激素性坏死股骨头内的毛细血管生成可能有一定的促进作用，有望成为临床上治疗早期激素性股骨头缺血性坏死的有效药物之一。

Maruno 等首次报道降脂药物克利贝特显著减轻激素引起的高脂血症，减轻肝脂肪变性，骨细胞内脂滴蓄积仅出现在哈弗管周围的小区域，克利贝特能够改变脂质代谢，逐渐减少骨细胞内激素导致的脂质聚集，结果表明克利贝特能够预防激素性股骨头坏死的发生。

周谋望等研究发现激素组胆固醇和甘油三酯增加明显，股骨头骨细胞内出现脂滴，并使骨细胞核受压，核固缩，甚至核消失，而激素加氯贝丁酯治疗组血胆固醇和甘油三酯增加明显受到抑制，尤以甘油三酯更为明显，股骨头骨细胞基本正常，细胞内未发现脂滴。氯贝丁酯通过降血脂作用，可以改善激素所致的脂质代谢紊乱，从而抑制其对股骨头骨细胞的损害，防止激素所致的股骨头坏死。

（二）抗凝药物

目前用于防治激素性股骨头坏死的抗凝药物主要有蚓激酶、血小板活化因子、低分子右旋糖酐、阿司匹林、藻酸双酯钠等。

Masuhara 等用兔子制作骨坏死模型，静脉联合注射血小板活化因子（PAF）和脂多糖（LPS），观察微循环损伤，结果表明血小板活化在诱导骨坏死过程中起着重要作用，抑制血小板活化有助于预防骨坏死。蚓激酶含有纤溶酶激活剂，能降低过高的纤维蛋白原浓度和血小板聚集率，降低凝血倾向。

李卫哲等研究证实大剂量应用激素同时应用蚓激酶降低了激素所致股骨头坏死发病的进程，对预防激素所致股骨头坏死有一定作用。廖文胜等研究证实，藻酸双酯钠（PSS）显著抑制激素所致的血脂增高及血液高黏滞状态，抑制激素所致的骨髓脂肪细胞肥大，消除由其导致的股骨头缺血，PSS 消除了股骨头坏死发病早期的致缺血因素，因而股骨头血液供应将保持正常或基本正常。

刘万林等临床研究认为，静注低分子右旋糖酐、口服阿司匹林等药物，通过抗凝、改善骨内微循环，可以纠正血栓形成倾向和低纤溶状态，有助于逆转、阻止或延缓股骨头坏死的过程。

Glueck 等认为测定由于药物或疾病而有骨坏死危险患者的易栓症状和纤溶下降情况，有可能预测骨坏死的发生，尤其对有大量应用激素史的患者更为有用；在塌陷前期（Ficat Ⅰ期和Ⅱ期）治疗骨坏死，纠正患者的凝血异常，有可能阻止或逆转骨坏死进程。

（三）降脂和抗凝药物并用

Jone 为首的一些学者认为脂肪代谢紊乱和凝溶紊乱共同组成激素性股骨头坏死的发病机制。骨髓脂肪化、骨细胞脂肪变性和坏死、骨细胞化生为脂肪细胞、纤溶蛋白溶解下降、血栓形成倾向及凝固性过高见于激素性股骨头坏死患者，这使通过治疗脂肪代谢紊乱和凝溶紊乱预防股骨头坏死成为可能。

李卫哲等在糖皮质激素诱导的 60 只大白鼠股骨头坏死模型上给予降脂、抗凝药物和降脂药物，60 天后进行组织学、超微结构的比较，结果证明降脂、抗凝药物联用组的效用优于单纯应用降脂药组。

刘德宝等通过动物实验认为联合普罗布考和阿司匹林与激素同时应用，能防止血脂及凝血异常，显著减轻骨髓内脂肪变，有效地预防了兔早期激素性股骨头缺血性坏死的发生。

（四）双膦酸盐类

双膦酸盐是一类与含钙晶体具有高度亲和力的人工合成化合物。现在主要用于防治以破骨细胞性骨吸收为主的各种代谢性骨病，以及转化型骨质疏松症。其作用机制：①改变骨基质特性，抑制体内生成新的破骨细胞，从而导致体内具有生物活性的破骨细胞数量减少，骨吸收活动减弱。②可直接干预与改变成熟破骨细胞的活性，从而抑制破骨功能。③破骨细胞通过胞饮作用使其进入细胞内，使破骨细胞活性受到抑制。④对免疫系统有复杂作用。

Nishii 等和 Lai 等进行了对股骨头坏死患者给予阿仑膦酸钠的临床试验，结果显示其有明显的抑制骨吸收和防止股骨头塌陷的作用。

刘慧松等用烈性白酒造模，实验组同时给予藻酸双酯钠及双膦酸盐，实验结果表明藻酸双酯钠、双膦酸盐联合应用对酒精性骨坏死具有预防作用。

党国际用云克（锝亚甲基双膦酸盐）治疗 40 例股骨头坏死，结果总有效率为 95%，并且具有治疗方法简单、操作方便、适应证广泛、安全有效以及毒副作用小等特点。

JorgenAstrand 等用双膦酸盐用于股骨头坏死的大鼠，发现其坏死的骨质未被吸收，而控制组的骨质几乎全被吸收。说明对于股骨头坏死的患者，双膦酸盐能够避免坏死组织的塌陷。

（五）茶黄素

茶黄素自 1957 年 Roberts 发现以来，经国内外学者广泛研究，其性质活泼，药理学实验显示其具有抗脂、抗氧化预防心脑血管疾病，增强肿瘤免疫和预防衰老等功能。

何其芳等用兔子制作股骨头坏死模型，治疗组予口服茶黄素。0，1，3，6 周后测量血脂，6 周后放射学、光镜、电镜观察股骨头病理结构变化。结果表明，茶黄素可减轻激素所致的脂肪代谢紊乱，从而起到预防治疗激素诱导性股骨头缺血坏死的作用。

（六）葛根素

近来发现，葛根素能抑制脂质过氧化，清除超氧离子自由基，保护内皮细胞。它还可以促进微循环，减少微循环缺血。

王义生等将 4 周龄小鼠随机分为 3 组，A 组给予白酒，B 组给予白酒和葛根素，C 组给水。4，6，8，10 个月分批检测动物血清学、肝脏和股骨头组织学、基因表达等变化。结果显示葛根素能够预防小鼠乙醇性股骨头坏死的发生。

刘沛霖等也做了同样的实验研究，证明葛根素能够抑制酒精性股骨头坏死的发生，并能够预防骨坏死。

（七）大蒜素

张念非等用类固醇激素，诱导出兔股骨头坏死动物模型，同时使用大蒜素和川芎嗪治疗，然后采用放射性微球技术测量其股骨头血流量。结果表明川芎嗪和大蒜素与类固醇激素同时应用可预防股骨头坏死的发生，并对已发生的早期股骨头坏死有一定的治疗作用。

三、电刺激治疗

有人用电刺激治疗股骨头坏死取得一定疗效，这种疗法是将金属电极直接接触骨组织，故有电解反应，但关于负极低强度直流电能促进骨生长的机制还不十分清楚，可能负极下电解反应的结果是组织酸碱度偏碱，另外是无氧产生；又由于静电力的关系，带正电的 Ca^{2+} 吸向负极及其周围，而带负电的氧离子被排斥到离负极较远的组织，其结果是局部可能出现氧浓度低，pH 上升和 Ca^{2+} 浓度升高的局面。1960 年国外学者发现骨代谢主要为无氧代谢，20 世纪 70 年代国外一些作者亦发现干骺端生长旺盛区的张力仅为 2.67kPa（20mmHg），但骨干部位的则高达 14.7kPa（110mmHg）。在体外培养骨组织，低氧环境也适于骨生长。有人报道低氧张力可以刺激静止的多能细胞分化成骨母细胞和软骨母细胞，并且也有利于钙盐从软骨细胞线粒体内释放而钙化。另一些作者则发现骺板等骨生长旺盛区，肥大细胞层 pH 也相对高，因此可以推测，直流电阴极引起的低氧、高碱性、高 Ca^{2+} 浓度环境，增加膜通透和物质交换，扩张局部血管，改善局部血液循环的作用，可能是促进骨生长的重要原因。

四、脉冲电磁场

20 世纪 80 年代初，许多学者开始研究使用脉冲电磁场疗法治疗股骨头坏死，并取得明显疗效。Rock 等将带有电磁场的装置放于大转子处，每天 8h，共 2～18 个月，证明电磁场在 2～3 年内能减轻股骨头坏死的临床症状，改善 X 线表现，其治疗效果优于髓芯减压，尤其对于 Ficat Ⅱ 期患者，有效率达 87%，对于 Ficat Ⅲ 期患者电磁场治疗也优于髓芯减压。Aron 等采用脉冲电磁场与髓芯减压分别治疗 Ficat Ⅱ 期和 Ficat Ⅲ 期股骨头缺血性坏死患者，并随访 24～36 个月，证明两种方法对股骨头缺血性坏死均有效，但前者效果明显优于后者。实验证明 72Hz 单脉冲电磁场可增加新骨形成速度，减少骨吸收速度，并可延缓股骨头塌陷进程，不失为一种手术前治疗的选择。Marvin 等证明，髓芯减压和骨移植后股骨头内植入刺激液电极能缓解病变的发展，经过平均 21 个月随访，92% 的患者 X 线片示病变有改善，更有效地改善治疗效果，临床评价满意。

近期有人报道 633 例患者应用脉冲电场治疗并随访 36 个月。这些病例与髓芯减压治疗的髋关节及那些保护性负重的患者进行比较，在 Ficat Ⅰ 期和 Ⅱ 期的髋关节，脉冲电磁场治疗的结果与髓芯减压基本相同，而且两者均优于保护性负重者。Ⅲ 期，应用脉冲电磁场治疗明显好于髓芯减压及保护性负重者。股骨头保存率 3 组患者分别为 53%、27% 和 10%。另外有人证明磁场对血液流变学的影响，磁场可降低血液黏度和血浆黏度，全血黏度降低非常明显。血沉和红细胞比积等指标均有降低。

五、高压氧治疗

在高压（超过常压）的环境下，呼吸纯氧或高浓度氧以治疗缺氧性疾病和相关疾患的方法，称为高压氧治疗。

（一）高压氧治疗疾病的原理

1. 压力作用

体内的气泡在压力升高时，其体积将缩小，缩小梗死的范围；利于气泡溶解在血液中。

2. 血管收缩作用

高压氧有 α- 肾上腺素样的作用使血管收缩，减少局部的血容量，利于脑水肿，烧伤或挤压伤后的水肿减轻。需注意的是，虽然局部的供血减少，但通过血液带入组织的氧量却是增加的。

3. 抗菌作用

氧本身就是一种广谱抗生素，它不仅抗厌氧菌，也抗需氧菌。厌氧菌需在无氧或氧分压较低的环境中才能生长，氧分压增高时，其生长便受到抑制。需氧菌与厌氧菌共有某些成分，如巯基（-SH），它极易被氧化成二硫基。巯基是许多酶尤其是氧化还原酶的重要组成部分。辅酶 A、硫辛酸、谷胱甘肽等辅酶及琥珀酸脱氢酶、转氨酶等的巯基被氧化后，酶的活性降低，细菌代谢发生障碍。高压氧促进白细胞的杀菌作用。白细胞的抗菌作用依赖于过氧化氢、过氧化物、超氧化物以及由分子氧衍生的其他还原氧。白细胞在吞噬细菌后，耗氧速度明显增加。在吞噬后的前几秒钟，耗氧速度比基础速度提高 $15 \sim 20$ 倍。在己糖激酶、辅酶等的作用下，通过磷酸戊糖通路刺激葡萄糖有氧氧化，使过氧化氢和过氧化物生成加快，含量增加。

4. 清除作用

体内大量的氧可以加速体内其他有害气体的消除，如 CO、二氯甲烷、N_2 等。

5. 增加机体的氧含量

（1）血中的氧含量增加

高压氧下，由于压力的升高，大量的氧气溶解在血液中，血液带入缺血组织的氧量增加。

（2）组织中的氧含量增加

生理研究证明，组织毛细血管或静脉血的氧张力和氧含量相当于该组织的氧张力和氧含量。经测定常温常压下平均每千克组织含氧 13mL，而在 0.3MPa 下吸氧，平均每千克组织含氧量可达 52mL。

（3）血氧弥散距离增加

气体弥散的规律告诉我们，气体是从高分压环境向低分压环境弥散以取得平衡，弥散的速度和距离取决于分压差的大小，分压差越大弥散的速度越快，距离越远。通常脑的毛细血管网的平均距离约为 $60\mu m$，正常情况下人脑灰质毛细血管的弥散距离的有效半径约为 $30\mu m$，而在高压氧下可达 $100\mu m$。在炎症、外伤、烧伤等情况下，组织细胞水肿，细胞与毛细血管间距加大，在常压下吸氧满足不了组织细胞的氧供，特定高压氧的应用可使上述缺氧情况一扫而光。

（二）高压氧治疗股骨头坏死

高压氧（HBO）可迅速提高血氧张力，增加弥散量和弥散距离，从而增加病变区血流，使有氧代谢增加，无氧代谢降低，病变部位乳酸积累减少，从而产生较高能量，为病变组织的再生及恢复功能提供物质基础。另外高压氧治疗能加速微细血管侧支循环的建立，能促使部分可逆细胞向好的方向发展，所以对于新生血管的形成和成骨细胞的生长有促进作用。高压氧也可促进成骨作用，预防股骨头进一步塌陷，有的气压病骨坏死患者的严重疼痛，在接受高压氧舱治疗时可立即缓解。其方法是，先在加压舱内（$5kg/cm^2$）待 $90 \sim 120min$ 后缓慢吸氧减压 $30 \sim 44h$，再行 $1 \sim 2$ 个疗程的高压氧治疗，也可单纯用高压氧舱治疗，在 $5kg/cm^2$ 压力下交替吸氧 $30 \sim 45min$，吸空气 10min，持续 $2 \sim 3h$，10 次为 1 个疗程。

（三）高压氧治疗的禁忌证

高压氧治疗的禁忌证都是相对的，只要医务人员注意学习和总结，不断地提高自己，就可以消除不利因素，及时为病人行高压氧治疗。

1. 未经处理的气胸和活动性出血，无医务人员陪同不能进舱治疗。如病情需要，可在医务人员陪同下，边处理边治疗。

2. 血压过高

一般认为血压超过 21.33/14.67kPa 不能接受治疗。临床上通常较灵活地处理这类病人，如病人前一天血压 26/14.67kPa，经处理血压降为 22/14.67kPa，虽然血压仍然较高，也可以酌情给予治疗。若病人平时血压偏低，虽然血压不高，比如 18/12kPa，但病人有头痛、恶心、心跳加快等，无工作人员陪同也不能进舱治疗。

3. 严重肺气肿疑有肺大泡者

如需治疗该种病人应注意在减压时避免屏气，除去容易引起咳嗽等使肺泡压力升高的因素，必要时医务人员陪舱。

4. 上呼吸道感染时，有引起中耳气压伤和鼻旁窦气压伤的危险。较重的上呼吸道感染应暂停治疗，较轻的病人可酌情给予治疗。

5. 患有流感、肺结核、肝炎等传染病的病人应与其他病人隔离。

6. 过去有人认为癫痫病人不宜高压氧治疗。现在认为，发作较轻的病人，不必限制治疗；严重的癫痫发作有些是脑损伤引起的，脑损伤不治疗，癫痫也不会消失，只要有医务人员陪舱，癫痫患者同样可以接受治疗。

7. 妊娠

动物实验证明妊娠早期行高压氧治疗，可增加先天性畸形的发病率，但没有实验证明人的情况。如有紧急情况（如 CO 中毒等），则应首先考虑孕妇的治疗。曾有数家报道，怀孕期间行高压氧治疗的孕妇所产的儿女未见异常。更有人在高压氧下为患有心脏病、肺病等不同程度缺氧的母亲分娩，所有母亲及胎儿的情况改善，未见并发症和后遗症。也有人对患有呼吸窘迫综合征的新生儿使用了高压氧，发现生产后 1～3h 应用高压氧者 75% 康复。有人建议，患有心脏病、败血症、贫血、高血压、胎盘功能不全、肾病或胎儿宫内窘迫的孕妇应在高压氧下分娩。

六、中西医结合介入治疗

（一）介入治疗的机制

介入治疗是介于保守和手术疗法之间的一种微创治疗方法，对于股骨头坏死具有独特的优势。1992 年，国内学者率先在总结介入治疗骨肉瘤、脑血栓的基础上，对股骨头坏死（ANFH）进行了介入方法的动物实验性研究和临床应用研究并取得了进展，认为对延缓骨坏死的发展，促进股骨头的修复和新生骨形成起到了一定的作用。经过不断的积累，形成了多种有效的治疗方法和药物配伍组合。

ANFH 是由于各种原因引起股骨头的血液循环障碍，即髓内压增高，髓内微循环瘀滞，静脉回流障碍。组织学特征是股骨头内出现空陷窝，通过活检标本可以发现陈旧或陈旧与新鲜并存的骨髓内出血，在 MRI 检查时 ANFH 区域出现脂肪强度的信号。治疗原理是通过特定的中西药物直接灌注到病变部位，改善局部血液的高凝状态和循环瘀滞，降低骨内压，营造条件重建侧支循环，辅助以溶栓药物清除短期内新发的血液栓子，骨质生长素促进新生骨质形成，创造有利于新生骨生长、修复骨坏死的微环境。国内学者对中药的血管内灌注治疗进行了积极的探索，如复方丹参注射液、川芎注射液等的应用取得了积极进展。

从作用机理上理解，介入治疗是改善局部坏死区域的微环境，为组织自身重建创造机会，并不是一种针对根本的治疗措施，没有消除致病的根本原因。改善缺血缺氧状态，促进炎症因子消除的目的在介入后短期容易做到，因此术后可以短期改善症状。介入治疗改善局部循环也不是一劳永逸的，需要其他后续治疗协同配合。对患者辨证施治，从整体观念出发，内外并治，采用补气补血、活血化瘀、通经贯络的中医药物内服外用，有积极的疗效，是中西医结合治疗的独特优势。如刘日光等通过实验研究发现具有活血补肾作用的中药丹仙康骨胶囊对股骨头缺血坏死修复过程中血管内皮生长因子基因（VEGF mRNA）表达、血管生成及骨组织修复具有促进作用。在介入治疗同时要避免下肢负重，减少重力对愈合的影响，可似辅以高压氧治疗，促进循环重建。

（二）介入治疗的适应证、禁忌证

介入治疗方案应该是包括介入手术在内的一系列综合性治疗。由于是一次性给药，药物作用的时间相对较短，只可短时间改善股骨头的血液循环，无法发挥长效作用，术后可继续口服或静脉给予药物。实践证明：介入治疗对激素性、酒精性 ANFH 治疗效果较好，而对类风湿性的坏死效果较差；年龄越小、病程越短、疗效越好，年龄大、病程长并发骨质增生、髋关节狭窄效果则差；股骨颈骨折后血管机械性断裂，由此所致的 ANFH 介入治疗效果有待进一步验证。

1. 适应证

在改善症状和恢复部分功能、延缓病情变化方面适用于各种原因引起的 ANFH。对处于软骨下骨塌陷之前 Ficat 0、Ⅰ、ⅡA 期，可以促进骨的改建，指征更强。

2. 禁忌证

（1）造影剂过敏者；

（2）继发于肝肾疾病而有出血倾向或凝血障碍者；

（3）2 周内有手术或外伤史者；

（4）近期发生过脑血管意外者及活动性出血（如溃疡病等）者；

（5）妊娠妇女、脑血管病患者和糖尿病性出血性视网膜病患者。

（三）介入治疗的方法

ANFH 的介入治疗是在医学影像学方法引导下，采用经皮穿刺插管，对患者进行造影定位，以特定药物在局部进行灌注，改善股骨头血液循环，融通和重建股骨头滋养血管，达到改善患者病情的治疗方法。与其他治疗方法相比，介入治疗最大特点为简便、安全、有效且并发症少。这是一种在近 20 年来取得迅猛发展的一门新的治疗途径。近年来，应用介入技术治疗 ANFH 方法有四种：①局部灌注扩张血管、溶栓药物；②经皮股骨头内减压植骨术；③髂内动脉部分血管栓塞术；④靶血管脉冲加压注药。

1. 术前准备

进行血液常规检查和凝血功能检查，进行碘剂过敏试验和穿刺部位的皮肤准备。

2. 手术方法

（1）局部灌注扩张血管、溶栓药物

采用 Seldinger 穿刺技术，在介入系统监视引导下，经对侧股动脉将导管超选择送入患侧旋股内、外侧动脉及闭孔动脉内。注入非离子型造影剂 20～30mL，进行血管造影、摄片，确定股骨头供血动脉和病变及阻塞程度，经导管直接注入尿激酶（溶栓功能）、低分子量肝素钙（溶栓和抗凝功能）、低分子右旋糖酐（扩张毛细血管功能）、罂粟碱注射液和复方丹参注射液（扩张血管功能）于各血管内，以达到治疗坏死股骨头的目的。超选择插管，使药物集中于病变部位，血药浓度高，迅速改善缺血区血液循环，促进坏死骨吸收，新骨形成，加快股骨头坏死的修复。第一次药物灌注后7～10天，再次实施超选择药物灌注疗法。临床上多数学者采用该方法。

（2）经皮股骨头内减压植骨术

患者仰卧于X线检查床上，患侧臀部垫高15°～20°，股骨粗隆下3cm处局部麻醉，切开皮肤，分离皮下组织至骨膜，在电视监视下将骨钻沿股骨颈中轴线至股骨头关节面下0.5cm，取不同方向钻2～3个骨洞，减压引流，并可以取骨质经处理后植入囊变区，以增加股骨头支撑力。该手术亦可局部留置硬膜外导管并固定，通过硬膜外导管灌注药物治疗，每天重复高压抽吸和药物灌注治疗，时间为1周。滴注药物进入股骨头静脉系统，主要通过回流的静脉系统发挥作用，因此也可以称之为经静脉途径的介入治疗。

（3）髂内动脉部分血管栓塞术

根据血管造影显示髂内动脉前干的解剖特点，用吸收性明胶海绵栓塞部分脏支血管，使血流二次分配，增加股骨头血供。

（4）靶血管脉冲加压注药

在局部血管间断加压推注药物，使血管阵发性舒缩，缺血区域血管开放，侧支循环建立，数目增加。旋股内、外侧动脉注药时用止血带自大腿中、上1/3处阻断血流脉冲加压注射，有效改善股骨头、股骨颈区微循环。

以上各治疗方法可以根据情况结合使用。

3.术后处理和注意事项

术中注意无菌操作，股骨头内操作时不能损伤关节面，术后适当使用抗生素预防感染。提高血管穿刺技术，避免反复多次穿刺，术后在穿刺点压迫止血，减少穿刺部位的出血，防止血肿形成。卧床休息，进行床上功能锻炼。术后挂双拐6个月，保护髋关节，利于股骨头的修复和重建。

4.介入治疗的药物配方

（1）尿激酶

在ANFH的发展过程中，股骨头病灶区域骨质反复坏死，吸收与修复的病理变化交叉进行，形成"空陷窝"的病理结构。局部微循环淤滞，毛细血管网反复出现新的栓塞；尿激酶为从健康人尿中分离的，或从人肾组织培养中获得的一种酶蛋白，能够直接作用于内源性纤维蛋白溶解系统，能催化裂解纤溶酶原成纤溶酶，从而发挥溶栓作用。使用前应进行凝血酶时间（TT）、凝血酶原时间（PT）、激活的部分凝血致活酶时间（APTT）的测定。TT和APTT应小于2倍延长的范围内。尿激酶仅对新鲜血栓有作用，一次使用剂量一般为20万～50万单位。

（2）低分子右旋糖酐

通过提高血浆胶体渗透压而吸收血管外的水分入血，使已聚集的红细胞和血小板解聚，降低血液黏滞性，从而改善微循环。一次使用100～200mL。

（3）罂粟碱注射液

罂粟碱通过抑制环核苷酸磷酸二酯酶对局部血管平滑肌有直接的非特异性松弛作用。使用过程中有可能出现抑制房室和室内传导的现象，并产生严重心律失常，应该严密观察。青光眼患者要慎用。一次使用 30mg。

（4）复方丹参

复方丹参是丹参、降香提取液的复方制剂，有扩张微血管，抗血小板聚集，清除氧自由基等作用。使用过程中应该注意变态反应的发生，特别是过敏性休克危害最大。复方丹参注射液一次使用剂量 10～20mL。

（5）山莨菪碱注射液 10～30mg。

（6）精制骨宁注射液 10mL 或川芎嗪 10～20mg。

（7）活血化瘀的中药各家具有不同的临床经验。

（8）术后常规口服肠溶阿司匹林片、丹参片及胰激肽释放酶 3～6 个月，另配合钙剂口服 3 个月。也可以服用活血化瘀、填骨生髓的中药。

第七章　骨科康复

第一节　骨科康复基本概念

康复（rehabilitation）一词原意是"复原""恢复原来的良好状态""重新获得能力""恢复原来的权利、资格、尊严"等。康复用于医学领域主要是综合协调地应用各种措施，以减少病伤残者身心社会功能障碍，使病伤残者能重返社会。

康复医学（rehabilitation medicine）是医学的一个重要组成部分，是促进病、伤、残者康复的医学学科，为了康复的目的，研究有关功能障碍的预防、评定、治疗和功能训练等问题，是医学的第四方面，它与保健、预防、临床共同组成了全面医学。康复医学在理论上以人体运动学、生物物理学、神经生理学等为基础，在实际应用上与各临床学科紧密相连，与心理学、生物医学工程学和社会学等密切配合，是一门多学科的综合性应用科学。

一、骨科康复医学定义

骨科康复医学（orthopedic rehabilitation）是一门研究骨关节、肌肉和软组织的损伤、疾病和畸形康复处理的学科。康复的手段包括缺陷和畸形的手术矫治和手术前后的功能训练、假肢和矫形器的装配，以及其他康复治疗方法。

骨科康复作为一种治疗程序与医学治疗不同。医学治疗是针对疾病的病理采取的措施，目的是治愈疾病，而骨科康复则是在治疗的基础上，强调预防挛缩、应用训练方法锻炼肌肉力量、刺激潜在能力以恢复或代偿已丧失的功能，最后达到恢复功能的目的。

二、骨科康复医学的对象和内容

骨科康复医学的对象主要是由于损伤以及骨科急、慢性疾病所带来的功能障碍者及先天发育障碍的残疾者。功能障碍是指身体、心理不能发挥正常的功能，这可以是潜在的或现存的、可逆的或不可逆的、部分的或完全的、可以与疾病并存或为后遗症。骨科康复介入的时间，不仅在功能障碍以后，而应在出现之前，形成所谓预防康复（preventive rehabilitation），这是一个重要的医疗思想。骨科康复医学应着眼于整体康复（total rehabilitation）或全面康复（comprehensive medicine），因而具有多科性、广泛性、社会性，充分体现生物—心理—社会医学模式。

骨科康复医学是以功能障碍为主导，功能障碍又分为器官水平（impairment）、个体水平（disability）和社会水平（handicap）3个层次。骨科康复医学的内容主要包括3个方面，即残疾预防、功能测定和康复治疗。WHO据此制订了国际分类法，针对不同层次的障碍，康复的对策也不同。对于形态功能障碍者要促进功能康复，对出现并发症、继发病变者要进行预防和治疗，对高级神经功能障碍者要使其复原，对于个体能力障碍者应采取适应和代偿的对策。为了发挥瘫痪肢体残存的功能，可利用辅助器、自助器以提高日常生活活动能力，可给需要代偿的功能装备矫形器、假肢、轮椅等用品。对社会活动发生障碍的对策是改善环境，对家属、单位、社区进行工作，确保对残障者进行照顾，改造公共设施（如房屋、街道、交通等）和社会环境，使残障者能方便地活动。对成年人应促使其参加工作，对儿童、少年应确保其受教育，对老年人要使其过有意义的生活，老有所为。

三、骨科康复医学的基本原则

由于骨科康复医学将损伤以及骨科急、慢性疾病所带来的功能障碍者及先天发育障碍的残疾者作为主要的康复对象。因此，骨科康复治疗过程中应尽量减少因创伤或疾患所致的病废后果，使功能获得最大限度的恢复。康复治疗的实施，主要依靠患者的主动锻炼，没有患者的积极努力和参与，康复难以收效。应按照"功能训练、全面康复、重返社会、康复预防"四项原则指导康复工作。

（一）功能训练

骨科康复医学工作主要是着眼于保存和恢复人体的功能活动，包括运动的、感知的、心理的、智力的、语言交流的、职业活动和社会生活等方面的能力，重视功能的检查和评估，采取多种方法进行功能训练。故功能训练就不单是指对某器官的功能锻炼，其训练范围很广。显然，进行功能障碍的训练是骨科康复医学的重要任务，是骨科康复工作的目标。功能训练与功能评定是配合进行的，按评定的结果制订训练方案和程序，为训练的结果进行评定。由此可正确地评价功能训练的效果。康复的训练方法应是积极的、引起兴趣的、循序渐进的，以便达到康复效果。理想的功能训练结果应该是：能独立地完成必需的功能活动；同时又能适应环境，进行必需的功能活动或表现出适当行为。

（二）全面康复

全面康复是指从生理上（躯体上）、心理上（精神上）、职业上和社会生活上对伤、病、残者进行全面而综合性的康复。骨科康复的着眼点不仅是有功能障碍的器官和肢体，而更重要的是整个人，从这一意义来说，整体康复也就是全面康复。此外，全面康复也是指残疾人在医疗康复、教育康复、职业康复、社会康复等领域全面地得到康复，在这一意义上说，全面康复亦即综合康复（comprehend rehabilitation）。

（三）恢复正常的生活

人是在社会中生活的。因伤、病或先天性因素致残者，不能参加或不能很好地参加社会生活，不能平等地分享社会经济、文化发展的成果。骨科康复医学最重要的目的就是使残疾者通过功能的改善或（和）环境条件的改变而能重返社会，重新参加社会生活、履行社会职责、分享社会福利，成为对社会有贡献的成员。

（四）康复预防

骨科康复医学的全过程都应贯彻"预防为主"的方针。为了取得骨科康复的最佳效果，必须改变将预防和治疗截然分开、临床治疗阶段和康复治疗阶段截然分开的观念。也就是说，康复不应在治疗结束后开始，而是应与治疗同时并进。骨科康复治疗应尽早开始，在病情及治疗措施允许情况下，越早开始，功能恢复越快。残疾多数是由伤病造成，早期预防伤病的发生是预防残疾的重要前提；伤病并不都会致残，只要做到早期诊断、早期治疗、合理治疗，从临床治疗阶段一开始就全面系统地考虑患者的功能预后和复发转归，制订相应的康复治疗程序，将残疾发生率减到最低；残疾一旦发生，或已不可逆转时，应尽早制订具体的康复综合医疗措施，防止残疾继续加重，使残疾者尽可能保持并改善尚存的功能。

总之，在骨关节疾病和损伤的治疗过程中，为了缩短病期，避免或减轻后遗残疾，康复锻炼占有极其重要的地位。康复锻炼不仅要早期进行，而且要贯穿于整个治疗过程的始终。因此，在骨科病区内，应增设小型体疗室，配备必要的体疗设备和专职的康复工作人员，使骨关节疾病和损伤的体疗康复得以推广普及，使广大伤病残者得到及时治疗，尽快地全面康复，重返工作岗位，重返社会。

四、骨科康复计划的制订

康复医疗是使患者病后受损功能恢复的一种医疗措施，目的是使患者残存的功能尽可能地发挥其最高水平，使所受的损害尽可能缩小。在骨科疾病中主要是对那些因损伤而减弱或丧失社会功能的恢复期患者、慢性患者进行再训练，培养他们的社会交往能力、劳动能力或职业技能，了解社会的新发展、新知识，使他们的思维、行为能够适应家庭及社会的需要。

康复的重点不是疾病，而是残存的功能如何恢复以达到回归社会为目的。由于骨科疾病都不同程度地损害患者的综合功能，因此在开展骨科康复医疗以前，需明确诊断、确定残疾等级，然后给予相应康复医疗。因此，康复治疗前明确诊断，有助于医生与患者在实施康复计划过程中共同向着所制订的目标努力。

康复计划的制订必须个体化，应按患者的康复诊断做出，有步骤地达到预期目的。一般康复计划的制订要遵循以下几点：①由浅入深，先学比较容易的且患者愿意学的技能，以取得患者的合作；②有评价计划，对不同的康复内容，制订出不同的评价时间；③指导康复的工作人员分工要明确，各包一项训练内容。

实施康复计划，首先患者必须合作，因此适时与患者进行交流是必要的，其次是做到角色的转变，医生护士成为患者的良师益友，使患者感到平等、祥和的氛围。康复治疗应该是医生、护士与家属及单位的共同参与，应在住院与出院后的家庭、单位中连续进行。

第二节　骨科康复方法

康复医学是一门综合性的应用学科。在理论上，以人体运动学、生物物理学和神经生理学等为基础；在实际应用中，与各临床学科紧密联系，与心理学、生物医学工程学和社会学等学科密切配合，促使患者达到全面康复。故康复医疗的方法也极为丰富，包括了各种促进机体功能恢复及代偿的手段。现就骨科康复学常用的医疗方法分述如下。

一、运动疗法

（一）基本概念

运动疗法（exercise therapy）也称体育疗法或医疗体育，简称体疗，是医疗和预防的目的，应用各种形式的主动和被动运动进行具体操练，以促使患者康复的一类疗法。运动疗法是康复医学中得到广泛应用的一类康复治疗方法和手段，是现代综合疗法的一个重要组成部分。

运动疗法主要以医学科学和运动科学为基础，是医学和运动科学的结合。根据疾病的特点，选择合适的操练方法、制订运动处方和运动疗法方案，按照锻炼身体的基本原则来进行治疗和训练，以改善和提高运动能力和内脏功能，促进康复。

（二）运动疗法特点

运动疗法与其他治疗方法相比具有以下几个方面的特点：

1. 它是一种积极的疗法，需要患者积极主动锻炼

根据患者的主观能动性，使其主动参加治疗，而且效果是否显著往往与患者的自觉性和积极性有密切的关系。

2. 它是一种局部和全身相结合的疗法

其主要手段是各种主动和被动运动，不但能使罹患的局部，而且对全身脏器亦能产生积极的作用和影响，因此常能引起较全面的治疗效应，促进全面康复。

3. 它的应用目标是功能恢复

通过锻炼和训练尽量改善和修复机体功能、劳动能力或生活自理能力，缩短康复时间。

4. 它是一种集预防、治疗和康复于一体的疗法

运动疗法不仅能用于人体功能的恢复，防止一些疾病可能发生的并发症或不良后果，还能增强全身的体能和抵抗疾病能力，因而可预防某些疾病或并发症，而且可治疗某些疾病。

（三）运动疗法在骨关节疾病康复治疗中的重要性

骨科疾病即运动系统疾病。运动系统指人体中以骨骼为支架、关节为枢纽、肌肉为动力的一整套精密、复杂而又和谐的系统。在生活中无论哪一种致害因素破坏了这一系统的完整性，都将导致人体的运动障碍，而运动障碍又加重了对骨、关节和肌肉的损害，形成

一种恶性循环。运动疗法对维持肌肉组织的力量和形态，对维持骨组织的正常代谢，对维持关节囊及韧带的正常张力，都有着极其重要的作用。通过运动可以修复肌力，保持正常骨密度，防止关节粘连与挛缩，充分调动机体的代偿作用。因此运动疗法是骨关节疾病康复的重要手段。

（四）运动的基本类型

运动疗法的方式方法很多，但其共同点是必须通过身体某些部位的肌肉收缩和关节运动来完成，因此可以按照肌肉收缩的形式和主动用力的程度分为几个基本类型。

1. 按肌肉收缩的形式分类

肌肉收缩有等张收缩和等长收缩两种形式，因此将运动分为等张练习和等长练习两大类。

（1）等张练习（isotonic exercise）

等张练习是采用等张收缩进行的操练。等张收缩是日常生活中最为常用的肌肉收缩方式。等张收缩是指肌肉收缩时保持肌张力基本不变，但是肌长度发生变化，可对抗一定的负荷，产生关节的活动。如收缩时肌肉起点与肌肉止点之间距离缩短，称为等张缩短或向心性收缩，例如当肩外展时，肩外展肌群收缩，就是等张缩短；如动作进行时，肌肉的起止点之间的距离逐渐延长，称为等长延伸或离心性收缩，其作用主要在于控制动作的快慢或肢体落下时的速度，例如外展臂落下时，肩外展肌收缩以使臂落下变慢，就是等张延伸。

（2）等长练习（isometric exercise）

等长练习是采用等长收缩进行的操练。等长收缩亦称静力性收缩（static contraction），即收缩时肌肉起止点的距离无变化，其肌纤维长度虽稍有缩短，但肌腱部反被拉长，因而肌长度基本不变，亦不发生关节运动。等长收缩时肌张力明显增高。在日常生活和工作中，等长收缩还用于维持特定体位和姿势。在运动疗法中等长练习是增强肌力的有效方法。此外，在关节不能或不宜活动时，例如，关节被石膏或夹板固定，或关节有创伤、炎症和肿胀疼痛等情况，亦常采用等长练习进行静力性收缩，以延缓和减轻肌肉失用性萎缩。

2. 按完成动作的主动用力程度分类

根据运动完成过程中主动用力程度的情况，可将运动分为被动运动、助力运动、主动运动和抗阻运动4种类型。因后三者均有主动用力成分，故可统称为主动运动。

（1）被动运动（passive movement）

被动运动是指完全依赖外力来完成的运动或动作。外力可以来自人力或机械，通常由医务人员施行，亦可由患者用健肢来进行，需在医务人员的指导协助下进行。被动运动常用于各种原因引起的肢体运动障碍，包括瘫痪、关节功能障碍，以及需保持关节活动范围但又不能或不宜进行主动运动的情况。

（2）助力运动（assistive movement）

助力运动是指在外力的相助下，通过患者主动收缩肌肉来完成的运动式动作。可由医务人员或患者健肢提供助力，亦可利用器械引力或大的浮力帮助完成动作。

（3）主动运动（active movement）

主动运动亦称自由运动（free movement），即运动时既不需要助力，亦不用克服外来阻力，整个动作通过患者主动收缩肌肉来完成。主动运动在运动疗法中应用最广泛，是大多数方式方法的主要成分。

主动运动常在被动运动或助力运动恢复了肢体基本功能之后进行。它虽然是不需别人的帮助即可实施，但仍须在医务人员的指导或监督下进行，做到运动方法合理、运动量适度、循序渐进、日见成效，要避免体疗损伤。

（4）抗阻运动（resistive movement）

抗阻运动是指在动作进行过程中，须克服外来阻力才能完成的运动。阻力可由人力施加，其优点是便于调节阻力大小，可在动作进行过程中合理地逐渐增加或减少。如受训练的肌群的肌力已达到 4 级以上，则阻力常用重物或器械提供。例如，使用沙袋、哑铃、墙拉力器、弹簧装置等。

（五）运动疗法的应用原则

应用运动疗法时，必须考虑疾病的特点，同时要遵守科学的锻炼原则，做到以下几点：

1. 持之以恒

锻炼要做到经常性、系统性，掌握操练内容，要符合巩固性，通过长期锻炼，逐步积累效果。

2. 循序渐进

锻炼的目的是要提高患者的适应能力，从而改善功能。因此，为使锻炼既有效又安全，必须做到：①运动量由小到大，动作和内容要求由易到难，使身体能逐步适应；②随着病情好转，也要不断加大负荷和难度，对患者提出更高要求，使功能得到更大程度的改善。

3. 个别对待

制订运动疗法方案时，必须根据疾病特点和患者的具体情况，充分考虑到个体差异。

4. 密切观察

经常了解患者锻炼情况和反应，定期复查，并向患者交代自我观察方法。判断变化，一旦发现不良反应，应及时修改方法和调整运动量。

总之，只有在了解运动疗法的基本方法和基本原则，明确运动疗法的计划性和应注意的问题等以后，合理选择方法，安排进程，坚决贯彻、持之以恒，方能体现出运动疗法在骨关节疾病康复治疗中的重要意义和价值，使运动疗法能够被广泛地接受、推广和应用，发挥它应有的作用。

二、物理疗法

物理治疗方法也可简称理疗，是运用人工的和自然界的物理因子，如电、光、声、磁、冷、热、机械和放射能等作用于患病机体，引起机体内一系列生物学效应而达到防治疾病的一种治疗方法。一般临床常用的物理疗法有直流电疗法、直流电药物离子导入疗法、低频脉冲电疗法、中频电疗法、高频电疗法、超声波疗法、光疗法、水疗法、石蜡疗法、冷冻疗法、磁疗法等。

（一）作用机制

当各种物理能量作用于皮肤、黏膜或机体深部组织器官时，机体受到刺激，引起一系列生物物理、生物化学和生理病理过程的变化。最容易接受刺激的是一些兴奋阈最低的感受器。其作用机制包括直接作用、神经反射调节作用及体液调节作用。

1. 直接作用

（1）直接作用于组织器官

如在直流电场中，因体内离子移动可引起组织细胞内化学成分改变；在超声波、短波电磁场下，可使偶极子振荡而产热。

（2）直接作用于致病因子

超声波、紫外线等有杀菌和抑菌作用，抗菌离子导入也有杀菌和抑菌作用。

2. 神经反射调节作用

物理因子调节各种感受器的兴奋作用，通过轴突反射和节段反射引起人体复杂反应。自主神经具有独立调节身体功能的作用，因此认为通过自主神经反射最易作用于病灶而达到治疗目的。如短裤区电疗法采用物理因子作用于腰骶神经丛，可以改善下肢的血液循环等。

3. 体液调节作用

机体受到物理因子的刺激后，除引起神经系统反应外，还可引起体液系统和内分泌系统反应。例如，用超短波或短波电磁场作用于脑垂体，可使其分泌的促肾上腺皮质激素（ACTH）增多，进而促使肾上腺皮质激素分泌增加。当用超短波、短波直接作用于肾上腺皮质时，同样能促进肾上腺皮质激素分泌增加。

（二）物理疗法的应用原则

（1）理疗前要明确疾病的诊断、病情，患者的机体状态和治疗目的，根据这些情况选择合适的理疗种类、方法、剂量和作用部位。

（2）理疗的疗程，短者 3～5 次，长者 20～30 次不等，视病情而定。

（3）为加强疗效，几种理疗可协同应用，或理疗与其他治疗综合进行。但治疗刺激不能太多。

（4）理疗的应用一般宜早，过晚则效果往往较差。

三、中国传统康复治疗技术

中国传统康复治疗技术历史悠久，早在两千多年前，《内经》已有关于瘫痪、麻木、肌肉关节挛缩等的康复治疗的记载。此后，中国传统康复治疗技术不断发展，推陈出新。至现代已广泛用于我国的康复实践中，并取得显著功效，受到国内外医学界的重视。

中国传统康复治疗技术包括按摩、针灸、五禽戏、八段锦、太极拳等。

（一）按摩疗法

按摩是治疗人员用手、肘、膝、足或器械等在人体体表施行各种手法来防治疾病的一种医疗方法。中医按摩又称推拿，具有以我国传统医学理论为基础的独特手法和治疗法则，是我国康复治疗技术的一个重要组成部分，对多种病损具有良好的康复效果。

1.按摩的主要作用

按摩是根据经络腧穴、营卫气血的原理和神经、运动、循环、消化、代谢等解剖、生理学知识，用各种手法的物理刺激，通过经络、穴位和神经，使机体发生各种应答性反应，进而达到治疗疾病与损伤、促进功能恢复的目的，其主要作用可归纳为：

（1）调节神经系统和内脏功能

按摩使神经兴奋或抑制，从而反射性地引起机体的各种反应。例如，在头部轻缓地推摩，或在某个穴位上作较重按摩，可引起脑电图波增强，说明按摩加强了大脑皮质的抑制过程，而在身体上作快速的揉滚、捶拍，可提高神经肌肉的兴奋性。按摩亦可影响内脏功能，如用拇指推揉两侧脾俞、胃俞可引起胃蠕动增强，而推揉足三里穴可出现胃蠕动减弱。

（2）改善血液与淋巴循环

按摩可使局部毛细血管扩张，加速淋巴液与静脉血液的回流，从而加速了组织水肿及病变产物的吸收，使肿胀消除或减轻。

（3）修复创伤组织

实验证实，创伤早期按摩可引起组织出血，不利于创伤修复；后期按摩可促进坏死组织的吸收和细胞的有序排列，使创伤部位的成纤维细胞和破纤维细胞增多，细胞的吞噬作用活跃，使创伤组织较快修复。

（4）整骨、复位

按摩可改善组织结构间的相互关系，能整复脱位的关节，理正滑脱的肌腱，还纳突出的椎间盘等。例如，桡骨小头半脱位、骶髂关节半脱位等可通过按摩手法使其复位，滑脱的肱二头肌长头肌腱、腓骨长短肌腱可用按摩将其理正。

（5）松解粘连与挛缩的组织，改善关节活动范围

应用适当的按摩手法，可松解粘连，解除或减轻挛缩，从而改善关节活动范围。例如，跟腱缝合术后如应用按摩，可观察到开始时瘢痕硬而大、皮肤粘连、距小腿关节活动受限，经过一段时间的按摩后，瘢痕逐渐变软，与皮肤粘连逐渐松解，踝关节活动范围逐渐增大。

（6）改善肌肉功能状态，消除肌肉疲劳

按摩可提高肌肉工作能力与耐力，消除肌肉疲劳。例如，对运动员在训练或比赛之前应用按摩作为准备活动的一部分，可以改善肌肉、韧带的功能状态，使其适应高难度动作的要求：在比赛或大运动量训练后应用按摩，可使紧张或痉挛的肌肉迅速得到放松，有利于肌肉疲劳的消除。

（7）增强体质及抗病能力

按摩可引起血液成分和代谢变化，提高机体免疫能力。实验证明，按摩后白细胞总数和吞噬能力增高，血清补体效价增高，氧的需要量、排氮量、排尿量及二氧化碳的排泄量也都增加。

此外，按摩还具有移痛、止痛，清除皮肤脱落的上皮，有利汗腺和皮脂腺分泌，改善皮肤营养等作用。

2.按摩的基本手法

按摩的手法很多，为便于叙述，将其归纳为以下五类。

（1）推揉类

①推法：用拇指或手掌在一个部位、一个穴位或沿一条经络上施压并向前推动的手法。其中用拇指指面推称平推，用拇指侧面推称侧推，用拇指尖端推称指尖推。指推作用范围小而掌推作用范围大。推法常用于头面、四肢、胸腹及腰背部。②揉法：用手指或手掌紧贴皮肤，带动其来回或环形移动，使皮下组织发生摩擦的手法。此法轻柔缓和，刺激量小，适用于全身各部位。③滚法：用小鱼际及手背部着力来回揉动，其作用深而广，常用于肌肉丰厚处。④搓法：用双手在肢体上相对用力搓动，使各层组织间发生摩擦，常用于上肢。

（2）摩擦类

①摩法：用指或手掌加压在皮肤表面上滑动，其作用表浅，刺激轻柔缓和。可分为指摩、掌摩及掌根摩3种，常用于胸腹、胁肋部。②擦法：用手指或手掌在体表作迅速的擦动直至皮肤红热。③抹法：用两手拇指向两边分开抹动，常用于头面部和穴位等处。

（3）按拿类

①按法：用手指或手掌或肘部鹰嘴突在身体某处或穴位上用力向下按压。此法作用较深，刺激较强，常与揉法结合应用。拇指按法适用于全身各部穴位，掌按法常用于腰背及下肢，肘按法常用于腰背及臀部。②拿法：用两指或数指拿住肌肉并稍用力向上提拿。此法刺激较强，常用于肌肉较多处或穴位上。③掐法：用拇指或食指或中指在穴位上做深入的下掐动作，使患者产生较明显的酸胀感觉，又称指针法。④拨法：用拇指端按入某处软组织的缝隙中，然后作横向拨动。⑤捏法：用手指抓住皮肤、肌肉，相对用力进行捏挤，并且边捏边向前推进，常用于四肢及腰部。⑥踩跷法：用足底搓动或踩踏腰部或臀部或大腿。此法刺激量很大，应用时须慎重。

（4）拍振类

①拍捶法：用指面或指掌、手掌尺侧缘或空拳拍打或捶击患处以放松肌肉或提高兴奋性，常用于肩背、腰部及四肢。②振法：用手指或手掌按住体表作快速振动，常用以放松肌肉与止痛。③叩法：用手指轻轻叩击患处，一般用于头面部与关节处。

（5）摇动类

①屈伸法：以刚柔相济的手法被动屈伸关节，常用于肩、肘、膝等关节。②摇法：顺势轻巧地作各关节的旋转、绕环等被动运动的一种手法，如摇肩、摇髋等。③抖法：用手握住肢体末端并略加牵引，然后稍用力作连续的小幅度的上下抖动以放松肌肉，主要用于上肢。④引伸法：在肢体放松时，突然施加轻巧的被动牵伸的一种手法，常起牵伸与复位作用。

3. 按摩的操作顺序和手法规律

（1）操作顺序

一般顺序是先上后下，先左后右，先前再后，先头面后躯干，先上肢后下肢，先胸腹部后腰背部。

（2）手法规律

按摩时要做到有条不紊，就必须深入体会手法的规律。①手法始终是由面到线，由线到点，由点到面。施治时，从面上开始，以缓解肌肉紧张，给患者以舒适的感觉，随之循经络或沿静脉和淋巴液回流方向按摩，再取穴位施以手法，最后转至面上以结束按摩。②手法的力量要由轻到重，再由重到轻。按摩开始时，用力要轻而柔和，而后逐渐加强至需要施治的强度，维持一定时间后，再逐渐减轻力量。③手法的动作要由慢到快，再由快到慢。一般手法动作起始慢，然后逐渐加快到一定速度，再逐渐缓慢下来。④手法的功夫要由浅入深，深入浅出。

4. 按摩手法的选择

按摩手法很多，应用时须针对不同疾病和根据按摩所起的作用选择合适的手法。

（1）为调节神经和内脏功能或减轻损伤部位疼痛，应选用穴位按摩。如用中指叩法、拇指指尖推法、拇指指面按法、拇指掐法等。这些手法的强度一般较大，以穴位上有酸胀串麻感为好。

（2）为促进血液和淋巴循环，帮助消肿和促进创伤修复，应选择用手指或手掌的摩法和揉法、手背滚法、手掌推法等，一般以见到按摩局部皮肤色泽变红、血液循环好转、肿胀消退为好。

（3）为恢复组织的解剖结构，改善关节活动范围，应选择对关节的摇动、抖动、屈伸和轻巧的引伸手法，以及对肌肉、肌腱的顺筋、理筋等手法，强度以能恰如其分地改善组织的不正位置为好。

（4）为松解组织粘连和挛缩，可选用针对粘连组织的拨法、针对肌肉的拿法和捏法、针对肌腱和韧带的引伸法等，强度以不引起明显疼痛及组织肿胀反应而渐见松解效果为好。

5. 按摩的适应证与禁忌证

（1）适应证

按摩的适应范围较广，主要为四肢骨折后关节功能障碍，软组织损伤后，截肢、断肢再植术后，颈、腰椎间盘突出症，颈椎病，肩周炎及肌性斜颈等。

（2）禁忌证

主要有恶性肿瘤、出血性疾病、骨结核及其他部位结核进展期、按摩局部有皮肤病、脓毒血症等。妇女怀孕或月经期，其腰骶部、腹部及下肢不宜按摩，极度疲劳、酒醉后亦不宜按摩。

6. 按摩的注意事项

为了提高疗效，不发生差错及保障按摩者的身体健康，按摩时须注意以下事项：

（1）热情接待患者，详细诊察病情，明确诊断。

（2）患者需全身放松，体位舒适，衣着不能过紧，尤其是靠近治疗的部位。治疗部位应裸露。

（3）按摩者应随时注意自己的体位，使自己既能用得上力，又可节省体力。

（4）按摩时要全神贯注，密切观察患者的反应，并需根据患者的反应随时调整手法的程序、强度及时间。

（5）按摩者须勤修指甲，双手应保持清洁和温暖，按摩时须用介质。

（6）患者过饱和过饥时，不宜进行按摩。一般在饭前半小时或饭后一个半小时内不宜进行按摩。

（二）针灸疗法

针灸疗法是在经络学说等中医理论的指导下，运用针刺和艾灸等对人体一定的穴位进行刺激，从而达到防治疾病的一种治疗方法。针灸是我国医学的重要组成部分，在康复治疗技术中亦占有十分重要的地位。

针和灸是两种不同而又相互联系的刺激方法。"针"即针刺，是应用特别的金属针具刺入人体的某些穴位，使之发生酸、麻、胀、重等感觉而治疗病症的方法；"灸"即灸法，是使用艾叶制成的艾柱或艾条，点燃后对人体一定的穴位进行温灼而医治病症的方法。在临床上针和灸常配合应用，所以两者相提并论，合称为针灸，但也可单独使用，各有特点，应根据病症，灵活应用，不可偏废。

针灸疗法不仅历史悠久，而且具有操作简便、适应证广、疗效明显、经济、安全等优点，因此，长期以来一直深受我国广大人民群众的欢迎，并且越来越受到世界各国人民的关注。

1. 针灸疗法的主要作用

（1）调节机体功能

针灸疗法对人的整体功能与局部功能均具有良好的调节作用。例如，针灸足三里、合谷、三阴交、阳陵泉、太冲、丘墟等穴位，可促进胃液分泌，增强小肠蠕动功能，缓解肠痉挛，改善消化道功能；针刺内关、间使、心俞可使心率减慢；针刺大椎、风门、肺俞穴可使支气管扩张及分泌物减少，从而解除支气管痉挛性喘息；针刺照海穴可促进肾的排泄功能，针刺中极、关元穴可增强膀胱的排尿功能；针刺合谷、足三里可使肾上腺皮质激素增加；针刺相关穴位可促进脑出血患者出血吸收，使血肿减小，可促进损伤的周围神经再生等。由此可见，针灸疗法对消化、循环、呼吸、泌尿、内分泌、神经系统均有调节作用。

（2）提高机体免疫能力

针灸对细胞免疫和体液免疫均有增强与调整作用。实验证明，针刺足三里、合谷穴后可见白细胞吞噬指数明显提高。当白细胞吞噬功能低下时，针灸可促进其功能恢复，当其功能活跃时，又可使其吞噬指数下降，说明针灸对白细胞的吞噬功能具有调节作用。针灸对免疫活性细胞功能的影响也很明显，电针后外周血中除 T 细胞明显增多外，T 细胞内酯酶活性也明显增强。针灸还可调节体液免疫，如针刺足三里穴可使血中备解素生成增加。

（3）镇痛

中医学认为经络气血不通则产生疼痛，而针灸可通经活络，使气血畅通，从而减轻或解除疼痛。大量实验研究证明，针刺镇痛与神经体液密切相关。针刺信息与痛觉信息经传入神经进入脊髓，在中枢各级水平结构中通过神经体液途径和痛觉调控系统的整合加工后，疼痛性质发生变化，疼痛刺激引起的感觉与反应受到抑制。此外，针刺信息进入中枢后可以激发神经元的活动，从而释放出 5- 羟色胺、内源性阿片样物质、乙酰胆碱等神经介质，加强了针刺的镇痛作用。

2. 针灸疗法的应用

针灸疗法在骨科康复治疗上的应用范围很广，其常见的适应证有以下几方面：

（1）痹症

中医学认为风、寒、湿三种外邪侵入身体引起痹症，如风湿性或类风湿性关节炎、骨关节炎、痛风、肌筋膜炎、纤维织炎、肩周炎、腰腿痛等。

（2）痿症

症状是肢体发生麻木、软弱无力等症。各种瘫痪症都属痿症，如偏瘫、截瘫、肢瘫等。

3. 针灸手法及注意事项

针灸治病的手法较多，常用手法包括迎随补泻、呼吸补泻、徐疾补泻、提插补泻、烧山火、透天凉等。临床上根据八纲辨证来运用这些手法。

应用针灸疗法时应注意下列事项：

（1）孕妇的腹部及腰骶部不宜针灸，并禁用合谷、三阴交、昆仑、至阴等穴。

（2）小儿囟门未闭合时，头顶部腧穴不宜针刺，且小儿不宜留针。

（3）饥饿、疲劳、酒醉者不宜针刺，精神紧张、体质虚弱者刺激量不宜过强。

（4）有出血性疾病者不宜针刺，皮肤感染、溃疡、瘢痕、肿瘤的部位不宜进针。

（5）须避开血管进针，以防止出血，针刺头面部、颈部、胸腹部及腰背时应防止刺伤重要器官。

（6）施灸时应注意防止烫伤患者。

4. 电针疗法

电针疗法是针刺穴位得气后，配合应用不同频率的电流，以加强对腧穴的刺激，从而达到治疗疾病的一种治疗方法。

临床上常选用 1000Hz 以内的低频脉冲电流、2～100kHz 的牛顿电流及 3000MHz 以上的微波作为电针的电流。应用时根据具体情况可单纯按经络取穴，亦可单纯按神经走向取刺激点，或这二者结合。电针疗法的适应证与针灸疗法相同，尤其适于慢性疾病、顽固性疼痛等。

5. 水针疗法

水针疗法又称"穴位注射疗法"，是在穴位或相应部位进行药物注射，通过针刺和药液的刺激及药理作用，从而调节机体功能，改善病理状态的一种治疗方法。

（1）用具及药物

常用的注射器有 1mL、2mL、5mL、10mL、20mL；针头为 5～6 号普通注射针头。常用药物为维生素 B_1、B_6、B_{12} 注射液，5%～10% 葡萄糖注射液，生理盐水注射液，普鲁卡因、利多卡因、泼尼松龙、安乃近、盐酸异丙嗪等注射液，当归、红花、川芎、板蓝根、威灵仙等中药注射液。

（2）操作方法

根据辨证论治，取相应的穴位或刺激点，选择适宜的注射器与针头，抽好所需药液，常规消毒注射部位皮肤。将针头刺入穴内，并缓慢推入或上下提插，待"得气"后，如回抽无血，即可将药液注入。注射用量一般为 0.5～2mL，某些部位可达 10～20mL。

（3）应用水针疗法时的注意事项

①注射前应向患者解释可能出现的感觉与反应，以免其紧张、恐惧；②须熟悉注射药物的性能、药理作用、剂量、禁忌、不良反应及过敏反应；③药液一般不宜注入关节腔、脊髓腔及血管内；④在神经干通过部位注射时，应避开神经干，以免损伤神经；⑤严格遵守无菌操作，以防止感染。

（三）拔罐疗法

拔罐疗法是利用各种罐子（竹罐、玻璃罐等），使其内部形成负压后，吸附在体表上，造成局部血管扩张和充血而达到治疗目的的一种治疗方法。其设备简单、操作方便、效果较好。

1. 拔罐疗法的主要作用

中医学认为拔罐疗法可祛风散寒、祛湿除邪、温通经络、疏通血脉，并能活血散瘀、舒筋止痛。现代医学认为，由于罐内形成负压后吸力甚强，可使局部毛细血管扩张，甚至破裂，随即可产生一种类组胺物质，随体液周流全身，刺激各个器官，使其功能加强；另一方面，负压的机械刺激，通过反射途径，可调节大脑皮质的兴奋与抑制过程；温热刺激能促进局部血液循环，加速新陈代谢，改善局部组织的营养状况，还可增加血管壁的通透性，增强白细胞的吞噬能力。因此，拔罐疗法具有镇静、止痛、消炎、消肿等作用。

2. 常用的几种方法

由于拔罐的用具、方法、形式等不断演进，因此拔罐疗法种类较多。其中常用的有以下几种。

（1）火罐

这是最常用的一种拔罐法，可分为：①闪火法，用镊子夹住酒精棉球，点火后在罐内燃烧片刻，立即拿出，迅速将罐扣于皮肤上；②点火法，用一小金属盖盛酒精棉球放在治疗部位中央，点火后将罐扣于皮肤上；③投火法，用小纸条点燃后投入罐内，迅速将罐扣于治疗部位皮肤上。

（2）排罐

排罐是在一个较大面积的部位（如腰、背、臀、大腿等）同时排列吸附较多的罐。其操作同闪火法。

（3）走罐

走罐是在平整光滑的罐口边与治疗部位涂一薄层凡士林后，将罐子按闪火法拔上，然后用力将罐子上下或左右推移。

（4）刺络拔罐

此法是刺血法、皮肤针法与拔罐法的综合应用，即在散刺、叩刺后进行拔罐。

3. 拔罐疗法的应用与注意事项

临床上，拔罐疗法常用于软组织急性扭伤、挫伤，慢性劳损，局部风湿痛等病症。有出血性疾病、水肿、消瘦者及毛发处不宜使用。

应用拔罐疗法时应注意选择好拔罐部位，一般以肌肉丰满、皮下脂肪丰富的部位为宜。拔罐时要注意防止烫伤患者皮肤，取罐时须先用指尖在罐旁按压使空气进入，不能硬拉；

胸肋间及腹部勿用大罐拔，以免损伤肋间神经及发生肠梗阻。

（四）传统运动疗法

传统运动疗法能活动躯体四肢以炼形，锻炼呼吸以炼气，并以意导气，气率血行，从而使周身气血得以正常运行，病体得以康复。康复医疗中常用的传统运动疗法有五禽戏、八段锦、太极拳等。

1. 八段锦

八段锦是古人创造的以八节不同动作组成的一套医疗体操，它以立、屈、马步三个姿势为主，其功效是调三焦、和脾胃、理肺气、宁精神、消食去积、固肾养精、锻炼躯干四肢肌肉关节，用以防治疾病、延年益寿。

练功时应思想集中，精神安定，呼吸缓慢，闭口，舌舐上腭，唾液满口时咽下。操练时间依体质及病情而定，一般每节重复 10 ～ 15 次，每日 1 ～ 2 次，练完后散步数分钟再休息。

2. 太极拳

太极拳是我国传统武术中的一项拳术，亦是传统康复医疗的重要手段之一，它由炼身、炼意、炼气三者结合而成。

（1）太极拳的主要作用

通过"三炼"，可使气血周而复始流注，心神轻松自如，经络疏通，脏腑协调，阴阳相济，从而达到保健、治病的目的。实验研究证明，它可调整中枢神经系统的兴奋和抑制过程，改善呼吸、循环、消化等系统的功能。因而，太极拳对各种慢性损伤性病患均具有良好的康复作用。

（2）练习太极拳的要领

①松静自然：始终保持心平气和，掌握"松静"二字，做到松肩、松腰、松髋以至全身都放松。②姿势正确：身体要端正自然，躯干正直不偏，不可挺胸凸肚、低头弯腰。③动作协调：用意识指导动作，动作呈弧形或环形，并要协调、均匀、连贯。④气沉丹田：呼吸要自然，做到气沉丹田。

第三节　骨折的术后康复

骨折（fracture）是临床常见病、多发病。其治疗原则为整复、固定、功能锻炼。康复治疗的作用在于加速骨与软组织愈合，缩短病程，并促进患者运动功能的恢复。例如肢体被迫制动，使运动条件反射减弱甚或消失、患肢肌张力降低、肌肉萎缩、关节挛缩。常人卧床 21 天后，体力和工作能力即可降低 20% ～ 25%，至少需 3 周锻炼才能恢复原来水平。所以减少制动时间、早期功能训练是极其必要的。

一、四肢骨折的康复治疗原则和目的

（一）康复治疗原则

（1）肢体固定和功能训练相统一。

（2）训练中保持骨折对位对线不变。

（3）促进肢体原有功能的恢复。

（4）不同阶段重点不同。

（二）康复治疗目的

（1）促进血肿的吸收。

（2）加速骨折断端的纤维性连接和骨痂形成。

（3）防止关节粘连僵硬，恢复关节活动。

（4）防止肌肉萎缩，恢复肌力。

（5）防止制动综合征。

二、四肢骨折后的康复评价

进行康复治疗前，需要对骨折后情况进行评估。评估内容包括一般性检查、关节活动度的测量、肌力的测量、肢体长度的测量、肢体周径的测量、步态的分析以及日常生活活动能力的评估，为四肢骨折术后康复计划的制订、康复效果的评定提供可靠的客观依据。

三、康复治疗形式

康复治疗分为物理因子治疗、徒手治疗以及运动治疗。骨折术后的康复治疗以功能训练为主，辅以物理治疗。运动训练包括被动运动、助力运动、主动运动和抗阻运动。

四、四肢骨折术后的康复治疗

四肢骨折后，骨折断端间发生组织修复反应，骨折开始愈合。根据骨折后病理及愈合过程临床上将其分为4个时期，因此康复治疗通常也分4期进行。

（一）肉芽修复期

又称外伤炎症期，此过程约在伤后2周内。其主要病理生理改变为软组织肿胀及软组织未愈合，因创伤疼痛引起反射性肌肉痉挛，致其回血作用消失，肢体肿胀。此时受伤局部肿胀、疼痛，骨折端有血肿，容易移位，软组织损伤需要修复。因此，此期的主要康复方式是：骨折整复固定3天，创伤反应开始消退时，在骨折远端进行按摩和肌肉等长收缩活动。目的在于促进局部血液循环，加速肿胀消退，预防肌肉萎缩和粘连，避免骨质疏松及关节僵硬。

（二）原始骨痂期

又称骨痂形成期，此过程在伤后3～10周。其病理生理表现为软组织愈合，但已发生粘连，骨折端形成部分纤维骨痂，骨折端稳定不易发生错位，有些骨折已愈合。这时局部肿胀消退，疼痛消失，骨折端日趋稳定。除继续进行原来的功能锻炼方式外，尚可加大运动量和运动时间，但重点放在恢复关节活动度训练上。目的在于防止瘢痕形成、组织粘连及关节挛缩。

（三）成熟骨板期

又称骨痂成熟期，此过程在伤后 8 ～ 12 周。病理生理改变为关节内外软组织粘连，韧带挛缩，肌肉挛缩与萎缩，骨折端有骨性骨痂形成。此期骨折端已稳定，能耐受一定的应力，外固定已拆除，患肢的肌肉和关节得以进行更大范围的训练。训练方式以抗阻运动和加强关节活动范围为主。此期康复治疗重点在于处理骨折后并发症，以最大限度恢复关节活动度和肌肉的肌力。

（四）塑型期

病理生理为骨折已骨性愈合，骨折线消失，骨皮质或骨小梁连续。骨结构根据人体运动功能而按着力学原则重新改造，最后形成正常骨骼的结构，伤后 2 ～ 4 年方可完成。此期康复治疗目的在于最大限度恢复关节活动度和肌肉的肌力、矫正畸形，并配合提高日常生活活动能力（ADL）及工作能力的训练。大部分骨折患者经康复治疗后恢复良好，但有些患者由于各种原因遗留关节粘连、关节挛缩和关节僵硬等后遗症，此时如能很好地进行康复治疗，病情将有一定程度的好转。

康复治疗措施主要是神经肌肉本体感觉易化法，利用牵张、关节压缩和牵引、施加阻力等本体刺激来促进运动功能恢复。

同时，四期均可根据各期的特点，及时合理地采取有针对性的物理治疗，如在骨折近端近心侧可进行向心性手法按摩，配合传导热疗、辐射热疗、超短波疗法、低频率磁场疗法等手段，可改善患肢血循环，从而加速骨折愈合过程，防止肌肉失用性萎缩和关节挛缩。

第四节　关节损伤的术后康复

关节损伤经过手术治疗之后，常发生关节活动障碍，尤以并发关节内骨折，且骨折愈合迟缓或形成骨不连，需长期固定者更为严重，甚者发生关节僵硬。其原因包括关节内粘连与关节外肌肉粘连与挛缩。对关节活动障碍的预防及治疗，莫过于早期进行康复锻炼。根据关节损伤的病理及治疗，康复治疗可分为 3 期。

一、早期康复

自伤后或手术后 3 周或 6 周之内，视关节损伤的严重程度及部位而异。此期主要病理生理为软组织肿胀及软组织愈合。因创伤疼痛引起反射性肌肉痉挛，致其回血"唧筒"作用消失，肢体肿胀，关节周围损伤的软组织未愈合，活动关节的杠杆不稳；外固定的限制，妨碍了受伤关节或伤肢关节的活动。康复措施如下：

（1）抬高患肢、消除肿胀。

（2）肢体末端的关节进行活动锻炼。上肢的手指、下肢的足趾多没有包括在外固定之内，每日应多次进行活动锻炼。

（3）固定肢体中的肌肉行等长收缩，每日进行多次，每次 15～20min，做上百次的收缩。

此两种锻炼在早期康复中甚为重要，既可促进肢体的静脉及淋巴回流、减少肌肉间的粘连、消除水肿，又可减慢肌肉萎缩、有利不愈合软组织修复。两者均有利于以后的功能恢复。

（4）损伤关节的活动需视治疗及固定方法的不同，而采用不同的锻炼方式。

（5）连续被动活动（CPM），可早期活动关节。

早期活动关节的有利条件是关节内与关节外软组织尚未形成粘连或有粘连尚未完全机化，此时锻炼的难度不大，可较快地恢复功能。但早期锻炼需以治疗原则为指导，锻炼活动时，要避免发生不利于损伤关节愈合的活动。因此，应在医师指导下进行锻炼。

二、中期康复

自伤后 3～6 周起至 8～10 周。软组织已愈合但发生粘连，经固定的关节其关节囊、韧带等粘连或挛缩，肢体肌肉明显萎缩、力量减弱但尚未挛缩。此期康复目的是恢复肌力及活动关节。康复措施：

（1）关节损伤基本愈合除去固定者，逐渐增加肌力锻炼，肌力达 3 级以上后，逐步增加抗阻力锻炼。关节活动锻炼在肌力控制之下后，逐步增加活动范围。由于关节损伤初步愈合，用力屈曲关节或被动屈体关节应当慎重。

（2）尚带有外固定的患者，锻炼的方式同早期康复者，不过此时肢体肿胀消退，以练习肌肉力量与末端关节活动为主。

三、晚期康复

此期关节损伤已愈合并除去外固定，主要病理改变是关节内外软组织粘连、韧带挛缩、肌肉萎缩与挛缩。康复治疗的目标是增强肌力、克服挛缩与活动关节。

（一）肌力的锻炼

肌肉力量的增强有赖于持续地、渐进地锻炼。经过早、中期康复，肌力有了部分恢复。关节损伤愈合后，肌力达 3 级者，增强肌力的措施，主要是在抗阻力下进行锻炼：从最简单的上肢提重物、下肢缚沙袋等开始，到各种机械性物理治疗，如划船、蹬车等以及配有音乐的器械锻炼。这些锻炼既提高了患者锻炼的兴趣，又有客观的记录，便于评价。

（二）关节活动练习的三种形式

1. 主动锻炼关节活动

针对不同的关节，练习活动的范围有所不同：髋关节以伸、屈为主，也要练内收、外展与内、外旋转，直到能盘腿坐；膝关节主要为伸屈活动，应先练伸直，以便能稳定站立；小腿关节则以 90° 位为主，有足下垂首先练到此位，再练背屈与跖屈；上肢肩关节的活动范围大，练习的重点是外展与上举，其他范围练习也要进行；肘关节以伸屈为重点，但屈曲比伸直对日常生活更为重要；腕关节背屈为功能位，首先练习达到此位；前臂的旋转活动对各种生活、工作都是重要的，要采取多种锻炼方式来达到。应定期测量关节活动的范围，客观记录以做比较。

2. 被动活动

此处指的是受自身控制的被动活动。例如，对于膝关节屈曲障碍患者，被动活动的练习有：①坐于床上屈膝，患者双手合抱住小腿前面中下部，以双臂的拉力将膝关节被动屈曲；②站立于床头，双手握住床栏，屈膝下蹲，以自身躯干的重量向下压，以被动屈曲膝关节。每日上下午各锻炼 1 ～ 2h。此种被动屈膝，当撕开粘连时有疼痛感。被动屈膝的力量及程度，患者本人可以控制，逐日渐进，慢慢产生效果。

上肢锻炼，如手握单杠，以身体重量下坠，被动使肩外展及上举。屈肘练习，可将前臂置于桌面或墙壁上，以身体上半的压力，向前向下压迫该臂，使肘关节被动屈曲。此种被动活动在任何简陋设备条件之下均可实施，而且是有效的。有各种物理治疗设施的，在主动锻炼时，通过其阻力亦有轻微被动活动的作用。

3. 主动控制下有节律的主动、被动交替活动练习

此种方法主要用于膝关节屈曲与肘关节伸直。

（1）屈膝锻炼

患者坐于椅子上或床边，腘下置小枕，以容许膝关节屈曲达 90° 以内。于小腿下端踝上置沙袋，患者主动伸膝至直，借助沙袋下压小腿及小腿重力，迅速屈膝，除主动屈膝力外，尚有沙袋下压被动屈膝力。如此反复伸膝、屈膝练习，同时形成一定速度与节律，可协助屈膝活动的完成。

（2）伸肘练习

患者平躺床上，臂外展 90°，前臂外旋，手心向上，用绳索系一重物，绳索握于掌中，先屈肘，然后放松伸肘，借重量向下垂，如是有节律反复进行。

此种锻炼的先决条件是：肌力达 4 级以上，关节有一定活动度，有一定耐力，能控制不使重量被动加于关节以致创伤。重量由小开始，逐步加大。

还可利用一些现代的关节练习器，或练习时配以音乐等，可提高患者锻炼的兴趣。

（三）理疗

物理治疗，如电、热、超声等治疗，可缓解疼痛，促进血液循环，可作为锻炼的辅助。但切勿过度实施。

（四）手法治疗

对于关节粘连与肌肉挛缩较重者和自己锻炼效果甚微者，可行手法治疗。施行手法治疗有先决条件：①关节损伤或关节内骨折已愈合坚实，手法治疗时不致发生再骨折；②身体不能太虚弱，有主动锻炼能力；③肌力在 3 级以上；④能积极配合，术后能忍痛锻炼。

方法：以膝关节为例，于麻醉下行手法治疗，术者抱住小腿以双臂之力或加躯干力，使膝被动屈曲，当听到组织撕裂声并膝关节屈曲角度增加时，谓之奏效。

撕开关节内外粘连的方式有两种。一种是分次断开，即第 1 次使膝屈曲接近到 90°，术后经练习固定此活动度之后，第 2 次屈膝超过 90°。此种方法的优点是一次撕伤组织较少，术后疼痛肿胀不重，一般体质可以耐受，术后锻炼轻易。另一种是一次屈膝超过 90°，在体质强壮者、术后能坚持活动者效果较好。如果术后不能坚持锻炼，则因出血肿胀、疼痛不能活动，又有粘连的危险。

第五节 人工关节置换术后的康复

一、上肢关节置换术

当各种骨关节病变引起上肢各关节的病理变化而失去功能时，关节置换手术是解决此问题的重要手段之一。通过关节置换手术可获得一个持久稳定、灵活、代偿和无痛的关节，从而恢复因病变而丧失的关节功能。

关节置换手术后局部瘢痕形成，可导致关节僵硬和功能障碍。康复治疗基本原则为：早期采取措施，尽快消除肿胀，减少瘢痕形成，促进关节活动。

具体办法：①术后正确包扎，防止过紧；患肢放于功能位制动并抬高；正确地运动和操练关节，使其灵活。②手指关节的早期活动对减少水肿、防止韧带挛缩以及减轻肌腱的粘连有重要作用，应坚持进行。③关节置换手术后的特殊训练应在监护下进行，逐步增加训练量，防止不良后果。④在无痛情况下鼓励主动运动，避免暴力被动运动。⑤术后康复训练至少持续3个月，否则关节僵硬容易复现；由作业疗法师进行日常生活活动和工作的训练。⑥手术后1年内，患者应坚持训练活动，提高康复治疗的效果。

二、下肢关节置换术

下肢关节置换术是解决下肢关节难以治愈的疼痛、畸形、挛缩等功能障碍问题的有效方法之一，包括髋、膝、踝关节置换，其中以髋关节置换术应用最多。

（一）全髋关节置换术康复治疗

1. 术前康复

（1）使患者在手术前对手术有较清楚的了解，对治疗结局以及术后的下肢功能有正确认识，以便患者与医师配合，使治疗顺利进行。

（2）术前指导患者掌握进行手术后运动功能训练的正确方法，如拐杖和步行器如何使用，并进行预习、演练。

（3）过于肥胖者应进行减肥训练，使体重减少，以免植入的关节过度负重影响康复。

2. 术后康复

（1）手术局部弹力绷带加压包扎，患者双下肢外展位，正确运送患者，防止人工髋关节脱位，并拍X线片证实。

（2）病情稳定后，鼓励进行小腿及距小腿关节活动，每小时10次。进行髋关节屈伸及外展活动，须避免内收动作。术后第1天，患者可坐于床沿，并可借助步行器下地试走，行走时间一般不超过5分钟。术后第2天开始应用膝悬吊带和滑车系统，进行髋、膝的伸屈、外展活动，每日3次，每次10遍。患者可练习坐起，每日应超过15分钟。坐位训练应用高椅，防止髋关节过度屈曲，应避免坐矮沙发、交叉腿坐姿等。术后第3～6天，增加患者行走次数，但避免患肢负重。第7天起，可借助肘拐练习行走。7天后，大多数单侧全髋关节置换术后的患者可自己上下床。10天后，患者可借助拐杖练习行走，运动疗法师可进行维持髋关节活动度训练，防止关节挛缩，增强肌力及提高站立行走功能的训练。训练中应防止髋关节过度内收、外旋、屈曲的动作。

（3）患者出院后应定期随访，评定外展控制力和慢步行走能力。患者可在家中进行康复训练，以获得髋关节正常外展的控制力。患者应长期使用手杖行走。手术3个月后一般可散步、骑车、游泳，半年左右大部分患者可完全恢复。

（二）人工膝关节置换术的康复

1. 术前

此期锻炼的目的在于让患者了解术后康复的一般程序，恢复体力，尽可能增强关节活动度及膝周肌力。锻炼前应向患者及家属说明锻炼的目的和方法，指导患者如何正确使用拐杖或助行器行走，进行股四头肌收缩、下肢抬高及踝关节背伸、跖屈、环转运动训练，学习深呼吸及咳嗽技巧，肥胖患者进行减肥。

2. 术后1～3天

（1）术后即刻对患肢（由大腿上段至小腿下段）行弹力绷带包扎，伸膝位石膏后托固定。麻醉消失后即开始做踝关节、足趾各关节主动屈伸及环转活动；稍抬高肢体，由远至近于石膏暴露处行缓和的按摩；行深呼吸练习。

（2）术后1～2天石膏固定下行下肢诸肌等长收缩，解除石膏托行膝关节连续被动活动（CPM），每天2小时，活动范围0°～45°。

（3）术后第3天患者在康复治疗师的帮助下离床站立，骨水泥固定患者部分负重，以可以耐受为限，行走若干步。以后逐渐延长时间、增加负重，至术后6周可达完全负重。术前有严重膝屈曲挛缩的患者夜间仍用石膏托固定膝关节于伸展位，一般持续4～6周。非骨水泥固定患者不负重行走，在术后6周开始部分负重，12周可完全负重行走。石膏托固定应持续到术后12周，以利于骨组织长入假体。

3. 术后4天～2周

继续进行CPM练习，每天增加10°，5～9天达90°。积极进行主动助力膝关节ROM练习——患者膝关节放松，主动屈膝，同时在小腿后侧轻轻给予阻力，放松股四头肌，增加膝关节屈曲度，患者坐于轮椅内，术侧足触地，双手轻轻向前方推动轮椅，使膝关节被动屈曲，然后主动抬腿伸膝，屈、伸膝于最大角度时各维持6秒，尽可能重复练习。ROM练习只适用于能正确领悟训练要领的患者，每次ROM和肌力练习后，给予局部冷敷。

4. 术后2～6周

患者出院后，在康复治疗师的指导下进行以下康复练习：多角度等长运动——将术侧足置于不同阶梯上，使膝关节在不同的屈曲角度（依次为10°、30°、50°、70°、90°）进行等长肌力训练；轻度抗阻运动练习——仰卧位直腿抬高；固定式自行车练习——坐垫由高位逐渐降低以增加膝关节屈曲度；步态及平衡训练——由平行杠内逐渐过渡到平行杠外扶拐练习。

5. 术后 7 ～ 12 周

逐渐增加步行活动、上下楼梯训练、骑固定自行车及水中运动（非冲撞性体能加强运动），仰卧、俯卧及侧卧位时直腿抬高练习以增强髋关节伸肌和外展肌力。当允许完全负重时进行：膝关节短弧度训练——患者站立位，背靠墙缓慢屈曲髋、膝关节（双侧膝关节屈曲控制在 30°～45°），背部先靠墙下滑，然后向上移动；膝关节小弧度动作练习——患者双足并立，术侧足取小弓箭步，使膝关节微屈，与足趾呈一直线，再伸直，然后术侧足收回原位。

6. 康复治疗注意事项

（1）由于大多数膝关节置换术患者是 50 岁以上的老年人，其心肺功能储备较小，免疫调节功能低下，术后康复锻炼时耐受力明显减小，所以在锻炼时要注意支持理解老人，鼓励早期离床增加活动，锻炼过程中要注意适度休息。

（2）大多数患者在术前对膝关节置换期望值过高，认为手术成功就能解除痛苦，而在术后恢复不满意或体会到康复锻炼的艰苦后出现意志下降，康复欲望低下。这就要求我们制订康复计划时要切合实际，对患者应充分解释，给予鼓励，对锻炼过程中疼痛难以耐受时酌情使用镇痛剂、理疗等。

（三）踝关节置换术后的康复

术后 24 ～ 48 小时拔除引流管。术后第 1 天进行股四头肌等长收缩和直腿抬高练习；术后 6 周开始去除石膏，主动距小腿关节背伸跖屈锻炼，在踝支具保护下，开始部分负重；3 个月后增加主动抗阻力屈伸运动。

第六节　膝关节镜手术后的康复

膝关节镜手术后科学的康复训练是容易被外科医生所忽视的，而这正是获得手术预期疗效至关重要的一个环节。术后缺乏有效的康复训练或训练方法的失误对手术效果会产生很大的消极影响。因此，掌握膝关节镜手术后的康复原则，针对不同患者以及不同手术方法的个体化的术后康复指导，是患者在接受关节镜手术后进行康复训练的关键。

一、康复原则及训练方法

（一）康复原则

膝关节镜的术后康复既要有助于增强膝关节伸屈肌群的肌力，又须尽量降低髌股关节间的压力，这为制订术后康复计划提出了较高的要求。基于这一准则，1980 年美国辛辛那提运动医学研究所提供了一整套"髌骨保护计划"（patellar protectlon program），旨在指导膝关节紊乱的保守治疗及术后康复。按照这一方案，整个康复过程循序渐进地分为 4 个阶段：

1. 起始康复阶段（initial rehabilitation）

此阶段旨在消除疼痛，并同时减轻肌肉萎缩及炎症反应。膝关节术后可用冰袋加压包扎患肢，以减少关节积血及患肢肿胀。非类固醇类抗炎药物（nonsteroid anti-inflammatory drugs，NSAIDs）的应用，如双氯芬酸（商品名扶他林）或布洛芬（缓释芬必得），有利于减轻疼痛及炎症反应。患肢股四头肌等长收缩可有效地防止术后肌肉萎缩的发生。术后早期患膝的 CPM 锻炼有利于关节的活动。动物实验表明，术后早期的 CPM 锻炼还有利于提高关节软骨修复的质量。

2. 中间康复阶段（intermediate rehabilitation）

这一阶段的康复目的在于不增加疼痛、肿胀的前提下发展肌力。NSAIDs 的辅助治疗仍可能是必要的。发展肌力的方法包括结合渐进抗阻训练进行的终末伸膝锻炼及各种体位下的直腿抬高训练，锻炼过程中如患肢出现疼痛及肿胀，除应作相应的对症处理外，还应酌情降低训练强度。

3. 递进康复阶段（advanced rehabilitation）

此阶段的目标是获得正常的关节活动范围、获得最大的肌力并提高肌耐力。增强肌力的方法与前两个阶段相似，条件允许时可借助于各种各样的装置协助进行训练。游泳和骑自行车是增强肌耐力的有效训练手段。

4. 恢复活动阶段（retum to activity）

这一阶段是让患者选择某一项或几项特定的活动方式继续进行发展肌力和增强耐力的训练，直至患膝的功能达到发病前的正常水平。

（二）发展肌力的训练方法

1. 股四头肌等长收缩

这是有效防止肌肉萎缩、增强肌力的一种早期康复手段。股四头肌是伸膝装置中的动力部分，股外侧肌和股内侧肌的扩张部有着重要的稳定和平衡作用，其中股内侧肌斜行纤维（vastus medial oblique，VMO）对维持髌股对线具有更重要的作用。取仰卧位，对侧膝关节屈曲以避免腰椎的压力。患侧股四头肌作等长收缩，每次收缩持续 5～10s，如此往复进行。每次收缩的时间不宜过长。等长收缩使肌肉无氧代谢产生乳酸，刺激肌肉微循环血管扩张，利于肌组织摄取营养。对术后有些患者因为害怕疼痛而不愿做股四头肌自主收缩者，可用经皮电神经刺激（transcutaneous electrical nerve stimulation，TENS）的方法使股四头肌收缩，刺激强度应介于其感觉和运动阈之间，每次刺激时间约 10min；对不能耐受 TENS 带来的疼痛和不适的患者，可于电刺激前用冰袋按摩。

2. 直腿抬高锻炼（straight leg raises）

可以在仰卧、俯卧和侧卧位进行。但是应该注意，健侧卧位患肢的直腿抬高及髋外展是禁忌的，原因在于这非但无益于 VMO 的锻炼，反而加强了股外侧的肌力，加剧了 VMO 与股外侧肌之间的失衡，从而加重了患膝的疼痛。仰卧位的直腿抬高锻炼的原动肌为股四头肌，腘肌为拮抗肌，这样可使股四头肌、腘肌的肌力均得到增强，有利于增强患膝的稳定性。最近的解剖学研究表明，VMO 起源于内收大肌腱的大部分和内收长肌腱的一部分，而且髋内收时 VMO 的电活动显著高于股外侧肌，因此患侧卧位进行患肢的直腿抬高髋内收锻炼，对选择性增强 VMO 的肌力有显著疗效。

3. 终末伸膝锻炼（terminal knee extension）

终末伸膝锻炼即在屈膝小于 30° 的范围内对抗重力作伸膝锻炼。肌电图研究表明，在伸膝活动的最后 30° 时 VMO 的活动非常活跃，因而可选择性地增强 VMO 的肌力。这种锻炼具有显著的临床疗效，患者对这种锻炼方式也较易耐受，这缘于伸膝最后 30° 时髌股关节间压力较低而较少导致膝前痛影响锻炼进程。锻炼时，可在患膝下垫一枕垫，保持屈膝约 30°，而后使足跟抬离床面直至患膝伸直，如此循环往复进行。

所有这些锻炼均必须在无痛的条件下进行，而且必须遵循选择性发展 VMO 肌力，同时最大限度地减少髌股关节间压力为原则。一般而言，锻炼的强度为每日 2 次，每次 10～15min，并根据患膝的功能状态按股四头肌等张收缩—直腿抬高（各种体位）—终末伸膝锻炼—渐进抗阻训练的顺序循序渐进地进行。

对膝关节镜术后康复过程中需发展肌力的患者，不能完全照搬以上方法，而应根据患者的情况严格按照个体化、量力、安全和循序渐进的原则进行。

（三）增强关节活动范围的练习（ROM 练习）

增进关节活动范围是指由于组织粘连或肌痉挛而导致关节功能障碍的康复练习，因此其主要目的是对活动受限关节进行牵伸（stretching）但又不损及正常组织。研究表明，纤维组织具有黏弹性（viscoelasticity），表现为以下几个特性。

1. 非线性的应力—应变关系

随着牵伸应力的增大，组织内受牵伸的纤维数也逐步增加，组织长度相应增加，抗应变强度也渐渐增大。

2. 滞后回线（hysteresis loop）

在组织受应力牵引延长后，去除应力后组织长度不沿原来延长的轨迹恢复，而是要延长。

3. 蠕变（creep）

在组织受牵伸而延长后维持应力，组织还可以继续缓慢地延伸，并且在反复多次牵拉后也有类似的蠕变，表现为牵拉至同样长度所需的应力逐步减小。

4. 应力松弛（stress relaxation）

在组织受应力牵伸而延长后如维持长度不变，组织内因受牵伸而提高的张力随时间的延长而逐步下降。

临床上因膝关节周围肌腱组织、软组织的紧张，可通过影响髌骨对线导致膝前痛。腘肌紧张可使是背屈受限及代偿性足内旋、股骨内旋，从而使 Q 角增大；同样，膝反张、膝过伸可通过引起胫骨外旋而致 Q 角增大，这都可以是膝前痛的原因。因此，牵伸腘肌、腓肠肌—比目鱼肌、股四头肌、屈髋肌及外侧的髌胫束，不仅是康复治疗中的一个重要环节，也是预防工作的重要组成部分。

大多数牵伸训练应该由患者单独完成，少数则需借助于被动牵伸完成。不同的治疗组可根据以上原则及患者的具体病情而编制不同的锻炼体操。近年来有报道将本体感觉神经肌肉强化技术（proprioceptive neuromuscular facilitation，PNF）应用到牵伸锻炼中，收到满意的临床效果。其原理是当原动肌牵伸至最高峰时，拮抗肌亦将收缩，通过本体反射弧中的神经肌肉通道，被牵伸的肌肉会进一步放松，从而更加利于牵伸。将 PNF 技术应用于腘肌的牵伸锻炼，常可迅速改变股四头肌腘肌之间的不均衡的力量比，从而在短期内纠正膝关节的屈曲畸形。

（四）耐力训练（endurance Or aerobic training）

这是指以发展体力、耐力为目的的医疗训练活动。作为一种运动形式，耐力等于力、距离、重复次数的乘积。因此，耐力量指在一定强度下、一定时间内（15～30min）重复同一运动周期的运动。

有氧代谢能力是呼吸系统摄氧、循环系统运输氧的能力的反映，并与参与能量代谢的酶系统的活性有关，因此有氧训练实质上是一种增强呼吸、循环、代谢功能的锻炼方法。在进行中等强度（40%～79%最大吸氧量）的运动时，机体内有氧代谢最为活跃，因此有氧训练也就是中等强度的耐力训练。

膝关节镜术后患者康复治疗中常用的耐力训练方式包括游泳、水疗、骑自行车等。骑自行车操练时，座位应抬高以减少患膝的屈曲度，从而减少髌股关节间作用力。自行车操练可在快速转速下进行，以加强肌肉的活动强度和耐力；同时也可进行腓肠肌、比目鱼肌、髋肌和腘肌的活动。水疗（hydro therapy）有较多的优点，它借助水的浮力为助力，可以用于加强肌力及增强关节活动范围练习，并且由于可以最大限度地放松肌肉从而既利于减轻疼痛，又有助于交替锻炼原动肌与拮抗肌。适当地控制好运动量还有利于肌肉的耐力训练。

（五）膝关节持续被动活动

自 Salter 在 20 世纪 70 年代提出关节的持续被动活动（CPM）的概念以来，CPM 已成为关节外科康复中的一个重要内容，被越来越多的骨科医生所接受。关节的持续被动活动至少有以下意义：

（1）术后早期开始的 CPM 可以抑制痛觉信号的上传而缓解术后的疼痛，或在无痛状态下达到训练的目的。

（2）通过关节活动对滑膜的刺激以及通过模拟正常的关节活动环境，增加关节软骨的营养和代谢。

（3）促进关节软骨的修复和向正常的透明软骨转化。

（4）避免因制动引起的关节软骨退变及组织粘连。

（5）促进关节功能恢复。

膝关节是临床上应用 CPM 最广泛的关节。借助于下肢 CPM 装置，对关节镜术后的膝关节进行持续被动活动训练，不仅很容易被患者接受，而且对术后康复非常重要。对关节软骨成形术、半月板部分切除和盘状软骨成形术、关节松解手术包括 ALRR 手术等，CPM 应列为常规康复项目。

在使用 CPM 时应遵循早期使用、循序渐进、个体化指导的原则。

二、术后的等长、等张收缩锻炼及等动收缩锻炼

所有损伤的康复过程中，均须保持本体感觉。而制动后，首先萎缩的是慢颤肌纤维，这可能是由于慢颤肌纤维容易发生正常本体感觉的消失。紧随慢颤纤维萎缩其后的是快颤肌纤维的退化。因此，在康复训练中应先进行慢颤肌纤维的康复治疗，然后再进行快颤肌纤维的康复；前者要求肌肉长时间的收缩，后者则要求肌肉在短时期内承受较大的力。疼痛是快颤肌纤维功能恢复的最大抑制因素，因此快颤纤维的锻炼应于疼痛、肿胀消失后（无

痛条件下）进行。

快颤肌纤维适应抗阻训练，它比慢颤肌纤维的反应好，但随着年龄的增长，快颤肌纤维逐渐萎缩而慢颤肌纤维逐渐占据主导地位，在进行康复训练时应顺应这一生理变化。

尽管早期的等长收缩锻炼有利于防止肌萎缩及发展肌力，但由于等长收缩锻炼时肌力多集中于关节运动范围的一个点上，无益于长期的肌力发展。等张收缩锻炼可在一个重量抗阻上进行关节全范围的活动，肌力输出和抗阻负荷随着不断改变的关节角度和力矩而不断变化，因此阻力负荷不能大于运动周期中最低的肌力输出，这样在每一周期中大部分时间所承受的负荷均偏低，所以等张收缩锻炼不能取得最佳的临床效果。

等动收缩锻炼，又称等速锻炼（isokinetic exercise），是应用专门设备（如 Cybex 等动测试训练仪）控制每一肢体进行全关节活动范围中的活动速度，保证关节以恒定的速度进行活动锻炼，从而提高某肌群的作用效率，使其在短时间内较快增强肌力。关节活动的速度可以根据需要任意设定，超过限定的速度时，装置本身可将肌收缩产生的过多的力转换成相应的阻力（accommodation resistance），这样既使肌肉始终保持最高张力状态，又保护了关节不受损伤。

等速收缩锻炼还兼有等张和等长收缩锻炼的特点。当设定的关节活动速度较慢时，如3r/min，其形成的等速力矩（isokinetic torque）相当于等长力矩的 81.2%，即运动特性接近于等长收缩，将速度设定加快至 15r/min，则其形成的等速力矩相当于等张力矩的 66.6%，接近于等张收缩。

Cybex 仪是一种用于等动训练的装置，目前已在全世界范围内得到广泛应用及迅速推广。该仪器不仅可以帮助患者进行康复训练，还可测试患者肌肉的强度、肌力、耐力和张力发展的速度，为康复过程中的监测及康复后的效果评价提供了有效的客观指标。

三、几种常见关节镜手术的术后康复

膝关节镜术后的最初 48h 内应予冰袋冷敷或加压包扎，以减轻关节的肿胀、积血及其他因手术创伤而带来的不适。术后 24h 内最好能适当补液，并经静脉给予抗生素，24h 后抗生素改为口服。止痛药物作常规应用，以防止或减少术后的疼痛，一般可口服布洛芬（缓释芬必得），或双氯芬酸钠（diclofenac sodium，商品名扶他林），均可获得较好的止痛效果。阿司匹林等水杨酸类药物应忌用，因为可能抑制血小板活性，增加出血，并且可能刺激胃肠道。术后 24 ～ 48h 后可拆除伤口的敷料，改用创可贴贴敷直至 1 周后切口愈合。淋浴可于手术 48h 后进行，但盆浴则应待切口愈合之后。

（一）半月板手术后的康复

关节镜下半月板手术后的康复应根据不同的术式及患者的个体情况给予个体化的康复指导。半月板术后当天即应开始股四头肌的等长收缩锻炼。半月板游离缘部分切除的病例，可允许早期活动及部分负重。半月板较复杂的术式，术后 3 ～ 5 天可借助拐杖下地行走，活动量应控制在每天 2 次，每次 10 ～ 15min。手术 3 周后可根据患者的耐受情况进行游泳、骑自行车等耐力训练。独立行走、奔跑等活动应于术后 6 ～ 8 周方可开始。多数报道认为 ROM 练习及增强肌力的渐进抗阻锻炼应于晚期进行，即术后 6 周之后才能

开始。过早或过重地开始这些锻炼会招致关节的肿胀和疼痛，从而影响训练计划的实施及训练效果。渐进抗阻锻炼及 ROM 练习均应严格按照剂量个体化的原则，结合患者自身情况及患膝的功能状态循序渐进地进行，否则会引起适得其反的后果。对半月板缝合的病例，为减少缝合口的牵张应力，适当地制动仍然是必要的，对可靠的缝合技术和缝合材料而言，2 周的制动及 4 周的限制性的 ROM 训练及部分负重训练，可以促进半月板的愈合和塑型。

（二）软骨成形术后的康复

软骨成形术后的康复训练既应有助于增强肌力，又要防止不恰当的锻炼方式或锻炼强度加重软骨的磨损、退变。软骨组织的修复能力是相当有限的，因此对于软骨退变的患者，单纯的表面成形术仅能获得纤维软骨的替代修复；软骨钻孔成形术可使成骨细胞激活为成软骨细胞，从而获得软骨缺损的透明软骨修复。无论上述何种术式，手术后早期的 CPM 锻炼均有利于促使纤维软骨修复转变为透明软骨修复。CPM 可与早期的股四头肌等长收缩结合进行，有利于增加关节的活动范围。术后 6 周疼痛和关节肿胀消失后，应进行股四头肌特别是 VMO 的渐进抗阻训练。对髌股关节软骨病变的患者，尤应注意避免增加髌股关节间压力而诱发膝前痛。耐力训练可于术后 3 周开始，术后的完全负重行走则应严格地限制在术后 6～8 周以后。

（三）滑膜清理术后的康复

单纯的滑膜清理术因并未涉及关节内的软骨、半月板组织，故原则上负重行走不应有所限制。但滑膜清理术后组织的充血及关节积血和肿胀常影响早期关节的活动，成为术后康复的焦点。针对这些情况可采取的措施包括术后冰袋冷敷、加压包扎、患肢抬高。慢速的 CPM 及股四头肌的等张收缩有利于关节的早期活动及关节肿胀的吸收。在无痛和消肿的前提下，1 周后即可进行患膝的伸屈运动。耐力训练应根据患者耐受的情况于手术 3～6 周后开始，其强度应以不引起疼痛及患膝不肿胀为宜。

（四）外侧支持带松解术后的康复

关节镜下外侧支持带松解术（arthroscopic lateral retinacular release，ALRR）后的患者应进行严格、系统的康复训练。随访的结果表明，如 ALRR 术后不能有效恢复股四头肌、腘肌肌力，就不能获得满意的疗效，这两者间有着一定的正比关系。通常，根据患膝术后的情况，ALRR 的术后康复可以划分为 2 个阶段进行。第 1 阶段主要应着力于控制关节的肿胀，并防止活动性出血的发生。患膝的冰冻加压是控制关节肿胀的一种有效措施，并且最好于手术结束后立即实施。一般术后第 1 周内每天至少应对患膝进行冰冻加压 3 次，以后再根据需要进行调整。一旦关节积血、肿胀及疼痛得以有效地控制，即可酌情开始第 2 阶段股四头肌的等长收缩锻炼及患膝的活动。如果患者能够耐受，还可借助拐杖下地行走。这些康复措施应循序渐进进行，一般以不致引起患膝肿胀、疼痛的最大锻炼量为宜。耐力锻炼可于术后 3～6 周酌情开始进行。手术 6 周后，发展 VMO 肌力的锻炼及相应的渐进抗阻锻炼应在医生的严格指导下进行，科学的训练将有利于提高 ALRR 的远期效果。即使患者痊愈返家后，仍应注意每周进行 2～3 次肌力锻炼，以维持巩固 VMO 的肌力。

（五）交叉韧带重建术后的康复

对交叉韧带重建术后的康复训练方法一直存在争议。传统的手术方法由于不是在等长点重建韧带，因而强调术后的长时间石膏或支具制动。由于移植的自体或同种异体韧带需要 12 ～ 18 个月才能恢复到正常的张力，因此，恢复运动的时间经常被控制在 1 年左右。但这种方法不可避免地会导致关节的粘连和退变。

近年来，随着对交叉韧带重建研究的进一步深入，经等长点而不是解剖点重建交叉韧带的理论被广泛接受，加上关节镜下交叉韧带重建技术与固定材料的改进，使得以骨—髌腱—骨移植、经骨隧道挤压螺钉固定方法为代表的关节镜下交叉韧带重建技术日趋成熟。对于经精确定位的韧带等长点重建且固定确实可靠的病例，无须考虑交叉韧带在不同的伸屈位置上可能导致的过度牵伸。因而，在无痛的前提下，CPM 以及主动的肌肉等长与等张收缩训练及 ROM 训练，包括使用 Cybex 等训练等，对促进早期康复是有帮助的。一般在术后肿胀消退以后就可以逐渐开始负重训练，如果不伴有半月板和关节内其他结构的损伤，对完全负重并无具体的时间要求。只要患者能够进行负重行走，就可鼓励其早期训练，以尽快恢复运动。但对采用不等长方法重建的交叉韧带，为防止其过度延伸，对 ROM 训练仍应控制在较小的范围。

第七节　脊柱手术后的康复

一、腰椎间盘突出症术后康复

腰椎间盘突出症的主要病理现象是髓核突出，机械性压迫神经根，局部释放致炎物质激惹神经根周围组织，产生渗出、增生、粘连等。手术治疗的目的在于解除机械压迫，以改善局部环境。目前人们已经认识到脊柱生物力学稳定的重要性，因此在手术过程中，注意尽量保持脊椎的骨性稳定结构，尤其是采用微创治疗技术，对骨性稳定结构破坏少，利于患者早期功能锻炼。术后康复治疗的目的是增强腰部动力性稳定结构。

1. 体位

术后患者仰卧位 6h，防止术区出血。6h 后可以侧卧位体，侧卧时注意保持略弓背、屈髋屈膝，头下垫枕保持头与脊柱同平面，以患者感到自然舒适、全身放松、稳定为标准，腰背部注意保暖。

2. 运动训练

术后即开始下肢直腿抬高训练。起初以被动运动为主，术后第 3 天转为主动运动；一般从正常的下肢开始练习，重点在于练习患肢，起始时 3 ～ 5 次即可，练习直腿抬高频率、次数、幅度逐步增加，直至双下肢抬高正常位。术后第 5 天开始弓背挺腹练习，无不良反应后俯卧位做飞燕练习，目的是训练腰背肌。术后第 7 天在腰围保护下床活动，应注意的是嘱患者在适当时应弃去腰围，以免影响腰肌的力量。

3. 药物干预

从术后第 1 天到肌肉训练结束，配合口服具有肌肉松弛作用的非特异性抗炎药物和神经营养药物，中药则多采用活血化瘀类药物。

4. 心理辅导

大部分腰椎间盘突出症患者病程长，易出现焦虑、悲观情绪，对手术持怀疑态度，担心术后肢体康复程度、劳动能力是否丧失等。针对患者不同的心理特点，给患者以关心、理解和安慰，使之产生亲近感和信任感，使患者增加战胜疾病的信心，密切配合治疗和护理。向患者及其家属详细讲解病情和有关手术的情况，使他们了解病情的复杂性和危险性，术中、术后可能发生的并发症及其相应的预防和护理措施，给患者创造一个宽松的心理环境。

二、脊柱骨折脱位术后康复

脊柱骨折脱位后，因创伤、手术操作的影响，导致腰部动力性稳定结构失衡，使脊柱稳定性受损，易引起劳损，往往遗留慢性腰痛；加之骨折复位不全以及内置物的存在，可引起静力性稳定结构紊乱，使脊柱生理曲线改变而导致慢性腰痛。

单纯脊柱骨折脱位的康复治疗目的：减轻症状，防止韧带及软组织挛缩、粘连，预防肌肉萎缩，恢复脊柱的稳定性，最大限度地恢复脊柱功能，防止慢性腰痛的发生；消除长期卧床对机体的不利影响，防止并发症的出现。

（一）愈合期康复

1. 运动训练

（1）四肢肌肉和关节锻炼

术后第 2 天即开始股四头肌、腓肠肌等的等张收缩，防止关节粘连、肌肉萎缩，加强完好关节的活动。

（2）脊柱背伸肌练习

帮助患者先从简单的挺胸抬腿等过渡练习开始，按患者具体情况逐步进行 5 点支撑法练习，术后 1～2 周采用 3 点支撑法，3～4 周采用弓桥支撑法，5～6 周采用飞燕点水法。训练视患者情况而定，以患者无疲劳、无疼痛为度。当患者肌肉力量达到一定程度时，可行站立训练。站立平衡后，指导患者进行原地踏步练习及步行练习。锻炼时应注意避免与原始损伤暴力方向一致的运动。

2. 药物治疗

可配合使用一些具有促进骨折愈合、活血化瘀的中药。

3. 物理治疗

物理治疗的目的在于改善局部血液循环，促进骨折的愈合，防止和减轻组织粘连，减少慢性腰痛的发生，可考虑选用电疗、超声波疗法等。

（二）恢复期康复

骨折愈合后，患者一方面应继续进行愈合期的康复锻炼，以增强肌力，重建脊柱的稳定性，防止或减少慢性腰痛；另一方面也应加强弯腰、转体、脊椎侧弯等动作的练习，以逐渐恢复脊椎的柔韧性、灵活性和活动范围。增强背肌的练习宜与适当的腹肌练习配合进行。功能锻炼之前，先进行热疗或按摩，以减轻疼痛、防止肌肉痉挛并增强锻炼效果。

陈旧性胸腰椎骨折伴有慢性腰痛者，可采用按摩、针灸、理疗及中药进行康复治疗，同时亦应进行恢复脊柱活动范围及增强背肌的练习。

第八节　手部损伤的康复

对手部损伤的康复治疗，应强调早期处理。临床医生在治疗中应重视术后康复工作，有时仅仅给予一些康复指导措施，就可使功能得到良好的恢复。

因手部损伤导致康复困难的常见原因有急、慢性水肿，疼痛与过敏，关节运动幅度的丧失以及肩强直等。若这些问题能得到及时处理，则手部损伤可以得到较好的解决。

一、急性与慢性水肿

创伤或其他损伤后，均会引起水肿。这种水肿可累及皮下组织、筋膜组织、腱鞘膜及关节囊的皱襞等，从而使这些结构出现互相粘连，组织层间的滑动消失，出现手部僵硬。同时，由于损伤或手术治疗后常用石膏、夹板等将手固定，这在一定程度上又增加了手僵硬的程度。早期控制水肿和必要的练习活动，可以使水肿降至最低程度。

治疗要点：①抬高患肢，将手放在心脏的水平面以上。②应用夹板或石膏托固定腕关节于背伸功能位，固定不应包括掌指关节与指间关节，使各指能做屈曲和伸直活动，包扎不能过紧。③鼓励患者活动未固定的手指。④不采用热敷、冰敷、按摩等进行治疗。

对于慢性水肿以及瘢痕期的粘连，应采取综合康复措施，如理疗、化疗、特殊支具治疗等。早期仍以抬高患肢、主动活动手指为主，再加上夹板及弹力绷带包扎。

二、疼痛与过敏

手部损伤时常伴有明显的疼痛，这是因为手部神经末梢丰富，又多位于表面且腕管狭窄，其内容相对拥挤，而且滑膜、腱鞘膜和骨膜也都有神经末梢。

疼痛有多种表现。神经痛见于指神经损伤及桡尺神经在腕管内损伤，灼性神经痛主要见于战伤，如正中神经等主要神经损伤后。此外，还可发生反射性交感神经性营养不良（RSD），包括：① Sudeck 骨萎缩，可见于腕部损伤，常见严重的骨质疏松；②轻型创伤性营养不良，常见于手及手指的挤压伤；③重型创伤性营养不良，常见于整个上肢的挤压或多发损伤。

RSD 综合征有三个阶段：第一阶段为损伤第 1 天至数周，表现为表浅血流增加、水肿、潮红、发热、指甲及毛发生长快、出汗多、肌肉无力、活动时疼痛加重，并有骨质疏松。

第二阶段自发病 3 个月开始，表现为寒冷、皮肤苍白或发绀、水肿较重、脱发、指甲变脆、关节活动受限。第三阶段表现为皮肤萎缩、手指软组织萎缩、顽固性疼痛、关节僵硬和严重的骨质疏松。

对于 RSD 综合征的处理，早期诊断并及时采取相应措施进行治疗非常重要。一旦疼痛固定则已到晚期，预后较差。一般来说，60% 的患者会自愈，40% 的患者需治疗。

治疗方法有：①早期诊断，3 个月以内做出诊断是很有必要的。②伤处应用夹板固定。③抬高患肢，以控制水肿。④损伤以外的部位不应被固定，并应经常练习。⑤给予止痛药。⑥敷料包扎不宜过紧。⑦检查有否腕管卡压正中神经。⑧神经电刺激，以减轻疼痛。⑨早期做星状神经节封闭止痛，3～5 次。⑩对顽固性持续性疼痛者，可行胸交感神经切除，90% 患者可获得效果。

三、关节活动幅度的丧失

手部水肿及手部固定，可以导致关节挛缩，随之而来的就是关节活动幅度的丧失。当关节韧带松弛、水肿后，即发生纤维蛋白沉积，韧带挛缩和缩短。若掌指关节韧带挛缩则掌指关节过伸而不能屈曲，指间关节屈曲不能伸直。预防的方法是将腕关节固定在背屈功能位。

治疗方法：①非手术治疗，包括病人主动活动手指运动，对轻度挛缩有效，应用动力性支具，帮助锻炼，带弹力带的塑形支具，定期更换以松解挛缩。②手术治疗，若非手术治疗无效，可考虑手术治疗，如掌指关节侧韧带切除等。

四、肩强直

肩关节因其关节囊较松弛，故活动度很大。手部损伤后，由于固定于休息位，肩关节滑囊结构很快出现粘连和挛缩，并且由于滑囊内丰富的痛觉神经末梢而引起剧烈疼痛，从而导致肩强直，手部功能也随着减弱。

防治要点：①强调手在头上位置进行全幅度运动，每天 20～50 次。②肩关节腔内可注射可的松。③不主张使用悬吊带。

第九节　瘫痪患者的康复

一、脑性瘫痪的康复

脑性瘫痪（cerebral palsy）简称脑瘫，是一种在大脑未成熟阶段受到损害，形成非进行性的不可逆的病变，临床以运动和姿势障碍为主要表现的病症，为小儿较常见的致残性疾患。

脑瘫一般分为 6 型：①痉挛型，多数脑瘫患儿属于此型，患儿表现肌张力增高，生理反射过度活跃和出现病理生理原始反射，上肢多见屈曲姿势，下肢多呈伸直痉挛姿势。②手足徐动型，患儿有不自主运动，手足徐动，扭转痉挛等。③共济失调型，患儿步态不稳，辨距障碍，紧张性震颤，动作不协调，自我控制困难。④强直型，患儿肌张力极强，甚至肢体无法活动。⑤弛缓型，患儿肌张力低下，关节活动幅度比正常大，常无力抬头，不能坐直或站立。通常是痉挛型早期肌张力低下的一种表现。⑥混合型，任何两种以上症状混合出现。

由于运动障碍涉及的部位不同，患儿表现亦不同。①单肢瘫，一个肢体功能障碍，多不需治疗。②单侧瘫，一侧上下肢受累。③双侧瘫，双侧肢体不同程度受累，但以双下肢受累为重。④四肢瘫，四肢较严重受累，上肢重于下肢。脑瘫儿除运动障碍外，还常伴有听力、语言、智力、知觉、行为等其他方面障碍，应同时加以康复治疗。

（一）康复评定

康复评定主要评定运动功能。检查生理反射、病理反射、痉挛情况、肌肉力量、平衡功能、粗大动作和手指精细动作等，找出主要障碍，制订康复目标和计划。感觉功能、语言功能、智力情况等，应由专业康复人员加以测评。

（二）康复治疗

1.康复治疗的基本原则

（1）早期诊断，早期治疗

先天性脑性瘫痪小儿若能在6～8个月时确诊治疗，将会取得尚为满意的效果。婴儿在3～6个月时，握持反射、颈紧张反射、拥抱反射分别消失，相继出现眼手、眼、手、腰协调动作。此时细心的家长能够发现患儿肢体运动功能异常。经过医生检测评定，可以确诊。早期治疗不仅可以促使正在发育的中枢神经系统得到进一步发育，且可避免形成肢体异常运动模式，这种异常模式一旦形成，再予纠正十分困难，并阻碍正常运动姿势的产生。对出生后各种脑部疾病所引起的瘫痪必须在其生命体征稳定后，早期、积极采用综合性康复措施，其治疗效果远比先天性者更为良好。

（2）综合治疗，持之以恒

脑性瘫痪早期首先要针对运动功能障碍制订康复治疗计划。

治疗方法应采用综合治疗措施，既要选择适当的运动疗法，进行反复训练，又必须配用其措施，如物理疗法、按摩、推拿、心理治疗等。临床实践证明，无论哪种功能障碍，使用单一治疗措施很难达到预期效果，必须长期坚持、综合治疗，才能收到预定的效果。治疗人员和家长都要为患儿的终生生活着想，循序渐进，持之以恒。即使坚持1～2年的治疗，与患儿终身相比仍是短暂的。

（3）家庭参与，协作进行

对脑性瘫痪患儿，只靠治疗师在康复机构内做短时间训练治疗，远不能满足全部康复需要。应把训练贯穿于日常家庭生活中，保证患儿在家庭中得到长期、系统、合理的训练治疗。为此，必须教会家长掌握基本的训练方法和原则，了解本病治疗的长期性、艰巨性，了解家庭康复的优点和意义。由家长对患儿进行功能训练，患儿容易配合，更易取得较好的训练效果。

（4）分析患儿的心理，引发患儿的主动性

从医学心理学的观点出发，训练及其他治疗措施固然有重要的康复作用，而良好的心理因素也能起到促进和增强治疗效果的作用。康复工作者的良好医德，不仅能充分发挥其技术水平，而且亲切美好的语言和行为，还会给患儿以温暖、信任，使其减少其畏惧、胆怯心理，便于引发患儿的主动性，起到单纯训练治疗所起不到的良好作用。对其在治疗中取得的点滴进步，应及时予以鼓励肯定，增强患儿和家长的信心。为避免训练的单调、乏味，要寓训练于游戏、娱乐之中。

（5）因人而异制订康复训练计划

患儿的功能障碍及康复潜能存在着个体差异，制订康复治疗计划时必须因人而异，不可千篇一律，而且要在实施过程中不断调整。

2. 常用的康复治疗方法

（1）运动疗法

运动疗法是许多常用治疗措施的基础，一些基本的操作方法举例如下。

①头部控制功能训练：一些脑瘫儿童由于紧张性迷路反射的影响，出现头向背屈、双肩旋前上抬，整个身体呈过度伸展姿势。欲纠正此种姿势，不要用手放在患儿枕部向上硬抬头部。正确的训练方法：患儿取仰卧位，治疗师用双手托住患儿头部两侧，先使小儿颈部拉伸，再用双手轻轻向上抬起头部，同时用双前臂轻压患儿双肩。经过反复训练，可使患儿头部异常姿势得到适当纠正。对于张力低下儿童、屈曲为主的痉挛型儿童和手足徐动型儿童的头部控制功能训练，在手法上又有不同。

②上肢功能训练：有的患儿亦可见到上肢原始姿势，表现为肩关节内旋、稍下压，肘关节屈曲，前臂内旋，腕关节屈曲，手掌朝外下方，拇指内收其余四指紧握，形成原始握拳姿势。训练方法：治疗师的一手握住患肢肘部外侧，肘适当旋外，使掌心向上。反复训练可使腕关节容易伸展，紧握的四指松开，拇指较易外展伸直。切忌用双手分别握住患儿的肘、腕关节，企图以暴力拉伸。

③下肢功能训练：瘫痪小儿下肢多呈剪刀样姿势。形成此异常表现主要是髋关节伸展内收，两膝伸展，踝、趾关节跖屈所致。训练治疗方法：患儿取仰卧位，治疗师双手分别握住患儿两膝关节上部，先使髋关节旋外，然后再将大腿缓慢分开。经反复训练，下肢剪刀样姿势容易纠正。切不可抓住患儿双距小腿关节硬拉。

对于腘肌痉挛、小腿屈肌痉挛而导致膝距小腿关节屈曲患儿，手法应有改变。

④站立和行走训练：站立是学会行走的基础。在站立时要求头部保持正中位，上身平直，髋、膝伸展，两腿分开，脚掌平放于地面。开始训练时，可让患儿扶站或靠墙站。注意观察各关节的正确姿势，特别是髋膝是否充分伸展。如有髋部痉挛屈曲，腘肌腱和跟腱紧张者，可利用站立架或倾斜板进行站立训练。在站立训练基础上，再让患儿作跨步站立训练，即在站立时，一只脚向前迈出半步，踩在一块木砖上。跨步站立训练开始时需要给予一定扶持。经过训练如果患儿不要扶持，能够独立完成跨步站立动作，便具备了使重心由两条腿向一条腿转移的能力，可以开始学习行走。

脑性瘫痪小儿学习独立行走时，常显步态蹒跚，双脚分开过大，手腿动作不协调，因此必须进行步态矫正训练。

（2）物理疗法

①低频脉冲电疗法：以生理学为理论基础，脑性瘫痪早期可用神经肌肉电刺激疗法，对促进神经组织发育、减轻功能障碍程度颇有作用。应用低频脉冲电流作用于皮肤表面，可刺激神经肌肉引起肌肉节律性运动，降低肌张力，也可刺激感觉神经末梢，传入中枢，以促发病变部位的生物电活动，有利于控制异常运动，促进正常运动功能的恢复。每日治疗1次，30～40次为一疗程，疗程间休息7～10天。可重复应用。为取得较好效果，必须坚持运动疗法、物理疗法等综合应用，治疗期限不应少于半年至2年。低频脉冲电治疗脑性瘫痪的效果与早期诊断、早期治疗的时间呈正相关。

②水疗法：水的温热刺激和水波冲撞的机械刺激有利于患儿全身痉挛状态的缓解，使肌张力异常得到改善。由于水的浮力减轻了负重，故容易在水中完成各种姿势的训练，以发展自我控制能力。治疗师在水中可以一对一地训练，亦可开展集体训练游戏。水疗室温度一般保持在20℃～25℃，水疗的温度注意因人而异，约为34℃～36℃～38℃。水温过低，肌张力增高者入浴后不易缓解；反之，水温过高，患儿容易出汗过多，丢失体液中的盐类，致使患儿无力，不易完成水中训练治疗。水温过低或过高患儿均不愿入浴，因小儿不似成人那样容易耐受冷、热的刺激。

（3）推拿疗法

对痉挛型患儿以缓解肌张力为主，手法宜轻。对以不自主运动为主的患儿，推拿时注意控制身体各部分的稳定性。对肌张力低下者可给予稍强刺激，以提高肌张力。

（4）言语治疗

早期训练有利于刺激患儿语言能力的发展，促进患儿言语交流能力的产生和应用。训练时要根据语言能力评定结果，参照正常发育情况循序渐进，切不可急躁。可以一对一地训练，亦可集体训练。

（5）作业治疗

对脑性瘫痪小儿通过有选择的作业活动训练，能改善患儿生活自理和劳动能力，增强其身心健康。

（6）其他治疗

对脑性瘫痪小儿的康复治疗除上述内容之外，有些患儿需配合药物或手术矫治。对其所处环境、饮食营养、清洁卫生等也均不容忽视。早期、系统、全面综合性治疗方能获得康复效果。

二、脊髓损伤的康复

（一）概述

脊髓损伤（spinal cord injury，SCI）是脊柱骨折脱位后一种严重致残性的损伤，常造成截瘫或四肢瘫的后果。

截瘫形成是由于脊髓本身受到伤害，包括脊髓组织水肿、髓质内血肿、髓质神经纤维束的撕裂和神经细胞的破坏，严重者可发生脊髓横断。通常是由脊椎外伤后椎体移位、关节突骨折、黄韧带或椎间盘碎块挤入椎管内、骨折片向后突入椎管以及血肿压迫等造成。

产生截瘫的神经症状常为永久性的，临床表现与损伤部位、程度和范围有关。如上颈段脊髓损伤后引起四肢瘫痪，并致肋间肌、膈肌瘫痪，影响呼吸进而危及生命；下颈段损伤时，上肢发生弛缓性瘫痪而下肢发生痉挛性瘫痪；如果脊椎骨折发生在下腰段，损伤波及终丝马尾神经则可发生下肢迟缓性瘫痪，并造成大小便功能障碍。脊髓损伤除造成肢体运动方面的改变外，还会造成不同程度的深浅感觉障碍，血流动力学和营养方面的障碍，加之截瘫后长期卧床，容易发生许多并发症，如压疮、坠积性肺炎、泌尿系感染、关节挛缩和畸形、精神失常等，这些都给患者的生命和康复造成了严重的威胁。积极地进行治疗，并采取有效的康复措施，是保存截瘫者生命、恢复生活自理能力、减少或避免并发症发生的重要保证。

（二）康复目标

对于完全性脊髓损伤，可根据脊髓损伤水平确定日后康复基本目标。对于不完全损伤，则可根据残存肌力功能情况修正上述康复目标。

（三）康复治疗

1. 早期康复

长期以来，脊髓损伤康复被认为应是在脊髓损伤后期或恢复期进行的，由于没有开展早期康复，患者压疮、垂足、泌尿系统感染等并发症发生率高。脊髓损伤患者功能恢复和住院时间与患者受伤至康复计划实施的时间相关。

早期康复治疗应根据早期康复分期、分阶段进行。在卧床期应在床旁进行，并结合临床治疗开展康复治疗；进入轮椅期，应逐步离床在康复训练室进行训练。

（1）卧床期

在此期，临床治疗与康复治疗是同时进行的，也是互相配合的。如脊髓损伤患者易发生肺部感染等呼吸系统并发症，而在治疗肺部感染的同时进行呼吸功能训练是十分有益的。在急性不稳定期，康复训练每日 1～2 次，训练强度不宜过量。

卧床期康复训练的主要内容包括：

①关节活动度训练（ROM）。

②肌力训练：在保持脊柱稳定的原则下，所有能主动运动的肌肉都应当运动，使在急性期过程中不发生肌肉萎缩或肌力下降。

③呼吸功能训练：胸式呼吸（胸腰段损伤）、腹式呼吸训练（颈段损伤）和体位排痰训练等。

④膀胱功能训练：在急救阶段，因需要输液难以控制入量而留置尿管。在停止静脉补液之后，即进行间歇导尿和自主排尿或反射排尿训练。

⑤体位和体位变换：正确变换体位是防止压疮、关节挛缩的重要环节，变换体位时应遵守以下原则。a. 定时变换。b. 轴向翻身：在急性期，脊柱不稳定或刚刚稳定，变换体位时必须注意维持脊柱的稳定，应由 2～3 人进行轴向翻身，不要将患者在床上拖动以防止皮肤擦伤。在恢复期，如患者不能完全自理翻身动作，应有人协助翻身及变换体位。每次体位变换时，应简单检查一次患者骨突处的皮肤情况，使床单平整，清洁；同时应和患者交流，这种简单的心理治疗在急性期尤为重要。

（2）轮椅期

此期临床主要治疗已基本结束，患者脊椎与病情均已稳定，康复成为首要任务。在强化卧床期的有关训练的基础上，增加斜台站立和平衡训练、转移或移乘训练（床—轮椅，平台—轮椅）、轮椅训练和 ADI– 训练等。由于患者的年龄、体质不同，脊髓损伤水平和程度不同，因此训练的内容、强度均应有区别。但本期应强化康复训练内容，每日康复训练时间总量应在 2h 左右。在训练过程中注意监护心肺功能。在 PT、OT 训练室训练完成后，患者可在病房护士的指导下自行训练。此期间对需用下肢支具者，应进行测量制作以准备佩戴使用训练。在从卧床期过渡到轮椅期训练时，应注意脊柱稳定性的确定和直立性低血压的防治。

2. 脊髓损伤中后期康复治疗

在巩固和加强早期康复训练效果的基础上，中后期康复应根据患者的不同情况采用不同的训练：对于有可能恢复步行的患者进行站立和步行训练；对于不能恢复步行的患者则加强残存肌力和全身耐力的训练及熟练轮椅生活技巧。

第十节　肌肉慢性损伤的康复

软组织慢性损伤是指骨与软骨以外的组织损伤，其种类很多。康复医学中常见的是四肢与躯干的软组织损伤。康复治疗的主要作用是消肿、止痛、消炎、预防及控制感染、促进组织愈合、减小组织粘连与瘢痕、促进功能恢复等。

一、肩部慢性损伤的康复

肩部软组织慢性损伤以肩袖损伤、肱二头肌长头肌腱腱鞘炎、肩周炎等为多见。

（一）肩袖损伤

1. 概述

肩袖指肩部四短肌（冈上肌、冈下肌、小圆肌、肩胛下肌）的肌腱，肩袖损伤系指肩袖肌腱炎、肩峰下滑囊炎。本病可因外伤、组织萎缩或退行性变引起。肩袖随着年龄的增长发生退行性变，骨肩袖破裂多发生在 40 岁以后，主要临床表现是肩痛、肩活动受限、肌肉痉挛与肌肉萎缩。

2. 康复治疗方法

（1）固定

疼痛剧烈时应卧床休息，并将上臂外展30°固定，减少肌肉活动以减轻疼痛。

（2）局部封闭

用普罗卡因或普罗卡因与醋酸泼尼松龙混合液进行压痛点及滑囊内注射。

（3）物理治疗

①超短波、微波疗法，均用温热剂量，每次 15 ～ 20min，每日 1 次，可止痛、消炎。②温热疗法加超声波疗法，先用太阳灯或红外线或蜡疗作用于患肩，再用超声波接触移动法

治疗患处，剂量 0.8 ～ 1.5W/cm²，每次 8 ～ 12min，每日 1 次。此综合疗法既止痛消炎，又可改善关节活动范围。③碘离子导入疗法，电流强度 15 ～ 20mA，每次 20 ～ 25min，每日 1 次。

（4）运动疗法

进行肩关节活动范围练习及肩袖肌群、三角肌的肌力练习，以改善血液循环、恢复关节活动范围及肌力。练习应以不痛为原则。

经上述治疗无效的病例，可考虑手术治疗，切除部分肩峰，以减少其与肱骨大结节的摩擦。

（二）肱二头肌长头肌腱腱鞘炎

1. 概述

肱二头肌长头肌腱腱鞘炎是由于肌腱在鞘内长期遭受摩擦劳损而发生退变、粘连，使肌腱滑动功能发生障碍的病变。本病好发于 40 岁以上的患者。肱二头肌长头肌腱是人体中唯一在关节内穿行的肌腱，它从肱骨结节间沟上行至肱骨外科颈部进入盂肱关节。由于肱二头肌长头肌腱与结节间沟的特有解剖关系，故当其在结节间沟滑动过多时，即可磨损而导致肌腱创伤性炎症水肿，久之肌腱变性，最后与腱鞘粘连。临床表现为肱骨结节间沟部疼痛，提物及前臂旋后时疼痛加重，肩关节活动受限。

2. 康复治疗方法

（1）疼痛甚时，用三角巾将上肢悬吊，以减少活动。

（2）局部封闭

用普罗卡因或普罗卡因与醋酸泼尼松龙的混合液注入结节间沟及其附近组织。

（3）物理治疗

可用超声波疗法、温热疗法（太阳灯、红外线、蜡疗等）、碘离子导入疗法。

（4）运动疗法

固定解除后就应进行肩关节的回环运动练习。

（三）肩关节周围炎

1. 概述

肩关节周围炎简称肩周炎，亦称粘连性关节囊炎，俗称凝肩、冻结肩、五十肩等。病因至今未明，一般认为是随着年龄的增长，软组织发生退行性变，加上反复的微细损伤和肩部缺乏活动而发病。以 50 ～ 60 岁发病率最高。

本病病程较长，大都起病隐蔽。根据病理变化可将病程分为 3 个阶段，即早期、冻结期和恢复期。早期以疼痛为主，最初表现为肱二头肌长头肌腱腱鞘炎或冈上肌腱炎以及肩峰下滑囊炎等。随着病情的发展，肩周围肌肉、肌腱、滑囊和关节囊等软组织相继受累，发生慢性炎症，结果形成关节内外广泛粘连。此期表现为肩部活动功能逐渐受限，直至盂肱关节活动范围完全丧失，形成冻结肩。检查时可见患侧上肢外展时肩耸起，且肩胛骨随肱骨联动，肩部肌肉可有明显萎缩。经过半年至 2 年不等，进入恢复期，病变逐渐消退，疼痛逐渐缓解，关节活动功能逐步好转，多数患者最后可基本或完全恢复，亦有少数人长期遗留轻度功能障碍。

本病的康复评定着重于对肩部功能障碍的动态观察。通常依据肩关节 3 个轴位的活动功能进行评定，测定外展、内旋、外旋、前屈、外展和后伸等指标的变化。也可以按照日常生活自理能力进行评定，选择一些能反映肩关节功能的动作。例如，屈肘内旋以手摸背、梳头和摸耳等作为指标。

2. 康复治疗方法

对早期患者及疼痛较重的冻结肩患者，康复治疗着眼于减轻疼痛，可服用非类固醇消炎镇痛药物，应用理疗、按摩或针灸疗法，疼痛严重者可用吊带使肩暂时制动。疼痛减轻后，特别是冻结期和恢复期患者，应着重恢复肩部活动功能，强调进行功能锻炼，长期坚持运动疗法。

（1）理疗和针灸

常用以解除肌肉痉挛，减轻疼痛，可根据设备条件选用合适的疗法。在家中尚可应用湿热敷，体格强壮者亦可用冰敷，镇痛效果也较显著。在动能锻炼前先作热疗，有助于提高锻炼效果。

（2）推拿按摩

早期宜采用轻手法，目的是改善患肢血液、淋巴循环，消除水肿，缓解疼痛，保持肩关节活动功能。待疼痛减轻后可增加主动运动。冻结期则采用稍重手法，并结合被动运动，目的是缓解疼痛、松解粘连，扩大无痛活动范围，恢复肩带肌肉功能。

（3）运动疗法

通过功能锻炼，可以改善血液、淋巴循环，牵伸挛缩组织，松解粘连，扩大肩部活动范围，改善萎缩肌肉的肌力。通常采用主动运动，在器械上做操，也可徒手做操。要有足够的锻炼次数和锻炼时间，才能取得明显效果。锻炼内容应包括肩部 ROM 练习与增强肩胛带肌肉的力量练习。

常用具体方法有：①仰卧位，患肢外展并屈肘，作肩内旋和外旋主动运动或助力运动；②立位，体前屈，上肢放松下垂，作摆臂运动，使患肢前后、内外摆动与画圈；③利用墙壁、肩胛梯或肋木等做手指向上爬动作、手指攀高运动；④利用肩轮等器械进行肩部主动运动；⑤利用哑铃作增强肩胛带肌肉的抗阻运动。

二、肘部慢性损伤的康复

肘部软组织损伤包括内侧副韧带损伤、肱骨内上髁炎、肱骨外上髁炎及肘关节创伤性滑膜炎等，其中以肱骨外上髁炎（网球肘）及内上髁炎最常见。

1. 概述

肱骨外上髁炎及内上髁炎多见于长期从事某些特殊工作的中年人，如木工、瓦工、网球及乒乓球运动员。由于长期从事屈腕、旋转、伸腕、伸指的活动，肌肉长期劳累且经常处于紧张状态，使伸腕伸指肌起点处受到反复牵拉刺激，致使肱骨外上髁处骨膜、滑膜和肌腱的无菌性慢性炎性变，产生渗出、粘连，引起疼痛。久之出现：①并发肱桡关节处局部滑膜炎症，滑膜壁增厚，当肘关节在做屈肘运动时突然用力伸腕伸肘并旋转时可将滑膜壁嵌入关节间隙引起此病。②因慢性劳损性炎性变导致肌痉挛，挤压肌肉间走行的血管神经束及桡神经的关节支，产生无菌性神经炎而疼痛。也有人认为压痛的原因是伸肌总腱起点内部一处或多处的撕裂或重复的扭伤而引起的筋膜炎。早期为局部疼痛与压痛，后期局部可触及肿胀硬结。

2.康复治疗方法

（1）局部封闭

用普罗卡因或普罗卡因与醋酸泼尼松龙混合液行痛点注射。

（2）物理治疗

早期患者，用蜡疗、间动电流疗法，病变处如肿胀明显、伴有炎性反应时，可采用超短波或微波疗法。后期患者，可用超声波疗法、直流电碘离子导入疗法。如非手术治疗无效，可考虑手术治疗。

三、膝部慢性损伤的康复

由于膝关节周围筋肌结构甚多，故古有"膝位筋之府"之称谓。临床上膝关节软组织损伤最多见。膝部软组织的慢性损伤以髌下脂肪垫损伤较多。

1.解剖

髌下脂肪垫位于髌骨下面、髌韧带后面与关节囊之间。膝关节的滑膜在髌骨下方两侧向后突，形成皱褶，其内夹有脂肪组织，称为脂肪垫，主要作用是加强关节稳定和减少摩擦。所谓髌下脂肪垫损伤是指脂肪垫受损后的充血肥厚或无菌性炎症及与周围组织粘连的疾患。多发生于运动员及膝关节运动较多者，女性多于男性。临床主要表现是自觉膝部疼痛，膝关节完全伸直时疼痛加重，并有酸痛无力感，髌韧带两侧肿胀与压痛。往往劳累后症状加重，一般不影响关节活动，有时膝痛可向后放射至腘窝。

2.康复治疗方法

（1）微波、超短波、短波疗法，微热或温热剂量，每次 10～15min，每日 1 次，各种疗法均忌剂量过大，以免脂肪垫过热反而促使脂肪变性坏死。

（2）碘离子导入疗法，每次 20～25min，每日 1 次。

（3）超声波疗法，移动接触法，0.8～1.2W/cm²，每部位 3～5min，每日 1 次。

治疗期间，应避免过度伸膝的动作。如上述治疗无效，可行手术治疗，术后应加强股四头肌肌力练习及膝关节活动范围练习。

四、足踝部慢性损伤的康复

足踝部慢性软组织损伤以踝关节韧带陈旧性损伤及跟腱慢性损伤较常见。

（一）踝关节韧带陈旧性损伤

1.概述

由于距小腿关节过度内翻、内收或过度外翻、外展，导致距小腿关节外侧或内侧韧带损伤，以外侧韧带损伤为最多，尤其以距腓前韧带损伤最常见。距小腿关节损伤后未得到及时有效的治疗，迁延日久，关节周围组织肥厚、粘连，导致肌肉挛缩、疼痛、关节不稳、活动受限等。临床主要表现为距小腿关节周围酸痛、肿胀及关节功能障碍，症状常因劳累或受凉后而加重。

2. 康复治疗方法

（1）固定

疼痛甚时，用石膏托固定距小腿关节于中立位置，以减少距小腿关节活动。

（2）局部封闭

用普罗卡因或普罗卡因与醋酸泼尼松龙混合液行痛点注射。

（3）物理治疗

早期：蜡疗法，每次 20～30min，每日 1～2次；超短波疗法，微热量，每次 10～15min，每日 1次。恢复期：超声波疗法，接触移动法，0.8～1.2W/cm² ，每次 3～5min，每日 1次；音频电疗法，中等强度，每次 15～25min，每日 1次。

（4）推拿按摩

早期宜采用轻手法，目的是改善患肢血液、淋巴循环，消除水肿，缓解疼痛，保持踝关节活动功能。待疼痛减轻后可增加主动运动。

（二）跟腱腱周炎

1. 概述

跟腱腱周炎是指跟腱周围组织（脂肪、腱膜、腱下滑囊）因受到外伤或慢性劳损引起的炎性改变。多数系跑跳过多局部劳损致伤，伤后跟腱部跑跳时疼痛、跟腱梭形变粗、局部压痛。

2. 康复治疗方法

（1）早期局部休息

方法为穿高跟鞋或用黏膏支持带将踝关节保持在稍跖屈的位置。

（2）局部封闭

以泼尼松龙腱周注射。

（3）物理治疗

如蜡疗、超声波疗法、间动电流疗法及按摩。

（4）手术治疗

经上述处理无效时，可考虑手术治疗。

五、躯干部慢性损伤的康复

腰部劳损系指腰部积累性的肌肉、筋膜、韧带、骨与关节等组织的慢性损伤，有人称为功能性腰痛。它是由于长期下蹲弯腰工作，腰背部经常性的过度负重，过度疲劳，或工作时姿势不正确，或有腰部解剖变异和缺陷等所致；亦可因腰部急性损伤治疗不及时，治疗不当，或反复受伤后遗留为慢性腰痛的。

腰部劳损是腰病中最常见的一种，它常常没有明显的外伤，而是在不知不觉中慢慢出现的一种腰腿痛疾患。各行各业的人员都可发病，体力劳动者和脑力劳动者的患病人数往往没有多大差别。对生产劳动和生活影响较大，故应积极防治。

（一）腰肌筋膜劳损

1. 概述

腰肌筋膜劳损是引起慢性腰病的常见疾患之一，亦称腰背肌筋膜炎。过去把腰部软组织的劳损统称为腰肌劳损。为便于对损伤的部位和具体组织分别施治，这里所论述的腰肌筋膜劳损，主要是指腰部肌肉、筋膜的慢性劳累性损伤。长期从事腰部持力或弯腰活动工作，以及长期的腰部姿势不良等，都可以引起腰背肌肉筋膜劳损，或者筋膜松弛，或有慢性的撕裂伤，以致腰痛难愈。亦有腰部急性扭挫伤之后，未能获得及时而有效的治疗，或治疗不彻底，或反复轻微损伤，因损伤的肌肉筋膜发生粘连，迁延而成为慢性腰痛的。

腰椎有先天性畸形和解剖缺陷者，如腰椎骶化、椎弓根崩裂与腰椎滑脱，以及由于各种因素所致的胸腰段脊柱畸形，如腰椎压缩性骨折脱位所致的腰椎后突畸形等，都可引起腰背部肌力平衡失调，亦可造成腰部肌肉筋膜的劳损。

临床表现主要是腰痛，多为隐痛，时轻时重，经常反复发作，休息后减轻，劳累后加重，适当活动或变动体位时减轻，弯腰工作困难，若勉强弯腰则腰痛加剧，常喜用双手捶腰，以减轻疼痛，少数患者有臀部、大腿后上部胀痛。受凉或劳累后可加重发作，腰痛如折，姿势微细，不能直立，活动欠利。

2. 康复治疗方法

（1）推拿、按摩

一般常用手法为揉按法，揉按肾俞、腰阳关或腰痛区。对腰肌无力者，重点用滚法、揉法，对腰肌痉挛者，重点用捏拿、推法理筋，从而达到舒筋活血、解痉止痛的目的。

（2）运动疗法

加强腰肌背伸锻炼，如仰卧的三点式、五点式、拱桥式锻炼，俯卧位的飞燕式锻炼。

（3）针灸疗法

如针刺阿是穴、肾俞、腰阳关、委中、昆仑等穴，并配合艾灸、火罐等。

（4）封闭疗法

用醋酸泼尼松龙或醋酸氢化可的松 12.5 ～ 25mg 加 1% ～ 2% 普鲁卡因 2 ～ 4mL，准确注入病变部位，每周 1 次，3 次为 1 个疗程。

（5）穴位注射疗法

用当归注射液、丹参注射液或维生素 B_1、B_{12} 0.2 ～ 0.4mL 作穴位注射，2 ～ 3 日 1 次，6 次为 1 个疗程。采取循经或邻经取穴，可分为 2 ～ 3 组交替进行封闭。

参考文献

［1］张英泽，翁习生．骨科学［M］．2 版．北京：人民卫生出版社，2022.

［2］赵高义．新编骨科学［M］．长春：吉林科学技术出版社，2018.

［3］朱文龙．骨科疾病诊治与康复训练［M］．北京：中国纺织出版社，2020.

［4］师彬．三维平衡正脊技术［M］．济南：山东科学技术出版社，2018.

［5］詹红生，刘献祥．中西医结合骨伤科学［M］．北京：中国中医药出版社，2016.

［6］姜虹．骨外科学高级医师进阶系列［M］．北京：中国协和医科大学出版社，2017.

［7］侯树勋，邱贵兴．中华骨科学·骨科总论卷［M］．北京：人民卫生出版社，2017.

［8］刘尚礼，戎利民．脊柱微创外科学［M］．2 版．北京：人民卫生出版社，2017.

［9］邱贵兴．骨科学高级教程［M］．北京：中华医学电子音像出版社，2016.

［10］田伟．实用骨科学［M］．2 版．北京：人民卫生出版社，2016.

［11］裴献国．显微骨科学［M］．北京：人民卫生出版社，2016.

［12］张宝峰．骨科常见疾病治疗与康复手册［M］．北京：中国纺织出版社，2021.

［13］王轩．现代中医骨科理论与临床应用研究［M］．长春：吉林科学技术出版社，2021.

［14］孟凡龙．现代实用骨科基础及临床诊疗［M］．青岛：中国海洋大学出版社，2020.

［15］李溪．骨科诊疗技术与应用［M］．广州：世界图书出版广东有限公司，2020.

［16］宰庆书．临床骨科疾病诊治基础与进展［M］．昆明：云南科学技术出版社，2020.

［17］吴修辉，孙绪宝，陈元凯．实用骨科疾病治疗精粹［M］．北京：中国纺织出版社，2020.

［18］王勇．临床骨科疾病诊疗研究［M］．长春：吉林科学技术出版社，2020.

［19］朱定川．实用临床骨科疾病诊疗学［M］．沈阳：沈阳出版社，2020.

［20］褚秀成．现代骨科综合诊疗学［M］．昆明：云南科技出版社，2020.

［21］张华．骨科常见疾病诊断与治疗［M］．长春：吉林科学技术出版社，2019.

［22］徐东．骨科疾病临床诊疗［M］．北京：科学技术文献出版社，2019.

［23］武远鹏．临床科学疾病诊疗学［M］．贵阳：贵州科技出版社，2019.

［24］韦向荣，高海鹏，梁智林.骨科临床诊断与手术学［M］.长春：吉林科学技术出版社，2019.

［25］房波.实用骨科诊疗精要［M］.长春：吉林科学技术出版社，2019.

［26］刘红喜.简明创伤骨科治疗学［M］.长春：吉林科学技术出版社，2019.

［27］牛海平.实用创伤骨科诊疗精要［M］.长春：吉林科学技术出版社，2019.

［28］赵龙.现代骨科中西医临床诊疗学［M］.长春：吉林科学技术出版社，2019.

［29］马文辉.骨科疾病临床诊疗［M］.长春：吉林科学技术出版社，2019.

［30］赵立连.临床骨科诊疗学［M］.长春：吉林科学技术出版社，2019.